Nueva Bibliografía
DE LA MEDICINA TRADICIONAL MEXICANA

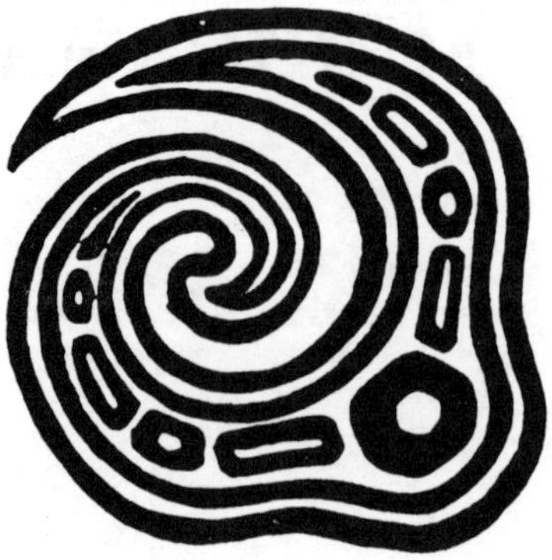
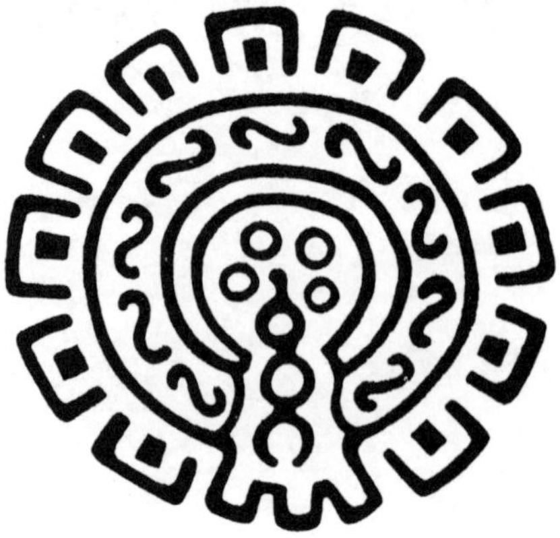
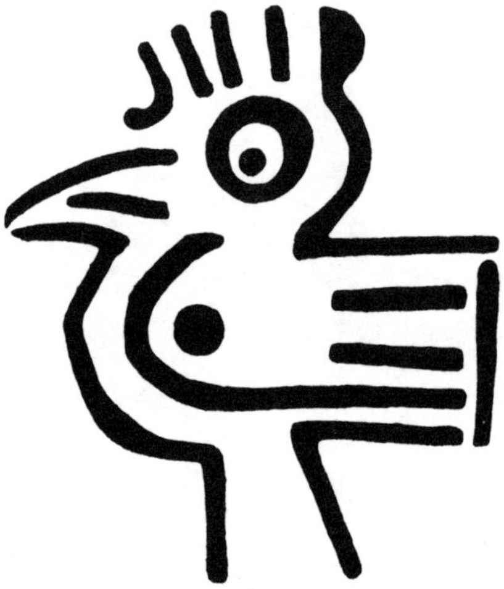
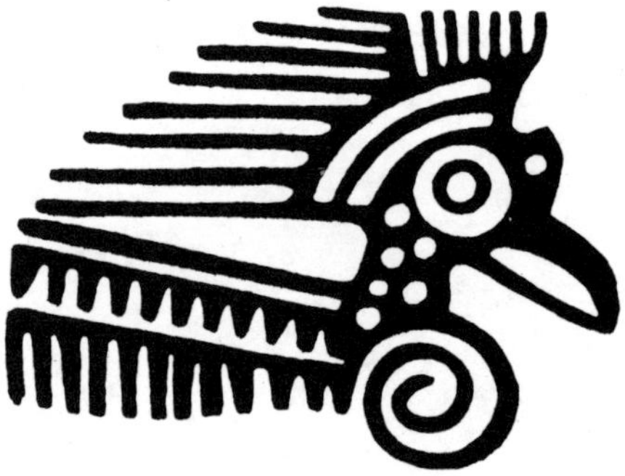
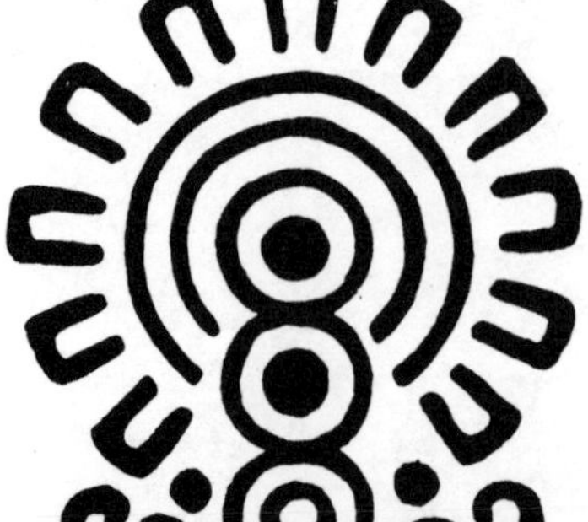
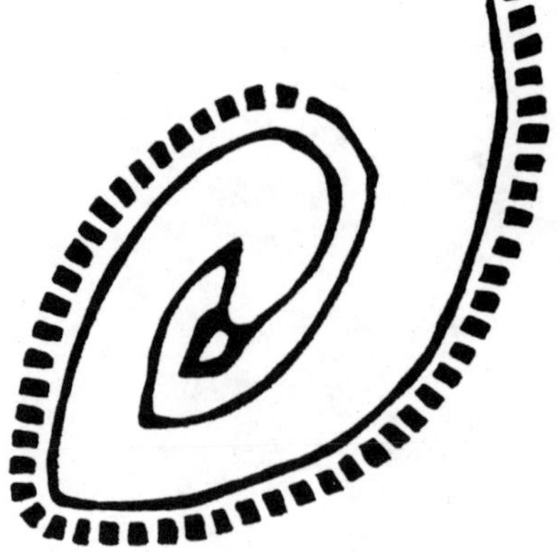

Nueva Bibliografía
DE LA MEDICINA TRADICIONAL MEXICANA

ARTURO ARGUETA Y CARLOS ZOLLA
(Coordinadores)

●●●

MARÍA ELENA RODARTE GARCÍA, GUADALUPE TORRES GALVÁN, SOLEDAD MATA PINZÓN, JOSEFINA BRAVO, AGUSTÍN GONZÁLEZ HERNÁNDEZ, DIEGO MÉNDEZ GRANADOS, CONCEPCIÓN GALLARDO VÁZQUEZ, JOSÉ ANTONIO TASCÓN MENDOZA, GLORIA IRENE LOZANO, ROCÍO JIMÉNEZ APONTE, MIGUEL ÁNGEL MARMOLEJO MONSIVAIS, LETICIA CANO ASSELEIH, MARITZA ZURITA ESQUIVEL Y YOLANDA GALINDO MANRIQUE
Autores

ARMANDO BUTANDA CERVERA, ROBERTO CAMPOS, PATRICIA PEÑA RUIZ, CARLOS GÓMEZ, VIRGINIA MELLADO CAMPOS, YOLANDA SASSOON LOMBARDO, BELINDA MALDONADO, MARTHA MÉNDEZ, GILBERTO BALAM PEREIRA, ALFREDO NÚÑEZ, GONZALO ORTIZ GIL, MARÍA DEL CARMEN FLORES MALDONADO, TERESITA DE JESÚS RUIZ MÉNDEZ, PAOLA SESSIA LEWIS, FUENSANTA RODRÍGUEZ SAHAR, MARÍA TERESA PULIDO SALAS, BEATRIZ CORTEZ LEYVA, GUADALUPE TOLEDO OLAZCOAGA Y SERGIO AVENDAÑO REYES
Colaboradores

FERNANDO GUTIÉRREZ BOLAÑOS CACHO, CARLOS FLORES VILLELA Y LUCÍA OSVALDO
Asesores

BIBLIOTECA DE LA MEDICINA TRADICIONAL MEXICANA

INSTITUTO NACIONAL INDIGENISTA

Los proyectos de investigación que condujeron a la elaboración del *Diccionario enciclopédico de la medicina tradicional mexicana*, la *Nueva bibliografía de la medicina tradicional mexicana*, *La medicina tradicional de los pueblos indígenas de México*, el *Atlas de las plantas de la medicina tradicional mexicana* y la *Flora medicinal indígena de México* se iniciaron en el año 1989, siendo en ese entonces Director General del Instituto Nacional Indigenista el doctor Arturo Warman Gryj, periodo 1989-1992, actual Procurador Agrario de la República Mexicana.

Primera edición, 1994

Av. Revolución No. 1279, Col. Tlacopac, México, 01010, D.F.

Ilustración de la portada: Francisco Toledo, *Avispas,* 1993
Diseño: Carlos Haces

Biblioteca de la medicina tradicional mexicana
ISBN 968-29-6132-7

Nueva bibliografía de la medicina tradicional mexicana
ISBN 968-29-6135-1

Impreso en México

A don Nicolás León,
precursor, bibliógrafo
y polígrafo

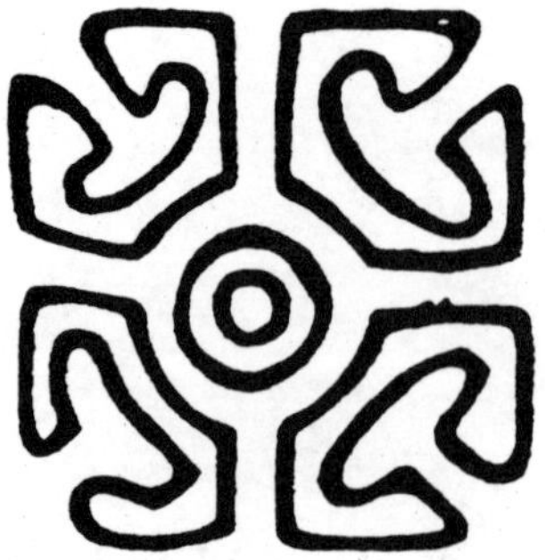

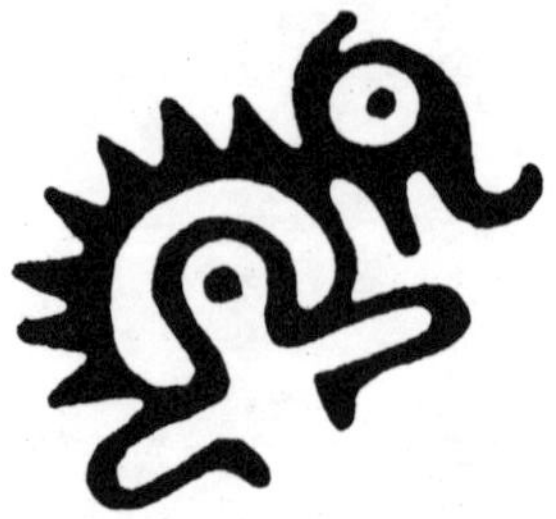

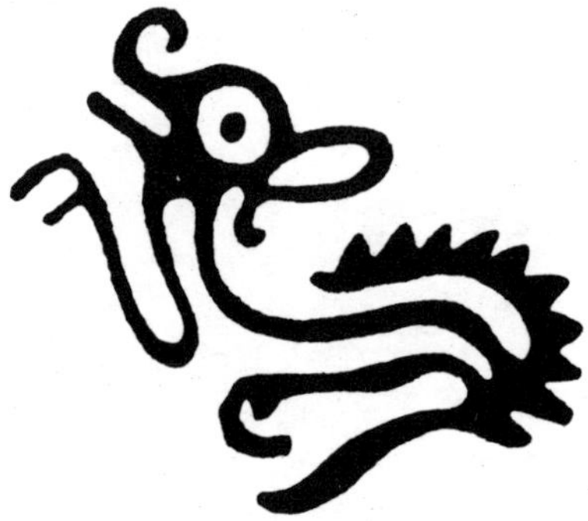

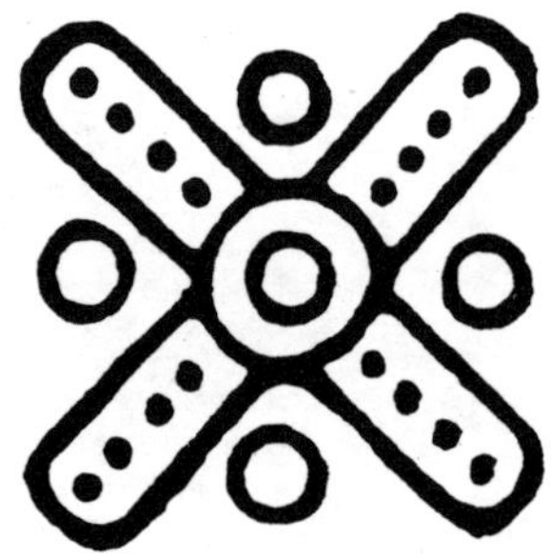

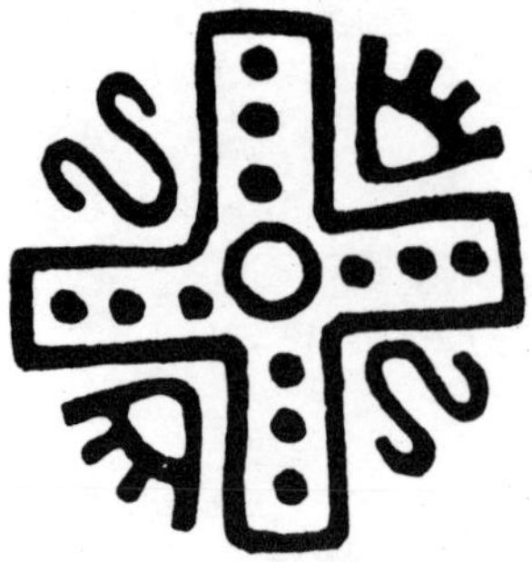

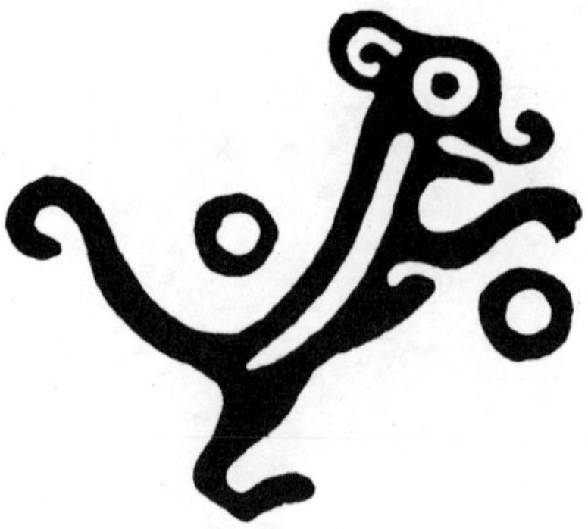

Índice

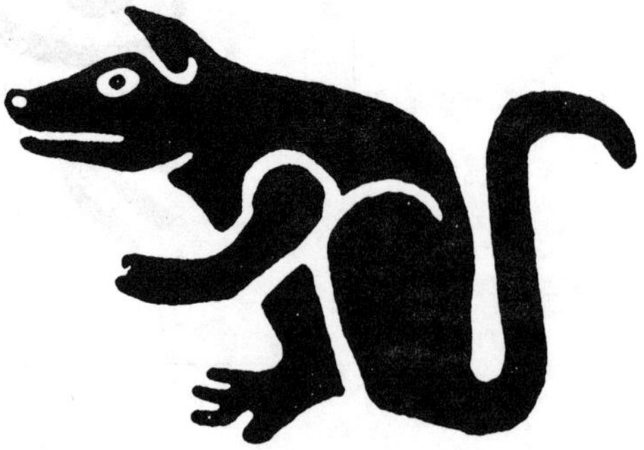

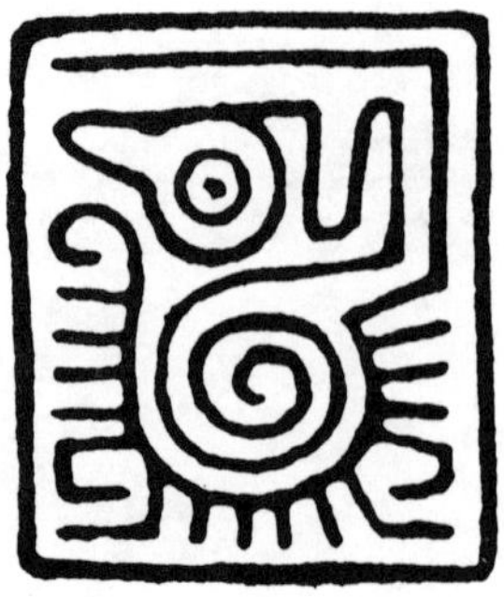

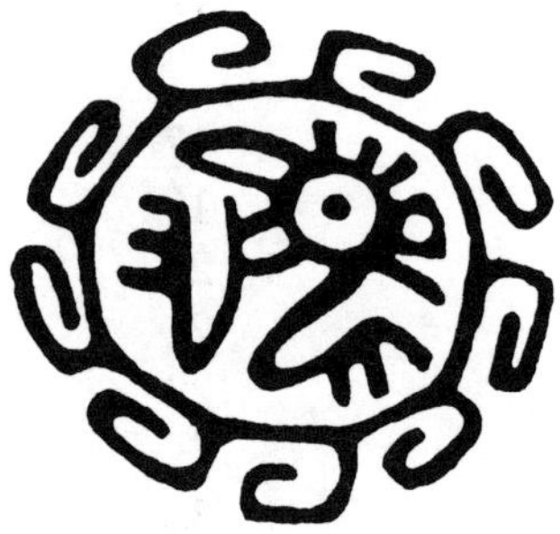

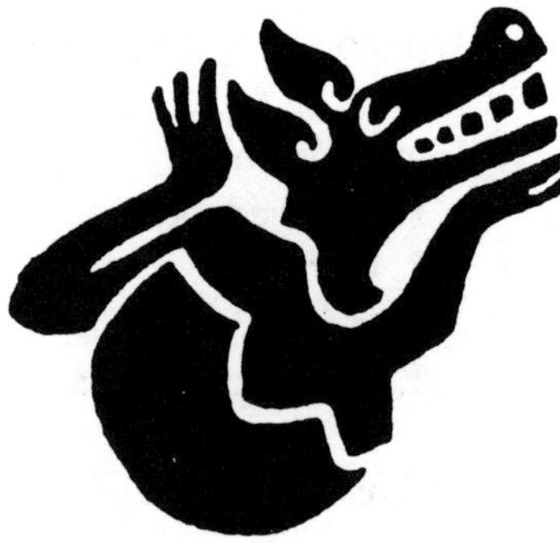

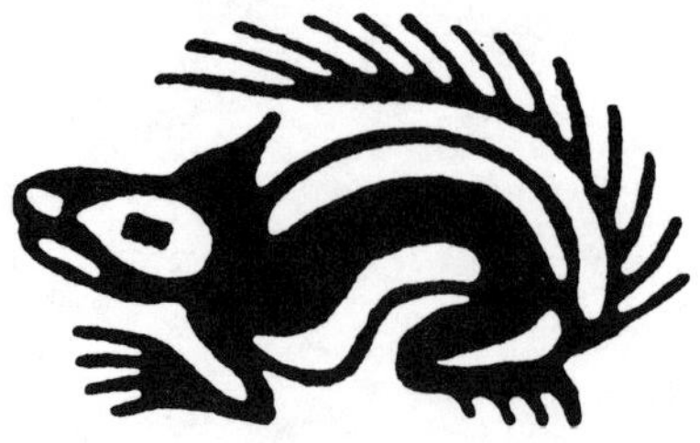

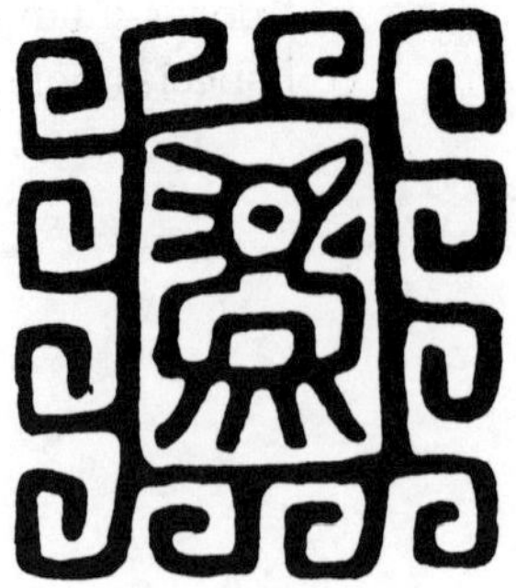

Prólogo

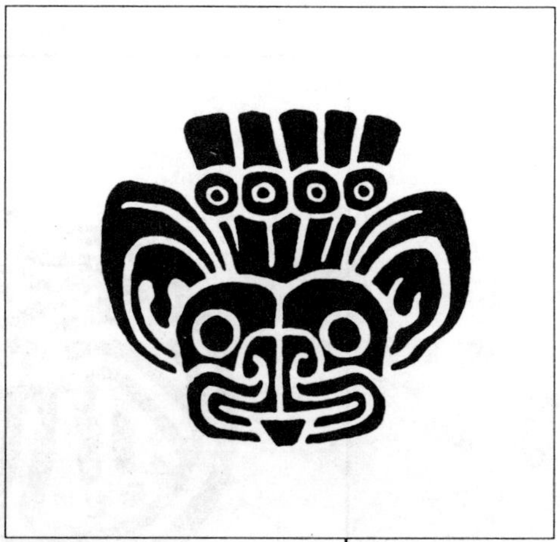

La medicina tradicional es un punto de convergencia múltiple; nombre singular, insuficiente, para referirse al conocimiento largamente construido por los indios. Palabras que evocan lo que ha sido y lo que aún es, que invitan a creer lo inverosímil y convocan la reacción del cuerpo y la de aquello que da sentido al cuerpo. En ella también convergen la posibilidad del reconocimiento social y la exclusión que han padecido sus terapeutas.

La *Biblioteca de la medicina tradicional mexicana*, integrada por el *Diccionario enciclopédico de la medicina tradicional mexicana*, la *Nueva bibliografía de la medicina tradicional mexicana*, el *Atlas de las plantas de la medicina tradicional mexicana*, *La medicina tradicional de los pueblos indígenas de México* y la *Flora medicinal indígena de México*, aúnan la labor institucional al trabajo organizado por los pueblos indígenas, para describir y analizar los elementos materiales y simbólicos que sirven para curar. Son páginas que serán estudiadas durante largo tiempo y renovarán el estímulo para promover esfuerzos semejantes en otras regiones.

La experiencia decantada que recogen estas obras cálidamente elaboradas, impulsará otros empeños y contribuirá a que se escuche con respeto la palabra de los indios, pero, principalmente, ofrecerá a muchos otras alternativas para aliviar sus padecimientos.

Guillermo Espinosa Velasco

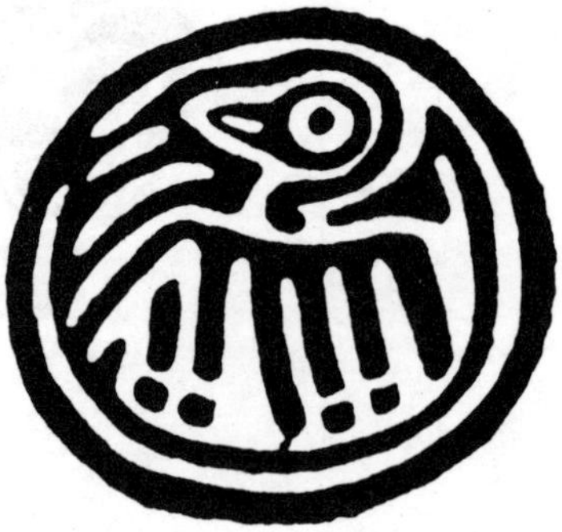

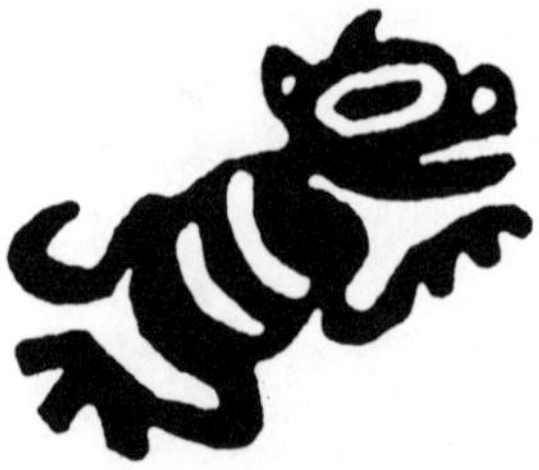

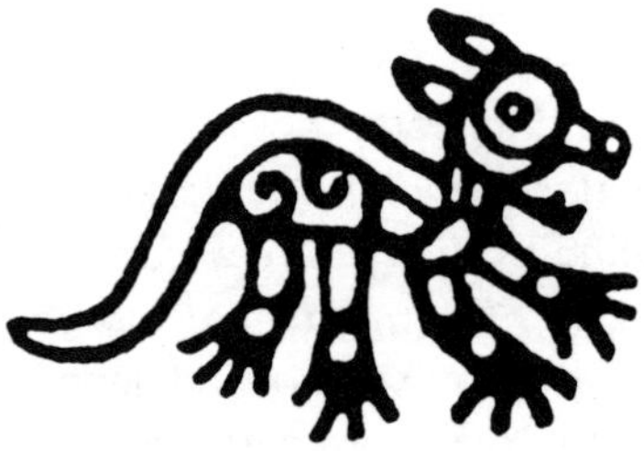

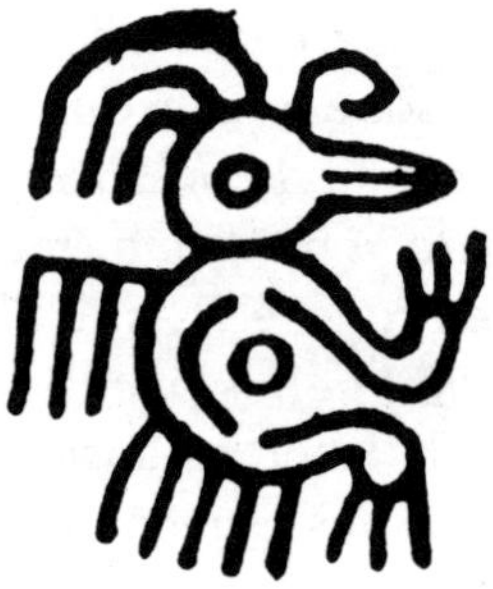

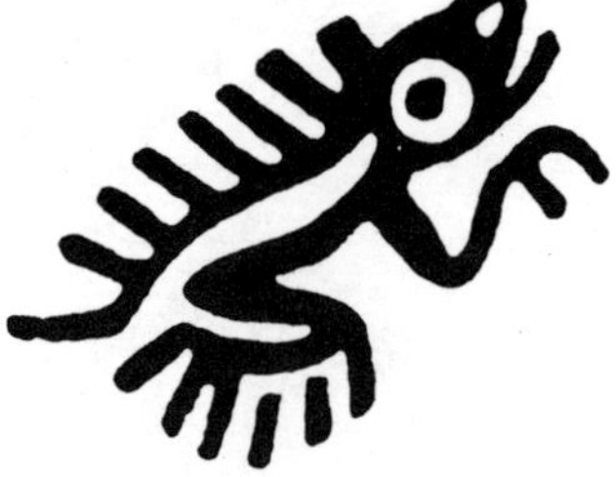

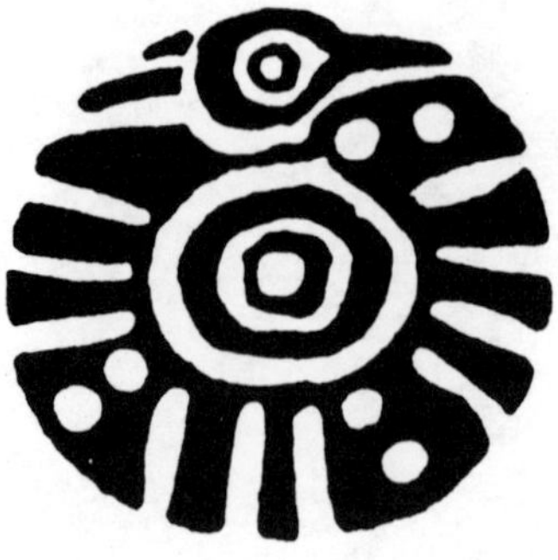

Presentación

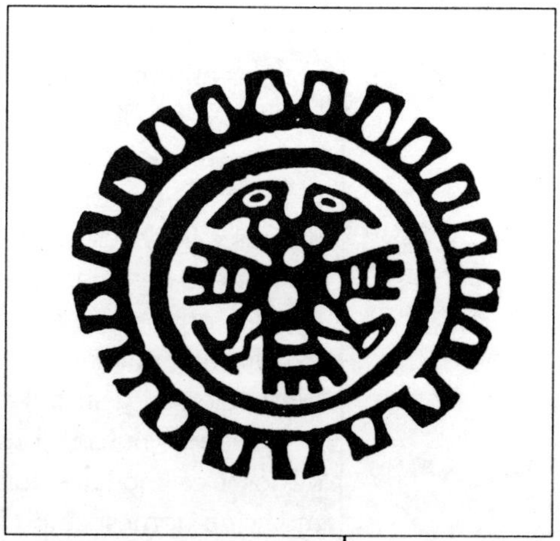

El médico verdadero: un sabio (*tlamatimini*), da vida.
Conocedor experimental de las cosas:
que conoce experimentalmente las hierbas,
las piedras, los árboles, las raíces.
Tiene ensayados sus remedios, examina, experimenta,
alivia enfermedades.
Da masaje, concierta los huesos.
Purga a la gente, la hace sentirse bien...

Fray Bernardino de Sahagún.
Textos nahuas del *Códice Matritense de la Real Academia de la Historia*

Con la publicación de la *Biblioteca de la medicina tradicional mexicana* concluye un proyecto de investigación iniciado en 1989 y que comprende las siguientes obras:

1. *Diccionario enciclopédico de la medicina tradicional mexicana.*
2. *Nueva bibliografía de la medicina tradicional mexicana.*
3. *La medicina tradicional de los pueblos indígenas de México.*
4. *Atlas de las plantas de la medicina tradicional mexicana.*
5. *Flora medicinal indígena de México.*

Quisiéramos subrayar el hecho de que en las políticas fijadas por el Instituto Nacional Indigenista durante la actual administración, la investigación de los conocimientos, los recursos y las prácticas de la medicina tradicional, se vincula con los procesos organizativos de los médicos indígenas, la protección de los entornos ecológicos y de los lugares sagrados, la procuración de justicia y la revisión legislativa, los programas de salud y bienestar social, el reforzamiento de las culturas indias y la búsqueda de nuevas formas de relación de los médicos indígenas y de los agentes comunitarios de salud con el Estado.

¿Qué expresan estos textos? En primer lugar, y en forma privilegiada, la enorme pluralidad y la notable diversidad de las culturas asentadas en el territorio mexicano. En segundo lugar, la complejidad y riqueza de las respuestas sociales (teóricas y prácticas, materiales y simbólicas) ante las amenazas de la enfermedad, el accidente, el desequilibrio o la muerte. En tercer lugar, la afirmación de una identidad que contribuye a definir a México como nación.

En estos volúmenes de la *Biblioteca de la medicina tradicional mexicana* se ha intentado plasmar gran parte de lo que hoy sabemos sobre ella, en un esfuerzo de muchas personas, grupos e instituciones para establecer un piso básico de información, lo más extenso posible, sin por ello descuidar la profundidad. Cada una de las obras posee características que comparte con las otras; han sido pensadas, trabajadas y editadas como complementarias, lo que no excluye que puedan leerse separadamente, pues cada una posee su estructura, su especificidad metodológica y su objeto de estudio.

Iniciamos nuestro proyecto con la convicción de que la medicina tradicional constituye uno de los tres modelos fundamentales —los otros son el de la medicina académica y el de la medicina doméstica o casera— que integran el sistema real de atención a la salud en México. También, que las políticas de rechazo, incorporación e integración son obsoletas, temerosas de la diversidad y, casi sin excepción, autoritarias. Estas convicciones, lejos de atenuarse, se fueron consolidando a medida que los proyectos avanzaban.

Creíamos —y lo ratificamos hoy, aunque ignoremos las vías por las que ello pueda llegar a concretarse— que estos volúmenes podrían servir a quienes producen, mantienen y renuevan los saberes médicos populares: los terapeutas tradicionales; y también a quienes acuden en busca de atención y apoyo: muchos millones de mexicanos, habitantes del campo y la ciudad.

Desde el punto de vista metodológico, nuestras elecciones oscilaron muchas veces entre las dos grandes vías fijadas en el siglo XVI para este tipo de investigaciones: *a*) la establecida por la *Historia general de las cosas de la Nueva España* de fray Bernardino de Sahagún, que se concentra en un tema y lo explora con profundidad; *b*) la de las *Relaciones geográficas*, que opera en un gran territorio, sacrificando la profundidad en aras de la extensión. *Cuerpo humano e ideología* de Alfredo López Austin o *Copanaguastla en un espejo* de Mario Humberto Ruz constituyen dos ejemplos relevantes de la primera orientación. El *Ensayo de geografía médica y climatología de la República Mexicana* de Domingo Orvañanos o *Las plantas medicinales de México* de Maximino Martínez son tributarios de la segunda; lo son, aún más, las colectas y registros de los herbarios. Naturalmente, queda a juicio del lector decidir cuándo fuimos contagiados por una u otra de las tendencias, cuándo encontramos el punto equidistante que nos permitiera establecer un equilibrio entre el trabajo pormenorizado y la mirada abarcadora.

Creemos también que existe una gradación en el tono de las distintas obras: *La medicina tradicional de los pueblos indígenas de México* y, sobre todo, la *Flora medicinal indígena de México* nos parecen las más cercanas al discurso popular; el *Diccionario enciclopédico de la medicina tradicional mexicana* y el *Atlas de las plantas de la medicina tradicional mexicana* asumen mucho más el estilo expositivo de las fuentes bibliográficas, sean éstas de antropología, botánica, fitoquímica o farmacología. No fue tarea sencilla decidir cuándo debía prevalecer una u otra de las orientaciones.

Hace más de cuatro siglos, Sahagún recogió las voces del idioma nahua empleadas para referirse al verdadero médico, al sabio, al *tlamatimini*. En los parajes, las rancherías y los pueblos del México indígena, miles de hombres y mujeres han conservado estas palabras —en otras lenguas—, para referirse con el mismo respeto al *h-men*, al *h'ilol* o al *mara'akáme*, seguros del valor de su solidaria sabiduría. A éstos y aquéllos queremos dedicarles nuestros libros.

Carlos Zolla - Arturo Argueta
México, D.F., mayo de 1994

Opiniones de bibliógrafos

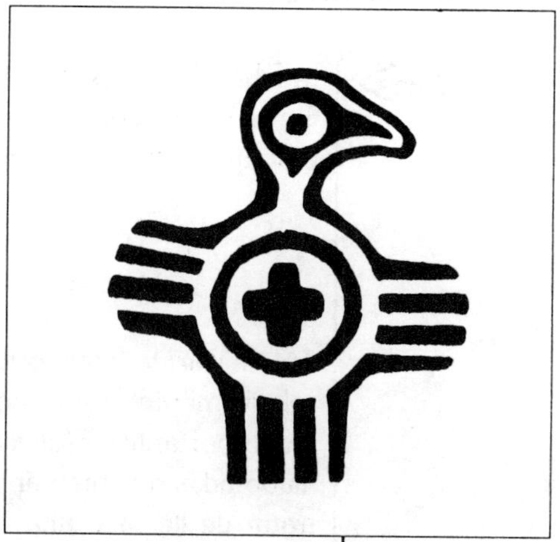

"La formación de una obra de bibliografía, es en sí muy difícil, pues tiene que lucharse desde luego con la preocupación, muy generalizada, de que no se reduce mas que al paciente trabajo de formar listas o catálogos; y quien encuentra un libro que no esté comprendido, acusa desde luego al autor de poco cuidadoso, de ignorante y atrevido; así es que no falta quien desmaye al emprender una obra que en sí misma no le da gloria, y sí lo expone a la crítica mordaz de quienes, muchas veces, de ella se aprovechan, sin citarla".

Manuel de Olaguíbel, 1889

"Intentar en tales condiciones una obra bibliográfica, es tarea colosal, y atreverse a ella un individuo, es absurda. No obstante tal convencimiento, me atreví a intentarlo, creyendo que en materia de 'res herbaria mexicana', ni la literatura nacional ni la extranjera habían sido muy fecundas. ¡Error bien craso! A proporción que reunía mis dispersos apuntamientos, y hojeaba nuevos libros, mis notas abultaban de un modo alarmante..."

Nicolás León, 1895

"Entre todas las americanas, la Materia Médica Mexicana es la más copiosa y su estudio, hasta nuestros días, ha adolecido de los defectos ya señalados o cuando menos, en otros casos, de técnicas experimentales extremadamente crudas y de un doloroso desconocimiento bibliográfico de trabajos preliminares, que origina el redescubrimiento de hechos ya perfectamente conocidos con siglos de antelación".

Francisco Guerra, 1950

"Una estancia de un año en México, de 1940 a 1941, proveyó el estimulo original para que la autora se interesara en las plantas mexicanas. Al tratar de identificar todo el material colectado, fue descubriendo que, aunque había una gran abundancia de literatura que cubría muchas de las fases de las ciencias de las plantas, no había guías sencillas y directas para esta literatura. Al considerar la situación se hizo clara la necesidad de una bibliografía catalogada y actualizada sobre la flora mexicana".

Ida Kaplan Langman, 1964

"Al iniciar la confección de tal bibliografía se pensó que íbamos a afrontar una tarea relativamente fácil y sencilla, ya que se suponía que siendo la medicina tradicional mexicana tan importante y básica dentro de la antropología, habría en existencia, si no otras bibliografías elaboradas de antemano, sí un cuerpo amplio de datos que nos podría servir de partida para tratar de llegar a una más amplia y completa. Los primeros pasos nos colocaron ante un panorama bastante desolador..."

Axel Ramírez, 1978

"El presente ensayo tiene como propósito ofrecer a los lectores interesados en el estudio y conocimiento de las plantas medicinales de México una relación comentada de las obras más importantes que se conocen sobre esta materia en el país. Lejos está de pretender ser una bibliografía exhaustiva. Tal cosa no tiene sentido; baste con señalar que en la época actual, el número de artículos científicos relacionados con el estudio del contenido químico de una sola planta puede alcanzar docenas".

Xavier Lozoya, 1984

"Trabajo acucioso, ingrato en cierto modo, ya que carece del brillo del discurso histórico, de la narrativa, ofrece en cambio el material indispensable para construirlos, poniendo de relieve el sólido trabajo de equipo del grupo que logró conformarlo".

Carlos Viesca Treviño, 1988

Introducción

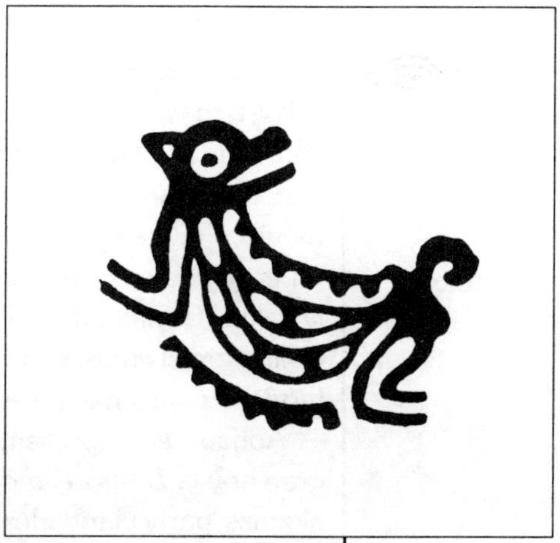

Reunir en un volumen las referencias bibliográficas de una amplia serie de textos —libros, artículos, tesis de grado, informes de campo, etcétera— sobre la medicina tradicional mexicana, constituye una posibilidad que deriva de dos hechos básicos: 1) la definición de un campo cultural; 2) la contribución de diversos y numerosos autores al conocimiento de ese campo.

Aunque los límites del objeto —"la medicina tradicional mexicana"— no siempre resulten claros y definidos, es notorio el interés que el tema suscita, no sólo en los círculos académicos sino en muy diversos conjuntos sociales: desde los terapeutas tradicionales hasta los demandantes de los servicios médicos no académicos, desde los planificadores de salud hasta los laboratorios de plantas medicinales (quienes, por cierto, en una estrategia que se ha desarrollado en los últimos veinte años, cuando menos, han pasado de la elección *per se* de los vegetales potencialmente curativos a la de aquellos efectivamente usados en el seno de las culturas médicas tradicionales), desde los investigadores hasta las organizaciones no gubernamentales impulsoras de programas de salud comunitaria.

Nosotros hemos definido a la medicina tradicional mexicana como un sistema de saberes y prácticas destinados a la prevención y curación de la enfermedad, o a la atención de causas de desequilibrio concebidas como patológicas para el individuo y el grupo, resultado de un complejo proceso histórico en el que persisten conocimientos indígenas ancestrales, influidos por otros sistemas médicos, particularmente europeos y, en menor medida, africanos. La medicina tradicional es ejercida por un conjunto de terapeutas socialmente reconocidos (curanderos, parteras, hierberos y hueseros, principalmente) y su acción se extiende a la atención de procesos no patológicos, como el embarazo, el parto y el puerperio normales.

Aun cuando la definición anterior resulte discutible en varios puntos, es claro que alude a un universo socialmente definido y que admite —como lo prueba esta *Nueva bibliografía de la medicina tradicional mexicana*— el acercamiento inter o multidisciplinario.

Quizás el lector coincida con nosotros en que el conjunto seleccionado de textos muestra, más que la vaguedad de los límites del objeto de estudio, la riqueza de aspectos y de tópicos posibles de describir y analizar. También, el movimiento histórico oscilante del o de los hilos conductores que se concentran en las plantas medicinales, o bien en los sistemas de creencias, en la imagen social del terapeuta tradicional, en la clasificación de las enfermedades, en los mecanismos de eficacia simbólica o en las relaciones del sistema médico tradicional con el resto de los sistemas de atención a la salud.

Hemos sostenido también que el sistema médico tradicional constituye uno de los tres subsistemas o modelos básicos que existen en México para la atención a la salud: los otros son el de la medicina académica y el de la medicina doméstica o casera. Es claro, entonces, que tanto por la naturaleza del objeto como por las asociaciones con los otros modelos médicos, el campo de expresión de la medicina tradicional constituye un escenario múltiple, en el que se emparentan —a veces hasta identificarse— los grandes tópicos de la cultura y de la salud. Confiamos que esta nueva revisión bibliográfica ayude a precisar sus características y alimente el entusiasmo, históricamente sostenido de manera variable, tanto hacia los estudios teóricos como hacia los trabajos empíricos.

Aunque en la presentación de esta obra se menciona la génesis de los proyectos que integran hoy la *Biblioteca de la medicina tradicional mexicana*, quizás resulte oportuno señalar algunas particularidades de esta bibliografía en relación con el resto de los libros. Como se explica en detalle más adelante, este texto es un producto derivado de dos de los proyectos elaborados entre mediados de 1989 y comienzos de 1994 por un grupo de investigadores de la Subdirección de Salud y Bienestar Social y de la Asesoría de la Dirección General del Instituto Nacional Indigenista: el *Atlas de las plantas de la medicina tradicional mexicana* y el *Diccionario enciclopédico de la medicina tradicional mexicana*. Los autores concibieron el proyecto como parte de un programa más amplio, desarrollado por el INI durante la actual administración, pero que reconoce antecedentes más lejanos.

En efecto, el *Programa de la medicina indígena tradicional* incluye actividades de promoción, organización, capacitación e investigación, conforme a las políticas fijadas en el *Programa nacional de desarrollo de los pueblos indígenas de México 1991-1994*. Las políticas allí establecidas por el Instituto —y que significaron un cambio en la perspectiva de algunos de los postulados tradicionales del indigenismo—, permitían vincular la problemática de la medicina tradicional con la de la salud y el bienestar social, y, simultáneamente, con la investigación y la promoción de las culturas regionales y locales. En ese sentido, la producción de información básica sobre la medicina tradicional y sus recursos es, a un tiempo, indagación, recopilación y análisis de uno de los temas fundamentales de la cultura en México, y desafío a los modelos de reversión y difusión de los conocimientos (sobre todo si se piensa en el interés de los médicos tradicionales en ofrecer, pero también en recibir, información de este género). En ese sentido, surgen interrogantes esenciales acerca de los modos de circulación de los conocimientos y, naturalmente, de la definición del perfil del lector y del ámbito de la lectura.

Esta obra es, como su nombre lo indica, una bibliografía de la medicina tradicional mexicana, semejante en muchos aspectos a obras anteriores y distinta en otros: enfatiza mucho más en los trabajos afines a la definición que hemos hecho antes de la medicina tradicional, y no tanto en la particularidad de un tema o de un enfoque disciplinario específicos. Este último habría sido el caso de una bibliografía sobre los terapeutas, la clasificación y el tratamiento de las enfermedades, o ese amplio recurso que son las plantas medicinales (por ejemplo, el notable trabajo de Ida Kaplan Langman), o bien de un repertorio de textos producidos por una disciplina (v. gr. el trabajo de Axel Ramírez, que selecciona materiales de las ciencias sociales y, en particular, de la antropología). Cabe al lector, y no a nosotros, decidir si hemos logrado el equilibrio deseado.

* * *

Al esfuerzo de las enciclopedias como sumas del conocimiento a finales del siglo XVIII, siguió el de las bibliografías a finales del XIX. El libro enciclopédico fue sustituido, en temas especializados, por el libro de libros. Ya no fue posible vertir en un libro toda la información existente y se hizo necesario remitir al estudioso a las fuentes.

En México, los pioneros de la bibliografía botánica ligada a las plantas medicinales y a la medicina fueron Manuel de Olaguíbel y Nicolás León. Antes de ellos, todos los libros sobre el tema tuvieron el propósito de sistematizar el conocimiento sobre las plantas medicinales, narrar ceremonias o señalar procedimientos clínicos y quirúrgicos, relatar costumbres y hechos, describir experimentos referidos a una época determinada, pero no conjuntar toda esa información, para todas las épocas, en un libro de libros.

La bibliografía de Olaguíbel fue hecha en dos meses y medio, por encargo de la Secretaría de Fomento para exhibirla en la Exposición Internacional de París. Se trata de la primera Sección, dedicada a la botánica, de una obra mayor que se titularía *Bibliografía Científica de México en el siglo XIX*, que nunca se completó. Olaguíbel hizo un valioso recuento que abarca desde las crónicas religiosas hasta *La Gaceta de Medicina de México*, sin descuidar a Alzate, Mociño, Cervantes, Longinos y otros. Las referencias a los materiales del XIX son abundantes y detalladas, aunque los comentarios son muy breves. Sin embargo, tiene un gran elemento de modernidad pues, en concordancia con las bibliografías actuales, nos ofrece los índices de las revistas y publicaciones que refiere.

La bibliografía de León también fue hecha en dos meses y medio, —bajo el impulso del Dr. Fernando Altamirano, director del Instituto Médico Nacional— para servir como "Apéndice" o "Suplemento" a la primera parte de la obra denominada *Datos para la Materia Médica Mexicana*, publicada en 1894 por dicho instituto. Se trata de una bibliografía bien configurada, ordenada alfabéticamente, amplia y exhaustiva, hecha con la finalidad de unir botánica y botánica aplicada, además de proporcionarnos comentarios bibliográficos y biografías de los autores, noticias curiosas y juicios críticos, así como una disertación histórica sobre las exploraciones botánicas en México.

Queremos señalar nuestro regocijo porque la *Nueva bibliografía de la medicina tradicional mexicana* se edita en el centenario de las pioneras, ambas han sido impresas a finales de siglo y fueron hechas como parte de un esfuerzo más amplio, aquéllas como parte de una bibliografía de tono mayor y apéndice a la materia médica mexicana, y ésta como parte de la *Biblioteca de la medicina tradicional mexicana*, que edita ahora el Instituto Nacional Indigenista.

1. Antecedentes

Hacia 1989, cuando era director del Instituto Nacional Indigenista el Dr. Arturo Warman, le planteamos los proyectos de lo que hoy son el *Diccionario enciclopédico de la medicina tradicional mexicana*, *La medicina tradicional de los pueblos indígenas de México* y el *Atlas de las plantas de la medicina tradicional mexicana*, los cuales fueron muy bien recibidos y consecuentemente apoyados.

Las tres obras tienen vinculaciones explícitas y, al mismo tiempo, límites precisos que hacen, de cada una de ellas, una empresa particular. La cantidad de información que requirieron la primera y la tercera de las mencionadas, fueron acumulando una cantidad nada despreciable de fichas bibliográficas.

El equipo del *Diccionario* se dedicó a rastrear, fundamentalmente, obras de antropología y de antropología médica que ofrecieran información sobre padecimientos y, en general, causas de demanda de atención a la salud. Por su parte, el equipo del *Atlas de las plantas* buscó, básicamente, obras de etnobotánica y antropología con registros de las plantas y de sus usos medicinales.

En ambos casos se decidió hacer una búsqueda, en primer lugar, de obras de reciente elaboración para establecer una base de información actualizada y, en segundo lugar, se llevó a cabo la revisión de obras de caracter histórico, para darle la profundidad necesaria a los datos.

En el *Diccionario* se buscaron obras que registraran información con no más de 50 años de antigüedad, mientras que en el *Atlas de las plantas* el lapso se acortó a 15 años. La decisión se adoptó considerando el carácter de la producción antropológica, en un caso, y etnobotánica y experimental, en el otro, cuyo incremento ha sido notable en los periodos establecidos para la búsqueda. En el caso de la utilización de una planta, quisimos asegurarnos de que el uso descrito fuera actual, pero también que, no obstante los grandes procesos de transformación ecológica en nuestro país, las plantas referidas estuvieran en el campo, tal como están descritas en las obras.

Este procedimiento se complementó con la búsqueda de los datos históricos para averiguar la profundidad temporal de la información recopilada, ya fuera sobre el uso de los términos o la utilización de una planta medicinal.

Cada equipo diseñó un formulario de búsqueda y produjo un vaciado de datos específicos y útiles para sus propósitos, aunque en ese momento todavía no era un asunto primordial armar una bibliografía. Se hicieron búsquedas en las siguientes bibliotecas del Distrito Federal:

1. Biblioteca Nacional
2. Hemeroteca Nacional

Universidad Nacional Autónoma de México

3. Biblioteca Central
4. Biblioteca del Centro de Información Científica y Humanística

Facultades y Escuelas

5. Biblioteca de la Facultad de Ciencias
6. Acervo bibliográfico del Laboratorio de Plantas Vasculares, de la Facultad de Ciencias
7. Biblioteca de la Facultad de Medicina
8. Biblioteca del Departamento de Filosofía e Historia de la Medicina
9. Biblioteca de la Facultad de Química
10. Biblioteca de la Unidad de Posgrado de la Facultad de Química
11. Biblioteca de la Facultad de Medicina Veterinaria y Zootecnia
12. Biblioteca de la Facultad de Ciencias Políticas y Sociales
13. Biblioteca de la Facultad de Contaduría y Administración
14. Biblioteca de la Facultad de Estudios Superiores Cuautitlán
15. Biblioteca de la ENEP-Iztacala
16. Biblioteca de la ENEP-Zaragoza

Institutos

17. Biblioteca del Departamento de Botánica del Instituto de Biología
18. Biblioteca del Jardín Botánico Exterior
19. Biblioteca del Instituto de Investigaciones Antropológicas
20. Biblioteca del Instituto de Química
21. Biblioteca del Instituto de Investigaciones Históricas

22. Biblioteca del Instituto de Investigaciones Sociales
23. Biblioteca del Instituto de Investigaciones Filológicas
24. Biblioteca del Instituto de Investigaciones Biomédicas
25. Biblioteca del Centro de Ecología

Instituto Politécnico Nacional

26. Biblioteca de la Escuela Nacional de Ciencias Biológicas
27. Biblioteca del Departamento de Farmacia, ENCB
28. Biblioteca del Departamento de Botánica, ENCB
29. Biblioteca de la Escuela Nacional de Medicina y Homeopatía
30. Biblioteca del Departamento de Química, Centro de Investigaciones y Estudios Avanzados

Universidad Autónoma de Chapingo

31. Biblioteca principal
32. Biblioteca de la Preparatoria Agrícola

Universidad Autónoma Metropolitana

33. Biblioteca de la Unidad Iztapalapa
34. Biblioteca de la Unidad Xochimilco
35. Centro de Información y Documentación de la Unidad Xochimilco

Intituto Nacional de Antropología e Historia

36. Biblioteca del Museo Nacional de Antropología e Historia
37. Biblioteca de la Escuela Nacional de Antropología e Historia
38. Biblioteca de la Dirección de Etnología y Antropología Social

Instituto Nacional Indigenista

39. Biblioteca del Instituto Nacional Indigenista
40. Acervo bibliohemerográfico de la Subdirección de Salud y Bienestar Social
41. Acervo bibliohemerográfico del Atlas de las Plantas de la Medicina Tradicional Mexicana

Otras Instituciones

42. Biblioteca del Instituto Indigenista Interamericano
43. Biblioteca del Centro de Investigaciones y Estudios Superiores en Antropología Social
44. Centro de Información Documental de la Dirección General de Culturas Populares
45. Biblioteca de El Colegio de México
46. Biblioteca de la Universidad Iberoamericana
47. Biblioteca del Consejo Nacional de Ciencia y Tecnología

48. Biblioteca del Centro de Estudios Mesoamericanos y Centroamericanos
49. Biblioteca de la Escuela Nacional de Salud Pública
50. Biblioteca del Fondo de Cultura Económica
51. Biblioteca del Herbario del Instituto Mexicano del Seguro Social

De ahí se obtuvieron la mayoría de los materiales que sirvieron para que cada equipo trabajara sus propios proyectos. Un nuevo aporte vino de las búsquedas que los equipos regionales del *Atlas de las plantas* hicieron en las entidades federativas donde llevaron a cabo sus actividades. Estas bibliotecas fueron:

52. Biblioteca de la Escuela de Biología de la Universidad Autónoma de Aguascalientes
53. Biblioteca de la Universidad Autónoma de Baja California
54. Biblioteca de la División Agronómica de la Universidad Agrícola "Antonio Narro" de Coahuila
55. Biblioteca de la Facultad de Ciencias Biológicas de la Universidad Autónoma de Coahuila
56. Biblioteca de la Escuela de Biología de la Universidad Autónoma del Estado de México
57. Biblioteca de la Facultad de Ciencias de la Universidad de Guadalajara
58. Biblioteca de la Universidad Autónoma de Guerrero
59. Biblioteca de la Escuela de Biología de la Universidad Michoacana de San Nicolás de Hidalgo
60. Biblioteca de la Universidad Autónoma del Estado de Morelos
61. Biblioteca de la Universidad Autónoma de Puebla
62. Biblioteca del Centro de Investigaciones Antropológicas de la Universidad Autónoma de Querétaro
63. Biblioteca de la Universidad Autónoma de Tabasco
64. Biblioteca de la Universidad Autónoma de Tlaxcala
65. Centro de Investigaciones Biológicas de la Universidad Veracruzana
66. Biblioteca de la Facultad de Química de la Universidad Autónoma de Yucatán
67. Biblioteca del Centro de Investigaciones Científicas de Yucatán
68. Biblioteca del Instituto de Ecología en Veracruz
69. Biblioteca del Instituto de Ecología en Michoacán
70. Biblioteca del Centro de Investigaciones en Quintana Roo
71. Biblioteca del Centro de Investigaciones Interdisciplinarias Regionales, Unidad Oaxaca
72. Biblioteca del Centro de Investigaciones Interdisciplinarias Regionales, Unidad Durango
73. Biblioteca del Procomith, Chiapas
74. Unidad Regional Michoacán, Dirección General de Culturas Populares
75. Colegio de Estudios Superiores en Agricultura Tropical, SARH.

Posteriormente, decidimos unir las bases de datos para dar comienzo a esta *Bibliografía*, pero, el resultado inmediato fue un conjunto numeroso y abigarrado, que fue necesario pulir para evitar repeticiones y eliminar obras muy especializadas, sin duda útiles para el *Diccionario* o el *Atlas*, pero no para el equilibrio de una bibliografía. A partir de ahí avanzamos en la búsqueda de nuevos materiales para llenar ausencias visibles. Visitamos nuevas bibliotecas que, sin embargo, hemos incluido en la lista general para no desagregar excesivamente la información.

Asimismo, se hizo necesaria la consulta de bibliografías anteriores, para revisar sus materiales y analizar la pertinencia de retomarlos, al mismo tiempo que sirvieran para delinear la obra que queríamos obtener. Bajo tal idea fueron revisadas las siguientes obras:

1. Olaguíbel, Manuel de. *Memoria para una bibliografía científica de México en el siglo XIX*, México, Oficina Tipográfica de la Secretaría de Fomento, 1989, 99 pp.
2. León, Nicolás. *Biblioteca botánico-mexicana*, México, Oficina Tipográfica de la Secretaría de Fomento, 1895, 368 pp.
3. Guerra, Francisco. *Bibliografía de la materia médica mexicana*, México, La Prensa Médica Mexicana, 1950, 423 pp.
4. Kaplan Langman, Ida. *A Selected Guide to the Literature on the Flowering Plants of Mexico*, Philadelphia, University of Pensylvania Press, 1964, 1015 pp.
5. Ramírez Axel. *Bibliografía comentada de la medicina tradicional mexicana*, México, IMEPLAN, 1978, 147 pp.
6. Lozoya, Xavier. *Bibliografía básica sobre la herbolaria medicinal de México*, México, SEDUE, 86 pp.

Cabe señalar que, además de las anteriores, fueron consultadas otras bibliografías que, aunque no tienen carácter nacional o se refieren sólo a una época determinada, constituyen esfuerzos de recopilación muy importantes. Entre estas se encuentran:

1. Fernández del Castillo, Francisco. *Historia bibliográfica del Instituto Médico Nacional*. México, Imprenta Universitaria, 1961, 209 pp.
2. Ibarra Ovando, Raúl. *Tesis sobre plantas medicinales realizadas en la Facultad de Química de la UNAM (1933-1975)*, México, IMEPLAM, 1975, 31 pp.
3. Hersch, Paul. *Boletín bibliográfico antropología médica/plantas medicinales*, México, CNIA-INAH, Centro Regional Morelos, Trimestral, nos. 1 a 9, 1987-1989.
4. Castañeda de Infante, C. y cols. *Catálogo de las tesis de medicina del siglo XIX*, México, Centro de Estudios de la Universidad, UNAM, 1988, 152 pp.

El *Boletín bibliográfico* del CNIA-INAH fue un esfuerzo muy acertado que debe retomarse para darle continuidad. En cuanto a algunos materiales que pueden parecer prometedores, encontramos los artículos cortos de Luque y el de Guerra, así como el recuento numeroso y de varios años de Martínez y Rovirosa. De este último sólo tuvimos en las manos unos pocos cuadernillos, por lo que queda pendiente su consulta.

1. Martínez, Maximino y Rovirosa, Gustavo, *Bibliografía botánica mexicana*, México, El Libro y el Pueblo, 1923-1927.
2. Luque, Esther. *Reseña bibliográfica de las plantas medicinales mexicanas*. México, *Ciencia* no. 1, 1940, pp. 318-320
.3. Guerra, Francisco. *Bibliografía de la historia de la medicina mexicana*. México, La Prensa Médica Mexicana, Año XIV, no. 4, 1949, pp. 87-93.

Los materiales reseñados anteriormente ofrecen una extensa información sobre los temas señalados y, en general, proporcionan datos sobre aspectos básicos, tales como ubicación geográfica, ubicación cultural, comentarios, etcétera, por lo que el siguiente cuadro establece una comparación entre ellos. Cuando se indica 1500 se trata de una fecha genérica, que significa la posible captación de información en códices y crónicas prehispánicos.

Cuadro No. 1. Bibliografías sobre botánica y medicina tradicional

	AÑO	PERIODO	NÚMERO DE TIÍTULOS	NÚMERO DE PÁGINAS	UBICACIÓN GEOGRÁFICA	UBICACIÓN CULTURAL	BÚSQUEDAS FUERA DE MÉXICO	COMENTARIOS	DATOS EDICIONES	ÍNDICES	UBICACIÓN BIBLIOTECA
1. F. Olaguibel	1894	1500-1894	ca. 1000	99	NO	NO	NO	SI	SI	NO	NO
2. N. León	1895	1500-1895	898	368	SI	SI	NO	SI	NO	NO	NO
3. F. Guerra	1950	1500-1950	5,357	423	NO	NO	NO	NO	NO	SI	NO
4. F. Fernández del Castillo	1961	1888-1915	ca. 700	206	SI	NO	SI	NO	NO	SI	NO
5. I. Kaplan Langman	1964	1500-1960	20,000	1015	SI	SI	SI	SI	NO	SI	NO
6. R. Ibarra Ovando	1976	1933-1975	159	31	NO	NO	NO	NO	NO	SI	SI
7. A. Ramírez	1978	1900-1978	500	147	SI	SI	SI	SI	NO	SI	NO
8. X. Lozoya	1984	1500-1982	50	86	SI	SI	SI	SI	SI	NO	NO
9. C. Castañeda y cols.	1966	1640-1699	1,321	152	NO	NO	NO	NO	NO	SI	SI

A partir de la revisión anterior, fue absolutamente evidente la imperiosa necesidad de una nueva obra bibliográfica. En principio, porque la última obra dedicada al tema fue editada en 1978, y los 15 años transcurridos han sido de producción abundantísima. En segundo lugar, porque muchas de las bibliografías previas, o bien revisaron materiales para algunos periodos (Fernández del Castillo solamente de 1888 a 1915, Axel Ramírez de 1900 a 1978, e Ibarra Ovando de 1933 a 1975), o bien incluyen fuentes parciales, tales como química (Ibarra Ovando), medicina (Castañeda y cols.) e Instituto Médico Nacional (Fernández del Castillo); en tercer lugar, porque las dos obras monumentales (Kaplan Langman, cerca de 20,000 y Guerra 5,357 títulos, respectivamente), focalizan su esfuerzo en la materia médica por excelencia: las plantas medicinales; y, en cuarto lugar, por hacer homenaje al centenario esfuerzo de Olaguíbel y León.

2. Contenido

La presente obra retoma la perspectiva de que la medicina tradicional debe ser enfocada desde múltiples vías, pero fundamentalmente apunta a una visión global y a la necesidad de adoptar un enfoque interdiciplinario para su estudio y desarrollo.

Esta bibliografía da cuenta, por la cantidad de estudios producidos, de por lo menos dos fenómenos recientes: a) el reinicio y ascenso de la etnobotánica, disciplina trabajada por botánicos, antropólogos y médicos, entre otros profesionistas, desde mediados de los años 70 y durante los 80, en los cuales se consideró a la medicina tradicional como un campo privilegiado de trabajo; b) el repunte de la participación de los médicos y de las disciplinas médicas en el estudio de la medicina tradicional y del contexto cultural donde ésta se desarrolla.

Podríamos decir también, que en este lapso comenzaron los estudios de medicina tradicional en el marco de las políticas nacionales de salud.

En cuanto al contenido de esta obra, cabe señalar que incluye 2,049 títulos ordenados alfabética y cronológicamente, y ofrece información de obras elaboradas en un plazo que va de 1500 a 1993.

Las fichas no incluyen comentarios, pero, además de la información básica de cualquier ficha bibliográfica, señala las bibliotecas donde están depositadas las obras, colocación y domicilios, la entidad federativa y la localidad a que se refiere el estudio, así como el pueblo indígena o etnia con quien se realizó el trabajo, de acuerdo a los formatos de despliegue que se muestran a continuación.

Formatos de despliegue bibliográfico

Libros

No. de Referencia			
Autor			
Título		Lugar	Editor
No. de Edición	Fecha	Páginas	Colección

Siglas de Biblioteca(s) Número(s) de Colección

Entidad Federativa	Localidad(es)
Grupo(s) Étnico(s)	

Capítulo de libros

No. de Referencia				
Autor				
Título de Capítulo				
Coordinador o Editor				
Título de Libro				
		Lugar	Editor	No. de Edición
Fecha	Páginas			

Tesis

No. de Referencia			
Autor			
Título			
			Grado
Lugar	Editor	Fecha	Páginas

Artículo de referencia

No. de Referencia			
Autor			
Título			
			Revista
Editor	Volumen y Número	Lugar	Fecha
Páginas			

Cabe señalar que sólo en el primero, referido a libros, se ha indicado el despliegue para biblioteca, números de colocación, entidad federativa, localidades y grupo étnico, pero en todos los otros casos donde se tuvo la información, se incluyó.

Después de las fichas bibliográficas, se incluyen los índices que, ordenados alfabéticamente, permiten recuperar la información por: a) bibliotecas consultadas, b) editoriales e instituciones, c) autores (ya sea que se trate de primer autor o coautor), d) por etnia, entidad y localidad (Indice etnográfico-geográfico) que además liga a la etnia (con su nombre "impuesto" y su autodenominación), con la localidad del estudio (cuando el dato de localidad no se explicita es porque el estudio no precisa el dato); e) un índice por temas generales (Indice de épocas y temas), donde hemos combinado aspectos cronológicos y temáticos; y f) un índice de nombres de plantas (Indice de especies) en latín, español o nombres indígenas.

Cabe señalar que cuando en alguna monografía etnográfica se localizó un capítulo correspondiente a medicina tradicional, se prefirió consignarlo e indicar la obra en que se encuentra, para lograr una mayor precisión.

A continuación se presentan algunos cuadros que permiten hacer una caracterización de esta bibliografía:

Cuadro No. 2. Producción bibliográfica por año de edición

PERIODO	No. OBRAS	PERIODO	No.OBRAS
1550-1600	1	1901-1950	98
1601-1650	0	1951-1960	128
1651-1700	1	1961-1970	163
1701-1750	1	1971-1980	490
1751-1800	2	1981-1990	1018
1801-1850	0	1991-1993	82
1851-1900	16		

Cuadro No. 3. Número de obras por grupo étnico

Grupo étnico	No. de obras	Grupo étnico	No. de obras	Grupo étnico	No. de obras	Grupo étnico	No. de obras
Amuzgo	9	Huave	15	Mixe-Popoluca	1	Tarahumara	33
Chatino	5	Huichol	36	Mixteco	20	Tepehua	11
Chichimeca-Jonaz	5	Ixcateco	2	Mocho	2	Tepehuano	15
Chinanteco	21	Kikapu	3	Nahua	263	Tlapaneco	4
Chocho	1	Kiliwa	2	Opata	2	Tojolabal	9
Chocho-Populuca	1	Kumiai	1	Otomí	42	Totonaco	28
Chol	5	Lacandón	12	Pai Pai	2	Triqui	6
Chontal	17	Mame	6	Pame	7	Tzeltal	12
Cochimi-Kiliwa	1	Matlatzinca	5	Papago	8	Tzeltal-Tzotzil	2
Cora	6	Maya	119	Pima	4	Tzotzil	18
Cucapa	2	Mayo	10	Popolaca	4	Yaqui	21
Cuicateco	5	Mazahua	21	Popoluca	15	Zapoteco	37
Eudeve	1	Mazanteco	28	Purépecha	67	Zoque	19
Huasteco	10	Mixe	30	Seri	6	Zoque-Popoluca	1

Cuadro No. 4. Número de obras por entidad federativa

ESTADO	No. DE OBRAS	ESTADO	No. DE OBRAS
Aguascalientes	3	Morelos	52
Baja California	8	Nayarit	18
Baja California Sur	1	Nuevo León	11
Campeche	3	Oaxaca	158
Chiapas	78	Puebla	67
Chihuahua	29	Querétaro	1
Coahuila	4	Quintana Roo	8
Colima	1	San Luis Potosí	13
Distrito Federal	41	Sinaloa	2
Durango	13	Sonora	39
Estado de México	59	Tabasco	22
Guanajuato	3	Tamaulipas	3
Guerrero	28	Tlaxcala	4
Hidalgo	28	Veracruz	88
Jalisco	16	Yucatán	75
Michoacán	80	Zacatecas	2

Cuadro No. 5. Número de obras inéditas y editadas

INÉDITAS	EDITADAS
473	1576

Como es visible en la serie de cuadros anteriores, la década de los 80 ha sido la más productiva de todas, con 1018 estudios; la etnia más estudiada, los nahuas con 263 textos, aunque la entidad con mayor concentración de indagaciones es Oaxaca, con 158, que no tiene presencia nahua, y, finalmente, el mayor número de textos está editado.

3. Palabras finales

Olaguíbel y León nos dicen que utilizaron escasos 75 días cada uno para producir sus obras; nosotros, sin pretender la exhaustividad de Kaplan o Guerra, ni tampoco dedicar tiempo completo a esta tarea, tardamos alrededor de 3 años en culminarla.

Ambos autores trabajaron sobre acervos privados, mientras que actualmente los acervos privados no son mejores que las excelentes bibliotecas públicas de carácter nacional y regional. Su labor se desarrolló en parte manualmente y, en parte, posiblemente en las entonces novedosas máquinas de escribir Remington o en el muy difundido modelo Smith-Corona, mientras que la nuestra se hizo en parte a mano, y en parte en computadoras personales con sistemas MS.DOS 5.0. Las de ellos se imprimieron en la Oficina Tipográfica de la Secretaría de Fomento con tipografías que todavía nos maravillan por su pulcritud y belleza.

Las siete bibliografías siguientes se hicieron unas a la manera de los pioneros y otras en computadora personal. Pero ninguna de ellas se ha difundido en otro medio que no sea el libro. La de Castañeda y colaboradores se elaboró en computadora personal y se difunde impresa para hacer homenaje al viejo libro de libros. Bajo el signo de los tiempos, probablemente sea esta la última bibliografía sobre la medicina tradicional impresa exclusivamente en libro.

Con todos los instrumentos electrónicos que están a la mano hoy, seguramente una nueva recopilación a finales del siglo o a principios del próximo podrá ser de carácter exhaustivo y hecha en menos tiempo, además de difundirse solamente en discos.

En este punto surgen varias preguntas. ¿El libro de libros será sustituido por el disco de libros?, ¿el bibliófilo dejará de serlo para transmutarse en disco-bibliófilo y más tarde en discófilo? ¿Podrán los discos, en su tipografía, asemejarse al libro-arte y ser un objeto que gocemos a través de las pantallas?, ¿dejará de tener sentido el tomar un libro y mantenerlo entre las manos para gozar su portada, tipografía, olor y textura del papel?, ¿estamos en la gran transición, similar a la que ocurrió cuando la caligrafía de los monasterios fue sustituida por la imprenta?

Mas aún, ¿las bibliografías serán innecesarias porque tendremos acceso directo a los acervos y podremos hacer bibliografías personales instantáneamente?, ¿las bibliografías temáticas se restringirán y serán necesarias sólo las de tipo valorativo?

La respuesta a esto seguramente implicará un balance entre costos, eficacia, rapidez y belleza. Probablemente la etapa de transición será larga, y los productos mixtos tales como un libro de arte más un disco anexo, se verán como lo más adecuado en la siguiente década.

Mientras tanto, los que harán la siguiente síntesis bibliográfica sobre la medicina tradicional, son muchachos que hoy estudian en la secundaria no. 254, ya manejan perfectamente la computadora y el conectarse a los ficheros electrónicos de las bibliotecas serán para ellos un asunto normal, pero al mismo tiempo ya se maravillan con el Badiano y se preguntan por las similitudes y diferencias entre las medicinas mesoamericanas, africanas y asiáticas.

4. Agradecimientos

Muchas personas han aportado ayuda valiosísima en diferentes momentos del proceso de esta Bibliografía. Entre ellos: Amalia Bribiesca, de la Biblioteca del Instituto Mexicano del Seguro Social; José de Jesús Murillo L., de la Biblioteca del Centro de Investigaciones y Estudios Avanzados del IPN; Ximena González Munzaga, Biblioteca del Centro de Investigaciones y Estudios Superiores en Antropología Social; Mtro. Alvaro Quijano y Dr. H. Khorramzadeh, Biblioteca de El Colegio de México; Lic. Guillermo Nieves Mallen, Jorge García Razo y Abel Cano Valdez, Biblioteca UAM Iztapalapa; Lilia Estrada Ruiz, Biblioteca Universidad Autónoma de Chapingo; Lic. Jesús Fco. García Pérez, Biblioteca del Instituto de Investigaciones Sociales, UNAM; Lic. Reynaldo D. Figueroa Servín, Biblioteca Escuela Nacional de Antropología e Historia; Dr. Ignacio Osorio, Biblioteca Nacional; Lic. Maríanela Heredia Abarca, Biblioteca del Instituto de Investigaciones Históricas, UNAM; Prof. José Serrano Cuevas, Centro de Información Documental, DGCP; Graciela Hernández Adame, Biblioteca del Fondo de Cultura Económica; Enrique Viloria, Biblioteca del Instituto de Investigaciones Filológicas, UNAM; Margarita Escobedo Rodríguez, Biblioteca del Consejo Nacional de Ciencia y Tecnología; Lic. Margarita Lugo Hulep, Biblioteca UAM-Xochimilco; David García Gil, Biblioteca del Instituto de Investigaciones Antropológicas, UNAM; Hilda Obregón Cervantes, Biblioteca del Instituto Indigenista Interamericano; Mtro. Ernesto Villalobos Bernal, C.D. Juan Carlos Rojas Macías y Victor Segura Martínez, Biblioteca ENEP-Iztacala; Alejandra Sánchez Figueroa, Centro de Información y Documentación, UAM-Xochimilco; Prof. Samuel Sosa Fuentes, Biblioteca Facultad de Ciencias Políticas y Sociales, UNAM; Lic. Lourdes Martínez Ortega, Biblioteca de la Facultad de

Medicina Veterinaria y Zootecnia, UNAM; Lic. Aurelia Orozco Aguirre, Biblioteca del Instituto de Biología, UNAM; Martha Rodríguez Pérez, Biblioteca Facultad de Química, UNAM; Ricardo Galicia, Biblioteca Facultad de Medicina, UNAM; Juan Voutssas Márquez, Centro de Información Científica y Humanística, UNAM; Víctor Manuel Hernández López, Biblioteca Facultad de Ciencias, UNAM; M. en C. Montserrat Gispert, Acervo bibliográfico Laboratorio de Plantas Vasculares, Facultad de Ciencias, UNAM; Lic. José Arturo Ortiz Castro, Biblioteca FES Zaragoza; Lic. Ma. Guadalupe Torres Solís, Biblioteca Facultad de Contabilidad y Administración, UNAM; Mtro. Jesús Márquez Narváez, Hemeroteca Nacional; Mtra. Ma. del Carmen Ruiz Castañeda, Biblioteca Instituto de Investigaciones Bibliográficas, y Lic. Margarita Sosa Suárez, directora de la Biblioteca del INI.

Queremos destacar el apoyo que diversas personas han aportado a esta obra. El Dr. Carlos Viesca Treviño, por las innumerables ocasiones en que acudimos a consultar la Biblioteca del Dpto. de Filosofía e Historia de la Medicina y en las que siempre tuvimos sus indicaciones precisas. La Mtra. Graciela Zamudio nos proporcionó materiales valiosos de la bibliografía del siglo XIX y datos sobre acervos para guiar nuestras búsquedas. La Biol. Margarita Avilés nos proporcionó los Boletines bibliográficos del CNIA-INAH, lo que permitió disponer de la colección completa.

Queremos también resaltar el excelente apoyo que el Bibl. Armando Butanda nos ha brindado: nos obsequió materiales diversos y fotocopias de los libros de principios del siglo XX, nos proporcionó importantes pistas sobre la obra de Langman, y nos envió listas de obras recientes sobre etnobotánica y medicina tradicional. Con gran generosidad y velocidad inusuales, hizo correcciones exhaustivas en la penúltima versión de la obra. Su apoyo e indicaciones han sido valiosísimas para el resultado final. Los errores y carencias siguen siendo responsabilidad nuestra.

El Dr. Arturo Warman, además de aprobar el proyecto, nos alentó permanentemente y con sus indicaciones nos ayudó a delinear contenidos, matices y el conjunto de las obras. Por su interés en la marcha de los trabajos, nuestro pleno y sincero agradecimiento.

En el comienzo y las primeras etapas contamos con el apoyo del Etnol. José del Val, Director de Investigación y Promoción Cultural. Durante el desarrollo del mismo, siempre tuvimos la solidaridad invariable de la Mtra. Maya Lorena Pérez Ruiz, Subdirectora de Investigación, de la Mtra. Lorena Vázquez, Jefa del Dpto. de Programación de la Subdirección de Investigación, así como el apoyo permanente del Lic. Leopoldo Zorrilla, Secretario Tesorero.

Ya en la etapa final, contamos con la ayuda que nos han brindado el Lic. José Luis Perdomo, Secretario Tesorero, el Lic. Marcos Luna, Subdirector de Programación, el CP. Mauro Quiroz, Departamento de Pagos, el CP. Jorge Castilleros, Subdirector Financiero, así como en la fase editorial, la CP. María del Carmen Medina, Subdirectora de Recursos Materiales y Servicios.

Queremos destacar el gran apoyo siempre solidario y decidido del Lic. Ismael Villar, Director de Desarrollo, pues sin su oportuna intervención en varios momentos clave del proceso, esta obra no hubiera llegado a su término.

De manera especial, queremos expresar nuestro reconocimiento al Mtro. Guillermo Espinosa Velasco, Director General del INI, de quien siempre tuvimos un gran interés en los trabajos, diálogo permanente y total confianza en los resultados finales. Para él nuestro agradecimiento total por impulsar la publicación de las obras, por su magnífico don de gente y su amistad.

Las viñetas que ilustran esta bibliografía fueron tomadas de la obra *Design motifs of ancient Mexico*, de Jorge Enciso, editada en 1947 en español y después en 1953 por Dover Publications. Fue reimpresa por la misma editorial (*in memorian*), después de la muerte del autor, acaecida en 1969.

La ilustración del maestro Francisco Toledo, *Avispas* (gouache, 50 x 35 cm, 1993), fotografiada por Marco Antonio Pacheco, es reproducida aquí por cortesía de la Galería Juan Martín.

Las imágenes que ilustran cada una de las portadas de la *Biblioteca de la Medicina Tradicional Mexicana*, son obra del gran maestro oaxaqueño Francisco Toledo, quien generosamente permitió el acceso a sus archivos a fin de que se pudiera lograr una selección que a su alto valor artístico une contenidos de una cultura indígena y rural que es, en definitiva, la protagonista de estas páginas.

Arturo Argueta y Carlos Zolla
Tarango-Tlacopac, D.F., octubre, 1993

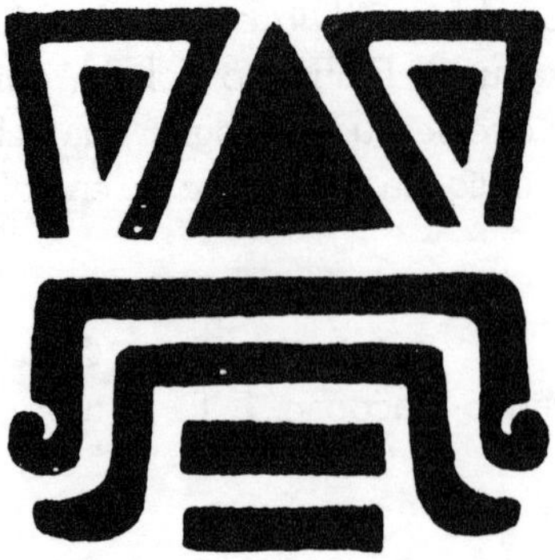
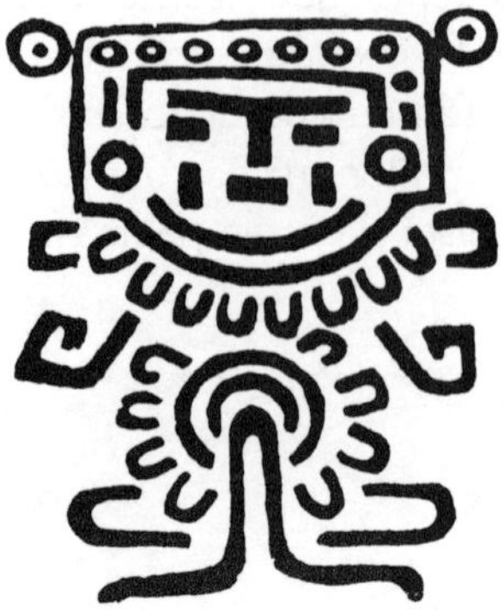
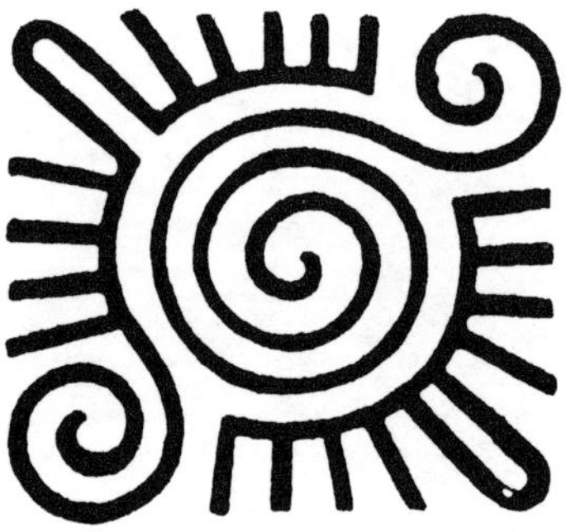
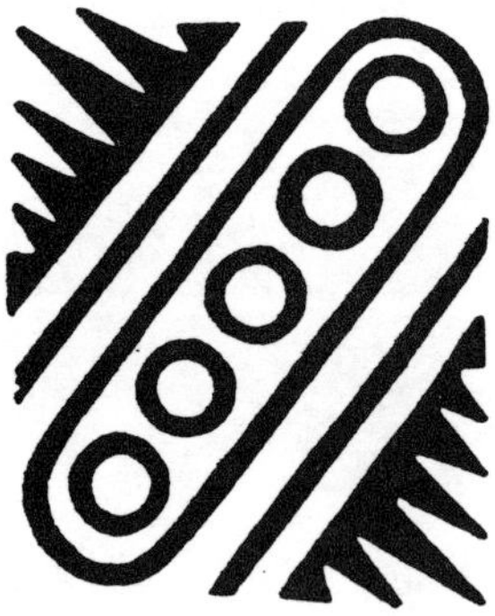
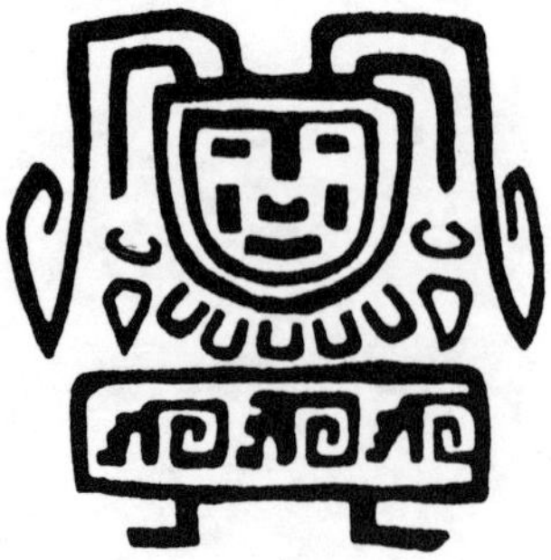
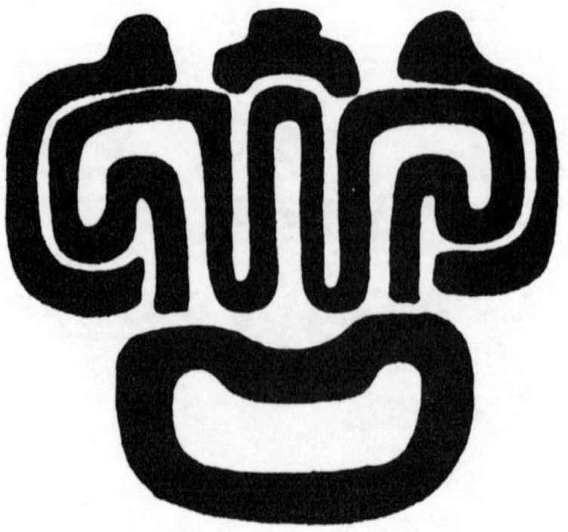

Fichas bibliográficas

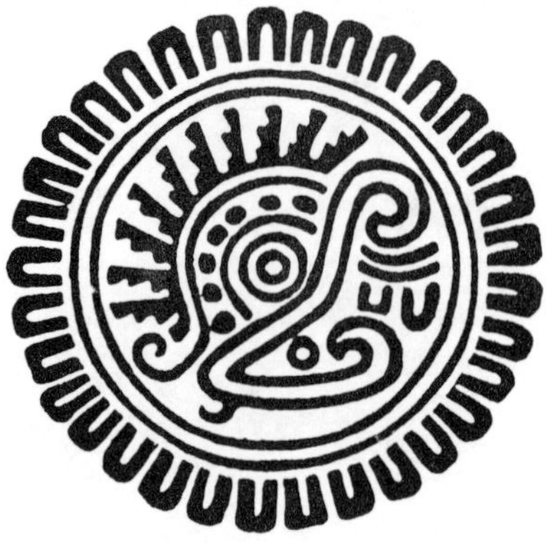
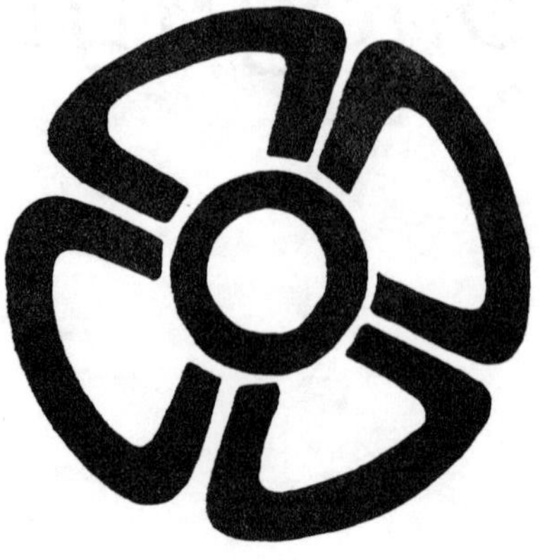
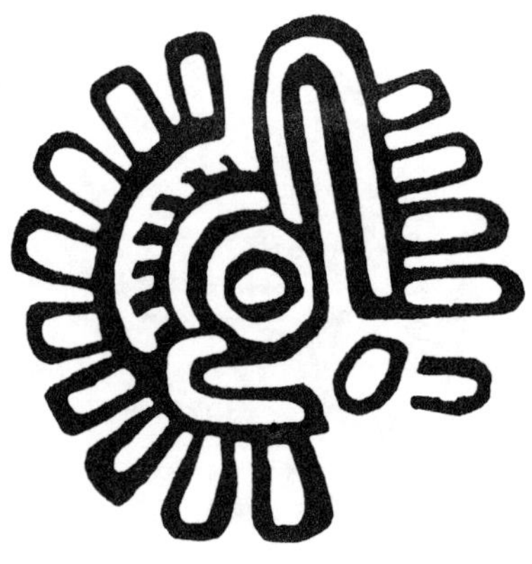
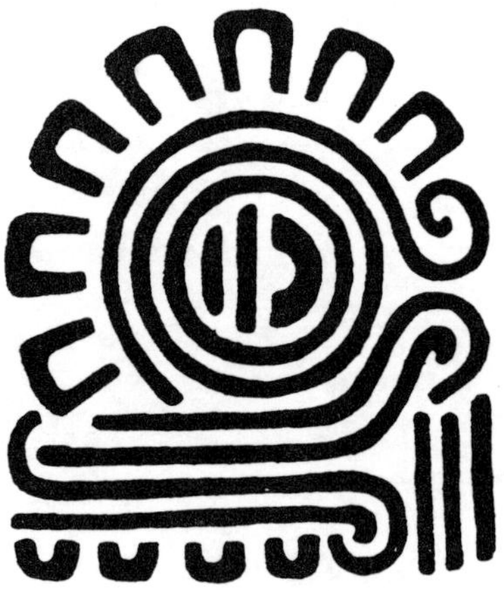
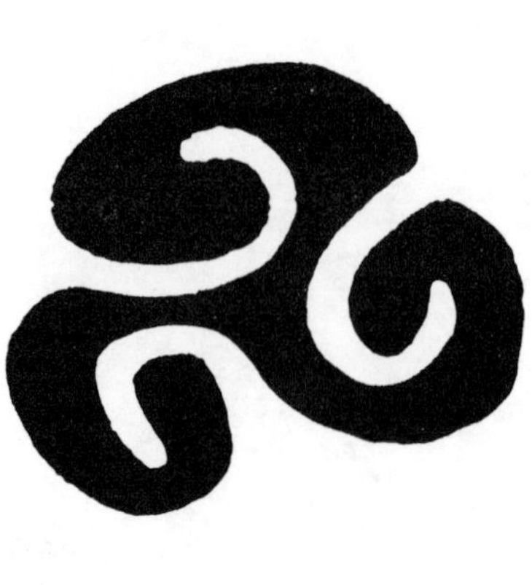

A

0001
ABDEL, S. M. y SELIM, M. A.
"Lipids and flavonoids of *Sapindus saponaria*", *Fitoterapia*, Vol. 56, Num. 3, 1985, pp. 167-168.
ooo
DPA/UACH
Área Química

0002
ABRAJAN VILLASEÑOR, Luis Orlando
Aprovechamiento integral de la granada china (fruto de la Passiflora seemani Griseb.), Tesis Licenciatura, México, DF, Facultad de Química UNAM, 1986, 153 pp.
ooo
BC/UNAM
001-00524-A2-1986

0003
ABRAMO BRUNO, Domenica
Estudio de los constituyentes de la Perezia multiflora, Tesis Doctorado en Ciencias, México, DF, CINVESTAV IPN, 1978.
ooo
DQ/CINVESTAV/IPN
Tes/1978/A.

0004
ABURTO BÁEZ, María Dolores
Estudio químico de Commelina pallida (*hierba del pollo*), Tesis Licenciatura, México, DF, ENCB IPN, 1954, 39 pp.
ooo
ENCB/IPN
T 0297 ABU .e

0005
ABURTO FIERRO, Lázaro Alfredo
Determinación de la actividad antimicrobiana de diversos productos naturales, Tesis Licenciatura, México, DF, Facultad de Química UNAM, 1980, 53 pp.
ooo
FQ/UNAM
1 1980

0006
ACADEMIA MÉDICO-QUIRÚRGICA DE LA CIUDAD DE PUEBLA
Ensayo para la materia médica mexicana, México, Secretaría de Fomento, 1889.
ooo
AFLORA
1959
PUE

A

0007
ADAMS, Richard N. y RUBEL, Arthur J.
"Sickness and social relations". In: WAUCHOPE and NASH (Eds.), *Handbook of Middle American Indians*, Tomo 6, University of Texas Press, Austin, Texas, 1967, pp. 333-356.
ooo
IIA/UNAM MNAH/INAH
AF16B[1596]L LBS/F1434/H35
COLMEX
REF/970.428/H236/v6

0008
AGUILAR CASTRO, Salvador
"Nosología tradicional entre los zapotecos del distrito de Tlacolula". En: Paola SESIA (Ed.), *Medicina tradicional, herbolaria y salud comunitaria en Oaxaca*, Gobierno del Estado de Oaxaca/ CIESAS, Oaxaca, Oaxaca, 1992, pp. 77-97.
ooo
OAX Tlacolula
Zapoteco

0009
AGUILAR CERÓN, C.
"Libro de medicinas muy seguro, para curar dolencias con hierbas muy experimentadas y provechosas de esta provincia de Yucatán", *La medicina empírica yucateca en el siglo XVIII a través de sus fuentes*, Talleres Gráficos del Sudeste, México, 1751.
ooo
CICY
YUC

0010
AGUILAR CONTRERAS, Abigail
Etnobotánica mexicana: plantas popularmente recomendadas para el tratamiento de enfermedades oftalmológicas, Tesis Licenciatura, México, DF, Facultad de Ciencias UNAM, 1974, 128 pp.
ooo
B/Xochi BC/UNAM
23 A1/1974/60440
JB/UNAM
1974/5
DF Mercado Sonora

0011
AGUILAR CONTRERAS, Abigail y ZOLLA, Carlos
Plantas tóxicas de México, México, DF, Unidad de Investigación Biomédica en Medicina Tradicional y Herbolaria del IMSS, 1982, 271 pp.
ooo
AFLORA
699

0012
AGUILAR CONTRERAS, Abigail y CAMACHO PULIDO, Juan Raúl
"Gordolobo (*Gnaphalium semiamplexicaule, Gnaphalium viscosum, Gnaphalium spp.*)". En: IMSS, *Medicina tradicional y herbolaria: materiales para su estudio*, IMSS, México, DF, 1984, pp. 116.
ooo
B/Xochi
350.77/IMSS

0013
AGUILAR CONTRERAS, Abigail y CAMACHO PULIDO, Juan Raúl
"Grupos de plantas con mayor demanda médica según información del IMSS,

México, noviembre de 1984". En: IMSS, *Medicina tradicional y herbolaria: materiales para su estudio*, IMSS, México, DF, 1984, pp. 90-92.
ooo
B/Xochi
350.77/IMSS

0014
AGUILAR CONTRERAS, Abigail y CAMACHO PULIDO, Juan Raúl
"Guayaba (*Psidium guajava*)". En: IMSS, *Medicina tradicional y herbolaria: materiales para su estudio*, IMSS, México, DF, 1984, pp. 114-115.
ooo
B/Xochi
350.77/IMSS

0015
AGUILAR CONTRERAS, Abigail y CAMACHO PULIDO, Juan Raúl
"El susto y el recurso herbolario", *Boletín Informativo*, Programa Nacional de Solidaridad Social IMSS/COPLAMAR, Vol. 5, Núm. 5, México, DF, sept-oct, 1987, pp. 4-6.
ooo
IMSS/COPLAMAR CIESAS

0016
AGUILAR CONTRERAS, Abigail y cols.
"La flora medicinal del municipio de Quimixtlán, Puebla", *Memorias del Segundo Coloquio de Medicina Tradicional Mexicana: un saber en recuperación*, ENEP Zaragoza UNAM, México, DF, 1988, pp. 34-39.
ooo
AFLORA
322
PUE Mpio. de Quimixtlán

0017
AGUILAR CONTRERAS, Abigail
"Sistematización de la información sobre medicina tradicional mexicana", *Memorias del Cuarto Coloquio de Medicina Tradicional Mexicana: un saber en integración*, ENEP Zaragoza UNAM, México, DF, 1990, pp. 77-88.
ooo
AFLORA
774

0018
AGUILAR CONTRERAS, Abigail y MARTÍNEZ ALFARO, Miguel Ángel
"Los herbarios medicinales de México", *La investigación científica de la herbolaria medicinal mexicana*, Secretaría de Salud, México, DF, 1993, pp. 89-102.

0019
AGUILAR FAISAL, José Leopoldo
Estudio farmacognóstico preliminar de algunas plantas de Yucatán con uso en medicina tradicional en el tratamiento de trastornos ginecológicos, Tesis Licenciatura, Mérida, Yucatán, Universidad Autónoma de Yucatán, 1990.
ooo
CICY
YUC

0020
AGUILAR FIGUEROA, Blanca Rosa
Estudio comparativo del efecto antihistamínico y antiinflamatorio de chahina y rutina así como su efecto en la respuesta inmune humoral, Tesis Licenciatura, México, DF, ENCB IPN, 1983, 63 pp.
ooo

A

A

ENCB/IPN
T 3160 AGU .e

0021
AGUILAR GÓMEZ, María Teresa
Aislamiento del compuesto con actividad hipotensora de Cecropia obtusifolia, Tesis Licenciatura, México, DF, Facultad de Química UNAM, 1985, 30 pp.
ooo
FQ/UNAM
3 1985

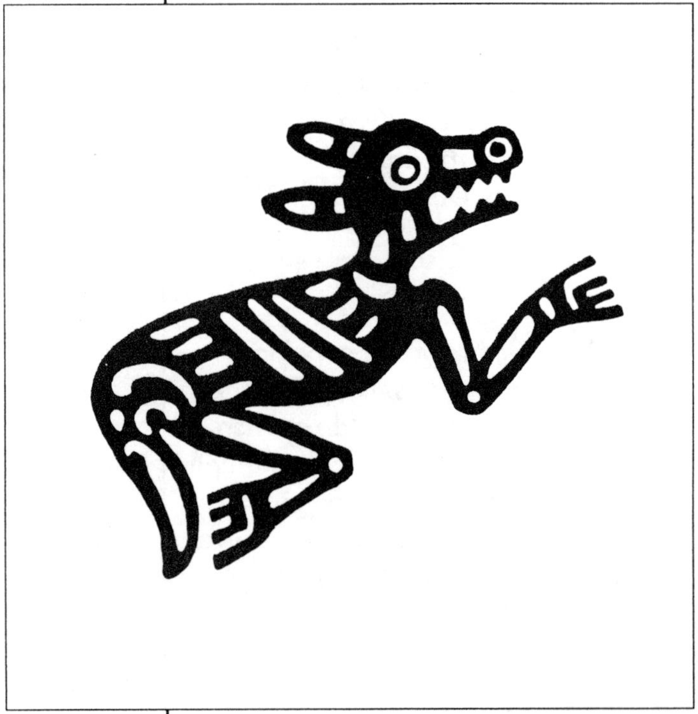

0022
AGUILAR PÉREZ, Roberto; RAMÍREZ GARCÍA, Susana y VILLEGAS SOTELO, Elvira
"Conceptos populares acerca de la picadura de alacrán", *Gaceta Médica de México*, Academia Nacional de Medicina, Vol. 115, Núm. 5, México, DF, 1979, pp. 243-244.
ooo
IIA/UNAM CIESAS INI BN/UNAM
R0629.7
MOR

0023
AGUILAR SANTELISES, Leonor
Estudio fitoquímico de Cucurbita sp., Tesis Licenciatura, México, DF, ENCB IPN, 1979, 34 pp.
ooo
ENCB/IPN
T 2235 AGU .e

0024
AGUILERA ALMENDRAL, Ida Isora
Prácticas y creencias médicas en una comunidad indígena de Amatenango del Valle, estado de Chiapas, Tesis Licenciatura, México, DF, ENAH, 1976, 169 pp.
ooo
ENAH
X3 1976 A49p m.c.d.
CHIS Amatenango del Valle
Tzeltal

0025
AGUILERA, Carmen
Flora y fauna mexicana: mitología y tradiciones, México, DF, Everest Mexicana, 1985, 204 pp. (Raíces Mexicanas).
ooo
MNAH/INAH
LBS/F1219.3/R38/A38T

0026
AGUIRRE ALCÁNTARA, María Teresa
Estudio farmacológico del efecto antiulcero-gástrico de una fracción pura de la planta Juliana adstringens, Tesis Licenciatura, Estado de México, ENEP Iztacala UNAM, 1983, 58 pp.
ooo

AFLORA
1021

0027
AGUIRRE BELTRÁN, Gonzalo
"La medicina indígena", *América Indígena*, III, Vol. 7, Núm. 2, México, DF, 1947, pp. 107-127.
ooo

IIA/UNAM	MNAH/INAH
R0286.0	E65/A512i/v7

0028
AGUIRRE BELTRÁN, Gonzalo
"Medicina y salubridad", *Problemas de la población indígena de la Cuenca del Tepalcatepec*, INI, México, DF, 1952, pp. 245-307. (Memorias del INI, Vol. III).
ooo

INI	MNAH/INAH
I/306/M45/n.3	E65/I59m/v3
IIA/UNAM	
ETN9BCOB[2482]:L	

MICH La Meseta Tarasca, Cuenca del Tepalcatepec
Purépecha

0029
AGUIRRE BELTRÁN, Gonzalo
"La sombra y el animal", *Cuijla: esbozo etnográfico de un pueblo negro*, FCE, México, DF, 1958, pp. 176-188. (Sección de Obras de Antropología).
ooo

CIESAS	INI
5722097273/A626c	823914/a48
ENAH	B/FCE
F1391/CSA382	006001

GRO Cuajinicuilapa

0030
AGUIRRE BELTRÁN, Gonzalo
"La medicina tradicional", *Cuijla: esbozo etnográfico de un pueblo negro*, FCE, México, DF, 1958, pp. 189-200. (Sección de Obras de Antropología).
ooo

CIESAS	INI
5722097273/A626c	823914/a48
ENAH	B/FCE
F1391/CSA382	006001

GRO

0031
AGUIRRE BELTRÁN, Gonzalo
Medicina y magia: el proceso de aculturación en la estructura colonial, México, DF, SEP INI, 1963, 446 pp. (Serie Antropología Social, 1).
ooo

INI	CIESAS
I/306/A57/N01	082.972/I654a/1
ENAH	III
R465/A33	5727/A

0032
AGUIRRE BELTRÁN, Gonzalo
"Función social de la medicina precortesiana", *La Palabra y el Hombre*, Universidad Veracruzana, Núm. 36, Xalapa, Veracruz, oct-dic, 1965, pp. 747-753.
ooo

IIA/UNAM	COLMEX
R0807.0	AP63/P153/n36
IIH/UNAM	
216-00	

Nahua

0033
AGUIRRE BELTRÁN, Gonzalo
"El rol de la medicina en las regiones de refugio", *Homenaje a Juan Comas en*

su sesenta y cinco aniversario, Tomos 1-3, México, DF, 1965, pp. 23-77.

ooo

III
92(COMAS)H

0034
AGUIRRE BELTRÁN, Gonzalo y POZAS ARCINIEGA, Ricardo
"Medicina y salubridad", *La política indigenista en México, métodos y resultados*, Tomo 2, SEP INI, 2ª ed., México, DF, 1973, pp. 151-186. (Serie Antropología Social, 21).

ooo

IIA/UNAM	INI
ETN9BCC[2406]:L	I/306/A57/N/AS21
CIESAS	
972.01/A626p/21	

0035
AGUIRRE BELTRÁN, Gonzalo
"La investigación en antropología médica en México", *Simposio Internazionale sulla Medicina Indigena e Popolare dell'America Latina, IILA/CISO*, Roma, Italia, dic, 1977, pp. 129-139.

ooo

IIA/UNAM
AF16B[13179]L

0036
AGUIRRE BELTRÁN, Gonzalo
"La capacitación para la medicina intercultural". En: Boris VELIMIROVIC, *La medicina moderna y la antropología médica en la población fronteriza mexicano-estadounidense*, Organización Panamericana de la Salud, Washington, DC, 1978, pp. 12-16.

ooo

INI

0037
AGUIRRE BELTRÁN, Gonzalo
Programas de salud en la situación intercultural, México, DF, IMSS, 1980, 225 pp. (Salud y Seguridad Social. Serie Manuales Básicos y Estudios).

ooo

CIESAS	INI
614.7/A626p	614/0972/A48
ENAH	MNAH/INAH
HD7091/A38	RNA/R1/A3

0038
AGUIRRE BELTRÁN, Gonzalo
Antropología médica, México, DF, Ediciones de la Casa Chata, CIESAS SEP, 1986, 312 pp.

ooo

IIA/UNAM	CIESAS
AF16B:L	301/A626A
ENAH	
GN296/A38a	

0039
AGUIRRE BELTRÁN, Gonzalo y MENÉNDEZ, Eduardo L.
Medicina tradicional y atención primaria. (*Ensayos en homenaje a Gonzalo Aguirre Beltrán*), México, DF, CIESAS, 1987, 95 pp. (Cuadernos de la Casa Chata, 159).

ooo

INI	CIESAS
ASO2	344.0446/102/M352M/159
GRO	

0040
AGUIRRE HUACUJA, Enrique
"La herbolaria y la medicina tradicional mexicana en torno a la formación de recursos humanos para la salud. El caso

de la FES Zaragoza de la UNAM", *La investigación científica de la herbolaria medicinal mexicana*, Secretaría de Salud, México, DF, 1993, pp. 233-246.

0041
AGUIRRE PEQUEÑO, Eduardo
Lecciones orales de materia médica y terapéutica y otros documentos históricos. (*Recopilación de la obra de José Eleuterio González*), Monterrey, Nuevo León, Facultad de Ciencias Biológicas Universidad Autónoma de Nuevo León, 1977, 154 pp.
ooo
AFLORA
1022

0042
AGUIRRE, Renato y AMO RODRÍGUEZ, Silvia del
"La papaína", *INIREB Informa*, Comunicado, Núm. 2, Xalapa, Veracruz, 1977.
ooo
IEAC
Herbario XAL

0043
AGUIRRE, Renato y AMO RODRÍGUEZ, Silvia del
"Palo de bálsamo", *INIREB Informa*, Comunicado, Núm. 19, Xalapa, Veracruz, 1977.
ooo
IEAC
Herbario XAL

0044
AHUATZIN DE PIÑA CHAN, Beatriz
"Curandería y magia en el DF", *Boletín de Antropología*, INAH, Núm. 30, México, DF, 1980, pp. 57-68.
ooo
MNAH/INAH F1219/M6
IIA/UNAM R0459.0
COLMEX 913.72/M611b
DF Ciudad de México

0045
AHUATZIN DE PIÑA CHAN, Beatriz
Ambiente social y mentalidad mágica: las bases del pensamiento mágico en el México precortesiano, Tesis Doctorado en Ciencias Antropológicas, México, DF, FFL UNAM, 1984, 289 pp.
ooo
COLMEX 972.01/A2876a
DEAS T/972.01/B133a
Nahua

0046
AHUATZIN DE PIÑA CHAN, Beatriz
"La calidad clasista de la magia en el DF", *Segundo Congreso Interno. Memoria*, DEAS INAH, México, DF, 1987, pp. 27-67. (Cuaderno de Trabajo, 36).
ooo
DEAS
Archivo reservado
DF Distrito Federal

0047
AJAO, A. O. y cols.
"Antibacterial effect of aqueous and alcoholic extracts of *Spondias mombin* and *Alchornia cordifolia*", *Fitoterapia*, Vol. 55, Num. 6, 1984, pp. 337-338.
ooo
DPA/UACH
Área Química

A

0048
AJAO, A. O. y cols.
"Antibacterial activity of *Euphorbia hirta*", *Fitoterapia*, Vol. 56, Num. 3, 1985, pp. 165-166.
ooo
DPA/UACH
Área Química

0049
ALARCÓN GONZÁLEZ, Héctor Fernando
Etnobotánica mexicana: plantas popularmente utilizadas para el tratamiento de las parasitosis gastrointestinales, Tesis Licenciatura, México, DF, Facultad de Ciencias UNAM, 1980, 45 pp.
ooo
FC/UNAM
Betb 80 A53

0050
ALARCÓN SEGOVIA, D.
"Descriptions of therapeutic arthrocenthesis and of synovial fluid in a nahuatl text from prehispanic Mexico", *Boletín Mexicano de Historia y Filosofía de la Medicina*, SMHFM, Vol. 4, Núm. 28, México, DF, 1979, pp. 105-112.
ooo
SDGO 610.905/BOL
COLMEX 610.9005/S678b
IIA/UNAM
RO476.0
Altiplano Central
Nahua

0051
ALBINO PEDRO, Jacinto y cols.
Medicina tradicional de los mixes-zona baja: manual recetario empírico, Vol. 1, UR-Oaxaca, DGCP SEP, Inédito, Oaxaca, Oaxaca, 1985, 39 pp.
ooo
DGCP
070
OAX San Juan Guichicovi, Encinal Colorado, Boca del Monte, San Antonio Tuxtla
Mixe

0052
ALBORES ZÁRATE, Beatriz Andrea
El funcionalismo en la etnografía tzeltal-tzotzil: un análisis de sus aplicaciones teóricas y políticas, Tuxtla Gutiérrez, Chiapas, Universidad Autónoma de Chiapas, 1978, 160 pp.
ooo
III 972.75/ALB.f/643
ENAH X1/1974/A52f
INI
972.00497/T95/A53
CHIS Altos de Chiapas
Tzeltal, tzotzil

0053
ALCÁNTAR NIETO, Rafael
La medicina en Morelia, Morelia, Michoacán, Ediciones Casa de San Nicolás, 1980.
ooo
IIA/UNAM
AF16B[12700]L
MICH
Purépecha, nahua

0054
ALCÁNTARA CAMARENA, Alfredo
"Universo simbólico y medicina tradicional", *Memorias del Primer Coloquio de Medicina Tradicional Mexicana: un saber en extinción*, ENEP Zaragoza UNAM, México, DF, 1987, pp. 67-68.
ooo

AFLORA
592

0055
ALCÁNTARA CAMARENA, Alfredo
"La magia, la cura y el saber", *Memorias del Segundo Coloquio de Medicina Tradicional Mexicana: un saber en recuperación*, ENEP Zaragoza UNAM, México, DF, 1988, pp. 107-114.

ooo

ENEPZ/UNAM AFLORA

0056
ALCÁNTARA CAMARENA, Alfredo
"El rito, la cura y el alivio", *Memorias del Tercer Coloquio de Medicina Tradicional Mexicana: un saber en discusión*, ENEP Zaragoza UNAM, México, DF, 1989, pp. 191-194.

ooo

AFLORA
761

0057
ALCÁNTARA CAMARENA, Alfredo
"El bien y el mal (polaridad y antinomia)", *Memorias del Cuarto Coloquio de Medicina Tradicional Mexicana: un saber en integración*, ENEP Zaragoza UNAM, México, DF, 1990, pp. 113-131.

ooo

AFLORA
777

0058
ALCARAZ, Irma Araceli
Medicina tradicional en la Manzanilla de la Paz, Jalisco, Guadalajara, Jalisco, Universidad Autónoma de Guadalajara, 1981, pp. 3-18. (Publicaciones Antropológicas de Occidente, 2).

ooo

MNAH/INAH
GNIP3N21981
JAL Manzanilla la Paz

0059
ALCÁZAR ESPARZA, Luis
Contribución al estudio farmacológico y farmacodinámico del principio activo del zoapatle, Tesis Licenciatura, México, DF, ENMyH IPN, 1953.

ooo

ENMyH/IPN
Tesis 200

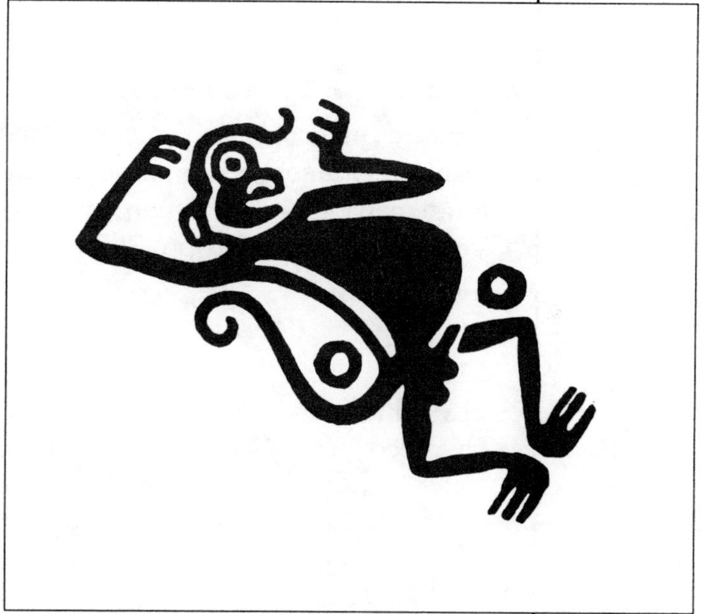

0060
ALCINA FRANCH, José y cols.
"El temazcal en Mesoamérica: evolución, forma y función", *Revista Española de Antropología Americana*, Facultad de Geografía e Historia Universidad Complutense, Vol. 10, Madrid, España, 1980, pp. 93-132.

ooo

A

IIA/UNAM
R8610.0
Maya

0061
ALCINA FRANCH, José
"Procreación: amor y sexo entre los mexica", *Estudios de Cultura Náhuatl*, IIH UNAM, Vol. 21, México, DF, 1991, pp. 59-82.
ooo
MNAH/INA F1219/E82
IIA/UNAM R0589.0
IIH/UNAM 216-00
Nahua

0062
ALCORN, Janis B.
"Huastec noncrop resource management: implications for prehistoric rain forest management", *Human Ecology*, Vol. 9, Num. 4, 1981, pp. 395-415.
ooo
AFLORA
2108
SLP Huasteca
Huasteco

0063
ALCORN, Janis B.
"Factors influencing botanical resource perception among the huasteca: suggestions for future ethnobotanical inquiry", *Journal of Ethnobiology*, Vol. 1, Num. 2, 1981, pp. 221-230.

0064
ALCORN, Janis B.
Huastec mayan ethnobotany, Austin, Texas, University of Texas Press, 1984, 982 pp.
ooo
CIESAS 972.013/A615h
COLMEX 572.0972/A354h
IIA/UNAM ETN9BC
IIF/UNAM F1221/H8A4
SLP Huasteca potosina y veracruzana
Huasteco

0065
ALEJANDRE ORTIZ, Virginia y cols.
Base de datos flora medicinal del Istmo, Oaxaca, Grupo de Estudios Regionales de Oaxaca, 1988, 62 pp.
ooo
AFLORA
1981
OAX Tehuantepec

0066
ALEJANDRE ORTIZ, Virginia y cols.
Cómo nos curamos: remedios y plantas medicinales de la región istmeña, México, DF, INI Subdirección de Salud y Bienestar Social, 1988, 82 pp.
ooo
AFLORA
212
OAX Istmo de Tehuantepec
Huave

0067
ALEJANDRE ORTIZ, Virginia
"Pautas de lactancia en comunidades rurales del Istmo de Tehuantepec". En: Paola SESIA (Ed.), *Medicina tradicional, herbolaria y salud comunitaria en Oaxaca*, Gobierno del Estado de Oaxaca/CIESAS, Oaxaca, Oaxaca, 1992, pp. 209-220.
ooo

OAX Istmo de Tehuantepec
Huave

0068
ALEMÁN ARIAS, Ernesto
Estudio químico de la semilla de Opuntia streptacantha Lemaire, Tesis Licenciatura, Cuautitlán, Estado de México, FES Cuautitlán UNAM, 1978, 25 pp.
ooo
FESC/UNAM
105/23/001/78

0069
ALMAGUER VARGAS, Raúl
Medicina maya, México, DF, 1981.
ooo
HFM/UNAM
F ALM MAY
Maya

0070
ALMARAZ ABARCA, Norma
Estudio etnobotánico de los agaves del altiplano potosino, Tesis Licenciatura, Los Reyes Iztacala, Estado de México, ENEP Iztacala UNAM, 1984, 85 pp.
ooo
ENEPI/UNAM
B 0165/84
SLP

0071
ALONSO BOHENO, Carolina
Extracción de esteroides de la caña de azúcar Saccharum officinarum Gramineae, Tesis Licenciatura, México, DF, ENCB IPN, 1969, 29 pp.
ooo
DF/ENCB/IPN
1969

0072
ALPÍZAR FLORES, Claudia Leticia
Rastreo farmacológico de Asclepias linaria (*torbisco*), Tesis Licenciatura, México, DF, ENCB IPN, 1985, 31 pp.
ooo
ENCB/IPN
T 3887 ALP .r

0073
ALTAMIRANO, Fernando
"Catálogo de la colección de productos naturales indígenas", *La Naturaleza*, Vol. 3, 1876, pp. 382-425.
ooo
MNAH/INAH
1876 2

0074
ALTAMIRANO, Fernando
Contribución al estudio de farmacología nacional. Leguminosas indígenas medicinales, Tesis Catedrático, Escuela Nacional de Medicina, México, DF, 1878, 55 pp.
ooo
IBB/UNAM
1878 1

0075
ALTAMIRANO, Fernando
"Leguminosas indígenas medicinales", *La Naturaleza*, Vol. 4, 1878, pp. 89-140.
ooo
MNAH/INAH
1879 3

A

0076
ALTAMIRANO, Fernando
Memorial terapéutico de plantas mexicanas, México, DF, Imprenta del Gobierno en el Ex Arzobispado, 1896, 54 pp.
ooo
UAMX
QK/99/M5/A57

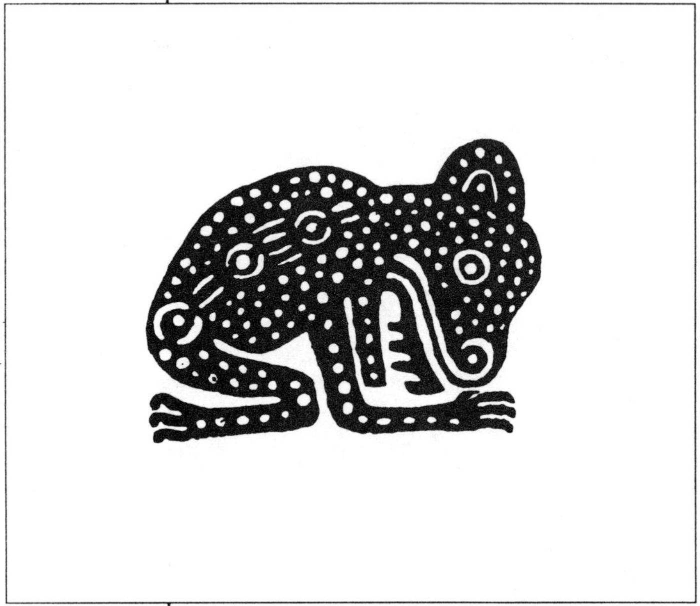

0077
ALTAMIRANO, Fernando
Materia médica mexicana. A manual of mexican medical herbs, Imp. The Mexican National Comision, México, 1903, 78 pp.

0078
ALVARADO ACOSTA, José Luis
Estudio farmacológico de un glucósido cardíaco sintético: analogía y diferencia con algunos digitálicos naturales, Tesis Maestría en Ciencias, México, DF, CINVESTAV IPN, 1983, 100 pp.
ooo
DF/CINVESTAV/IPN
F QP 905 .5 A 6

0079
ALVARADO, Neyra
"Apuntes de la vida religiosa de los o'dam de Durango", *Boletín Indigenista*, INI, Núm. 5, México, DF, mar-abr, 1990, pp. 22-25.
ooo
IIH/UNAM
216-00
DGO Sierra de Durango
Tepehuano

0080
ALVARADO, Neyra
"Medicina mixe: chupadores, adivinos y parteras", *Ojarasca*, Pro-Mex Indígena, Núm. 3, México, DF, dic-ene, 1991, pp. 23-26.
ooo
ENAH INI CIESAS
OAX San Cristóbal Chichicastepec
Mixe

0081
ÁLVAREZ CHIMALPOPOCA, Luis
Estudio médico social de Juchitán, Oaxaca, Tesis Licenciatura, México, DF, Facultad de Medicina UNAM, 1938, 91 pp.
ooo
COLMEX
362.1/A4731e
OAX Juchitán
Zapoteco

0082
ÁLVAREZ HEYDENREICH, Laurencia
"El embarazo y el parto en Hueyapan, Morelos", *XIV Mesa Redonda: "Las fronteras de Mesoamérica", Tegucigalpa, Honduras 23-29 junio 1975*, Sociedad Mexicana de Antropología, México, DF, junio, 1976, pp. 335-344.
ooo

IIA/UNAM ANT2.21A
IIH/UNAM E51/C577
MOR Hueyapan
Nahua

0083
ÁLVAREZ HEYDENREICH, Laurencia
"Breve estudio de las plantas medicinales en Hueyapan, Morelos". En: Carlos VIESCA TREVIÑO, *Estudios de antropología médica*, IMEPLAM AC, México, DF, 1976, pp. 85-111.
ooo
AFLORA 711
IIA/UNAM R0594.0
MOR Hueyapan
Nahua

0084
ÁLVAREZ HEYDENREICH, Laurencia
"Los curanderos y el cambio", *XV Mesa Redonda: "Los procesos de cambio en Mesoamérica y áreas circunvecinas", 31 jul-6 ago 1977*, Sociedad Mexicana de Antropología, Universidad de Guanajuato, Vol. 1, Guanajuato, Guanajuato, ago, 1977, pp. 323-329.
ooo
IIA/UNAM ANT2.21A
IIH/UNAM E51/C577
MOR Hueyapan
Nahua

0085
ÁLVAREZ HEYDENREICH, Laurencia y LAVANA, Modesta
"Un caso de pérdida de sombra", *América Indígena*, III, Vol. 37, Núm. 2, México, DF, abr-jun, 1977, pp. 457-463.
ooo
IIA/UNAM RO286.0
MNAH/INAH E65/A512i/v37
IIH/UNAM 216-00
MOR Hueyapan
Nahua

0086
ÁLVAREZ HEYDENREICH, Laurencia
"Orientación médica hacia los problemas de la vejez". En: Carlos VIESCA TREVIÑO (Ed.), *Estudios sobre etnobotánica y antropología médica*, Tomo 3, IMEPLAM AC, México, DF, 1978, pp. 133-144.
ooo
IIA/UNAM R0594.0
ENAH GN296/E88
INI 615.537/E77
UAMI F12193/M5/E86

0087
ÁLVAREZ HEYDENREICH, Laurencia
"Métodos de diagnóstico en un pueblo náhuatl", *Medicina tradicional: alternativa para la salud. Estudios del Tercer Mundo*, CEESTEM AC, Vol. 2, Núm. 4, México, DF, diciembre, 1979, pp. 723-729.
ooo
IIA/UNAM R0594.5
IIH/UNAM 216-002
MNAH/INAH AP63/E8
MOR Hueyapan
Nahua

0088
ÁLVAREZ HEYDENREICH, Laurencia
La enfermedad y la cosmovisión en

A

A

Hueyapan, Morelos, México, DF, INI, 1987, 304 pp.

ooo

INI AS 74
ENAH TESIS/478
DEAS PS/306.72/I654i/n74
MOR Hueyapan
Nahua

0089
ÁLVAREZ INESA, Silvia y ORTEGA MENDOZA, José Manuel
Efectos anestésicos de la Bocconia, Tesis Licenciatura, Estado de México, ENEP Iztacala UNAM, 1983, 53 pp.

ooo

ENEPI/UNAM
OD 1860/83

0090
ÁLVAREZ SANTIAGO, Héctor
"Conflicto cultural y atención médica en una comunidad náhuatl de la Sierra de Zongolica, Veracruz (1a. Parte)", *Boletín Informativo*, Programa Nacional de Solidaridad Social IMSS/COPLAMAR, Vol. 6, Núm. 3, México, DF, may-jun, 1988, pp. 5-7.

ooo

IMSS/COPLAMAR CIESAS
VER Sierra de Zongolica
Nahua

0091
ÁLVAREZ SANTIAGO, Héctor
"Conflicto cultural y atención médica en una comunidad náhuatl de la Sierra de Zongolica, Veracruz (2a. Parte)", *Boletín Informativo*, Programa Nacional de Solidaridad Social IMSS/COPLAMAR, Vol. 6, Núm. 4, México, DF, jul-ago, 1988, pp. 4-6.

ooo

IMSS/COPLAMAR CIESAS
VER Sierra de Zongolica
Nahua

0092
ÁLVAREZ SANTIAGO, Héctor
El xochitlali en San Andrés Mixtla, Xalapa, Veracruz, Gobierno del Estado de Veracruz, 1991, 166 pp.

ooo

IEAC
VER San Andrés Mixtla

0093
ÁLVAREZ URIBE, José Antonio
Relación del aporte alimentario de nutrientes, en base al consumo de alimentos, la incidencia de parasitismo y uso de las plantas medicinales en lactantes (0,12 meses) de Sto. Domingo Morelos, Tesis Licenciatura, Morelos, Escuela de Ciencias Biológicas Universidad Autónoma del Estado de Morelos, 1986, 45 pp.

ooo

UAEM
MOR Sto. Domingo

0094
AMO RODRÍGUEZ, Silvia del
Plantas medicinales del estado de Veracruz, Xalapa, Veracruz, INIREB, 1979, 279 pp.

ooo

UAMI C581.634/A5/C2
SDGO QK/99/V5/A56

UAMX
CQK99/V5/AA6UACH
VER Jalapa

0095
AMO RODRÍGUEZ, Silvia del y ANAYA LANG, Ana Luisa
"Importancia de la sistematización de la información sobre plantas medicinales", *Biótica*, INIREB, Vol. 7, Núm. 2, Xalapa, Veracruz, 1982, pp. 293-304.
ººº
AFLORA
854
VER

0096
ANCONA PONCE, Ligia
"Breve estudio sobre el elemuy", *Fomento de Yucatán*, Vol. 2, Núm. 20, Mérida, Yucatán, 1943, pp. 20 y 66.
ººº
ITAH
YUC

0097
ÁNGELES ANGUIANO, Enrique
Estudio químico de Stevia lucida, Tesis Licenciatura, Cuautitlán, Estado de México, FES Cuautitlán UNAM, 1982, 42 pp.
ººº
FESC/UNAM
105-24/009/82

0098
ANGUIANO, Marina y FURST, Peter T.
La endoculturación entre los huicholes, México, DF, INI, 1978, 116 pp. (Serie de Investigaciones Sociales, 3).
ººº
INI CIESAS
I/306/158/n.3 572.727/A732E
DEAS
323.1197/A732e
NAY Sierra Madre Occidental de Jalisco y Nayarit
Huichol

0099
ANICETO CRISÓSTOMO, Esmeralda
Los hongos de la región mazahua, México, DF, DGCP Unidad Regional de Pátzcuaro, Michoacán, 1982, 19 pp.
ººº
MNAH/INAH
FTS 7207
MICH
Mazahua

0100
ANÓNIMO
Ni mo pahtitite, Xalapa, Veracruz, DGCP Unidad Regional Centro de Veracruz, 1989, 53 pp. (Tlatolli).
ººº
IEAC
VER

0101
ANTONIO BARRERA, Nereyda
Plantas medicinales utilizadas en las comunidades de San Juan Guichicovi, Oaxaca, Oaxaca, CCI-San Juan Guichicovi, Oaxaca, INI, 1971, 16 pp.
ººº
AFLORA
1982
OAX San Juan Guichicovi

A

0102
ANTONIO BARRERA, Nereyda
"Plantas medicinales utilizadas en la comunidad de San Juan Guichicovi". En: Paola SESIA (Ed.), *Medicina tradicional, herbolaria y salud comunitaria en Oaxaca*, Gobierno del Estado de Oaxaca/CIESAS, Oaxaca, Oaxaca, 1992, pp. 151-187.
ooo
OAX San Juan Guichicovi
Mixe

0103
ANTÚNEZ, Francisco
Los alacranes en el folklore de Durango. (Ensayo), Aguascalientes, Aguascalientes, Edición particular, 1950, 146 pp.
ooo
COLMEX
398.097216/A636a
CIESAS
398.972/A774a
DGO

0104
ANZURES Y BOLAÑOS, Ma. del Carmen
"Religión, magia y medicina", *Estudios Indígenas*, CENAMI AC, Vol. 2, Núm. 1, México, DF, 1972, pp. 25-34.
ooo
IIA/UNAM
R0592.0

0105
ANZURES Y BOLAÑOS, Ma. del Carmen
"Medicinas diferentes y conflictos culturales", *Estudios Indígenas*, CENAMI AC, Vol. 3, Núm. 2, México, DF, 1973, pp. 163-171.
ooo
IIA/UNAM
R0592.0

0106
ANZURES Y BOLAÑOS, Ma. del Carmen
"La medicina tradicional ¿factor de cambio en la medicina oficial de México?", *XV Mesa Redonda: "Los procesos de cambio en Mesoamérica y áreas circunvecinas", 31 jul-6 ago 1977*, Sociedad Mexicana de Antropología, Universidad de Guanajuato, Vol. 1, Guanajuato, Guanajuato, ago, 1977, pp. 305-312.
ooo
IIA/UNAM IIH/UNAM
ANT2.21A E51/C577

0107
ANZURES Y BOLAÑOS, Ma. del Carmen
"Medicina tradicional entre los tarahumaras", *Medicina Tradicional*, IMEPLAM AC, Núm. 4, México, DF, 1978, pp. 39-47.
ooo
IIA/UNAM MNAH/INAH
R0753.5 RV1/M4
CHIH Sierra Tarahumara
Tarahumara

0108
ANZURES Y BOLAÑOS, Ma. del Carmen
"Medicinas tradicionales y antropología", *Anales de Antropología*, IIA UNAM, Vol. 15, México, DF, 1978, pp. 131-163.
ooo
IIA/UNAM MNAH/INAH
R0305.01 GN2/M4/v15
Mundo antiguo

0109
ANZURES Y BOLAÑOS, Ma. del Carmen
"La relación médico-paciente en la Sierra Tarahumara". En: Carlos VIESCA TREVIÑO (Ed.), *Estudios sobre etnobotánica y antropología médica*, Tomo 3, IMEPLAM AC, México, DF, 1978, pp. 59-72.

ooo

IIA/UNAM R0594.0
ENAH GN296/E88
INI 615.537/E77
UAMI F12193/M5/E86
CHIH Sierra Tarahumara
Tarahumara

0110
ANZURES Y BOLAÑOS, Ma. del Carmen
"Medicina tradicional y cultura", *Acta Médica*, IPN, Vol. 17, Núm. 65, México, DF, ene-jun, 1981, pp. 47-53.

ooo

SDGO
610.5/ACT

0111
ANZURES Y BOLAÑOS, Ma. del Carmen
La medicina tradicional mexicana, México, Dir. Gral. de Educación Indígena SEP, 1981, 74 pp. (Cuadernos de Información y Divulgación para Maestros Bilingües).

ooo

MNAH/INAH
LBS, 6N 477, A59 Y 3

0112
ANZURES Y BOLAÑOS, Ma. del Carmen
La medicina tradicional en México: proceso histórico, sincretismos y conflictos, México, DF, IIA UNAM, 1983, 212 pp. (Etnología/Historia. Serie Antropológica, 57).

ooo

ENAH GN296/A59m
CIESAS A.B./1976
COLMEX 615.89/A6379m
IIF/UNAM R465
Nahua

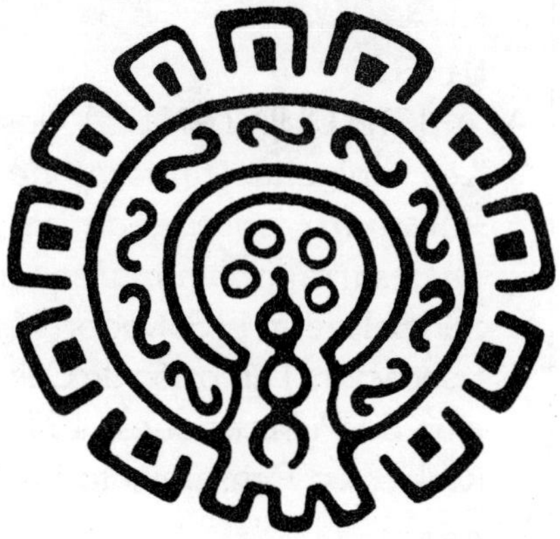

0113
ANZURES Y BOLAÑOS, Ma. del Carmen
"Las culturas populares y el *Florilegio medicinal* de Juan de Esteyneffer". En: Luis Alberto VARGAS y Carlos VIESCA TREVIÑO (Eds.), *Estudios de Antropología Médica*, Tomo 4, IIA UNAM, México, DF, 1986, pp. 381-394.

ooo

ENAH GN296/E88
SDGO 5/QK99/E77
DEAS
615.537/E582e
Noroeste de la Nueva España
Mayo, mazahua, seri, tarahumara, yaqui

A

0114
ANZURES Y BOLAÑOS, Ma. del Carmen
"La curación y los sueños". En: Barbro DAHLGREN (Ed.), *Historia de la religión en Mesoamérica y áreas afines. I Coloquio*, IIA UNAM, México, DF, 1987, pp. 21-31. (Etnología/Historia. Serie Antropológica, 78).
ooo
IIA/UNAM
ANT2.21
CHIH Sierra Tarahumara
Tarahumara

0115
APARICIO QUINTANILLA, José Antonio
Los indígenas tarascos del Lago de Pátzcuaro: análisis de un programa de desarrollo comunal en La Pacanda, San Salvador, El Salvador, Ministerio de Educación, Dirección de Cultura, Dirección de Publicaciones, 1972, 108 pp. (Colección Pensamiento Social, 2).
ooo
INI
307.720/972/37/A63
COLMEX
309.24/A6396i
MICH La Pacanda
Purépecha

0116
AQUINO CERNA, Martín y cols.
"Estudio de la germinación y fenología de tres especies medicinales, *Datura inoxia, Datura stramonium, Datura wrightii*", *Memorias del Primer Coloquio de Medicina Tradicional Mexicana: un saber en extinción*, ENEP Zaragoza UNAM, México, DF, 1987, pp. 108-109.
ooo
AFLORA
579

0117
ARAMONI BURGUETE, Ma. Elena
"Conceptos mágicos-religiosos en la medicina de los nahuas de la Sierra Norte de Puebla", *Acta Médica*, IPN, Vol. 22, Núm. 85, México, DF, ene-jun, 1986, pp. 61-67.
ooo
SDGO
610.5/ACT
PUE Sierra Norte de Puebla
Nahua

0118
ARAMONI BURGUETE, Ma. Elena
Talokan tata, talokan nana: nuestras raíces. Hierofanías y testimonios de un mundo indígena, México, DF, CNCA INAH, 1990, 283 pp. (Colección Regiones de México).
ooo
CID/DGCP
Archivo reservado
PUE Cuetzalan
Nahua

0119
ARAMONI BURGUETE, Ma. Elena
"La diarrea infantil en Cuetzalan: determinaciones sobrenaturales y terapia mágico-religiosa", *III Congreso Interno. Antropología Médica*, DEAS INAH, México, DF, 1991, pp. 49-56. (Cuaderno de Trabajo, 40).
ooo
DEAS
Archivo reservado
PUE Cuetzalan
Nahua

0120
ARELLANO M., J.
"Etnobotánica de leguminosas: notas sobre algunas de las especies utilizadas en la alimentación en México", *Anales del Instituto de Biología*, Vol. 57, México, DF, 1986, pp. 123-142.

0121
ARENAS CONTRERAS, Jesús
"Oaxaca: creencias y costumbres chatinas", *Boletín Informativo*, Programa Nacional de Solidaridad Social IMSS/COPLAMAR, Vol. 7, Núm. 6, México, DF, nov-dic, 1989, pp. 9-10.
ooo
IMSS/COPLAMAR CIESAS
OAX Sta. María Panixtlahuaca
Chatino

0122
ARÉVALO ARAUJO, Maximiano
Aportación al estudio del Eupatorium perfoliatum *como agente profiláctico no específico en algunos síndromes respiratorios*, Tesis Licenciatura, México, DF, ENMyH IPN, 1971, 33 pp.
ooo
ENMyH/IPN
Tesis 93

0123
ARÉVALO CHÁVEZ, María Teresa
Etnobotánica mexicana: plantas popularmente empleadas en el estado de Morelos para el tratamiento de enfermedades del aparato digestivo, Tesis Licenciatura, México, DF, Facultad de Ciencias UNAM, 1976, 64 pp.
ooo
FC/UNAM
Betb 76 A72
MOR

0124
ARGALIZ ALVARADO, Alonso
Plantas medicinales. Análisis-comercialización-estrategias, Tesis Licenciatura, México, DF, Facultad de Contaduría y Administración UNAM, 1989, 113 pp.
ooo
FCA/UNAM
001-00622 A4-1989 111806

0125
ARGANÍS JUÁREZ, Elia Nora
La magia en el medio urbano: el caso de los Tuxtlas, Tesis Licenciatura, México, DF, ENAH, 1984, 105 pp.
ooo
MNAH/INAH
GN2/M6112/TESIS/650
ENAH
X1/1984/A73m
VER Santiago Tuxtla

0126
ARGUETA PÉREZ, Jermán y LICONA, Ernesto
"La medicina tradicional: el merolico y el barrio; nuevas perspectivas de la antropología médica", *Memorias del Segundo Coloquio de Medicina Tradicional Mexicana: un saber en recuperación*, ENEP Zaragoza UNAM, México, DF, 1988, pp. 72-80.
ooo
ENEPZ/UNAM AFLORA
DF Ciudad de México

A

0127
ARGUETA PÉREZ, Jermán
" El barrio de la Merced: mentalidad y medicina tradicional", *Memorias del Tercer Coloquio de Medicina Tradicional Mexicana: un saber en discusión*, ENEP Zaragoza UNAM, México, DF, 1989, pp. 49-58.
ooo
AFLORA
750
DF Mercado de la Merced

0128
ARGUETA VILLAMAR, Arturo y cols.
"Fuentes y datos para el estudio de la medicina p'urhépecha". En: F. MIRANDA, *La cultura purhé*, Fonapas/ Colegio de Michoacán, México, DF, 1981, pp. 122-141.
ooo
CID/DGCP
No. de Ad. 65
MICH
Purépecha

0129
ARGUETA VILLAMAR, Arturo
"Nuevos apuntes para la historia de la medicina p'urhépecha de Michoacán", *Revista Uandani*, Núm. 3-5, Morelia, Michoacán, 1981, pp. 23-25+.
ooo
MICH
Purépecha

0130
ARGUETA VILLAMAR, Arturo y cols.
"Etnobotánica y uso diferenciado en una región cálido-humeda del norte de Puebla, México". En: A. BÁRCENAS y cols. (Eds.), *Memorias del Simposio de Etnobotánica*, INAH, México, 1982, pp. 119-143.
ooo
AFLORA
1060
PUE Norte del estado

0131
ARGUETA VILLAMAR, Arturo y cols.
Herbolaria purépecha, 1ª parte, Michoacán, México, DGCP, Inédito, 1982, 94 pp.
ooo
CID/DGCP
No. de Ad. 64
MICH
Purépecha

0132
ARGUETA VILLAMAR, Arturo y cols.
"Medicina p'urhépecha en la región del Lago de Pátzcuaro", *Cuadernos de Trabajo 37*, UR-Michoacán, DGCP SEP, Uruapan, Michoacán, 1983, 16 pp.
ooo
CEMCA DGCP
SEP 9A/37 110
MNAH/INAH
FTS/7221
MICH Lago de Pátzcuaro
Purépecha

0133
ARGUETA VILLAMAR, Arturo
"Los sikuamecha en la medicina purhépecha de Michoacán", *Relaciones*, Colegio de Michoacán, Núm. 20, México, 1984, pp. 163-166.
ooo

AFLORA
1061
MICH
Purépecha

0134
ARGUETA VILLAMAR, Arturo
"¿Terapéutica ilusoria o realistas prejuicios? La medicina y la magia en el México colonial", *Relaciones*, Colegio de Michoacán, Núm. 20, México, 1984, pp. 160-163.
ooo
AFLORA
1062

0135
ARGUETA VILLAMAR, Arturo y LOAIZA, Laury
La herbolaria purhépecha, prevalencia de la medicina tradicional y salud en Michoacán, DGCP, Michoacán, Inédito, 1984, 23 pp.
ooo
CID/DGCP
No. de Ad. 64
MICH
Purépecha

0136
ARGUETA VILLAMAR, Arturo y cols.
"Inquisición y medicina popular en el obispado de Michoacán, siglos XVII-XVIII", *Relaciones*, Colegio de Michoacán, Núm. 23, México, 1985, pp. 105-139.
ooo
AFLORA
1063
MICH

0137
ARGUETA VILLAMAR, Arturo
"El concepto de planta medicinal entre los grupos indígenas en México", *Cuadernos de Extensión Académica*, Vol. 36, México, DF, 1985, pp. 21-26.

0138
ARGUETA VILLAMAR, Arturo
"Las plantas curativas y su conocimiento entre los amuzgos", *Papeles de la Casa Chata*, CIESAS, Vol. 3, Núm. 2, México, 1987, pp. 93-95.
ooo
AFLORA
1064
OAX
Amuzgo

0139
ARGUETA VILLAMAR, Arturo
"Medicina y cultura popular en México", *El futuro de la medicina tradicional en la atención a la salud de los países latinoamericanos*, CIESS, México, 1987, pp. 151-162.
ooo
AFLORA
1065

0140
ARGUETA VILLAMAR, Arturo
"Sobre las dificultades de la nomenclatura y algunos fenómenos reciente en la medicina popular. Comentario a la ponencia Antropología médica: orientaciones, tendencias y omisiones del Dr. Eduardo Menéndez". En: CIESAS/UAMI, *Teoría e investigación en la an-*

tropología social mexicana, CIESAS SEP, México, DF, 1988, pp. 145-151.

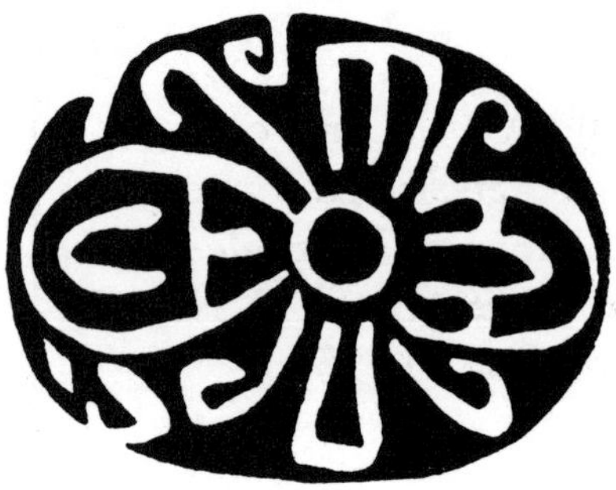

0141
ARGUETA VILLAMAR, Arturo
"Medicina popular, animales de traspatio y etnozoología en México", *Memoria de la Primera Jornada sobre Herbolaria Medicinal en Veterinaria*, FMVyZ UNAM, México, DF, 1988, pp. 164-177.

0142
ARGUETA VILLAMAR, Arturo y CANO A., Leticia
"El atlas de las plantas de la medicina tradicional mexicana", *La investigación científica de la herbolaria medicinal mexicana*, Secretaría de Salud, México, DF, 1993, pp. 103-113.

0143
ARGUETA VILLAMAR, Arturo y AGUILAR CONTRERAS, Abigail
"Floras indígenas locales", *La investigación científica de la herbolaria medicinal mexicana*, Secretaría de Salud, México, DF, 1993, pp. 115-118.

0144
ARIAS CORTÉS, María Teresa
"La necesidad de reflexionar sobre los umbrales de la psiquiatría y la medicina tradicional en Tabasco (dos casos de histeria colectiva entre los indígenas chontales)", *Memorias del Tercer Coloquio de Medicina Tradicional Mexicana: un saber en discusión*, ENEP Zaragoza UNAM, México, DF, 1989, pp. 27-33.
ººº
AFLORA
760
TAB
Chontal

0145
ARIAS GARCÍA, Juan Jesús
"El chamán y el mito: el caso de Yucatán". En: Barbro DAHLGREN (Ed.), *Historia de la religión en Mesoamérica y áreas afines. I Coloquio*, IIA UNAM, México, DF, 1987, pp. 33-41. (Etnología/Historia. Serie Antropológica, 78).
ººº
IIA/UNAM
ANT2.21
YUC
Maya

0146
ARIAS, Jacinto
El mundo numinoso de los mayas: estructura y cambios contemporáneos, México, DF, SEP, 1974, 146 pp. (SEP Setentas, 188).
ººº

CIESAS ENAH
086.1/A775m/188 AC70/57/v.188
INI
C32/5776s/v.188
CHIS Altos de Chiapas
Tzeltal, tzotzil

0147
ARRIOJA GUERRERO, Susana Margarita
Análisis bromatológico de Dioscorea composita, Tesis Licenciatura, México, DF, Facultad de Química UNAM, 1976, 66 pp.

ooo

FQ/UNAM
1 1976

0148
ARRIZÓN BALLESTEROS, Arturo
Identificación de las principales plantas tóxicas para el ganado en el noroeste del estado de Sonora, Tesis Licenciatura, Cuautitlán, Estado de México, FES Cuautitlán UNAM, 1979, 136 pp.

ooo

FESC/UNAM
UNAM/1979/A322
SON

0149
ARTEAGA ALFARO, Raúl
Aportación al estudio de efectos terapéuticos del Schinus molle *en perros*, Tesis Licenciatura, México, DF, Facultad de Medicina Veterinaria y Zootecnia UNAM, 1977.

ooo

UAMX
TES/M/48/A769

0150
ASCENCIO CAMPOS, Rubén
"El médico tradicional en la historia de Michoacán", *Boletín Informativo*, Programa Nacional de Solidaridad Social IMSS/COPLAMAR, Vol. 5, Núm. 3, México, DF, may-jun, 1987, pp. 9-11.

ooo

IMSS/COPLAMAR CIESAS
MICH
Purépecha

0151
ASTUDILLO VÁZQUEZ, Adela
Análisis químico de Eryngium heterophyllum Engelm. *y búsqueda del principio activo en el control de cálculos biliares inducidos en el hamster dorado*, Tesis Maestría en Ciencias, Chapingo, Estado de México, Colegio de Postgraduados UACH, 1983.

ooo

DPA/UACH
Área Química

0152
ASTUDILLO VÁZQUEZ, Adela y cols.
"Estudio experimental de plantas medicinales", *Memorias del Primer Coloquio de Medicina Tradicional Mexicana: un saber en extinción*, ENEP Zaragoza UNAM, México, DF, 1987, pp. 106-107.

ooo

AFLORA
522

0153
ATILANO GÓMEZ, Mercedes
Productos naturales que se usan en la

A

industria farmacéutica, Tesis Licenciatura, México, DF, ENCB IPN, 1983, 57 pp.

ooo

ENCB/IPN
T 3399 ATI .p

0154
ATOCHE DIÉGUEZ, José Manuel
Verificación experimental de la acción profiláctica de Bryonia alba *en las peritonitis adhesivas*, Tesis Licenciatura, México, DF, ENMyH IPN, 1967, 49 pp.

ooo

ENMyH/IPN
Catálogo de tesis 1967

0155
AUTRIQUE ESCOBAR, Enrique Antonio
Comparación del efecto cicatrizante de la corteza de tepezcohuite, sábila y neosporín, en quemaduras de tercer grado y cortaduras en ratas, Tesis Licenciatura, México, DF, FES Cuautitlán UNAM, 1988.

ooo

BC/UNAM
001-01621-A1-1988

0156
ÁVILA ACEVEDO, José Guillermo
Aislamiento y elucidación parcial de un principio activo hipoglucemiante de la planta Cecropia obtusifolia Bertol, Tesis Licenciatura, Estado de México, ENEP Iztacala UNAM, 1986, 73 pp.

ooo

ENEPI/UNAM
B 0352/86 A 93

0157
ÁVILA BLOMBERG, Alejandro de y WELDEN, A.L.
"Notes on the ethnomycology of Hueyapan, Morelos, México", *Journal of Ethnopharmacology*, Vol. 2, Num. 4, 1980, pp. 311-321.

ooo

IIB/UNAM
He
MOR Hueyapan
Nahua

0158
ÁVILA BLOMBERG, Alejandro de
Base de datos de la zona de Coycoyán de las Flores, New York, EU, Miss. Botanical Garden ITU, New York Botanical Garden, 1986.

ooo

AFLORA
1987
TAB Coycoyán de las Flores

0159
ÁVILA HERNÁNDEZ, R.
"El tribunal del protomedicato en Nueva España: su organización administrativa", *Boletín Mexicano de Historia y Filosofía de la Medicina*, SMHFM, Vol. 10, Núm. 59, México, DF, 1987, pp. 13-22.

ooo

SDGO 610.905/BOL
COLMEX 610.9005/S678b
IIA/UNAM
RO476.0
Virreinato de la Nueva España

0160
ÁVILA JIMÉNEZ, Roselia
"La enfermería y la medicina tradicio-

nal", *Memorias del Primer Coloquio de Medicina Tradicional Mexicana: un saber en extinción*, ENEP Zaragoza UNAM, México, DF, 1987, pp. 23-25.

ooo

SDGO
S/R133/C63/1987

0161
ÁVILA LORIA, Margarita B.

Estudio químico de la planta Verbesina persicifolia, Tesis Licenciatura, México, DF, ENEP Zaragoza UNAM, 1982, 67 pp.

ooo

ENEPZ/CII/UNAM
15 - 248201

0162
AVILÉS FLORES, Margarita

Medicina tradicional: plantas empleadas por parteras empíricas del estado de Morelos, Tesis Licenciatura, Morelos, Escuela de Ciencias Biológicas Universidad Autónoma del Estado de Morelos, 1985, 88 pp.

ooo

IBB/UNAM
1985 17
MOR

0163
AVILÉS, Margarita

"El jardín botánico de Acapatzingo. Instituto Nacional de Antropología e Historia de Morelos", *La investigación científica de la herbolaria medicinal mexicana*, Secretaría de Salud, México, DF, 1993, pp. 85-87.

0164
AYALA NIETO, Mónica

"El aguacate", *INIREB Informa*, Comunicado, Núm. 48, Xalapa, Veracruz, 1982.

ooo

IEAC
Herbario XAL

0165
AZPIRI AVENDAÑO, María Teresa

Etnobotánica mexicana: plantas medicinales usadas popularmente como diuréticos, Tesis Licenciatura, México, DF, Facultad de Ciencias UNAM, 1973, 67 pp.

ooo

FC/UNAM
Betb/1973 A

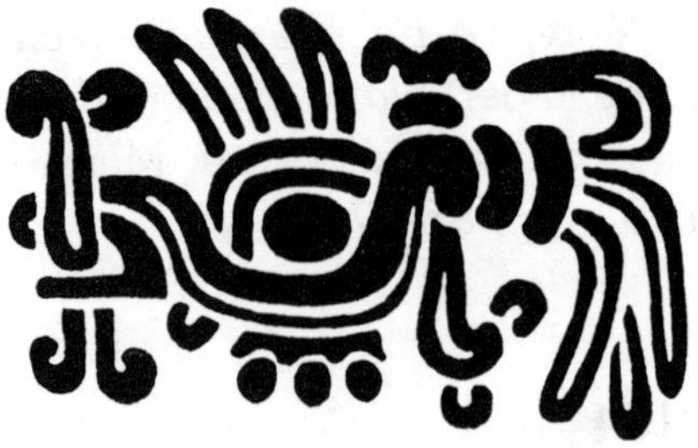
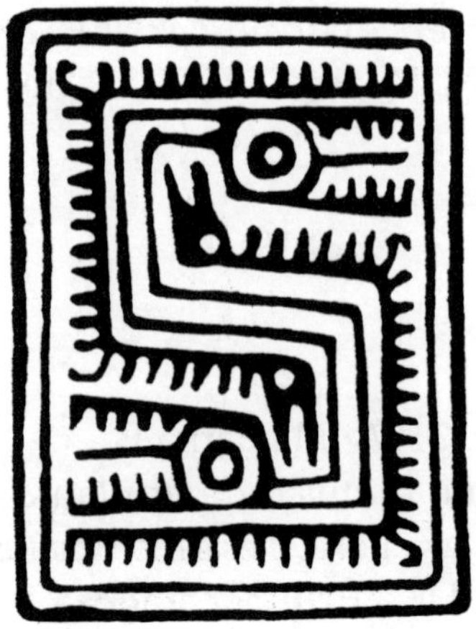
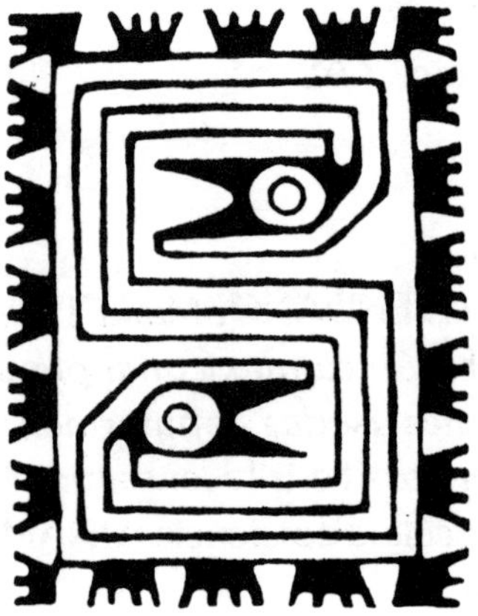
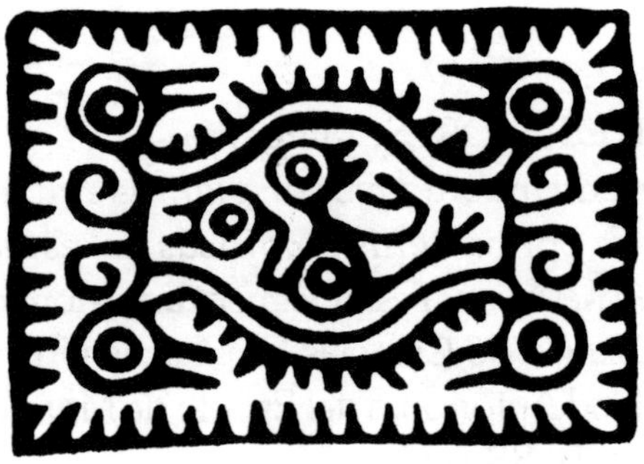
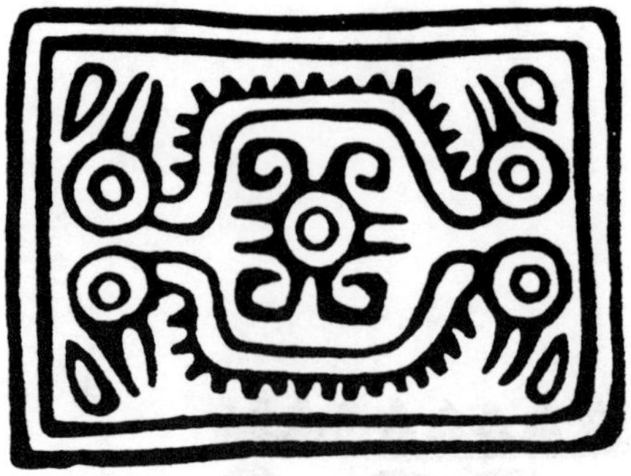
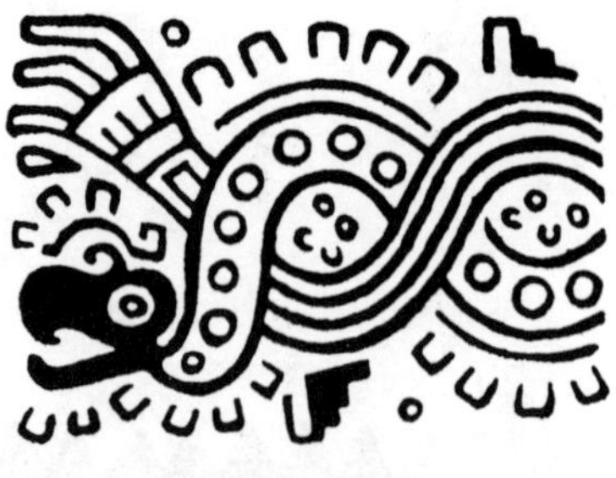

0166
BADHAM, E. R.
"Ethnobotany of *Psilocybin mushrooms, especially Psilocibe cubensis*", *Journal of Ethnopharmacology*, Vol. 10, Num. 2, 1984, pp. 249-254.

ooo

IIB/UNAM
He

0167
BAER, Roberta D. y cols.
"Lead based remedies for empacho: patterns and consequences". In: Peter J. M. and MC EWAN (Eds.), *Social Science and Medicine*, Pergamon Press, Vol. 29, Num. 12, New York, EU, 1989, pp. 1373-1379.

ooo

IIA/UNAM
R0927.0

0168
BÁEZ-JORGE, Félix
Los zoque-popoluca: estructura social, México, DF, SEP INI, 1973, 245 pp. (Serie Antropología Social, 18).

ooo

ENA — INI
F1221/Z6/B34 — I/306/A57/n1
DEAS
PS/306.72/I654i/n18
VER Soteapan
Popoluca, zoque

0169
BÁEZ-JORGE, Félix
"La mujer zoque: pasado y presente", *Los zoques de Chiapas*, SEP INI, México, DF, 1975, pp. 248-252. (Serie Antropología Social, 39).

ooo

INI — CIESAS
I/306/A57/N39 — 082972/I654v/39
DEAS
PS/30672/I654i/N39
CHIS Ocotepec y Chapultenango
Zoque

0170
BÁEZ-JORGE, Félix
Los oficios de las diosas: dialéctica de la religiosidad popular en los grupos indios de México, Xalapa, Veracruz, Universidad Veracruzana, 1988, 398 pp. (Ciencia).

ooo

B

COLMEX 972.0/B1424of
CIESAS 291.211/B166O

0171
BAHR, Donald M. y GREGORIO, Juan
Piman shamanism and staying sickness; ka': cim mumkidag, Tucson, Arizona, The University of Arizona Press, 1974, 332 pp.
ooo
BN/UNAM
616.070/9701/PM.p.
IIA/UNAM
ETN9BCDA[952]
SON
Pima

0172
BAHR, Donald M. y HAETER, Richard J.
"Song in piman curing", *Ethnomusicology*, Society for Ethnomusicology INC, Vol. 22, Num. 1, Ann Arbor, Michigan, 1978, 89 pp.
ooo
IIA/UNAM
R0604.0
SON Sónora y Arizona
Mazahua, mazateco

0173
BAJONERO RAMÍREZ, Natalia
Contribución al conocimiento de la flora medicinal en la colonia Adolfo López Mateos, municipio de Tepalcingo, Morelos, México, Tesis Licenciatura, Cuernavaca, Morelos, Escuela de Ciencias Biológicas UAEM, 1982, 43 pp.
ooo
ENMyH/IPN
Catálogo de tesis 1982
MOR Mpio. de Tepalcingo

0174
BALAM PEREIRA, Gilberto
"Acerca de la medicina tradicional", *Nueva Antropología*, ENAH, Núm. 19, México, DF, 1982, pp. 215-220.
ooo
IIA/UNAM
R0796.0

0175
BALAM PEREIRA, Gilberto
"La medicina indígena en la península", *Boletín de Salud*, México, DF, Subdirección de Salud y Bienestar Social INI, Núm. 3, oct, 1985, pp. 37-54.
ooo
AFLORA
1031
YUC
Maya

0176
BALAM PEREIRA, Gilberto
La medicina maya actual, Mérida, Yucatán, CINVESTAV IPN/INI, Inédito, 1987, 101 pp.
ooo
Maya

0177
BALAM PEREIRA, Gilberto
Evaluación clínica de la herbolaria medicinal maya, México, jul, Inédito, 1988, 33 pp.
ooo
AFLORA
800
YUC Mérida
Maya

0178
BALAM PEREIRA, Gilberto
"La medicina tradicional maya y la formación de personal de salud comunitaria", *Memorias del Segundo Coloquio de Medicina Tradicional Mexicana: un saber en recuperación*, ENEP Zaragoza UNAM, México, DF, 1988, pp. 54-58.
ooo
AFLORA
799
YUC Chenes, Camino Real de Camp.
Maya

0179
BALAM PEREIRA, Gilberto
"El deterioro del agrosistema y sus repercusiones en la herbolaria medicinal", *Memorias del Tercer Coloquio de Medicina Tradicional Mexicana: un saber en discusión*, ENEP Zaragoza UNAM, México, DF, 1989, pp. 44-48.
ooo
AFLORA
613

0180
BALAM PEREIRA, Gilberto
"La medicina tradicional en la península de Yucatán", *Acta Sociológica*, FCPS UNAM, Vol. 3, Núm. 3, México, DF, sept-dic, 1990, pp. 55-70.
ooo
IIH/UNAM FCPyS/UNAM
216-00
Maya

0181
BALAM PEREIRA, Gilberto
"La medicina tradicional. Acerca del método de investigación", *Memorias del Cuarto Coloquio de Medicina Tradicional Mexicana: un saber en integración*, ENEP Zaragoza UNAM, México, DF, 1990, pp. 132-138.
ooo
AFLORA
778

0182
BALAM PEREIRA, Gilberto
Del origen, desarrollo y actualidad social del conocimiento médico de los mayas de Yucatán, Mérida, Yucatán, Universidad Autónoma de Yucatán, 1990, 93 pp.
ooo
AFLORA
2016
YUC
Maya

0183
BALAM PEREIRA, Gilberto
La medicina tradicional en Yucatán, Tesis Doctorado en Ciencias Sociales, México, DF, Facultad de Ciencias Políticas y Sociales UNAM, 1990, 150 pp.
ooo
FCPyS/UNAM
Tes/1990/B.P.
YUC

0184
BALCÁZAR, Teodolinda y cols.
"Las plantas medicinales usadas para enfermedades gastrointestinales en el mercado de Sonora, DF", *Memorias del X Congreso Mexicano de Botánica*, Sociedad Botánica de México, México, DF, 1987, pp. 159-160.
ooo

B

LPV/FC/UNAM
Área Taxonomía
DF Mercado de Sonora

0185
BALDWIN LEYVA, Samuel
Contribución al estudio de la farmacología de la Nicotiana glauca *en el ganado bovino por ingesta accidental*, Tesis Licenciatura, México, DF, Facultad de Medicina Veterinaria y Zootecnia UNAM, 1962, 55 pp.

ooo

BC/UNAM
UNAM/1962

0186
BALLESTEROS UGALDE, Nora y ALPIDE NAVA, Patricia
Aislamiento y evaluación farmacológica preliminar de ácidos triterpénicos de semillas de Schinus molle *(pirul)*, Tesis Licenciatura, México, DF, ENEP Zaragoza UNAM, 1984, 54 pp.

ooo

ENEPZ/CII/UNAM
61 - 248409

0187
BALLESTEROS, Hiram y ARGUETA VILLAMAR, Arturo
"Notas sobre la atención primaria a la salud y medicina tradicional", *Cuadernos de Trabajo 34*, Michoacán, UR-Michoacán, DGCP SEP, 1983, 16 pp.

ooo

CID/DGCP
No. de Ad. 34
MICH

0188
BALLESTEROS, Hiram y ARGUETA VILLAMAR, Arturo
"Sociología médica, atención primaria y medicina tradicional", *Cuadernos de Trabajo 38*, UR-Michoacán, DGCP SEP, Uruapan, Michoacán, 1983, 12. pp.

ooo

DGCP MNAH/INAH
042 FTS/7271
MICH
Purépecha

0189
BALSALOBRE, Gonzalo de
"Relación auténtica de las idolatrías, supersticiones, vanas observaciones de los indios del obispado de Oaxaca". En: Heinrich BERLIN, Gonzalo de BALSALOBRE y Diego de HEVIA y VALDÉS (Comps.), *idolatría y superstición entre los indios de Oaxaca*, Ediciones Toledo, México, DF, 1988, pp. 91-136.

ooo

IIA/UNAM
FTE1.23
OAX San Miguel Sola de Vega
Zapoteco

0190
BAQUEIRO ANDUZE, Oswaldo
Lo maya y el problema de la cultura indígena, Mérida, Yucatán, Talleres Gráficos del Sudeste SA, 1937, 73 pp.

ooo

BN/UNAM
908/M1S.19
YUC
Maya

0191
BAQUEIRO LÓPEZ, Oswaldo
Magia, mitos y supersticiones entre los mayas, Mérida, Yucatán, Maldonado Editores, 1983, 83 pp. (Voces de Yucatán, 5).

ooo

COLMEX
972.64/C689/V.5
YUC
Maya

0192
BARABAS, Alicia M. y BARTOLOMÉ, Miguel Alberto
Ritual y etnicidad entre los nahuas de Morelos, México, DF, Centro Regional de Morelos INAH, 1981, 42 pp. (Cuadernos de los Centros Regionales).

ooo

ENAH
F1311/B37
MOR San Nicolás Tetelcingo
Nahua

0193
BARAJAS CASSO-LÓPEZ, Esperanza
Los animales usados en la medicina popular mexicana, Tesis Licenciatura, México, DF, Facultad de Ciencias UNAM, 1951, 78 pp.

ooo

IIF/UNAM	INI	BC/UNAM
QL99/B3	QL99/B3	QL99/B3

DF Ciudad de México

0194
BARNAD RAMÍREZ, Gloria
Contribución al estudio químico y farmacológico de la tronadora (Tecoma mollis), México, DF, ENCB IPN, 1947, 43 pp.

ooo

ENCB/IPN
T 0019 BAR .c

0195
BARQUÍN LÓPEZ, María del Pilar y ZAMORA MARTÍNEZ, Irene
Estudio etnobotánico de los municipios de Mineral del Monte y Mineral del Chico, estado de Hidalgo, Tesis Licenciatura, México, DF, ENCB IPN, 1991, 150 pp.

ooo

AFLORA
1076
HGO Mpios. Mineral del Monte y Mineral del Chico

0196
BARRAGÁN AVILÉS, René
"Los tarascos o purépechas", *Etnografía de México: síntesis monográficas*, IIS UNAM, México, DF, 1957, pp. 437-454.

ooo

INI	ENAH
972.00497/F75	F/1537/C4

IIA/UNAM
ETN9BC[14644].L
MICH Pátzcuaro, Santa Ana Chapitiro, Tzintzuntzan, Iratzio, Quiroga
Purépecha

0197
BARRERA MARÍN, Alfredo (Ed.)
"La etnobotánica: tres puntos de vista y una perspectiva", *Cuadernos de Divul-*

B

gación 5, INIREB, Xalapa, Veracruz, 1979, pp. 30.

ooo

IEAC
Herbario XAL

0198
BARRERA MARÍN, Alfredo; BARRERA VÁZQUEZ, Alfredo y LÓPEZ FRANCO, Rosa María
Nomenclatura etnobotánica maya. Una interpretación taxonómica, México, DF, INAH, 1976, 537 pp. (Colección Científica, 36).

ooo

ENAH
F1435.3 M4 B37
YUC
Maya

0199
BARRERA MARÍN, Alfredo
"Algunas características de los recetarios indígenas del área maya yucatanense", *Memorias del Simposio de Etnobotánica, DF 25-27 nov 1976*, DEAS INAH/FCie UNAM, México, DF, 1982, pp. 258-261.

ooo

JB/UNAM	UAMI
QK1/S55/1976	GN407/15.5

YUC Área yucatanense
Maya

0200
BARRERA VÁZQUEZ, Alfredo
Diccionario maya Cordemex, Mérida, Yucatán, Ediciones Cordemex, 1980, 984 pp.

ooo

CIESAS	ENAH
030.497/B134d	C/PM3966/B377d

INI
C/497.403/M39/D53
YUC
Maya

0201
BARRIOS E., Miguel
"Textos de Hueyapan, Morelos", *Tlalocan*, IIH UNAM/IIF UNAM, Vol. 3, Núm. 1, México, DF, 1949, pp. 53-75.

ooo

IIA/UNAM	COLMEX
R0959.0	972.01/T626

MOR Hueyapan
Nahua

0202
BARTOLOMÉ, Miguel Alberto y BARABAS, Alicia M.
"Gente de creencia", *Tierra de palabra: historia y etnografía de los chatinos de Oaxaca*, Centro Regional de Oaxaca INAH, México, DF, 1982, 141 pp. (Etnología. Colección Científica, 108).

ooo

COLMEX	DEAS
972.01/B292T	PS/301/I654i/n108

BN/UNAM
972.019/BAR.t.
OAX Sierra Madre del Sur del estado
Chatino

0203
BARUCH M., Rodolfo y GÓMEZ N., Carlos J.
Uso de plantas en la medicina tradicional en la zona de Zongolica, DGCP, Xalapa, Veracruz, 1980, 27 pp.

ooo

CID/DGCP
No. de Ad. 129
VER Zongolica
Nahua

0204
BASAURI, Carlos
La población indígena de México: etnografía, Tomo 1, México, DF, Oficina Editora Popular, SEP, 1940, 363 pp.

ooo

MNAH/INA ENAH
LBS/F1220/B297p/vII L/E99/B3
Cucapá, mazahua, mazateco, mayo, opata, pápago, tarahumara, tepehuano, yaqui

0205
BASAURI, Carlos
La población indígena de México: etnografía, Tomo 2, México, DF, Oficina Editora Popular, SEP, 1940, 568 pp.

ooo

ENAH
L/F1221/B297C/vI
MNAH/INAH
LBS/F1220/B297p/vI
Amuzgo, chinanteco, chol, chontal, cuicateco, huasteco, lacandón, mame, maya, mixteco, tojolabal, tzeltal, tzotzil

0206
BASAURI, Carlos
La población indígena de México: etnografía, Tomo 3, México, DF, Oficina Editora Popular, SEP, 1940, 505 pp.

ooo

MNAH/INAH ENAH
LBS/F1220/B297p/vIII L/E99/B3
Cora, chichimeca-jonás, huave, huichol, ixcateco, kickapoo, mazahua, mixe, nahua, popoloca, tojolabal

0207
BASICH, Zita y POMPA Y POMPA, Antonio
Testimonios sobre medicina de los antiguos mexicanos, México, DF, IMSS, 1980, 233 pp.

ooo

ENAH
FR F1219.3 MST48
MEX

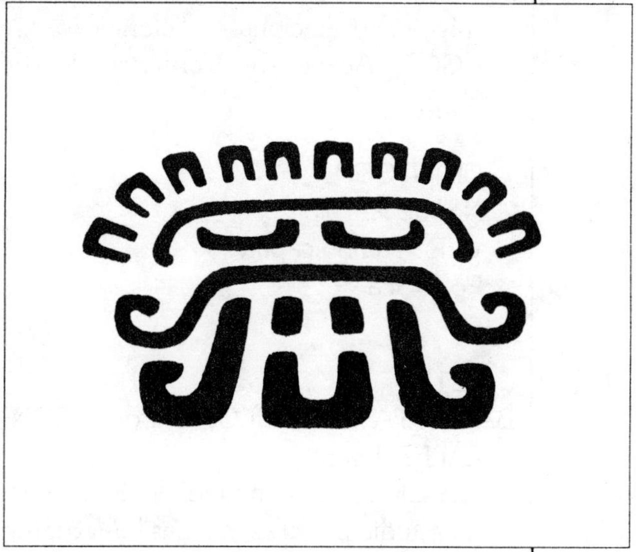

0208
BASURTO PEÑA, Francisco Alberto
Huertos familiares de dos comunidades nahuas de la Sierra Norte de Puebla: Yancuictlalpan y Cuauhtapanaloyan, Tesis Licenciatura, México, DF, Facultad de Ciencias UNAM, 1982, 140 pp.

ooo

FC/UNAM
Betb 82 B
PUE Yancuictlalpan y Cuauhtapanaloyan
Nahua

0209
BAUDOT, Georges
Tratado de hechicerías y sortilegios de fray Andrés de Olmos, México, DF, Centro de Estudios Mexicanos y Centroamericanos UNAM, 1990, 73 pp. (Facsímiles de Lingüística y Filología Nahuas, 5).
ooo
BN/UNAM ENAH
133.43/OLM. F1220/B297c
Nahua

0210
BAUTISTA CASTILLO, Isidro
"Medicina tradicional en Tatahuicapan", DGCP, Acayucan, Veracruz, 1978, 32 pp.
ooo
CID/DGCP
No. de Ad. 13
VER Tatahuicapan
Popoluca

0211
BAUTISTA CASTILLO, Isidro y GONZÁLEZ, Pedro
"La salud de las comunidades indígenas: un estudio por ellas mismas", *Medicina Tradicional*, IMEPLAM AC, Vol. 3, Núm. 10, México, DF, 1980, pp. 47-51.
ooo
IIA/UNAM MNAH/INAH B/Xochi
R0753.5 RV1/M4 31
VER Tatahuicapan
Nahua, popoluca

0212
BAUTISTA CASTILLO, Isidro y GONZÁLEZ, Pedro
Medicina tradicional, Acayucan, Veracruz, DGCP SEP, 1983, 100 pp.
ooo
CID/DGCP
No. de Ad. 26

0213
BAUTISTA VALVERDE, Respicio Pedro
Estudio químico de las semillas de Erythrina breviflora, Tesis Licenciatura, México, DF, Facultad de Química UNAM, 1986, 43 pp.
ooo
BC/UNAM
001-00524-B1-1986

0214
BAYTELMAN, Bernardo y AVILÉS FLORES, Margarita
Recetario popular, Cuernavaca, Morelos, SEP INAH, 1980, 24 pp. (Colección Popular de Plantas Medicinales).
ooo
ENAH
FTS 7423
MOR

0215
BAYTELMAN, Bernardo
Etnobotánica en el estado de Morelos. (Metodología e introducción al estudio de 50 plantas de la zona norte del estado de Morelos), México, DF, INAH, s/f, 280 pp.
ooo
MNAH/INAH
LBS F1203 S4 B39.
MOR Zona norte del edo. de Morelos

0216
BAYTELMAN, Bernardo y AVILÉS FLORES, Margarita
Herbolaria y jardín botánico en el

estado de Morelos, Morelia, Michoacán, UMSNH, 1982, 22 pp. (Xurhíjki, 8).

ooo

AFLORA
1989
MOR Morelos
Nahuas

0217
BAYTELMAN, Bernardo
"Investigación etnobotánica en los estados de Morelos y Guerrero", *Memorias del Simposio de Etnobotánica, DF 25-27 nov 1976*, DEAS INAH/FCie UNAM, México, DF, 1982, pp. 237-244.

ooo

JB/UNAM — UAMI
QK1/S55/1976 — GN407/15.5
MOR
Nahua

0218
BAYTELMAN, Bernardo
De enfermos y curanderos: medicina tradicional en Morelos, México, DF, INAH SEP, 1986, 183 pp. (Colección Divulgación: Serie Testimonios).

ooo

CIESAS — B/Xochi
133.4/B 142e — 306.72/BAY(889)
BC/UNAM
R133/B39
MOR
Nahua

0219
BEALS, Ralph L.
The acaxee, a mountain tribe of Durango and Sinaloa, Berkeley, EU, University of California Press, 1933, pp. 32-36.

ooo

MNAH/INAH
F1401/I12/No.6
DGO SIN

0220
BEALS, Ralph L.
Ethnology of the western indians mixe, California, EU, University of California Press, 1945, 175 pp. (Publication in *American Archaeology and Ethnology*, Vol. 42, 1).

ooo

III — CIESAS
572(73)/B — 972.7/B144e
OAX Ayutla
Mixe

0221
BEALS, Ralph L.
Cherán: a sierra tarascan village, Washington, DC, Smithsonian Institute of Social Anthropology, Government Printing Office, 1946, 235 pp. (Publication, 2).

ooo

CIESAS — ENAH
972.3/B144ch — L/GN4995.5/B4
MICH Cherán
Purépecha

0222
BECERRIL AGUILAR, Juana
Separación e identificación de esmilogenina en la Smilax mexicana, Tesis Licenciatura, México, DF, ENCB IPN, 1977, 28 pp.

ooo

B

ENCB/IPN
T 1934 BEC .s

0223
BÉJAR OCAMPO, Ezra
"Zoapatle (*Montana tomentosa*)". En: IMSS, *Medicina tradicional y herbolaria: materiales para su estudio*, IMSS, México, DF, 1984, 108 pp.

ooo

B/Xochi
350.77/IMSS(600)

0224
BÉJAR OCAMPO, Ezra
El efecto de la decocción de Montanoa tomentosa subsp. tomentosa (*zoapatle*) *y de su constituyente activo, el ácido glandiflorénico sobre la contractilidad uterina*, Tesis Maestría en Ciencias, México, DF, UAM Iztapalapa, 1985.

ooo

UAMI
CBS B4.5 1985C.2

0225
BELLO SOLÍS, Virginia
Estudio químico y farmacológico de los glicósidos cardíacos de la raíz de Asclepias glaucescens, Tesis Licenciatura, México, DF, ENCB IPN, 1990, 60 pp.

ooo

ENCB/IPN
T 5130 BEL .e

0226
BELTRÁN MORALES, Filemón
Medicina tradicional en la comunidad zapoteca de Zoogocho, Oaxaca, México, DF, SEP INI, 1987, 172 pp. (Etnolingüística, 41).

ooo

INI
I 615.882 B 45
OAX Zoogocho
Zapoteco

0227
BENETT, Wendell C. y ZINGG, Robert M.
Los tarahumaras, una tribu india del norte de México, México, INI SEP, 1978, 595 pp. (Clásicos de la Antropología Mexicana, 6).

ooo

INI
I 306 C53 N6
CHIH
Tarahumara

0228
BENÍTEZ, Fernando
Los hongos alucinantes, México, DF, Era, 1964, 125 pp. (Serie Popular, 2).

ooo

MNAH/INAH
LBS QK 617 M4 B4 EJ.2

0229
BENÍTEZ, Fernando
En la tierra del peyote, Tomo 1, México, DF, ERA, 1968, 285 pp.

ooo

MNAH/INAH
LBS QK 495 C11 B4
NAY
Huichol

0230
BENÍTEZ, Fernando
Los indios de México, Tomo 1, México, DF, ERA, 1971, 514 pp. (Biblioteca ERA. Serie Mayor).
ooo
INI 572.772/B
CIESAS 972.083/B163i
ENAH 572.897/B163i
Sierra Tarahumara, Altos de Chiapas y Mixteca oaxaqueña
Mixteco, tarahumara, tzeltal, tzotzil

0231
BENÍTEZ, Fernando
Los indios de México, Tomo 2, México, DF, ERA, 1976, 605 pp. (Biblioteca ERA. Serie Mayor).
ooo
INI 972.00497/B46
CIESAS 972.083/B163i
COLMEX 972.01/B467i
JAL Tuxpan de Bolaños
Huichol

0232
BENZI, Marino
Le Mexique des indiens, París, Francia, Chene, 1975, 283 pp.
ooo
BN/UNAM 972.00497/BEN.m
Altos de Chiapas, Sierra de Puebla, Michoacán, Sierra Madre Occidental
Huichol, nahua, totonaco, tzeltal, tzotzil

0233
BENZ, B. F. y cols.
"Ecology and ethnobotany of *Zea diploperennis*: preliminary investigations", *Maydica*, Vol. 35, 1990, pp. 85-98.

0234
BERDEJA MARTÍNEZ, Blanca
Nicotina, índoles placentarios y reabsorciones fetales en la rata, Tesis Licenciatura, México, DF, ENCB IPN, 1977, 44 pp.
ooo
DF/ENCB/IPN 1977/6

0235
BERLIN, Brent; BREEDLOVE, Dennis E. y RAVEN, Peter H.
"General principles of classification and nomenclature in folk biology", *American Anthropologist*, American Anthropological Association, Vol. 75, Num. 1, Washington, DC, 1973, pp. 214-242.
ooo
IIA/UNAM R0288.0
MNAH/INAH GNE/A512/NS
IIH/UNAM 216-00
Altos de Chiapas
Tzeltal

0236
BERLIN, Brent y BREEDLOVE, Dennis E.
Principles of tzeltal plant classification to the botanical ethnography of a mayan speaking people of highland Chiapas, New York, EU, Academic Press, 1974, 660 pp.
ooo
IIA/UNAM ETN9BC0DA
CIESAS 582/B166p
UAMI F1221/T8/84.7
COLMEX 581/B515p

CHIS
Tzeltal

0237
BERLIN, Brent y cols.
Recent findings in tzetzal-tzotzil medical ethnobotany, California, EU, Programa de Colaboración sobre Medicina Indígena Tradicional y Herbolaria, University of California, Riverside CA, 1989, 13 pp.

ooo

AFLORA
1071
CHIS
Tzetzal, tzotzil

0238
BERLIN, Brent y cols.
La herbolaria médica tzetzal-tzotzil en los Altos de Chiapas, Chiapas, PROCOMITH, 1990, 213 pp.

ooo

AFLORA
1072
CHIS
Tzetzal, tzotzil

0239
BERLIN, Brent y cols.
Resultados preliminares en el estudio de la etnobotánica médica en los Altos de Chiapas, California, EU, PROCOMITH, Universidad de California, Berkley, 1990, 213 pp.

ooo

AFLORA
2008
CHIS Altos de Chiapas

0240
BERLIN, Heinrich
"Las antiguas creencias en San Miguel Sola, Oaxaca, México". En: Heinrich BERLIN (Comp.), *Idolatría y superstición entre los indios de Oaxaca*, Ediciones Toledo, México, DF, 1988, pp. 9-89.

ooo

IIA/UNAM
FTE1.23
OAX San Miguel Sola de Vega
Zapoteco

0241
BERNAL SOLÍS, Ma. Luz
Mitos y magos mexicanos, México, DF, Gacetas SA, 1982, 203 pp. (Dossier).

ooo

COLMEX
291.0972/B177m
MEX Ciudad de México; Catemaco, Ver; El Espinazo, NL; Tetelcingo, Yucatán

0242
BERNAL TORRES, Ignacio
"Primer encuentro de medicina tradicional indígena mixteca", INI, Santiago Apoala Nochixtlán, diciembre, 1986, 8 pp.

ooo

SSBS/INI
Área Medicina Tradicional
OAX Santiago Apoala
Mixteco

0243
BERNARDI, Bernardo
"Notas antropológicas: las plantas en la

medicina tradicional", *Medicina tradicional: alternativas para la salud. Estudios del Tercer Mundo*, CEESTEM AC, Vol. 2, Núm. 4, México, DF, diciembre, 1979, pp. 747-752.

ooo

MNAH/INAH IIA/UNAM
AP63/E8 R0594.5
IIH/UNAM
216-00

0244
BERRUECOS, Luis
"El alcoholismo y el abuso del alcohol, como problema de salud pública, desde el punto de vista de un antropólogo social", *XVII Mesa Redonda: "Investigaciones recientes en el área maya", 21-27 junio 1981*, Sociedad Mexicana de Antropología, Vol. IV, San Cristóbal las Casas, Chis., junio, 1984, pp. 477-483.

ooo

IIA/UNAM IIH/UNAM
ANT2.21A E51/C577
PUE San Sebastián, Mpio. Teziutlán
Nahua

0245
BEVAN, Bernard
Los chinantecos y su hábitat, México, DF, SEP INI, 1987, 229 pp. (Serie Antropología Social, 75).

ooo

COLMEX INI
972.019/B57ich I/306/A57/N75
DEAS
PS/306.72/I654i/n75
OAX Sierra Juárez
Chinanteco

0246
BLAFFER, Sarah C.
The black-man of Zinacantan: a central american legend, Austin, Texas, University of Texas Press, 1972, 205 pp. (Texas Pan American Series).

ooo

MNAH/INAH CIESAS
LBS/F1221/T9/B5 917.27/B216b
INI
299.787/T96/B216b
CHIS Zinacantán
Tzotzil

0247
BOEGE, Eckart
Los mazatecos ante la nación: contradicciones de la identidad étnica en el México actual, México, DF, Siglo XXI, 1988, 306 pp. (Antropología).

ooo

COLMEX
972.019/8669m
OAX Sierra Juárez
Mazateco

0248
BOER, Eduard
Cultural differences and health care in the mazahua indian region. A medical anthropological study, Tesis Licenciatura, Holanda, University of Leyden, Holanda, 1975, 89 pp.

ooo

ENAH
572.7725 B 229c 615.882 364
MEX
Mazahua

0249
BONFIL BATALLA, Guillermo
Diagnóstico del hambre en Sudzal,

B

Yucatán, México, DF, Departamento de Investigaciones Antropológicas INAH, 1962, 149 pp. (Publicación, 11).

ooo

INI
972.004 97/M39/B65
ENAH
X3/1961/B65d/mca
YUC Sudzal
Maya

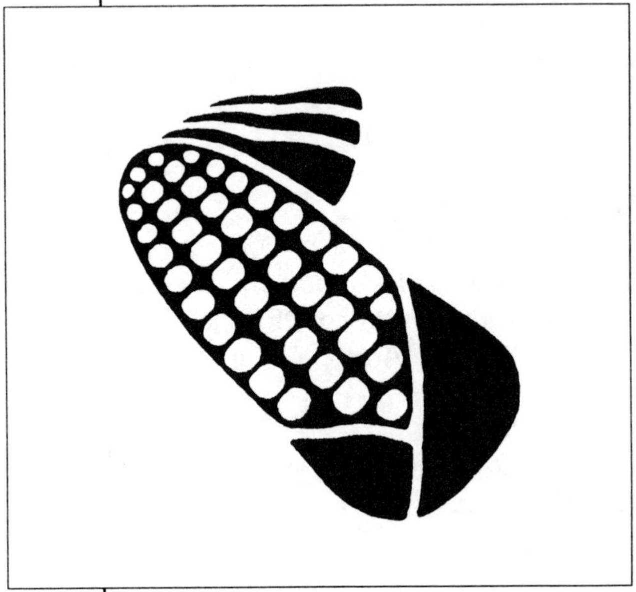

0250
BONFIL BATALLA, Guillermo
"Los que trabajan con el tiempo: notas etnográficas sobre los graniceros de la Sierra Nevada, México", *Anales de Antropología*, IIA UNAM, Vol. 5, México, DF, 1968, pp. 99-128.

ooo

COLMEX 572.05/A532
IIA/UNAM R0305.0
MEX Sierra Nevada
Nahua

0251
BONILLA DOMÍNGUEZ, Celia
El proceso de cambio cultural en medicina: estudio de la comunidad marginal de Moshviquil, Chiapas, México, DF, INI, 1953, 62 pp. (Serie Mimeográfica, 2).

ooo

DEAS 323.1197/B243p
INI I/306/M55/N2
CHIS Moshviquil, Altos de Chiapas
Tzotzil

0252
BORRIS, R. P. y cols.
"Ethnopharmacologic and phytochemical studies of the *Thymelacaceae*", *Journal of Ethnopharmacology*, Vol. 24, Num. 1, Ireland, sep, 1988, pp. 41-91.

ooo

IIB/UNAM
He

0253
BOWLES, John H.
"Notes on a floral form represented in maya art and its iconographic implications", *Ia. Mesa Redonda de Palenque: "A conference on the art, iconography and dinastic history of Palenque", 14-22 december 1973*, Robertson Merle G. (Ed.), The Robert Louis Stevenson School, Palenque, Chiapas, dec, 1974, pp. 121-127.

ooo

IIA/UNAM ANT2.21A
IIH/UNAM E51/C577
CHIS Palenque
Maya

0254
BRAVO SANFELIU, Pascual
Medicina y alimentación entre los abo-

rígenes mejicanos, Madrid, España, Barragán, 1974, 113 pp.

○○○

COLMEX
914.6/B8267r

0255
BRAVO-HOLLIS, Helia
Las cactáceas de México, México, DF, UNAM, 1978.

○○○

IEAC
Herbario XAL

0256
BREEDLOVE, Dennis E. y HOPKINS, N. A.
"A study of chuj (mayan) plant names, with notes on uses", *Journal of Biology*, Wasman J., Num. 28, 1970, pp. 275-279.

○○○

IBB/UNAM
(J.B)28
Maya

0257
BREETING, Peter K.
"Papaloquelite y la etnobotánica de las especies de *Porophyllum* en México", *Biótica*, INIREB, Vol. 7, Núm. 2, 1982, pp. 191-203.

○○○

IEAC
Herbario XAL

0258
BRETÓN MANJARREZ, Rubén
Contribución al estudio botánico químico y farmacodinámico de Crataegus mexicana, Tesis Doctorado en Ciencias, México, DF, Facultad de Ciencias UNAM, 1941, 38 pp.

○○○

DB/ENCB/IPN
1941

0259
BRINGAS CONTRERAS, Fermín y CAMACHO MORFÍN, Roxana
"Plantas medicinales de Chiconautla, Ecatepec, Estado de México", *Memorias del Segundo Coloquio de Medicina Tradicional Mexicana: un saber en recuperación*, ENEP Zaragoza UNAM, México, DF, 1988, pp. 172-175.

○○○

AFLORA
924
MEX Chiconautla, Ecatepec

0260
BRITO LOAEZA, Wendy Fani
Estudios de algunas plantas de la flora yucatanense cuyos *fluidos se reportan como medicinales*, Tesis Licenciatura, Mérida, Yucatán, Universidad Autónoma de Yucatán, 1989, 78 pp.

○○○

FQ/UADY
YUC

0261
BROWNER, Carol H.
"Plants used for reproductive health in Oaxaca, México", *Economic Botany*, Vol. 39, Num. 4, 1985, pp. 482-504.

○○○

AFLORA
1983
OAX

B

0262
BROWNER, Carol H. y PERDUE, Sandra T.
"Womens secrets: bases for reproductive and social autonomy in a mexican community", *American Ethnologist*, American Anthropological Association, Vol. 15, Num. 1, Washington, DC, 1988, pp. 84-97.
ooo
IIA/UNAM MNAH/INAH
R0290.0 GN301/A5/E8
OAX San Francisco
Chinanteco

0263
BROWNER, Carol H. y cols.
"El análisis comparativo de sistemas médicos". En: Paola SESIA (Ed.), *Medicina tradicional, herbolaria y salud comunitaria en Oaxaca*, Gobierno del Estado de Oaxaca/CIESAS, Oaxaca, Oaxaca, 1992, pp. 223-263.
ooo
OAX

0264
BROWN, Jack
"Some changes in mexican village curing practices induced by western medicine", *América Indígena*, III, Vol. 23, Núm. 2, México, DF, abril, 1963, pp. 93-120.
ooo
IIA/UNAM MNAH/INAH
R0286.0 E65/A512i/v23
IIH/UNAM
216-00
TLAX San Nicodemo y Harmonía
Nahua

0265
BRUCE, Robert D.
"Figuras ceremoniales lacandonas de hule", *Boletín del INAH*, INAH, México, 1973, pp. 25-34.
ooo
MNAH/INAH
F 1219 M6
CHIS
Lacandón

0266
BRUCE, Robert D.
Lacandom dream symbolism and interpretation among the lacandon mayas of Chiapas, Mexico, México, DF, Ediciones Euroamericanas, Klaus Thiele, 1979, 363 pp.
ooo
MNAH/INAH INI
LBS/F1221/L2/B78 2114
UAMX
F/1221/L2/B7
CHIS Selva lacandona, Lacanhá y Jatate
Lacandón

0267
BUENABAD HERNÁNDEZ, Laura
Contribución al estudio de la nuez vómica Fam. Loganiaceae, *género* Strichnos, Tesis Licenciatura, México, DF, ENCB IPN, 1948, 30 pp.
ooo
DF/ENCB/IPN
1948/

0268
BURGOS GUEVARA, Hugo
Medicina de transición en una comunidad campesina, Washington, DC, Organización de Estados Americanos, 1964, 390 pp. (Proyecto 104, Progra-

ma de Cooperación Técnica, OEA Curso 1962-64).

ooo

MNAH/INAH	ENAH
CAT/0-1139	X3/1964/B87m
III	
572.7/B	

MICH Tzintzuntzan
Purépecha

0269
BURKHART, Louise M.
"Health and sickness", *The slippery earth. Nahua-christian moral dialogue in sixteenth century*, University of Arizona Press, Tucson, Arizona, 1989, pp. 170-183.

ooo

COLMEX
972.014/B959s
Nahua

0270
BUSHNELL HEMPSTEAD, John
San Juan Atzingo: an interpretation of folk culture in central Mexico, Tesis Doctorado en Ciencias, Berkeley, EU, University of Berkeley, 1955, 172 pp.

ooo

CIESAS
MEX San Juan Atzingo

0271
BUSTAMANTE CAÑEDO, Alma Flor
Estudio teratogénico de Casimiroa edulis *en rata*, Tesis Licenciatura, México, DF, ENCB IPN, 1979, 25 pp.

ooo

ENCB/IPN
T 2431 BUS .e

0272
BUSTAMANTE LOYA, Josué Alonso
Plantas popularmente recomendadas en San Luis Potosí para el tratamiento del reumatismo, Tesis Licenciatura, México, DF, Facultad de Ciencias UNAM, 1978, 66 pp.

ooo

FC/UNAM
Betb/1978 B
SLP

0273
BUSTAMANTE MACÍAS, Georgina
Estudio químico de Croton suberosus *y actividad antifúngica de sus extractos*, Tesis Licenciatura, Estado de México, ENEP Iztacala UNAM, 1986, 160 pp.

ooo

ENEPI/UNAM
B 0398/86 B 87

0274
BUTLER, Inez M.
"Un relato de la hechicería en los pueblos zapotecos de la sierra en el distrito de Villa Alta", *Tlalocan*, IIH UNAM/IIF UNAM, Vol. 9, México, DF, 1982, pp. 249-255.

ooo

COLMEX	IIA/UNAM
972.01/T626	R0959.0
IIH/UNAM	
216-00	

OAX Yatzachi el Bajo
Zapoteco

0275
BUTTERWORTH, Douglas
Tilaltongo, comunidad mixteca de transición, México, SEP INI, 1975, 397 pp. (Serie Antropología Social, 38).

ooo

B

INI
I/306/A57/N/AS38
CIESAS UAMI
082.972/I654b F1221/M5/B848
OAX Tilaltongo
Mixteco

0276
BYE, Robert A. Jr.
"Ethnobotany of the western tarahumara of Chihuahua", *Botanic Museum Leaflets*, Vol. 24, Num. 5, 1975, pp. 85-112.
ooo
AFLORA
708
CHIH
Tarahumara

0277
BYE, Robert A. Jr.
"Plantas psicotrópicas de los tarahumaras", *Cuadernos Científicos CEMEF*, Vol. 24, Núm. 4, 1976, pp. 49-72.
ooo
AFLORA
349
CHIH
Tarahumara

0278
BYE, Robert A. Jr.
"Incipient domestication of mustards in northwest México", *The kiva*, Vol. 44, Num. 2-3, 1979, pp. 237-256.
ooo
AFLORA
2159
Noreste de México

0279
BYE, Robert A. Jr.
"Quelites- ethnoecology of edible greens. Past, present and future", *Journal of Ethnobiology*, Vol. 1, Num. 1, 1981, pp. 109-123.
ooo
AFLORA
1977

0280
BYE, Robert A. Jr. y LINARES MAZARI, Edelmira
"The role of plants found in the mexican markets and their importance in ethnobotanical studies", *Journal of Ethnobiology*, Vol. 3, Num. 1, 1983, pp. 1-13.
ooo
AFLORA
567

0281
BYE, Robert A. Jr.
"Botanical perspectives of ethnobotany of greater southwest", *Economic Botany*, Vol. 39, Num. 4, 1985, pp. 375-386.
ooo
AFLORA
710

0282
BYE, Robert A. Jr.
"Ethnoecological notes for southwestern Chihuahua", *San Diego Museum Papers*, Tayson A. Rose and Elerick V. Daniel, Num. 19, San Diego, EU, 1985, pp. 111-120.
ooo
AFLORA
2106
CHIH Suroeste del Estado
Tarahumara

0283
BYE, Robert A. Jr.
"Voucher specimens in ethnobiological studies and publications", *Journal of Ethnobiology*, Vol. 6, Num. 1, 1986, pp. 1-8.
ooo
AFLORA
568

0284
BYE, Robert A. Jr.
"Medicinal plants of Sierra Madre: comparative study of tarahumara and mexican market plants", *Economic Botany*, Vol. 40, Num. 1, 1986, pp. 103-124.
ooo
AFLORA
684
CHIH
Tarahumara

0285
BYE, Robert A. Jr. y LINARES MAZARI, Edelmira
"Ethnobotanical notes from the Valley of San Luis, Colorado", *Journal of Ethnobiology*, Vol. 6, Num. 2, 1986, pp. 289-306.
ooo
AFLORA
569

0286
BYE, Robert A. Jr. y LINARES MAZARI, Edelmira
"A study of four medicinal plants complexes of Mexico and adjacents United States", *Journal of Ethnopharmacology*, Num. 19, 1987, pp. 153-183.
ooo
AFLORA
570

0287
BYE, Robert A. Jr. y LINARES MAZARI, Edelmira
"Usos pasados y presentes de algunas plantas medicinales encontradas en los mercados mexicanos", *América Indígena*, III, Vol. 47, Núm. 2, México, DF, 1987, pp. 149-230.
ooo
IIA/UNAM MNAH/INAH
R0286.0 E65/A512i/v67
IIH/UNAM
216-00
DF Ciudad de México

0288
BYE, Robert A. Jr. y cols.
"*Agastache mexicana* subespecie xolocotziana (*Lamiaceae*). New taxon from mexican medicinal plants", *Phytologia*, Vol. 62, Num. 3, 1987, pp. 157-276.
ooo
AFLORA
1037

0289
BYE, Robert A. Jr. y cols.
"Botany, ethnobotany and chemistry of *Datura lanosa* (*Solanaceae*) in Mexico", *Anales del Instituto de Investigaciones Biológicas*, Vol. 61, Núm. 1, México, DF, 1991, pp. 21-42.

0290
BYE, Robert A. Jr. y cols.
"Ethnobotanical and phytochemical investigation of *Randia echinocarpa* (*Rubiaceae*), *Anales del Instituto de Investigaciones Biológicas*, Vol. 62, Núm. 1, México, DF, 1991, pp. 87-106.

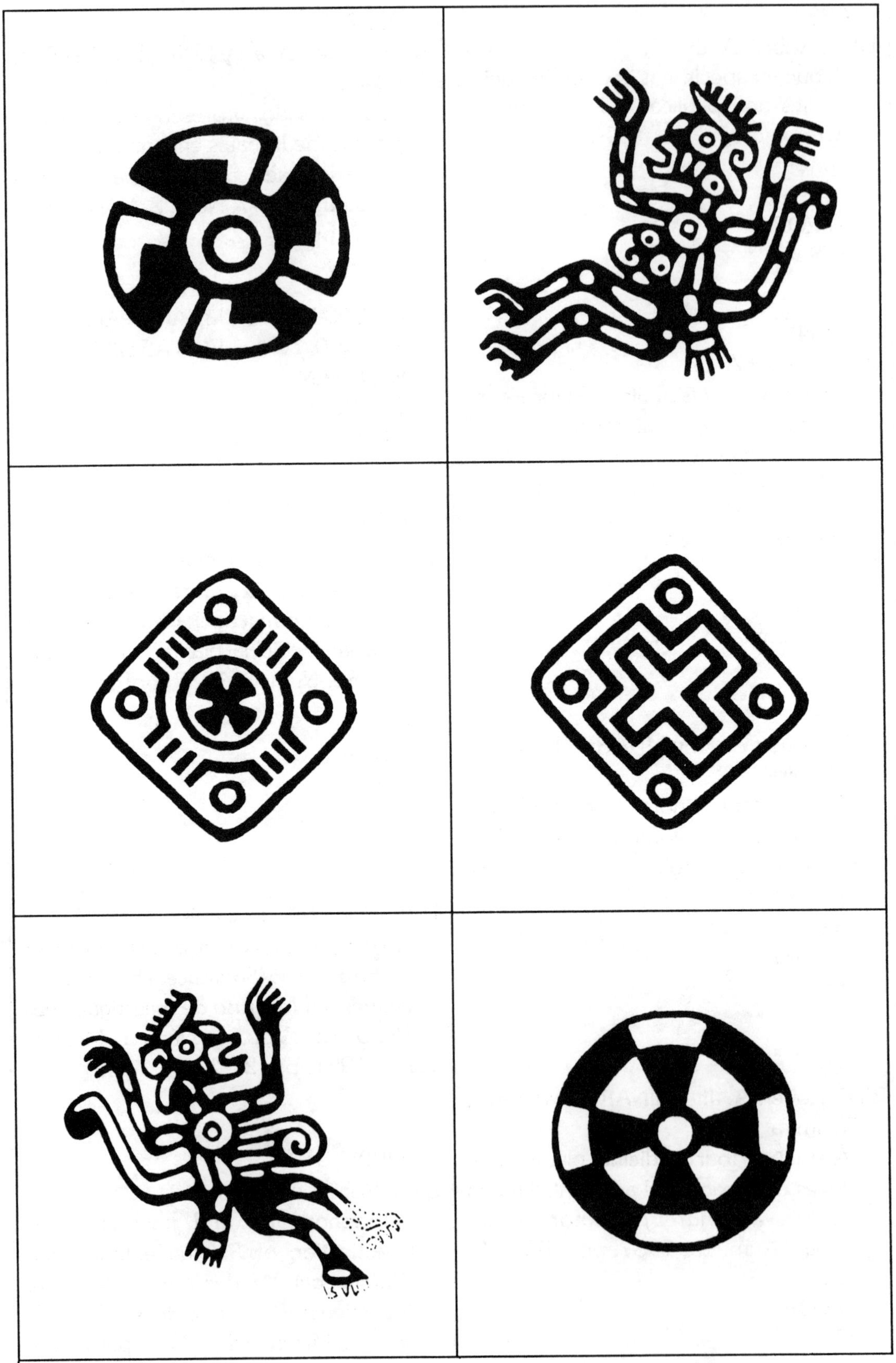

0291
CABALLERO SALAS, Lucía
Plantas comestibles utilizadas en la Sierra Norte de Puebla por totonacos y nahuas: Tuzamapan de Galeana, Tesis Licenciatura, Estado de México, ENEP Iztacala UNAM, 1984, 165 pp.

ooo

IBB/UNAM
Tes/1984 ENEP
PUE Tuzamapan y Santiago
Nahua, totonaco,

0292
CABALLERO SALAS, Lucía y cols.
Diagnóstico de la medicina tradicional en Yucatán, Mérida, Yucatán, Universidad Autónoma de Yucatán, 1987.

ooo

CICY
YUC

0293
CABALLERO TAPIA, G. y CID GÓMEZ, M.A.
Plantas medicinales de la región de la Montaña en Guerrero, Tlapa, Guerrero, INI, s/f, 38 pp.

ooo

LPV/FC/UNAM
Área Etnobotánica
GRO Tlapa

0294
CABRERA, Luis Guillermo
Plantas curativas de México, propiedades medicinales de las más conocidas plantas medicinales de México; su aplicación correcta y eficaz, México, DF, Cicerón, 5ª ed., 1958, 384 pp.

ooo

IIA/UNAM
AF16B[352]:L

0295
CÁCERES, Abraham
In xochitl, in cuicatl: hallucinogens and music in Mesoamerica thought, Michigan, EU, Michigan University, 1984, 339 pp. (Microfilms International).

ooo

MNAH/INAH
LBS, ML3797, C32

C

0296
CADENA ANDRADE, Sara
Estudio químico del Sechium edule, Tesis Licenciatura, México, DF, ENCB IPN, 1975, 23 pp.
ººº
ENCB/IPN
T 1454 CAD .e

0297
CALATAYUD GARCÍA, Adela
Estudio etnobotánico de plantas medicinales en una comunidad nahua de la Sierra de Sta. Martha, Veracruz, Xalapa, Veracruz, Facultad de Biología Universidad Veracruzana, 1990, 132 pp.
ººº
AFLORA
1985
VER Sierra de Santa Martha
Nahua

0298
CALDERÓN FLORES, María Magdalena
Efecto del extracto de Gautteria gaumeri *sobre la glucosa y los triglicéridos del hamster*, Tesis Licenciatura, México, DF, ENCB IPN, 1981.
ººº
ENCB/IPN
T 2849 CAL .e

0299
CALVA CALVA, Graciano
Efecto de la luz y el balance hormonal auxina y citocinina en la inducción de callos de thevetia para la producción biotecnológica de cardiotónicos, Tesis Licenciatura, México, DF, ENEP Zaragoza UNAM, 1985, 122 pp.
ººº
LB/CINVESTAV/IPN
Área Fitoquímica

0300
CALZADA BERMEJO, Fernando
Estudio fitoquímico de la planta de la quina, Tesis Licenciatura, México, DF, Facultad de Química UNAM, 1987, 86 pp.
ººº
BC/UNAM
001-00524-C7-1987

0301
CAMACHO MORFÍN, Roxana
"Investigación sobre medicina tradicional: identificación de algunos aspectos no trabajados", *Memorias del Primer Coloquio de Medicina Tradicional Mexicana: un saber en extinción*, ENEP Zaragoza UNAM, México, DF, 1987, pp. 29-30.
ººº
SDGO
S/R133/C63/1987

0302
CAMACHO MORFÍN, Roxana
"La herbolaria y la odontología", *Memorias del Tercer Coloquio de Medicina Tradicional Mexicana: un saber en discusión*, ENEP Zaragoza UNAM, México, DF, 1989, pp. 123-128.
ººº
AFLORA
616

0303
CAMACHO MORFÍN, Roxana y GUZMÁN FÉLIX, Cándido E.
"El método en la medicina tradicional",

Memorias del Cuarto Coloquio de Medicina Tradicional Mexicana: un saber en integración, ENEP Zaragoza UNAM, México, DF, 1990, pp. 144-151.

ooo

AFLORA
779

0304
CAMACHO MORFÍN, Roxana y GUZMÁN FÉLIX, Cándido E.
"La problemática del cuerpo en la medicina tradicional", *Memorias del Cuarto Coloquio de Medicina Tradicional Mexicana: un saber en integración*, ENEP Zaragoza UNAM, México, DF, 1990, pp. 152-161.

ooo

AFLORA
769

0305
CAMACHO SILVA, Alicia
Comprobación del efecto hipoglucemiante de la infusión de la raíz del Mentzchia hispida *(raíz de conejo o pegajosa) en ratas wistar*, Tesis Licenciatura, Cuautitlán, Estado de México, FES Cuautitlán UNAM, 1988.

ooo

FESC/UNAM
105/24/053-88

0306
CAMACHO URIBE, Daniel Roberto
Estudio farmacognóstico de la madera de algunos árboles mexicanos usados en medicina prehispánica, Tesis Licenciatura, México, DF, Facultad de Química UNAM, 1983, 133 pp.

ooo

FQ/UNAM
47 1983

0307
CÁMARA BARBACHANO, Fernando
"Aspectos sociales y culturales de la América indígena", *América Indígena*, III, Vol. 14, Núm. 2, México, DF, abril, 1954.

ooo

IIA/UNAM R0286.0
IIH/UNAM 216-00

0308
CAMPOS GARCÍA, Gloria Luz
Estudio de Viguiera linearis, Tesis Licenciatura, México, DF, Facultad de Química UNAM, 1977, 42 pp.

ooo

FQ/UNAM
3 1977

0309
CAMPOS LLAVOT, Jesús e YSLAS RIVERA, N. D.
"Bibliografía sobre la flora medicinal antidiarreica del Estado de México", *Documentos Básicos*, Vol. 23, México, DF, 1986, pp. 167-170.

ooo

MEX

0310
CAMPOS LLAVOT, Jesús
Química y farmacología de las plantas del género Brickellia, Toluca, Estado de México, Coordinación de Investigación Científica Universidad Autónoma del Estado de México, 1986.

C

0311
CAMPOS LÓPEZ, Graciela
Estudio químico de las plantas Oxylobus arbutifolius *y* Eupatorium brevipes, Tesis Licenciatura, México, DF, ENEP Zaragoza UNAM, 1986, 48 pp.
ooo
ENEPZ/CII/UNAM
122 - 248602

0312
CAMPOS NAVARRO, Roberto y CANO TÉLLEZ, Joel
Medicina popular tradicional y automedicación en familias asistentes a la Clínica 25 del IMSS: estudio piloto en 50 familias, Tesis Licenciatura, México, DF, Facultad de Medicina UNAM, 1979.
ooo
SDGO
MEX Ciudad Nezahualcóyotl

0313
CAMPOS NAVARRO, Roberto
"La medicina tradicional y sus principales abordajes", *Memorias del Primer Coloquio de Medicina Tradicional Mexicana: un saber en extinción*, ENEP Zaragoza UNAM, México, DF, 1987, pp. 87.
ooo
AFLORA
585

0314
CAMPOS NAVARRO, Roberto
"Curanderismo urbano: un primer acercamiento teórico", *Memorias del Segundo Coloquio de Medicina Tradicional Mexicana: ún saber en recuperación*, ENEP Zaragoza UNAM, México, DF, 1988, pp. 101-106.
ooo
ENEPZ/UNAM AFLORA
DF Ciudad de México

0315
CAMPOS NAVARRO, Roberto
"Causas de consulta del curanderismo urbano: estudio de caso en la ciudad de México", *América Indígena*, III, Vol. 49, Núm. 4, México, DF, sep-dic, 1989, pp. 703-726.
ooo
IIA/UNAM MNAH/INAH
RO286.0 E65/A512i/v69
DF Ciudad de México

0316
CAMPOS NAVARRO, Roberto (Comp.)
La antropología médica en México, Tomos 1 y 2, México, DF, Instituto de Investigaciones "Dr. José María Luis Mora"/UAM, 1992, 531 pp.

0317
CAMPOS NAVARRO, Roberto
"Estudios urbanos en México sobre el uso de las plantas medicinales", *La investigación científica de la herbolaria medicinal mexicana*, Secretaría de Salud, México, DF, 1993, pp. 129-142.

0318
CAMPOS, Teresa de María
"Hacia una aceptación de la medicina occidental", *XV Mesa Redonda: "Los procesos de cambio en Mesoamérica y áreas circunvecinas", 31 jul-6 ago 1977*, Sociedad Mexicana de Antropología, Universidad de Guanajuato,

Vol. 1, Guanajuato, Guanajuato, ago, 1977, pp. 331-337.

ooo

IIA/UNAM IIH/UNAM
ANT2.21A E51/C577
CHIS Las Margaritas
Tojolabal

0319
CAMPOS, Teresa de María
"Los animales en la medicina tradicional mesoamericana", *Anales de Antropología*, IIA UNAM, Vol. 16, México, DF, 1979, pp. 183-223.

ooo

IIA/UNAM COLMEX
R0305.0 572.05/A532
MNAH/INAH
GN2/M4/v5

0320
CANO FLORES, Arturo Eduardo
Estudio fitoquímico de Iostephane madrensis (*cachana*), Tesis Licenciatura, México, DF, Facultad de Química UNAM, 1988, 106 pp.

ooo

FQ/UNAM
44 1988

0321
CANO FUENTES, Graciela
Etnobotánica mexicana: contribución al conocimiento de la flora medicinal de Cuetzalan, Puebla, Tesis Licenciatura, México, DF, Facultad de Ciencias UNAM, 1979, 106 pp.

ooo

FC/UNAM
Betb 79 C33
PUE Cuetzalan
Nahua

0322
CANO GONZÁLEZ, Onésimo
"Etnozoología en el área de Papantla", *Herbolaria y etnozoología en Papantla*, DGCP SEP, México, DF, 1988, pp. 79-111. (10º. Aniversario).

ooo

DGCP
353
VER Papantla
Totonaco

0323
CARDEÑA VÁZQUEZ, Indalecio
La medicina nativa yucateca, Tesis Licenciatura, Mérida, Yucatán, Facultad de Ciencias Antropológicas UAY, 1984, 105 pp.

ooo

SSBS/INI
YUC
Maya

0324
CARDEÑA VÁZQUEZ, Indalecio
Medicina tradicional en Chikindzonot, DGCP SEP, 1985, 143 pp.

ooo

CID/DGCP
No. de Ad. 176
YUC Chikindzonot
Maya

0325
CÁRDENAS QUINTANILLA, María de Jesús y HERNÁNDEZ DELGADO, Claudia Tzasna
Aislamiento y elucidación parcial de

C

un principio activo hipoglucemiante de la planta Salpianthus arenarius, Tesis Licenciatura, México, DF, ENEP Iztacala UNAM, 1986, 95 pp.

ooo

ENEPI/UNAM
B 0366/86 C 37

0326
CÁRDENAS RAMÍREZ, Xóchitl
Aislamiento y determinación de la estructura molecular de nuevos metabolitos secundarios de Lepechinia glomerata, Tesis Licenciatura, México, DF, Facultad de Química UNAM, 1985, 80 pp.

ooo

FQ/UNAM
50 1985

0327
CÁRDENAS, Juan de
Primera parte de los problemas y secretos maravillosos de las Indias, México, DF, Academia Nacional de Medicina/UNAM, 1980, 320 pp.

ooo

HFM/UNAM
C, F1408, 5, C3 1980.

0328
CARDOSO R., Rosario
Antropología médica, Argonautas, Vol. 1, Núm. 3, 1985, p. 12.

ooo

INI

0329
CARLOS GONZÁLEZ, María del Carmen
"La eficacia de la belladona en la amigdalitis aguda. (Proyecto de investigación)", *La Homeopatía de México*, Propulsora de Homeopatía, Núm. 495, sep, 1986, pp. 2-4.

ooo

ENMyH/IPN
495

0330
CARRASCO PIZANA, Pedro
Los otomíes: cultura e historia prehispánicas de los pueblos mesoamericanos de habla otomiana, Tesis Licenciatura, México, DF, ENAH, 1945, 334 pp.

ooo

CIESAS — ENAH
972.01/c134c — F1221/086/C37
INI
972.004a7/076/C37
HGO Región otomiana
Otomí

0331
CARRASCO PIZANA, Pedro
"Tarascan folk religion: an analysis of economic, social and religious interaction". En: Robert WAUCHOPE (Ed.), *Synoptic studies of mexican culture*, Middle American Research Institute, New Orleans, EU, 1957, pp. 39-47. (Publication, 17).

ooo

MNAH/INAH — COLMEX
LBS/F1221T/C313t — L/F1221/C3
IIA/UNAM
ETN9BCOB[4605]:L
MICH Jarácuaro
Purépecha

0332
CARREÑO, Alberto M.
"La trepanación entre nuestros aborígenes", *Actas y Memorias del XVII Con-*

greso Internacional de Americanistas, Ciudad de México 1910 (Congreso del Centenario), Sociedad Internacional de Americanistas, Alemania, 1968, pp. 113-119.

ooo

IIA/UNAM ANT2.2A — IIH/UNAM E51/C577

0333

CARRETO MACÍAS, Leticia

Purificación y caracterización de la fitohemaloglutina aislada de Phaseolus vulgaris. *Comportamiento en algunos cationes divalentes*, Tesis Licenciatura, Cuautitlán, Estado de México, FES Cuautitlán UNAM, 1989, 112 pp.

ooo

FESC/UNAM
105/24/007/89

0334

CARRILLO FARGA, Ana María

"Las que saben y las que necesitan aprender... Políticas nacionales e internacionales en relación a las parteras empíricas", *Memorias del Segundo Coloquio de Medicina Tradicional Mexicana: un saber en recuperación*, ENEP Zaragoza UNAM, México, DF , 1988, pp. 86-94.

ooo

ENEPZ/UNAM AFLORA

0335

CARRILLO FARGA, Ana María

"El acoso a la medicina popular en el porfiriato", *Nematihuani. Revista de Psicología y Ciencias Sociales*, ENEP Zaragoza UNAM, Núm. 11, México, DF, sept, 1991, pp. 16-19.

ooo

UAMI ENEPZ/UNAM

0336

CARSTEN, Christophersen; LARSEN, Charles y DIMAYUGA ENCARNACIÓN, Rosalba

Medicina tradicional. Una fuente potencial de explotación de los recursos naturales, Copenhagen, Dinamarca, The H.C. Orsted Institute, 1991, 39 pp.

ooo

AFLORA
BCS La Paz, Santa Rosalía, Loreto

0337

CASALES ORTIZ, G.; PEÑA PÉREZ, Ignacio de la y VIESCA TREVIÑO, Carlos

"Influencia europea en el Códice de la Cruz-Badiano", *Gaceta Médica de México*, Academia Nacional de Medicina, Vol. 1, Núm. 4, México, DF, jul-sept, 1984, pp. 237-239.

ooo

IIA/UNAM R0629.7 — SDGO 610.5/GAC
Nahua

0338

CASAS FERNÁNDEZ, Alejandro y cols.

"Las plantas en la alimentación mixteca: una aproximación etnobotánica", *América Indígena*, III, Núm. 47, México, DF, 1987, pp. 317-343.

ooo

MNAH/INAH
EGS. A512.V47.N.2.1987
OAX
Mixteco

C

0339
CASILLAS ROMO, Armando
Nosología mítica de un pueblo. Medicina tradicional huichola, Guadalajara, Jalisco, Universidad de Guadalajara, 1990, 160 pp. (Fundamentos).
ooo
AFLORA BC/UNAM
701 F1219/3M43/C37
NAY
Huichol

0340
CASILLAS, Leticia E.
"El uso de recursos médicos en el hogar: estudio de familias urbanas y suburbanas de la ciudad de Mexico". En: Carlos VIESCA TREVIÑO (Ed.), *Estudios sobre etnobotánica y antropología médica*, Tomo 3, IMEPLAM AC, México, DF, 1978, pp. 95-114.
ooo
IIA/UNAM ENAH
R0594.0 GN296/E88
DEAS UAMI
615.537/E582e F12193/M5/E86
DF Ciudad de México

0341
CASTAÑEDA CAMEY, Xóchitl de María y GUADRÓN, Gladys Judith
La medicina tradicional en el ciclo vital tepozteco, Tesis Licenciatura, México, DF, ENAH, 1986, 262 pp.
ooo
MNAH/INAH
GN2 MG112 Tesis 743
MOR Tepoztlán
Nahua

0342
CASTAÑEDA DE INFANTE, C. y cols.
Catálogo de las tesis de medicina del siglo XIX, México, DF, Centro de Estudios de la Universidad UNAM, 1988, 152 pp.

0343
CASTAÑEDA JIMÉNEZ, Judith
Estudio de la composición química de Sedum dendroideum *con relación a su actividad anticonceptiva*, Tesis Licenciatura, México, DF, ENEP Zaragoza UNAM, 1985, 74 pp.
ooo
ENEPZ/CII/UNAM IQ/UNAM
112 248536 487c

0344
CASTAÑEDA LÓPEZ, Perla Carolina
Constituyentes de la Cigarrila mexicana. *Parte II*, Tesis Licenciatura, México, DF, Facultad de Química UNAM, 1988, 114 pp.
ooo
FQ/UNAM
50 1988

0345
CASTAÑEDA, Carlos
Viaje a Ixtlán: las lecciones de don Juan, México, DF, FCE, 1975, 368 pp. (Colección Popular, 143).
ooo
COLMEX B/FCE
133.2/C346v 015143R
ENAH
AC70/C6/v143
SON Valle del Yaqui
Yaqui

0346
CASTAÑEDA, Carlos
Relatos de poder, México, DF, FCE, 1976, 385 pp. (Colección Popular, 154).

ooo

CIESAS UAMI
572.772/C135r E99/Y3/C378
ENAH B/FCE
AC70/C6/v154 015154R
SON Valle del Yaqui
Yaqui

0347
CASTAÑEDA, Carlos
Las enseñanzas de don Juan: una forma yaqui de conocimiento, México, DF, FCE, 1983, 302 pp. (Colección Popular, 126).

ooo

INI ENAH
086/P66/n.126 PN56/C38e7v126
UAMI
AC75/P6/N126
SON Valle del Yaqui
Yaqui

0348
CASTAÑEDA, Carlos
Una realidad aparte: nuevas conversaciones con don Juan, México, DF, FCE, 1985, 302 pp. (Colección Popular, 135).

ooo

ENAH UAMI
AC70/C6/v135 E99/Y3/C388
B/FCE COLMEX
015135R 133.2/M445c
SON Valle del Yaqui
Yaqui

0349
CASTAÑEDA, Martha y cols.
"Metodología de los talleres de aprendizaje materno-infantil para regiones indígenas". En: Paola SESIA (Ed.), *Medicina tradicional, herbolaria y salud comunitaria en Oaxaca*, Gobierno del Estado de Oaxaca/CIESAS, Oaxaca, Oaxaca, 1992, pp. 265-291.

ooo

OAX

0350
CASTELLANOS MOLINA, Rutilo
Contribución al conocimiento del valor nutritivo de algunos alimentos usuales entre los indígenas tzotziles del estado de Chiapas, Tesis Licenciatura, México, DF, ENCB IPN, 1956, 28 pp.

ooo

ENCB/IPN
T 0436 CAS .c
CHIS
Tzotzil

0351
CASTILLO ESPAÑA, Patricia
Estudio etnoflorístico de la comunidad de Felipe Neri, Municipio de Tlalnepantla, Morelos, Inédito, Morelos, 1990.

ooo

UAEM
MOR Felipe Neri, Mpio. de Tlalnepantla

0352
CASTILLO RODRÍGUEZ, A.
Efecto insecticida in vitro de la raíz del chilcuan (Heliopsis longipes) *sobre la larva de la mosca* Oestris ovis, Tesis Licenciatura, México, DF, Facultad de Medicina Veterinaria y Zootecnia UNAM, 1983, 31 pp.

ooo

BC/UNAM
UNAM/1983/C373

C

0353
CASTRO CID DEL PRADO, Víctor
Determinación de Capsaicina *en algunas variedades mexicanas de* Capsicum, Tesis Licenciatura, México, DF, Facultad de Química UNAM, 1979, 29 pp.
ooo
FQ/UNAM
66 1979

0354
CASTRO RAMÍREZ, Adriana Elena
"Conocimiento y rito en la actividad obstétrica de la medicina tradicional indígena", *Memorias del Segundo Coloquio de Medicina Tradicional Mexicana: un saber en recuperación*, ENEP Zaragoza UNAM, México, DF, 1988, pp. 95-100.
ooo
AFLORA
323

0355
CASTRO RAMÍREZ, Adriana Elena
Estudio comparativo del conocimiento sobre plantas medicinales utilizadas por dos grupos étnicos del municipio de Pahuatlán, Puebla, Tesis Licenciatura, Estado de México, ENEP Iztacala UNAM, 1988, 254 pp.
ooo
ENEPI/UNAM
B 0502/88
PUE Pahuatlán, Puebla
Nahua, totonaco

0356
CASTRO VALDOVINOS, Elías
Estudio fitoquímico de Exostema coulteri, Tesis Licenciatura, México, DF, Facultad de Química UNAM, 1987, 75 pp.
ooo
BC/UNAM
001-00524-C12-1987

0357
CATAÑO LEMUS, Esperanza
Estudio fitoquímico de Solanum eleagnifolium, Tesis Licenciatura, México, DF, ENCB IPN, 1976, 99 pp.
ooo
ENCB/IPN
T 1694 CAS .e

0358
CEDANO GONZÁLEZ, Silvia
Etnobotánica y aprovechamiento de los recursos genéticos vegetales en los sistemas de mercados agrícolas de los Valles Centrales de Oaxaca, Tesis Licenciatura, Estado de México, ENEP Iztacala UNAM, 1989, 93 pp.
ooo
ENEPI/UNAM
Tes/1989/C.G.
OAX Valles Centrales del estado

0359
CEDILLO PORTUGAL, Ernestina
Plantas útiles del municipio de Tepoztlán, Morelos, Tesis Maestría en Ciencias, México, DF, Facultad de Ciencias UNAM, 1990, 425 pp.
ooo
AFLORA
1986
MOR Tepoztlán

0360
CENTRO COORDINADOR INDIGENISTA DE SAN JUAN GUICHICOVI
"Remedios caseros mixes", INI, San Juan Guichicovi, 1986, 43 pp.

ººº

SSBS/INI
Área Medicina Tradicional
OAX San Juan Guichicovi
Mixe

0361
CENTRO COORDINADOR ESTATAL DE GUERRERO
Manual para equipos comunitarios de salud. Programa: "Atención primaria a la salud en la región indígena del estado de Guerrero", Olinalá, Guerrero, CCI INI/Gobierno del Estado de Guerrero, 1988, 321 pp.

ººº

AFLORA
1998
GRO Olinalá

0362
CENTROS COORDINADORES INDIGENISTAS, OAXACA
Parteras en las regiones indígenas del estado de Oaxaca. Informe final, Oaxaca, Oaxaca, INI/UNICEF, 1988, 133 pp.

ººº

SSBS/INI
OAX Ayutla, Jamiltepec
Mazateco, mixe

0363
CERDA SILVA, Roberto de la
"Los mame", *Revista Mexicana de Sociología. De la exposición etnográfica de la Universidad Nacional*, IIS UNAM, Vol. 2, Núm. 3, México, DF, 1940, pp. 61-100.

ººº

IIA/UNAM
R0874.0
CHIS Soconusco
Mame

0364
CERDA SILVA, Roberto de la
"Los cuicatecos", *Revista Mexicana de Sociología. De la exposición etnográfica de la Universidad Nacional*, IIS UNAM, Vol. 4, Núm. 4, México, DF, 1942, pp. 99-127.

ººº

IIA/UNAM	IIS/UNAM	ENAH
R0874.0	S/C	S/C

OAX Sierra de los Pápalo y Tehuitla
Cuicateco

0365
CERDA SILVA, Roberto de la
"Los tarahumaras", *Revista Mexicana de Sociología. De la exposición etnográfica de la Universidad Nacional*, IIS UNAM, México, DF, 1943, pp. 1-28.

ººº

ENAH
F/1537/C4
CHIH
Tarahumara

0366
CERDA SILVA, Roberto de la
"Los amuzgos", *Etnografía de México: síntesis monográficas*, IIS UNAM, México, DF, 1957, pp. 369-378.

ººº

C

INI ENAH
972.00497/E75 F/1537/C4
IIA/UNAM
ETN9BC[14644]L
OAX Amuzgos e Ipalapa, Oax; Xochistlahuaca, Zacualpan y Cozoyoapan, Gro.
Amuzgo

0367
CERDA SILVA, Roberto de la
"Los chichimeca-jonás", *Etnografía de México: síntesis monográficas*, IIS UNAM, México, DF, 1957, pp. 245-255.
ooo
INI ENAH
972.00497/E75 F/1537/C4
IIA/UNAM
ETN9BC[14644]L
GTO San Luis de la Paz
Chichimeca-jonás

0368
CERDA SILVA, Roberto de la
"Los chinantecos", *Etnografía de México: síntesis monográficas*, IIS UNAM, México, DF, 1957, pp. 397-404.
ooo
INI ENAH
972.00497/E75 F/1537/C4
IIA/UNAM
ETN9BC[14644]L
OAX La Chinantla
Chinanteco

0369
CERDA SILVA, Roberto de la
"Los choles", *Etnografía de México: síntesis monográficas*, IIS UNAM, México, DF, 1957, pp. 495-506.
ooo
INI ENAH
972.00497/E75 F/1537/C4
IIA/UNAM
ETN9BC[14644]L
OAX Suroeste de Oaxaca
Chol

0370
CERDA SILVA, Roberto de la
"Los cochimí-quilihuas", *Etnografía de México: síntesis monográficas*, IIS UNAM, México, DF, 1957, pp. 19-27.
ooo
INI ENAH
972.00497/E75 F/1537/C4
IIA/UNAM
ETN9BC[14644]L
BC Mpio. de Ensenada
Cochimí-quilihuas

0371
CERDA SILVA, Roberto de la
"Los coras", *Etnografía de México: síntesis monográficas*, IIS UNAM, México, DF, 1957, pp. 169-181.
ooo
INI ENAH
972.00497/E75 F/1537/C4
IIA/UNAM
ETN9BC[14644]L
NAY Sierra Madre Oriental
Cora

0372
CERDA SILVA, Roberto de la
"Los cucapás", *Etnografía de México: síntesis monográficas*, IIS UNAM, México, DF, 1957, pp. 9-17.
ooo

INI ENAH
972.00497/E75 F/1537/C4
IIA/UNAM
ETN9BC[14644]L
SON Sur de San Luis Río Colorado
Cucapá

0373
CERDA SILVA, Roberto de la
"Los cuicatecos", *Etnografía de México: síntesis monográficas*, IIS UNAM, México, DF, 1957, pp. 379-393.
ooo
INI ENAH
972.00497/E75 F/1537/C4
IIA/UNAM
ETN9BC[14644]L
OAX Sierra de los Pápalo y Tehuitla
Cuicateco

0374
CERDA SILVA, Roberto de la
"Los huaves", *Etnografía de México: síntesis monográficas*, IIS UNAM, México, DF, 1957, pp. 631-643.
ooo
INI ENAH
972.00497/E75 F/1537/C4
IIA/UNAM
ETN9BC[14644]L
OAX San Mateo del Mar
Huave

0375
CERDA SILVA, Roberto de la
"Los huicholes", *Etnografía de México: síntesis monográficas*, IIS UNAM, México, DF, 1957, pp. 183-199.
ooo
INI ENAH
972.00497/E75 F/1537/C4
IIA/UNAM
ETN9BC[14644]L
JAL Sierra Madre Oriental
Huichol

0376
CERDA SILVA, Roberto de la
"Los lacandones", *Etnografía de México: síntesis monográficas*, IIS UNAM, México, DF, 1957, pp. 477-491.
ooo
INI ENAH
972.00497/E75 F/1537/C4
IIA/UNAM
ETN9BC[14644]L
CHIS Lacanhá y Jatate
Lacandón

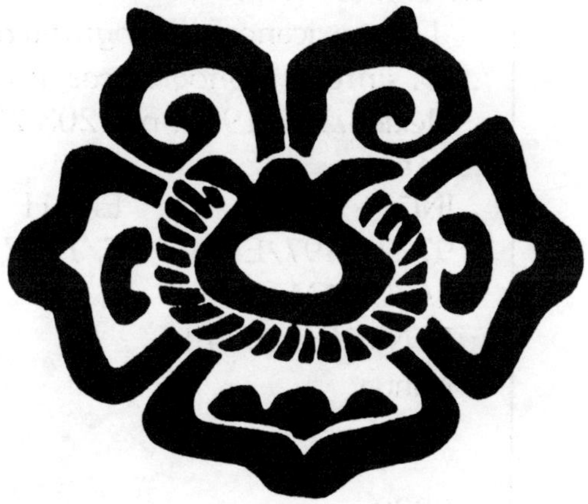

0377
CERDA SILVA, Roberto de la
"Los mam o mames", *Etnografía de México: síntesis monográficas*, IIS UNAM, México, DF, 1957, pp. 567-578.
ooo
INI ENAH
972.004/E75 F/1537/C4

C

IIA/UNAM
ETN9BC[14644]:L
CHIS Soconusco
Mame

0378
CERDA SILVA, Roberto de la
"Los mazatecos", *Etnografía de México: síntesis monográficas*, IIS UNAM, México, DF, 1957, pp. 327-337.
ººº

INI 972.00497/E75
ENAH F/1537/C4
IIA/UNAM ETN9BC[14644]L
OAX Mpio. de San Sebastián Tlacotepec
Mazateco

0379
CERDA SILVA, Roberto de la
"Los mexicanos", *Etnografía de México: síntesis monográficas*, IIS UNAM, México, DF, 1957, pp. 203-235.
ººº

INI 972.00497/E75
ENAH F/1537/C4
IIA/UNAM ETN9BC[14644]L
Nahua

0380
CERDA SILVA, Roberto de la
"Los mixes", *Etnografía de México: síntesis monográficas*, IIS UNAM, México, DF, 1957, pp. 607-619.
ººº

INI 972.00497/E75
ENAH F/1537/C4
IIA/UNAM ETN9BC[14644]L
OAX Sierra Juárez
Mixe

0381
CERDA SILVA, Roberto de la
"Los mixtecos", *Etnografía de México: síntesis monográficas*, IIS UNAM, México, DF, 1957, pp. 353-367.
ººº

INI 972.004/E75
ENAH F/1537/C4
IIA/UNAM ETN9BC[14644]L
OAX Mixteca oaxaqueña
Mixteco

0382
CERDA SILVA, Roberto de la
"Los otomíes", *Etnografía de México: síntesis monográficas*, IIS UNAM, México, DF, 1957, pp. 267-282.
ººº

INI 972.00497/E75
ENAH F/1537/C4
IIA/UNAM ETN9BC[14644]L
Otomí

0383
CERDA SILVA, Roberto de la
"Los pames", *Etnografía de México: síntesis monográficas*, IIS UNAM, México, DF, 1957, pp. 257-265.
ººº

INI 972.004/E75
ENAH F/1537/C4
IIA/UNAM ETN9BC[14644]L
SLP
Pame

0384
CERDA SILVA, Roberto de la
"Los pápagos", *Etnografía de México:

síntesis monográficas, IIS UNAM, México, DF, 1957, pp. 79-89.

ooo

INI 972.004/E75 | ENAH F/1537/C4

IIA/UNAM ETN9BC[14644]:L

SON Norte de Sonora

Pápago

0385

CERDA SILVA, Roberto de la

"Los popolocas de Veracruz", *Etnografía de México: síntesis monográficas*, IIS UNAM, México, DF, 1957, pp. 621-629.

ooo

INI 972.004/E75 | ENAH F/1537/C4

IIA/UNAM ETN9BC[14644]:L

VER Sur de Veracruz

Popoloca

0386

CERDA SILVA, Roberto de la

"Los tarahumaras", *Etnografía de México: síntesis monográficas*, IIS UNAM, México, DF, 1957, pp. 119-132.

ooo

INI 972.004/E75 | ENAH F/1537/C4

IIA/UNAM ETN9BC[14644]:L

CHIH Sierra Tarahumara

Tarahumara

0387

CERDA SILVA, Roberto de la

"Los tepehuas", *Etnografía de México: síntesis monográficas*, IIS UNAM, México, DF, 1957, pp. 657-667.

ooo

INI 972.004/E75 | ENAH F/1537/C4

IIA/UNAM ETN9BC[14644]:L

DGO Sierra de Durango

Tepehua

0388

CERDA SILVA, Roberto de la

"Los tojolabales o chañabales", *Etnografía de México: síntesis monográficas*, IIS UNAM, México, DF, 1957, pp. 553-564.

ooo

INI 972.004/E75 | ENAH F/1537/C4

IIA/UNAM ETN9BC[14644]:L

CHIS Mpio. Las Margaritas

Tojolabal

0389

CERDA SILVA, Roberto de la

"Los triquis", *Etnografía de México: síntesis monográficas*, IIS UNAM, México, DF, 1957, pp. 339-350.

ooo

INI 972.004/E75 | ENAH F/1537/C4

IIA/UNAM ETN9BC[14644]:L

OAX Copala y Chicahuaxtla

Triqui

0390

CERDA SILVA, Roberto de la

"Los tzotziles", *Etnografía de México: síntesis monográficas*, IIS UNAM, México, DF, 1957, pp. 535-551.

ooo

C

INI ENAH
972.004/E75 F/1537/C4
IIA/UNAM
ETN9BC[14644]:L
CHIS Altos de Chiapas
Tzotzil

0391
CERDA SILVA, Roberto de la
"Los zoc o zoques", *Etnografía de México: síntesis monográficas*, IIS UNAM, México, DF, 1957, pp. 595-606.
ooo
INI ENAH
972.004/E75 F/1537/C4
IIA/UNAM
ETN9BC[14644]:L
CHIS
Zoque

0392
CERDA SILVA, Roberto de la
"Los chochos o chuchones", *Etnografía de México: síntesis monográficas*, IIS UNAM, México, DF, 1957, pp. 317-326.
ooo
INI
972.00497/F75
OAX Coixtlahuaca
Chocho

0393
CERDA SILVA, Roberto de la
"Chontales de Oaxaca", *Etnografía de México: síntesis monográficas*, IIS UNAM, México, DF, 1957, pp. 45-54.
ooo
INI
972.00497/F75
OAX Yautepec y Tehuantepec
Chontal

0394
CERDA SILVA, Roberto de la
"Matlatzincas o pirindas", *Etnografía de México: síntesis monográficas*, IIS UNAM, México, DF, 1957, pp. 293-301.
ooo
INI
972.00497/F75
MEX Valle de Toluca
Matlatzinca

0395
CERDA SILVA, Roberto de la
"Los pimas", *Etnografía de México: síntesis monográficas*, IIS UNAM, México, DF, 1957, pp. 91-101.
ooo
INI
972.00497/F75
SON Maycoba, Quipurito, San Antonio de las Huertas
Pima

0396
CERDA SILVA, Roberto de la
"Los zapotecos", *Etnografía de México: síntesis monográficas*, IIS UNAM, México, DF, 1957, pp. 407-422.
ooo
INI
972.00497/F75
OAX Ixtlán, Villa Alta y Choapan
Zapoteco

0397
CERVANTES CASTILLO, Refugio
Estudio fitoquímico de Pedilanthus tithymaloides (*candelilla*), Tesis Licenciatura, México, DF, ENCB IPN, 1979, 26 pp.
ooo

DF/ENCB/IPN
1979/12

0398
CERVANTES ESCANDÓN, María Teresa
"Enfermedades y especialistas de la medicina tradicional en Sicuicho", DGCP, Michoacán, 1982, 19 pp.
ooo
CID/DGCP
No. de Ad. 37
MICH Sicuicho
Purépecha

0399
CERVANTES ESCANDÓN, María Teresa
Recetario de plantas medicinales, Inédito, Michoacán, 1985, 116 pp.
ooo
URM/DGCP
Archivo de Investigaciones Inéditas
MICH Sicuicho
Purhépecha

0400
CERVANTES SERVÍN, Luis Manuel
Plantas medicinales del distrito de Ocotlán en la región de los Valles Centrales de Oaxaca, México, Tesis Licenciatura, México, DF, Facultad de Ciencias UNAM, 1979, 301 pp.
ooo
FC/UNAM
Betb 1979 C
OAX Distrito de Ocotlán
Zapoteco

0401
CERVANTES, Vicente
Ensayo para la materia médica mexicana. Edición de "El Estudio", México, Oficina Tipográfica de la Secretaría de Fomento, 1889, 54 pp.
ooo
AFLORA
1016

0402
CHACÓN JIMÉNEZ, Jorge
Aspectos farmacológicos de la digital, Tesis Licenciatura, México, DF, ENMyH IPN, 1972, 58 pp.
ooo
ENMyH/IPN
Tesis 107

0403
CHAVARÍN RIVERA, Carolina
Contribución a la química del piquerol. Piqueria trinervia, Tesis Licenciatura, México, DF, Facultad de Química UNAM, 1985, 29 pp.
ooo
FQ/UNAM
69 1985

0404
CHAVERO, E. L. y ROCES, M. E. A.
"Ethnobotany in a tropical-humid region: the home gardens of Balzapote, Veracruz, Mexico", *Journal of Ethnobiology*, Vol. 8, Num. 1, 1988, pp. 45-49.
ooo
VER Balzapote

0405
CHÁVEZ MOCTEZUMA, Irene
Estudio químico de la Macromeria

C

longiflora, Tesis Licenciatura, México, DF, ENCB IPN, 1957, 47 pp.

ooo

ENCB/IPN
T 0476 CHA .e

0406
CHÁVEZ PALACIOS, Claudia
Investigación del poder bactericida del chile en microorganismos que atacan a los alimentos, Tesis Licenciatura, México, DF, Facultad de Química UNAM, 1980, 108 pp.

ooo

FQ/UNAM
001-00524-C19-1980

0407
CHÁVEZ SOTO, Marco Antonio
"Guaco (*Aristolochia taliscana*)". En: IMSS, *Medicina tradicional y herbolaria: materiales para su estudio*, IMSS, México, DF, 1984, pp. 101.

ooo

B/Xochi
350.77/IMSS(600)

0408
CHÁVEZ SOTO, Marco Antonio
"Ruda (*Ruta chalepensis*)". En: IMSS, *Medicina tradicional y herbolaria: materiales para su estudio*, IMSS, México, DF, 1984, pp. 98.

ooo

B/Xochi
350.77/IMSS(600)

0409
CHÁVEZ, B.C. y OCAMPO, V.E.
Estudio preliminar de etnobotánica y algunas implicaciones ecológicas en los ejidos: El Higuerón, Jicarero, Chimalco y Tlatenchi del Valle de Jojutla, Morelos, Tesis Licenciatura, Cuernavaca, Morelos, Escuela de Ciencias Biológicas Universidad Autónoma del Estado de Morelos, 1979.

ooo

UAEM
MOR Ejidos El Higuerón, Jicarero, Chimalco, Tlatenchi

0410
CHEMIN B., Dominique
"Rituales relacionados con la venida de lluvia, la cosecha y las manifestaciones atmosféricas, telúricas, maléficas, región pame de Sta. Ma. Acapulco, SLP", *Anales de Antropología*, IIA UNAM, Vol. 17, Núm. 2, México, DF, 1980, pp. 67-97.

ooo

IIA/UNAM MNAH/INAH
R0305.0 GN4/M4/v5
SLP Sta. Ma. Acapulco
Pame

0411
CHEMIN B., Dominique
El chamanismo en la región pame de Santa Ma. Acapulco, SLP y de Tancoyol, Querétaro, San Luis Potosí, SLP, Biblioteca de Historia Potosina, 1988, 51 pp. (Serie Cuadernos, 92).

ooo

SLP Sta. Ma. Acapulco y Tancoyol
Chocho-popoloca

0412
CHEMIN BASSLER, Heidi
Los pames septentrionales de San

Luis Potosí, México, DF, INI, 1984, 249 pp. (Serie de Investigaciones Sociales, 13).

∘∘∘

BN/UNAM
SLP Mpios. de Sta. Catarina, Rayón, Tamasopo, Alquines y Ciudad del Maíz
Pame

0413
CHIMALHUA, Cosme B.
Tlatolli. Testimonios de la cultura tradicional de la Sierra de Zongolica, Veracruz, DGCP SEP, 1989, 65 pp.

∘∘∘

CID/DGCP
1041
VER Sierra de Zongolica

0414
CHINO VARGAS, Soledad y JACQUES RÍOS, María Patricia
Contribución al conocimiento de la flora medicinal de Quimixtlán, Puebla, Tesis Licenciatura, Estado de México, ENEP Iztacala UNAM, 1986, 344 pp.

∘∘∘

ENEPI/UNAM
B 0296/86 Ch 35
PUE Quimixtlán

0415
CHRISTENSEN, Bodil
"Notas sobre la fabricación del papel indígena y su empleo para brujerías en la Sierra Norte de Puebla", *Revista Mexicana de Estudios Antropológicos*, Sociedad Mexicana de Antropología, Vol. 6, Núm. 1, México, DF, 1942, pp. 109-124.

∘∘∘

IIA/UNAM	COLMEX
R0873.0	913.72/R454

PUE Sierra Norte de Puebla
Otomí

0416
CHRISTENSEN, Bodil
"Los otomíes del estado de Puebla", *Mesa Redonda: "Huastecos, totonacos y sus vecinos", Jalapa 22-28 jul 1951*, Sociedad Mexicana de Antropología, México, DF, 1953, pp. 259-268.

∘∘∘

BN/UNAM	IIA/UNAM
572.097205/SOC.r	ANT2.21A

COLMEX
913.72/R454
PUE Mpios. de Honey, Pahuatlán, Tlacuilotepec, Cuaxtla y Tlaxco
Otomí

0417
CHRISTENSEN, Bodil
"Los graniceros", *Revista Mexicana de Estudios Antropológicos*, Sociedad Mexicana de Antropología, Vol. 18, México, DF, 1967, pp. 87-95.

∘∘∘

IIA/UNAM	COLMEX
R0873.0	913.72/R454

Nahua

0418
CHRISTENSEN, Bodil y MARTÍ, Samuel
Brujerías y papel precolombino, México, DF, Ediciones Euroamericanas, 1979, 88 pp. (Biblioteca Interamericana Bilingüe, 1).

∘∘∘

C

DEAS UAMX
398.358/Ch464b F12193/P3/C37
BN/UNAM
133.4/CHRI:w/1979
PUE San Pablito, Sierra Norte de Puebla
Otomí

0419
CICCO, Gabriel de
"The chatino". En: WAUCHOPE and VOGT (Eds.), *Handbook of Middle American Indians*, Ethnology Part I, Tomo 7, University of Texas Press, Austin, Texas, 1967, pp. 364.
ooo
MNAH/INAH IH/UNAM
LBS/F1434/H35 F1434/H3/v7
COLMEX
REF/970.428/H236/v7
OAX Nopala y San Juan Quiahije
Chatino

0420
CIFUENTES, Enrique
"Salud y medicina tradicional en una región nahua de la Sierra de Puebla", *Memorias del Primer Coloquio de Medicina Tradicional Mexicana: un saber en extinción*, ENEP Zaragoza UNAM, México, DF, 1987, pp. 80.
ooo
SDGO AFLORA
S/R133/C63/1987 588
PUE Sierra Norte de Puebla
Nahua

0421
CIFUENTES, Enrique y cols.
Herbolaria medicinal de la Sierra Norte de Puebla, México, DF, CONACYT/INI, 1987, 186 pp.
ooo
JB/UNAM
Área Etnobotánica
PUE Sierra Norte de Puebla

0422
CIFUENTES, Enrique y MONDRAGÓN, Marina
"La dieta y la salud en comunidades étnicas de la Sierra de Puebla", *Memorias del Segundo Coloquio de Medicina Tradicional Mexicana: un saber en recuperación*, ENEP Zaragoza UNAM, México, DF, 1988, pp. 81-85.
ooo
ENEPZ/UNAM AFLORA
PUE Sierra Norte de Puebla
Nahua

0423
CIFUENTES, Enrique; SALAZAR, H. y SALAZAR, E.
"Etnomedicina en la Sierra Norte de Puebla: oniromancia y plegarias para la recuperación del tonalli", *América Indígena*, III, Vol. 49, Núm. 4, México, DF, sep-dic, 1989, pp. 675-682.
ooo
IIA/UNAM MNAH/INAH
R0286.0 E65/A512i/v49
PUE Sierra Norte de Puebla
Nahua

0424
CIVERA CERECEDO, Magali
"Los dientes y sus enfermedades entre los mexicas". En: Alfredo LÓPEZ AUSTIN y Carlos VIESCA TREVIÑO (Coords.), *Historia general de la medicina en México. México antiguo*, Academia Nacional de Medicina/Facultad

de Medicina, UNAM, México, DF, 1984, pp. 251-255.

ooo

MNAH/INAH
FOL/R465/H58
Nahua

0425
CLAVEL TOSCANO, Beatriz
Medicina maya, México, DF, 1982.

ooo

HFM/UNAM
S 610.972015 CLA
Maya

0426
CLAVIJERO, Francisco Javier
"Breve noticia de las plantas y animales de México", *La Naturaleza*, Vol. 6, Núm. 6, 1884, pp. 126.

ooo

MNAH/INAH
1884

0427
CLAVIJERO, Francisco Javier
Historia antigua de México, México, Porrúa, 1987, 621 pp. (Sepan Cuántos, 29).

ooo

IBB/UNAM
Acervo Histórico

0428
Códice florentino, Tomos 1-3, México, DF, Archivo General de la Nación, 1979.

ooo

IB/UNAM
Acervo Histórico

0429
COHETO MARTÍNEZ, Cándido
"La medicina tradicional en la cosmovisión india", *Memorias del Primer Coloquio de Medicina Tradicional Mexicano: un saber en extinción*, ENEP Zaragoza UNAM, México, DF, 1987, pp. 89-90.

ooo

AFLORA
584

0430
COLBY, Benjamin
"Psychological orientations", En: WAUCHOPE and NASH (Eds.), *Handbook of Middle American Indians*, Social anthropology, Tomo 6, University of Texas Press, Austin, Texas, 1967, pp. 420-422.

ooo

MNAH/INAH
LBS/F1434/H35
IIH/UNAM
F1434/H3/v6
COLMEX
REF/970.428/H236/v6

0431
COLÍN BARENGUE, Laura
Cuantificación de los receptores a la acetilcolina en músculos de animales intoxicados con tullidora (Karwinskia humboldtiana), Tesis Licenciatura, Estado de México, ENEP Iztacala UNAM, 1981.

ooo

ENEPI/UNAM
B 025/81

0432
COLÍN JUÁREZ, Catalina
"Medicina tradicional y desarrollo", DGCP, Uruapan, Michoacán, 1981, 6 pp.

C

ooo
CID/DGCP
No. de Ad. 138
MICH

0433
COLÍN JUÁREZ, Catalina
"La medicina tradicional en el área mazahua", DGCP, Uruapan, Michoacán, 1982, 9 pp.
ooo
CID/DGCP
No. de Ad. 39
MICH
Mazahua

0434
COLLADO ARDÓN, Rolando
"El pensamiento en las medicinas paralelas y el pensamiento médico científico", *Revista de la Universidad de México*, Difusión Cultural UNAM, Vol. 29, Núm. 6, México, DF, febrero, 1975, pp. 17-20.
ooo
IIA/UNAM MNAH/INAH
R0882.0 LE7/M6K
IIH/UNAM
216-00

0435
COLLADO ARDÓN, Rolando
"El paradigma en la dialéctica de las medicinas americanas", *Medicina tradicional: alternativa para la salud. Estudios del Tercer Mundo*, CEESTEM AC, Vol. 2, Núm. 4, México, DF, diciembre, 1979, pp. 651-661.
ooo
IIA/UNAM IIH/UNAM
R0594.5 216-00
MNAH/INAH
AP63/E8

0436
COLLIER, George A.
Los planos de interacción del mundo tzotzil: bases ecológicas de la tradición en los Altos de Chiapas, México, DF, SEP INI, 1975, 297 pp. (Serie Antropología Social, 48).
ooo
ENAH CIESAS
GN4/I58/v48 301.2972/C237F
INI
I/306/A57/AS48
CHIS Altos de Chiapas
Tzotzil

0437
COMAS CAMPS, Juan
"La asistencia pública y el desarrollo biológico del indígena", *Ensayos sobre indigenismo*, III, México, DF, 1953, pp. 19-25. (Ediciones Especiales, 13).
ooo
III INI
970.1/C. 972.00497/C64
COLMEX
980.04/C728e
Maya, mazateco, nahua, otomí, purépecha, tarahumara, tojolabal, triqui, yaqui

0438
COMAS CAMPS, Juan
"Influencia indígena en la medicina hipocrática, en la Nueva España del siglo XVI", *América Indígena*, III, Vol. 14, Núm. 4, México, DF, 1954, pp. 327 361.
ooo
INI
(A.I.) XIV (4)

0439
COMAS CAMPS, Juan
"Influencia de la medicina azteca en la obra de fray Agustín Farfán (1579)", *Actas y Memorias del XXXI Congreso Internacional de Americanistas, San Pablo 23-28 agosto 1954*, ANHEMBI, Vol. 1, San Pablo, Brasil, 1955, pp. 27-40.
ººº
IIA/UNAM IIH/UNAM
ANT2.2A E51/C577
Nahua

0440
COMAS CAMPS, Juan
"Principales contribuciones indígenas precolombinas a la cultura universal", *América Indígena*, III, Vol. 17, Núm. 1, México, DF, 1957, pp. 39-85.
ººº
INI
(A.I.) XVII (1)

0441
COMAS CAMPS, Juan
"Un caso de aculturación farmacológica en la Nueva España del siglo XVI: el tesoro de medicinas de Gregorio López", *Anales de Antropología*, IIA UNAM, Vol. 1, México, DF, 1964, pp. 145-173.
ººº
IIA/UNAM ENAH
R0305.0 F/1190/C6
Nahua

0442
COMAS CAMPS, Juan
"La medicina aborigen mexicana en la obra de fray Agustín de Vetancurt (1698)", *Anales de Antropología*, IIA UNAM, Vol. 5, México, DF, 1968, pp. 129-162.
ººº
IIA/UNAM ENAH
R0305.0 F/1131/C6
MNAH/INAH
GN2/M4/v5
Nahua

0443
COMAS CAMPS, Juan
"Influencia de la farmacopea y terapéutica indígenas de Nueva España en la obra de Juan de Barrios, 1607", *Anales de Antropología*, IIA UNAM, Vol. 8, México, DF, 1971, pp. 125-150.
ººº
IIA/UNAM MNAH/INAH
R0305.0 GN2/M4/v5
ENAH
F/1120/C6
Nahua

0444
COMPADRE, C. M.
"The intensely sweet herb, *Lippia dulcis* Trev., historical uses, field inquiries and constituents", *Journal of Ethnopharmacology*, Vol. 15, Num. 1, 1986, pp. 89-106.
ººº
IIB/UNAM
He

0445
CONCHA AHUJA, Silvia de la y cols.
El curanderismo en el Distrito Federal, Tesis Licenciatura, México, DF, Facultad de Ciencias Políticas y Sociales UNAM, 1977.
ººº

C

FCPyS/UNAM
1977
DF

0446
CONTRERAS MORALES, Lázaro
Introducción al estudio de la toxicidad producida por huinar en ratones blancos, Tesis Licenciatura, México, DF, Facultad de Medicina Veterinaria y Zootecnia UNAM, 1976, 299 pp.
ººº
BC/UNAM
UNAM/1976

0447
CONTRERAS R., Carlos
Cincuenta plantas medicinales indígenas, México, DF, 1933, 28 pp.
ººº
HFM/UNAM
S 610.82 M15 (8) A.1945

0448
COOK DE LEONARD, Carmen
"Robert Weitlaner y los graniceros", *Summa antropológica en homenaje a Robert Weitlaner*, INAH SEP, México, DF, 1966, pp. 291-298.
ººº
DEAS IIA/UNAM
306/S8825 AF16B:L
MEX Nejapa, Sierra Nevada
Nahua

0449
COOK, Sherburne F.
Santa María Ixcatlán: habitat, population, subsistence, Berkeley, EU, University of California Press, 1958, 282 pp. (Ibero-Americana, 41).
ººº
III INI
05/(73)/I. 972.74/C66
COLMEX
309.1727/C771s
OAX Sta. Ma. Ixcatlán
Ixcateco

0450
CORDERO, M. y cols.
Reseña de algunas plantas industriales (mora, gusano y chicalote), México, DF, s/f, 339 pp.
ººº
IBB/UNAM
SB 241 C7

0451
CÓRDOBA OLIVARES, Francisco
"Ciclo de vida y cambio social entre los zoques de Ocotepec y Chapultenango, Chiapas", *Los zoques de Chiapas*, SEP INI, México, DF, 1975, pp. 194-216. (Serie Antropología Social, 39).
ººº
INI
I/306/A57/N39
CIESAS
082.972/I654v/39
DEAS
PS/30672/I654i/39
CHIS Ocotepec, Chapultenango
Zoque

0452
CÓRDOVA MOGUEL, Leticia
Reseña histórica y ensayo etnográfico sobre los chontales del municipio de Nacajuca, Tabasco, Tesis Licenciatura, México, DF, ENAH, 1987, 115 pp.
ººº

MNAH/INAH
GN2/M6112/TESIS/836
TAB Nacajuca
Chontal

0453
CÓRDOVA OSNAGA, Lucía
Contribución al estudio de la actividad mutagénica de las fitohematoglutinas aisladas de algunas variedades de Phaseolus vulgaris *más comunes en México*, Tesis Licenciatura, Cuautitlán, Estado de México, FES Cuautitlán UNAM, 1986, 75 pp.
ººº
FESC/UNAM
3 1986

0454
CORONA NÚÑEZ, José
"Fuentes termales y medicinales del antiguo obispado de Michoacán", *IV Mesa Redonda: "El Occidente de México", 23-28 sept 1946*, Sociedad Mexicana de Antropología, México, DF, sept, 1948, pp. 137-138.
ººº
IIA/UNAM IIH/UNAM
ANT2.21A E51/C577
MICH Cuenca del Lago de Cuitzeo
Purépecha

0455
CORTÉS A., Alma Rosa
"Efecto de la acetil-colina sobre músculo expuesto a *Tagetes lucida*", *Memorias del XIX Congreso Nacional de Ciencias Farmacéuticas*, oct, 1976.
ººº
FQ/UNAM
3. 1976

0456
CORTÉS P., Jesús
"La medicina tradicional en la sierra mazateca". En: Luis Alberto VARGAS y Carlos VIESCA TREVIÑO (Eds.), *Estudios de antropología médica*, Tomo 4, IIA UNAM, México, DF, 1986, pp. 41-52.
ººº
ENAH INI
GN296/E88 615537/E77
UAMI MNAH/INAH
F12193/M5/E86 GN296/E8/V4
OAX Sierra mazateca
Mazateco

0457
CORTÉS RODRÍGUEZ, Edna Alicia
Estudio etnobotánico comparativo de los grupos indigenas kumiai, pai pai del norte de Baja California, Tesis Licenciatura, Baja California, Escuela Superior de Ciencias Universidad Autónoma de Baja California, 1988, 46 pp.
ººº
AFLORA
1044
BC Zona norte de Baja California
Kumiai, pai pai

0458
CORTÉS RUIZ, Efraín
San Simón de la Laguna: la organización familiar y lo mágico religioso en el culto al oratorio, México, DF, SEP INI, 1972, 165 pp. (Serie Antropología Social, 12).
ººº
INI ENAH
I/306/A57/N12 GN4/I58/v12
UAMI BN/UNAM
F1301/C67 972/CORs

MEX San Simón de la Laguna
Mazahua

0459
CORTEZ RAMÍREZ, Pedro
Estudio bibliográfico de la planta denominada cuachalalate, desde el punto de vista de la toxicología, Juliana adstringens, Tesis Licenciatura, México, DF, Facultad de Química UNAM, 1979, 46 pp.

ooo

FQ/UNAM
79 1979

0460
COSMINSKY, Sheila
"El papel de la comadrona en Mesoamérica", *América Indígena*, III, Vol. 37, Núm. 2, México, DF, 1977, pp. 305-335.

ooo

INI
(A.I.) XXXVII (2)

0461
COSMINSKY, Sheila
"La atención del parto y la antropología médica". En: Boris VELMIROVIC (Ed.), *La medicina moderna y la antropología médica en la población fronteriza mexicano-estadounidense*, PAHO/OPS/OMS, Washington, DC, 1978, pp. 132-143. (Publicación Científica, 359).

ooo

ENAH	MNAH/INAH
GN296/P35	LBS/R465/v54

0462
COURY, Charles
La medicine de l'Amerique precolombine, París, Francia, Les Editions Roger Da Costa, 1969, 350 pp.

ooo

MNAH/INAH	CEMCA
LBS/R150/C68	F44

Valle de México
Nahua, maya

0463
COVARRUBIAS, Miguel Ángel
El sur de México, México, INI, 1980, 513 pp. (Clásicos de la Antropología Mexicana, 9).

ooo

INI
I306C53 No.9
Sur de la República Mexicana

0464
COWON, F. K.
"Las yerbas de la gente", *Anthropological Papers*, Museum of Anthropology, University of Michigan, Vol. 1975, Num. 60, 1975.

ooo

IIA/UNAM
AF16B(1975)

0465
COZARIT M., Ismael
Medicina tradicional mayo, Hermosillo, Sonora, DGCP, 1985, 75 pp. (Cuaderno de Trabajo, 2).

ooo

CID/DGCP
No. de Ad.114
SON
Mayo

0466
CRUMRINE, Ross N.
"La tierra te devorará: un análisis estructural de los ritos indígenas mayos", *América Indígena*, III, Vol. 33, Núm. 4, México, DF, 1973, pp. 11-19.

ooo

IIA/UNAM
R0286.0
SON Sur de Sonora
Mayo

0467
CRUMRINE, Ross N.
El ceremonial de pascua y la identidad de los mayos de Sonora, México, DF, SEP INI, 1973, 363 pp. (Serie Antropología Social, 31).

ooo

UAMX	INI
F1220/C68/n31	I/306/A57/n31
DEAS	
PS/306.72/I654i/n31	

SON Sur de Sonora
Mayo

0468
CRUMRINE, Ross N.
"Identidad de los mayos del noreste de México basada en su catolicismo popular y la medicina tradicional". En: Carlos Ernesto PINZÓN y Rosa SUÁREZ P., *Otra América en construcción: medicinas tradicionales y religiones populares*, Instituto Colombiano de Cultura/ Instituto Colombiano de Antropología/ Universidad de Amsterdam, Colombia, 1991, pp. 255-265.

ooo

SON
Mayo

0469
CRUMRINE, Ross N. y CRUMRINE, M. Louis
"El papel integracional del simbolismo ritual de los 'folks' santos: la velación de San Cayetano de los indígenas mayo y los mestizos, Sonora, México", *Actas del XLI Congreso Internacional de Americanistas, México 2-7 sept 1974*, INAH, Vol. 3, México, DF, 1976, pp. 129-130.

ooo

IIA/UNAM	IIH/UNAM
ANT2.2A	E51/C577

SON San Cayetano
Mayo

0470
CRUZ EGUÍA, Joaquín y MÁRQUEZ, Lis
Sapogeninas esteroidales en el tallo de Yuca filifera, Tesis Licenciatura, México, DF, Facultad de Química UNAM, 1985, 34 pp.

ooo

FQ/UNAM
3 1985

0471
CRUZ FLORES, Orlando
Determinación de la estructura de la nitenina, un nuevo flavano aislado de Tephrosia nitens Benth, Tesis Licenciatura, México, DF, Instituto de Química UNAM/Universidad Autónoma de Chiapas, 1983, 75 pp.

ooo

IQ/UNAM
410c

0472
CRUZ LORENZO, Hugo
Plantas utilizadas popularmente en

C

la curación de padecimientos renales, Tesis Licenciatura, México, DF, Facultad de Ciencias UNAM, 1979, 75 pp.

ooo

FC/UNAM
Betb 1979

0473
CRUZ RUIZ, Miguel
"Experiencias con la médicina indígena regional en una investigación educativa asistencial", *Memorias del Primer Coloquio de Medicina Tradicional Mexicana: un saber en extinción*, ENEP Zaragoza UNAM, México, DF, 1987, pp. 12-15.

ooo

AFLORA
591

0474
CRUZ RUIZ, Miguel
"¿Se dispone de una metodología apropiada para la investigación de la medicina tradicional?", *Memorias del Cuarto Coloquio de Medicina Tradicional Mexicana: un saber en integración*, ENEP Zaragoza UNAM, México, DF, 1990, pp. 89-95.

ooo

AFLORA
775

0475
CRUZ RUIZ, Miguel y cols.
"Medicina y magia en el estado de Tabasco", *Memorias del Tercer Coloquio de Medicina Tradicional Mexicana: un saber en discusión*, ENEP Zaragoza UNAM, México, DF, 1989, pp. 37-43.

ooo

AFLORA
610
TAB

0476
CRUZ SÁNCHEZ, José Luis
Estudio sobre la botánica económica del municipio de Texcoco, Tesis Licenciatura, Estado de México, ENEP Iztacala UNAM, 1986, 96 pp.

ooo

ENEPI/UNAM
B 0318/86 C 78
MEX Texcoco

0477
CRUZ, Martín de la
Libellus de Medicinalibus Indorum Herbis, México, DF, IMSS, 1964, 385 pp.

ooo

AFLORA
105

0478
CRUZ, Wilfrido C.
"La medicina entre los zapotecas", *Oaxaca recóndita: razas, idiomas, costumbres, leyendas y tradiciones del estado de Oaxaca*, Talleres Linotipográficos Beatriz de Silva, México, DF, 1946.

ooo

BN/UNAM
972.72/CRUZ.o
OAX Valle de Oaxaca
Zapoteco

0479
CRUZ, Wilfrido C.
"La hechicería entre los zapotecas",

Oaxaca recóndita: razas, idiomas, costumbres, leyendas y tradiciones del estado de Oaxaca, Talleres Linotipográficos Beatriz de Silva, México, DF, 1946.

ooo

BN/UNAM
972.72/CRUZ.o
OAX Valle de Oaxaca
Zapoteco

0480
CUERNO CLAVEL, Lorena Esmeralda y DOMÍNGUEZ HERNÁNDEZ, Marina del Socorro
Costumbres y creencias relacionadas con el proceso de gestación, parto y puerperio, Tesis Licenciatura, México, DF, ENAH, 1989.

ooo

ENAH
PUE Santiago Yancuictlalpan
Nahua, totonaco

0481
CUEVAS GONZÁLEZ BRAVO, Gabriel E.
Estudio químico de Salvia breviflora, Tesis Licenciatura, México, DF, Instituto de Química UNAM/Universidad La Salle, 1986, 55 pp.

ooo

IQ/UNAM
505c

0482
CUEVAS SUÁREZ, Susana
"Aves mágico-religiosas", *Ornitología amuzga: un análisis etnosemántico*, INAH SEP, México, DF, 1985, pp. 104-110. (Colección Científica, 145).

ooo

ENAH
X1/1980/C97u
OAX San Pedro Amuzgos
Amuzgo

0483
CUEVAS, B.
Plantas medicinales de Yucatán, Mérida, Yucatán, Imprenta Linotípica de la UADY, 1913.

ooo

UADY
YUC

0484
CURRIER, Richard L.
"The hot-cold syndrome and symbolic balance in mexican and spanish-american folk medicine", *Ethnology*, University of Pittsburg Press, Vol. 5, Num. 3, Pittsburg, EU, july, 1966, pp. 251-263.

ooo

IIA/UNAM COLMEX
AF16B[12930]:L 572.05/E66

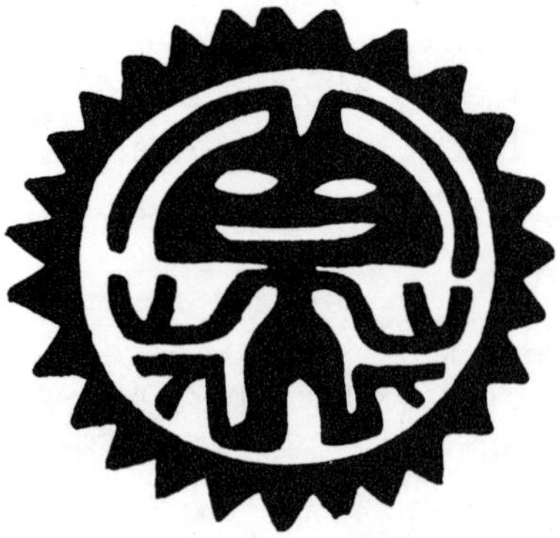
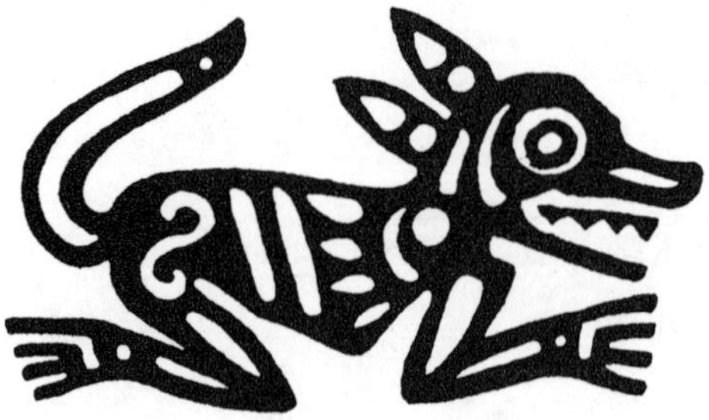
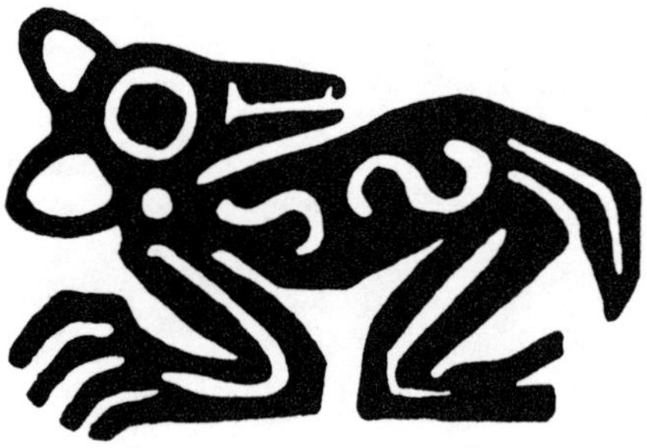
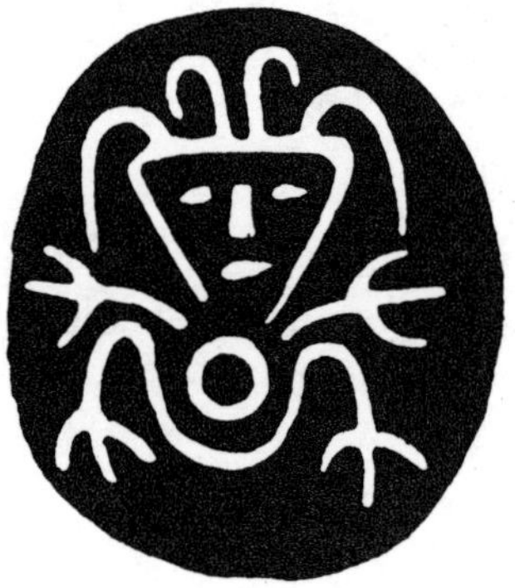
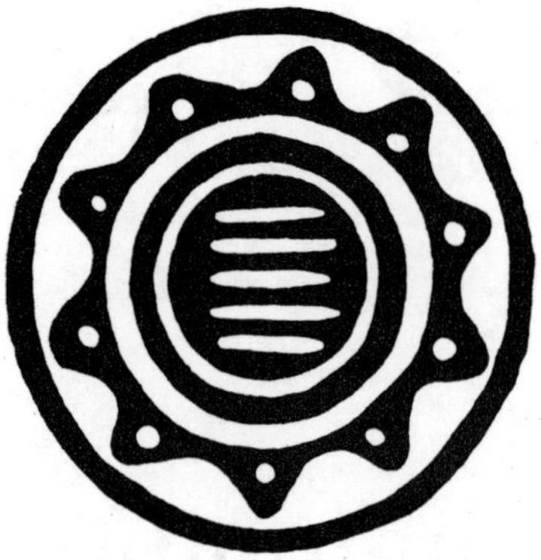
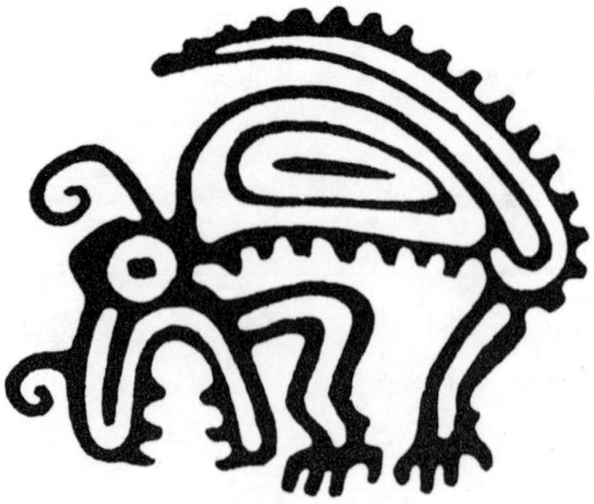

0485
DAHLGREN DE JORDÁN, Barbro
"Grupo cora, Sierra del Nayar, Jesús María, Nayarit", INAH/CAPFCE SEP, México, DF, octubre, 1961, 9 pp.
ooo
ENAH MNAH/INAH
F/532/D34 LBS/GN37/M4/A55
NAY Jesús María, Sierra del Nayar
Huichol

0486
DAHLGREN DE JORDÁN, Barbro
Los nahuas de Tuxpan, Jalisco, México, DF, INAH/CAPFCE SEP, 1961.
ooo
ENAH
F/550/D24
JAL San Sebastián Tuxpan
Nahua

0487
DAHLGREN DE JORDÁN, Barbro
"Ciencias y conocimiento", *La mixteca: su cultura e historia prehispánicas*, UNAM, México, DF, 1966, pp. 315-327. (Cultura Mexicana).
ooo
ENAH
F1221/M7/D35
COLMEX
972.017/D13m/1966
OAX Mixteca oaxaqueña
Mixteco

0488
DAVIDSON, J.D. y ORTIZ DE MONTELLANO, Bernardo
"The antibacterial properties of aztec wound remedy", *Journal of Ethnopharmacology*, Vol. 8, Num. 2, 1983, pp. 149-161.
ooo
IIB/UNAM
He

0489
DÁVILA ORTIZ, Gloria
Fraccionamiento de un extracto ácido de látex de cuaguayote (Pileus mexicanus) *por sephadex, G-75*, Tesis Licenciatura, México, DF, ENCB IPN, 1964, 58 pp.
ooo
ENCB/IPN
T 0714 DAV .f

D

0490
DAVIS, Virginia Dale
"Illness and curing", *Ritual of the northern lacandon maya*, Ph. D. Thesis, University of Tulane, Tulane, EU, 1978, pp. 36-54.
○○○
COLMEX IIA/UNAM
MP/2445 AF16B:L
CHIS Naha, Lacanhá e Itzá
Lacandón

0491
DELGADO LARA, Adrián Gabriel
Medicina tradicional: prácticas médicas de los chontales de Tabasco, CCI Región Chontal INI, Inédito, Nacajuca, Tabasco, 1983, 64 pp.
○○○
INI
TAB Nacajuca
Chontal

0492
DELGADO LARA, Adrián Gabriel
Relatos de un curandero chontal de Oxiacaque, Nacajuca, Tabasco, Rosendo de la Cruz, CCI Región Chontal INI, Inédito, Nacajuca, Tabasco, 1984.
○○○
INI
TAB Oxiacaque, Nacajuca
Chontal

0493
DELGADO, José Luis
"Alferecía". En: IMSS, *Medicina tradicional y herbolaria: materiales para su estudio*, IMSS, México, DF, 1984, pp. 65-66.
○○○
B/Xochi
350.77/IMSS (600)

0494
DELGADO, José Luis
"Empacho". En: IMSS, *Medicina tradicional y herbolaria: materiales para su estudio*, IMSS, México, DF, 1984, pp. 60-62.
○○○
B/Xochi
350.77/IMSS (600)

0495
DELGADO, José Luis
"Latido". En: IMSS, *Medicina tradicional y herbolaria: materiales para su estudio*, IMSS, México, DF, 1984, pp. 63-64.
○○○
B/Xochi
350.77/IMSS (600)

0496
DELGADO, José Luis
"Mollera caída". En: IMSS, *Medicina tradicional y herbolaria: materiales para su estudio*, IMSS, México, DF, 1984, pp. 58-59.
○○○
B/Xochi
350.77/IMSS (600)

0497
DELGADO, José Luis
"Pasamiento, corrimiento y disentería". En: IMSS, *Medicina tradicional y herbolaria: materiales para su estudio*, IMSS, México, DF, 1984, pp. 67-69.
○○○

B/Xochi
350.77/IMSS (600)

0498
DEPTO. DE ESTADÍSTICA NACIONAL
Catálogo alfabético de los sinónimos populares mexicanos de las enfermedades y su clasificación conforme clave internacional, México, DF, Secretaría de Economía, 1956.

ooo

MNAH/INAH
FST/6533

0499
DGCP
La herbolaria en la salud infantil de la comunidad purépecha de Comachuen, UR-Michoacán, DGCP, Michoacán, Inédito, 1983.

ooo

CID/DGCP
No. de Ad. 44
MICH Comachuen
Purépecha

0500
DGCP
Plantas medicinales de Totontepec, DGCP, Totontepec, Oaxaca, Inédito, 1984.

ooo

CID/DGCP
No. de Ad. 133
OAX Totontepec
Mixe

0501
DGCP
Plantas medicinales, UR-Acayucan, DGCP SEP, Inédito, Acayucan, Veracruz, mayo, 1979, 10 pp.

ooo

DGCP 5
VER Sabaneta, Hueyapan de Ocampo
Popoluca, zoque

0502
DGCP
Aspectos de la religión nahua, Acayucan, Veracruz, UR-Acayucan, DGCP SEP, 1981, 40 pp. (Cuadernos de Trabajo, 5).

ooo

COLMEX DGCP
DEM/301.2/c9686/n0.5 A320
VER
Nahua

0503
DGCP
Encuentro de tradición oral en la comunidad de San Andrés Tsiróndaro. Plantas medicinales y bosques, UR-Michoacán, DGCP, San Andrés Tsiróndaro, Inédito, 1982, 30 pp.

ooo

CID/DGCP
No. de Ad. 46
MICH San Andrés Tsiróndaro
Purhépecha

0504
DGCP
Medicina tradicional chinanteca de Usila, Oaxaca, Tuxtepec, Oaxaca, UR-Tuxtepec, DGCP SEP, 1984, 90 pp. (Cuadernos de Trabajo).

ooo

D

CIESAS
035
OAX San Felipe Usila
Chinanteco

0505
DGCP
Medicina tradicional otomí, DGCP, 1984, 6 pp.

ooo

CID/DGCP
No. de Ad. 1046
Otomí

0506
DGCP, RADIO EDUCACIÓN
"La medicina tradicional en Coacotla, población indígena de habla nahua al sur de Veracruz", *Guión de radio "Rostros de México"*, UR-Acayucan, DGCP y Radio Educación, Acayucan, Veracruz, 6 pp.

ooo

DGCP
A-32
VER Coacotla, Mpio. de Cosoleacaque
Nahua

0507
DGCP, RADIO EDUCACIÓN
"La medicina tradicional en Sabaneta, Veracruz", *Guión de radio "Rostros de México"*, UR-Acayucan, DGCP y Radio Educación, México, DF, 1979, 5 pp.

ooo

DGCP
31
VER Sabaneta
Popoluca, zoque

0508
DÍAZ, José Luis
"Etnofarmacología de algunos psicotrópicos vegetales de México", *Etnofarmacología de plantas alucinógenas latinoamericanas*, Centro Mexicano de Estudios en Farmacodependencia, CEMEF, México, DF, 1975, pp. 135-201. (Cuadernos Científicos, 4).

0509
DÍAZ, José Luis
"Mexican psychotropic plants (Botanical distribution and identification)", *Coloquio: "Psicotrópicos de origen vegetal: sus implicaciones históricas y culturales"*, IMEPLAM AC, México, DF, 1976, pp. 79-85.

ooo

IIA/UNAM
AF16B[13177]
MEX

0510
DÍAZ, José Luis
"Algunas plantas mexicanas con efecto sobre el sistema nervioso". En: Xavier LOZOYA (Ed.), *Estado actual del conocimiento en plantas medicinales mexicanas*, IMEPLAM AC, México, DF, 1976, pp. 109-130.

ooo

COLMEX DEAS
633.88/L925e 581.643/L262e
IIA/UNAM
AF16B:L
Chontal, huichol, mazateco, mixteco, nahua

0511
DÍAZ, José Luis
"Relación médico-paciente: terapéuti-

ca. La psicobiología del proceso de curación". En: Carlos VIESCA TREVIÑO (Ed.), *Estudios de antropología médica*, IMEPLAM AC, México, DF, 1976, pp. 21-39.

ooo

ENAH IIA/UNAM
GN296/E88 R0594.0
MNAH/INAH UAMI
GN/296/E8 F1219.3/M5/E86

0512
DÍAZ, José Luis

Índice y sinonimia de las plantas medicinales de México. Monografías científicas I, México, DF, IMEPLAM AC, 1976, 358 pp.

ooo

HFM/UNAM
S-V-1 580.972 DIA

0513
DÍAZ, José Luis

Usos de las plantas medicinales de México. Monografías científicas II, México, DF, IMEPLAM AC, 1977, 329 pp.

ooo

III
581.6349972/DIA.U.

0514
DÍAZ, José Luis

"Plantas mágicas y sagradas de la medicina indígena de México. Etnofarmacología y psiquiatría experimental". En: Alfredo LÓPEZ AUSTIN y Carlos VIESCA TREVIÑO (Coords.), *Historia general de la medicina en México. México antiguo*, Academia Nacional de Medicina/Facultad de Medicina, UNAM, México, DF, 1984, pp. 231-250.

ooo

MNAH/INAH
FOL/R465/H58

0515
DIBBLE, Charles E.

"Nahuatl names for body parts", *Estudios de Cultura Náhuatl*, IIH UNAM, Vol. 1, México, DF, 1959, 27 pp.

ooo

IIA/UNAM
R0589.0
Nahua

0516
DIBBLE, Charles E.

"La base científica para el estudio de las yerbas medicinales de los aztecas", *Actas y Memorias del XXXVI Congreso Internacional de Americanistas, Madrid-Sevilla 1964*, Sociedad Internacional de Americanistas, Vol. 2, Madrid, España, 1966, pp. 63-67.

ooo

IIA/UNAM IIH/UNAM
ANT2.21A E51/C577
Nahua

0517
DIETSCHY, Hans

"Médico y hechicero azteca: los pecados y las enfermedades en el antiguo México", *Actas Ciba*, Productos Químicos y Farmacéuticos, Vol. 9, Argentina, 1939, 19 pp.

ooo

IIA/UNAM MNAH/INAH
R0270.3 AP63/A188
Nahua

D

0518
DÍEZ MARTÍNEZ, Soledad y AGUILAR ZEPEDA, José A.
"La flora más representativa del oriente de Yucatán: sus usos e importancia", *Revista del Instituto Mexicano de Tecnología del Agua*, SARH, Núm. 16, 150 pp.

ooo

AFLORA
290
YUC

0519
DÍEZ MARTÍNEZ, Soledad
"La sábila", *INIREB Informa*, Comunicado, Xalapa, Veracruz, 1981.

ooo

IEAC
Herbario XAL

0520
DIGUERO RODRÍGUEZ, Benito
Propiedades antibacterianas de extractos de plantas, Tesis Licenciatura, México, DF, ENCB IPN, 1954, 33 pp.

ooo

ENCB/IPN
T 0350 DIG .p

0521
DIMAS PÉREZ, María Alicia y cols.
Medicina tradicional en tres comunidades purhépechas, Pátzcuaro, Michoacán, DGCP Unidad Regional Pátzcuaro, Inédito, 1983, 29 pp.

ooo

CID/DGCP
No. de Ad. 67
MICH
Purépecha

0522
DOBKIN DE RÍOS, Marlene
"Una teoría transcultural del uso de los alucinógenos de origen vegetal", *América Indígena*, III, Vol. 37, Núm. 2, México, DF, abr-jun, 1977, pp. 291-289.

ooo

IIA/UNAM
R0286.0

0523
DOBKIN DE RÍOS, Marlene
"The ancient maya", *Hallucinogens: cross-cultural perspectives*, University of New Mexico Press, Albuquerque, EU, 1984, pp. 117-130.

ooo

COLMEX
394.1/D2786h
Maya

0524
DOBKIN DE RÍOS, Marlene
"The aztecs of Mexico", *Hallucinogens: cross-cultural perspectives*, University of New Mexico Press, Albuquerque, EU, 1984, pp. 131-148.

ooo

COLMEX
394.1/D2786h
Nahua

0525
DOMÍNGUEZ S., Xorge Alejandro
"Aspectos químicos de las plantas

tóxicas y medicinales del noroeste de México". En: Xavier LOZOYA (Ed.), *Estado actual del conocimiento en plantas medicinales mexicanas*, IMEPLAM AC, México, DF, 1976, pp. 131-149.

ooo

COLMEX 633.88/L925e
IIA/UNAM AF16B:L
DEAS 581.634/L262e
NL

0526
DOMÍNGUEZ S., Xorge Alejandro
"Conocimientos médicos de los mayas, aztecas, tarascos y la herbolaria médica mexicana", *Guatemala Indígena*, Instituto Indigenista Nacional, Vol. 13, Núm. 4, Guatemala, Guatemala, ene-jun, 1978, pp. 220-238.

ooo

IIA/UNAM
R0638.0
Valle de México, Península de Yucatán y Michoacán
Maya, nahua, purépecha

0527
DOMÍNGUEZ S., Xorge Alejandro y ALCORN, Janis B.
"Screnning of medicinal plants used by huastec mayans of northeastern México", *Journal of Ethnopharmacology*, Vol. 13, Num. 2, 1985, pp. 139-156.

ooo

IIB/UNAM
He
SLP Huasteca potosina y veracruzana
Huasteco

0528
DOMÍNGUEZ VARGAS, Óscar
"Plantas medicinales y la incógnita homeopática". En: Xavier LOZOYA (Ed.), *Estado actual del conocimiento en plantas medicinales mexicanas*, IMEPLAM AC, México, DF, 1976, pp. 197-216.

ooo

COLMEX 633.88/L925e
DEAS 581.634/L262e
IIA/UNAM AF16B:L

0529
DOW, James
Santos y supervivencias: funciones de la religión en una comunidad otomí, México, México, DF, SEP INI, 1974, 281 pp. (Serie Antropología Social, 33).

ooo

CIESAS 305.62/04535/33
COLMEX 972.016/D744s
INI I/306/A57/N/AS33
HGO Tenango de Doria
Otomí

0530
DOW, James
"Las figuras de papel y el concepto del alma entre los otomís de la sierra", *América Indígena*, III, Vol. 42, Núm. 4, México, DF, oct-dic, 1982, pp. 629-650.

ooo

IIA/UNAM
RO286.0
PUE Sierra de Puebla
Otomí

D

0531
DOW, James
The shaman's touch: otomí indian symbolic healing, Salt Lake City, UTAH, 1984, 180 pp.
ooo
CIESAS
615.88 20972742/D4535
COLMEX
615.882/D744s
PUE Sierra Norte de Puebla
Otomí

0532
DRUCKER, Susana; ESCALANTE H., Roberto y WEITLANER, Robert J.
"The cuitlatec". En: WAUCHOPE and VOGT (Eds.), *Handbook of Middle American Indians*, Ethnology Part I, Tomo 7, University of Texas Press, Austin, Texas, 1969, pp. 565-576.
ooo
COLMEX
REF/970.428/H236/v7
MNAH/INAH IIH/UNAM
LBS/F1434/H35 F1434/H3/v7
GRO San Miguel Totolapan
Cuicateco

0533
DUBY, Gertrudy
Chiapas indígena, México, DF, UNAM, 1961, 138 pp.
ooo
BN/UNAM
917.274/DUB.ch
CHIS
Lacandón, tzeltal, tzotzil

0534
DUBY, Gertrudy y BLOM, Frans
"The lacandon". En: WAUCHOPE and VOGT (Eds.), *Handbook of Middle American Indians*, Ethnology Part I, Tomo 7, University of Texas Press, Austin, Texas, 1969, pp. 276-297.
ooo
COLMEX
REF/970.428/H236/v7
MNAH/INAH IIH/UNAM
LBS/F1434/H35 F1434/H3/v7
CHIS Lacanhá y Jatate
Lacandón

0535
DUEZ, M.
Documentos de referencia para los maestros rurales sobre el estado actual de las plantas medicinales en el estado de Tlaxcala, Puebla, Escuela Normal Superior Benavente, 1979, 63 pp.
ooo
AFLORA
291
TLAX

0536
DULANTO GUTIÉRREZ, Enrique
La medicina primitiva en México, México, DF, Artes de México, 1970, 99 pp.
ooo
MNAH/INAH
N6550 A7 N135

0537
DURÁN VÁZQUEZ, Adalberto
Valoración de los efectos farmacológicos de la Talauma mexicana (*yoloxóchitl*) *sobre la presión arterial y el trazado electrocardiográfico del pe-*

rro, Tesis Licenciatura, México, DF, Facultad de Medicina Veterinaria y Zootecnia UNAM, 1983, 42 pp.

ooo

BC/UNAM
UNAM/1983/D893

0538
DURAND ALCÁNTARA, Carlos
"El Instituto Lingüístico de Verano en México y la medicina tradicional", *Memorias del Tercer Coloquio de Medicina Tradicional Mexicana: un saber en discusión*, ENEP Zaragoza UNAM, México, DF, 1989, pp. 167-181.

ooo

AFLORA
763

0539
DURAND ALCÁNTARA, José Antonio
"Medicina tradicional mexicana: un saber en extinción", *Memorias del Tercer coloquio de Medicina Tradicional Mexicana: un saber en discusión*, ENEP Zaragoza UNAM, México, DF, 1989, pp. 195-202.

ooo

AFLORA
609

0540
DURAND ALCÁNTARA, Carlos
"La medicina tradicional mexicana en perspectiva de los 500 años de la conquista de América", *Memorias del Cuarto Coloquio de Medicina Tradicional Mexicana: un saber en integración*, ENEP Zaragoza UNAM, México, DF, 1990, pp. 139-143.

ooo

AFLORA
771

0541
DURAND ALCÁNTARA, José Antonio
"Chamanismo: un saber en represión", *Nematihuani. Revista de Psicología y Ciencias Sociales*, ENEP Zaragoza UNAM, Núm. 11, Mexico, DF, sept, 1991, pp. 8-15.

ooo

UAMI ENEPZ/UNAM
DGO Chilapa
Tepehuano

0542
DYER ALCAUSKAS, S. Elizabeth
"Two mummies from Chihuahua, Mexico. A multidisciplinary study", *San Diego Museum Papers*, Tayson A. Rose and Elerick V. Daniel, Num. 19, San Diego, EU, 1985, 20 pp.

ooo

AFLORA
1938
CHIH

0543
DZUL PECH, Tumen Reyna
Medicina tradicional 1, DGCP, Yucatán, 1984, 83 pp.

ooo

CID/DGCP
No. de Ad. 124
YUC
Maya

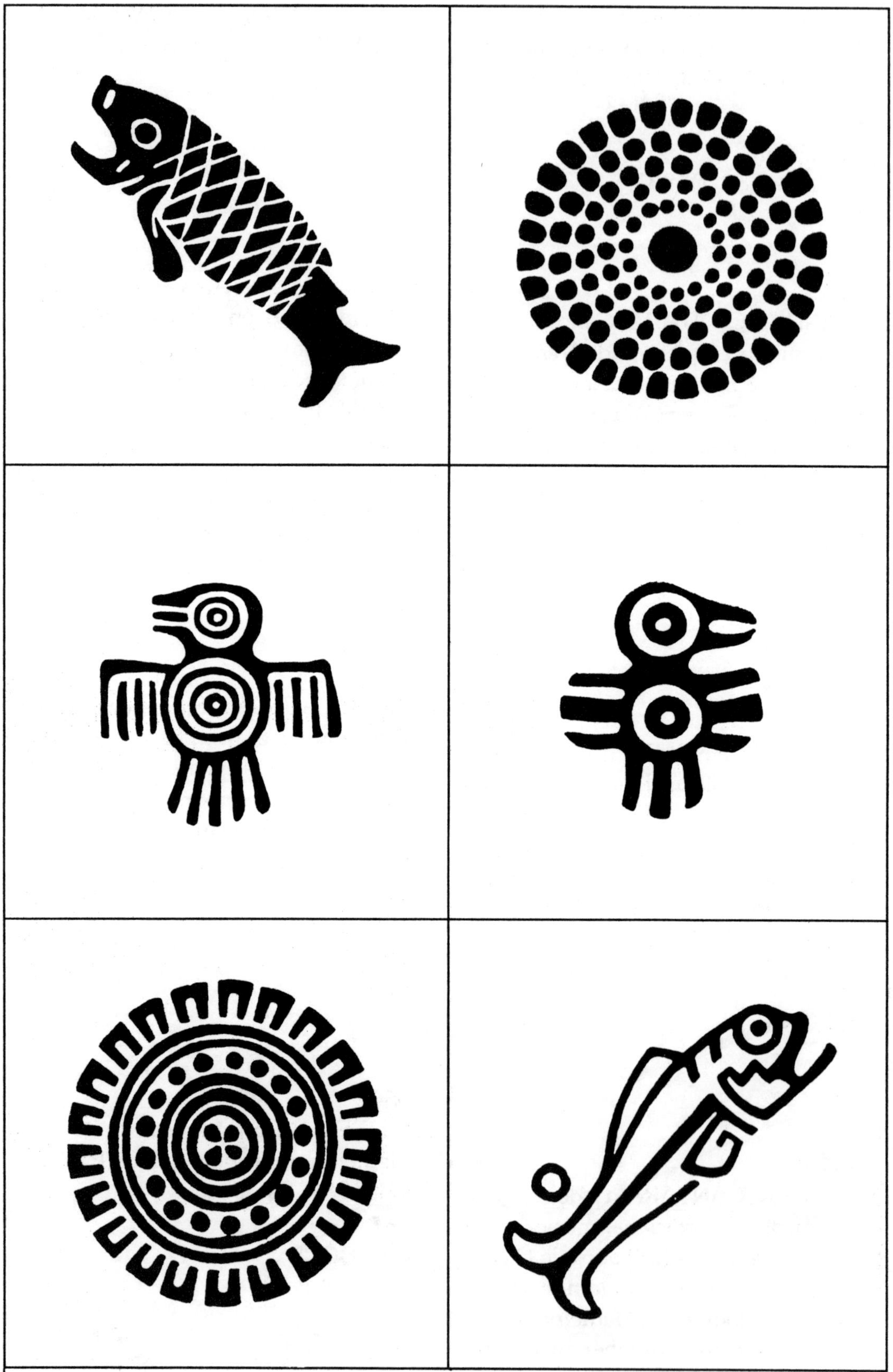

0544
ECHEVERRÍA PÉREZ, Víctor
Prontuario español-maya, Subdirección General Médica IMSS, Mérida, Yucatán, 39 pp.

ooo

YUC
Maya

0545
EDUARDO MARTÍNEZ, Guillermo
Medicina alternativa, México, SEDAL, 1989.

ooo

COLMEX
615.89 D8125m

0546
EKUNDAYO, O.
"Composition of the leaf volatile oil of *Cymbopogon citratus*", *Fitoterapia*, Vol. 56, Num. 6, 1985, pp. 339-342.

ooo

DPA/UACH
Área Química

0547
EL-EMARY, N. A. y ALI, A. A.
"Revised phytochemical of *Tagetes erecta*", *Fitoterapia*, Vol. 54, Num. 1, 1983, pp. 9-12.

ooo

DPA/UACH
Área Química

0548
ELIZALDE MONTAÑO, José Luis
Obtención del aceite de la semilla de mamey criollo (Calocarpum mammosum) *por tres métodos diferentes*, Tesis Licenciatura, Cuautitlán, Estado de México, FES Cuautitlán UNAM, 1986, 108 pp.

ooo

FESC/UNAM
105-21/608-86

0549
ENCARNACIÓN DIMAYUGA, Rosalba y cols.
"Traditional medicine of Baja California Sur (México)", *Journal of Ethnopharmacology*, Universidad Autónoma de

E

Baja California Sur, Vol. 20, Num. 3, 1987, pp. 209-222.

ooo

AFLORA
1074
BC

0550
ENRÍQUEZ, Raúl y cols.
"La química y el estudio de las plantas medicinales", *Medicina Tradicional*, IMEPLAM AC, Vol. 2, Núm. 5, México, DF, 1978, pp. 37-45.

ooo

IIA/UNAM R0153.5
MNAH/INAH RV1/M4
B/Xochi
31

0551
ENRÍQUEZ, Raúl y cols.
"Active components in *Perezia* roots", *Journal of Ethnopharmacology*, Vol. 2, Num. 4, 1982, pp. 389-393.

ooo

IIB/UNAM
He

0552
EQUIPO SABANETA
"Plantas medicinales", DGCP, Acayucan, Veracruz, 1979, 10 pp.

ooo

CID/DGCP
No. de Ad. 5
VER

0553
EQUIPO TATAHUICAPAN
"Las medicinas tradicionales", DGCP, Acayucan, Veracruz, 1979, 4 pp.

ooo

CID/DGCP
No. de Ad. 17
VER

0554
ERICE, Ana y cols.
"Reconsideraciones de las creencias mayas en torno a nagualismo", *Estudios de Cultura Maya*, Centro de Estudios Mayas IIF UNAM, Vol. 16, México, DF, 1985, pp. 255-270.

ooo

COLMEX 972.011/E82
IIA/UNAM R0588.0
YUC
Maya

0555
EROSA BARBACHANO, Arturo
"Datos históricos, antropológicos y médicos prehispánicos del estado de Morelos", *Higiene*, Sociedad Mexicana de Salud Pública, Vol. 25, Núm. 2, México, DF, 1975, pp. 120-130.

ooo

SDGO
MOR
Nahua

0556
EROSA BARBACHANO, Arturo
"Antecedentes prehispánicos del alcoholismo en México", *Boletín Mexicano de Historia y Filosofía de la Medicina*, SMHFM, Vol. 3, Núm. 15, México, DF, junio, 1976, pp. 21-34.

ooo

COLMEX 610.9005/S678b
IIA/UNAM R0476.0

SDGO
SP/574.05/REV
Huichol, maya, nahua, tarahumara

0557
EROSA BARBACHANO, Arturo
"Aspectos históricos, antropológicos y médicos indígenas de Chihuahua", *Higiene*, Sociedad Mexicana de Salud Pública, Vol. 26, Núm. 3, México, DF, may-jun, 1976, pp. 226-230.

ooo

SDGO
CHIH Sierra Tarahumara
Tarahumara

0558
EROSA BARBACHANO, Arturo
"Antecedentes prehispánicos del tabaquismo en América", *Boletín Mexicano de Historia y Filosofía de la Medicina*, SMHFM, Vol. 6, Núm. 31, México, DF, junio, 1982, pp. 29-42.

ooo

COLMEX 610.9005/S678b
IIA/UNAM R0476.0
SDGO SP/574.05/REV
Huichol, lacandón, maya, mazateco, nahua, purépecha, totonaco, tzeltal, tzotzil

0559
ESCALANTE H., Roberto
"Clasificación matlatzinca de plantas y hongos", *Memorias del Simposio de Etnobotánica, DF 25-27 nov 1976*, DEAS INAH/FCie UNAM, México, DF, 1982, pp. 110-115.

ooo

JB/UNAM QK1/S55/1976
UAMI GN407/15.5
MEX San Francisco Oxtotilpan
Matlatzinca

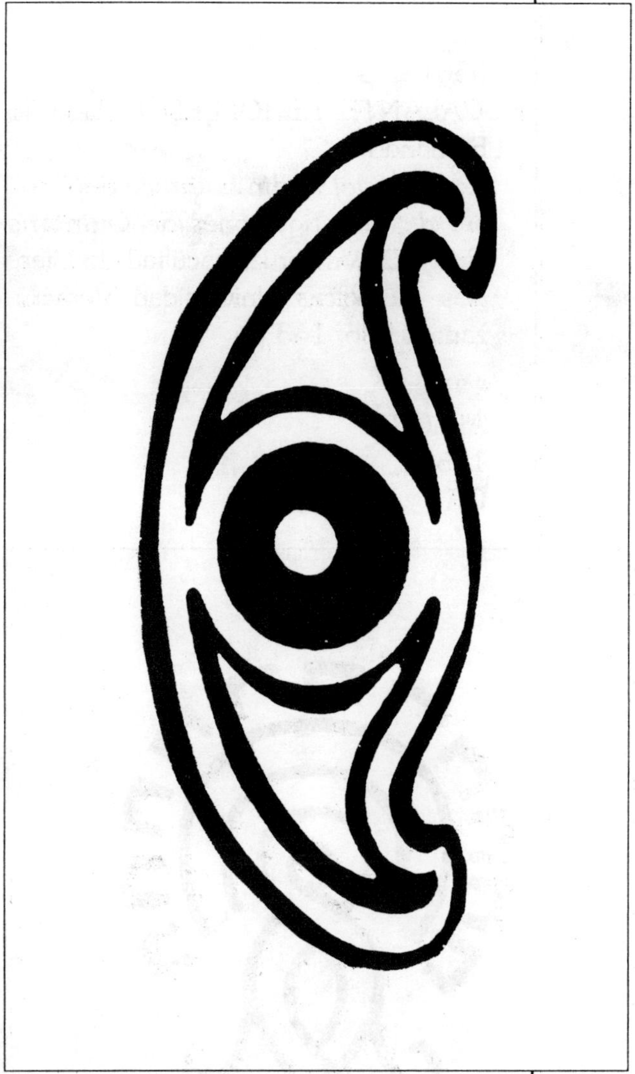

0560
ESCALANTE H., Roberto y OROZCO, Martín
"Datos preliminares sobre la etnobotánica de San Francisco Mihualtepec", *Expresión Antropológica*, Dirección de Arqueología del Instituto Mexiquense de Cultura, Núm. 3, Toluca, Edomex, ene-mar, 1991, pp. 41-49.

ooo

E

MNAH/INAH
GN700/E9
MEX San Francisco Mihualtepec
Mazahua

0561
ESCALANTE REBOLLEDO, Sigfrido Edmundo
La flora del jardín botánico del Centro de Investigaciones de Quintana Roo AC, Veracruz, Facultad de Ciencias Biológicas Universidad Veracruzana, 1986, 163 pp.

ooo

AFLORA
1050
QR

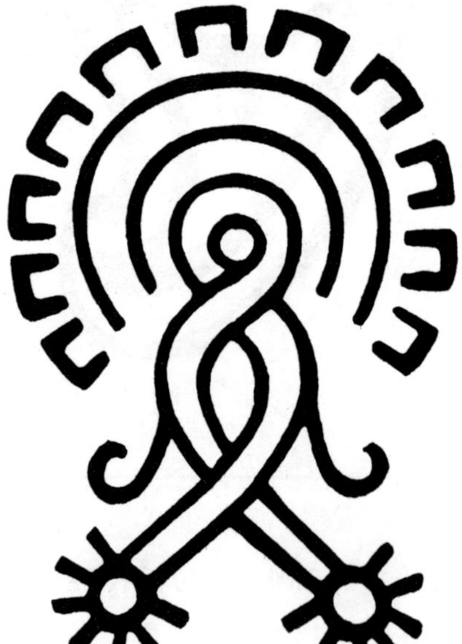

0562
ESCALANTE, P.
"Un repertorio de actos rituales de los antiguos nahuas", *Historia Mexicana*, Colegio de México, Vol. 35, Núm. 3, México, DF, ene-mar, 1986, pp. 373-388.

ooo

IIA/UNAM
R0643.5
Nahua

0563
ESCOBOSA LAVEAGA, Adrián
Contribución al estudio de los efectos tóxicos del Pedilanthus tithymaloides, Tesis Licenciatura, México, DF, Facultad de Medicina Veterinaria y Zootecnia UNAM, 1968, 24 pp.

ooo

BC/UNAM
1968

0564
ESCOLÁSTICO PALMA, R.
Los huertos familiares del ejido Corregidora Ortiz de Mezcalapa, Centro Tabasco, Tesis Licenciatura, Cárdenas, Tabasco, CESAT/SARH, 1988, 118 pp.

ooo

AFLORA
1988
TAB Mezcalapa

0565
ESCOTO BERNI, José
"Farmacodinámia del peyote", *La Homeopatía de México*, Propulsora de Homeopatía, Núm. 513, mar, 1988, pp. 12-20.

ooo

ENMyH/IPN
513

0566
ESCUELA SECUNDARIA "LIC. ANDRÉS MOLINA ENRÍQUEZ"
"Jilotepec". En: Margarita LOERA (Coord.), *Mi pueblo: su historia y sus tradiciones*, INAH/Gobierno del Estado de México, México, DF, 1987, pp. 273-321. (Divulgación).

ooo

DEAS
572.9/M413m
MEX Jilotepec

0567
ESPADAS RESÉNDIZ, Marcos y ZITA PADILLA, Gloria de los Ángeles
Contribución al conocimiento de la flora medicinal de los totonacos de la Sierra de Puebla (*Tuzamapa de Galeana, Puebla*), Tesis Licenciatura, Estado de México, ENEP Iztacala UNAM, 1982, 169 pp.

ooo

ENEPI/UNAM
B 023/82
PUE Tuzamapa de Galeana
Totonaco

0568
ESPARZA, Heberto
"Aplicación de la herbolaria a la medicina veterinaria", *Memorias del Primer Congreso de Herbolaria Veterinaria*, FMVyZ UNAM, México, DF, abr, 1988.

ooo

FMVyZ/UNAM
Mem. 1988

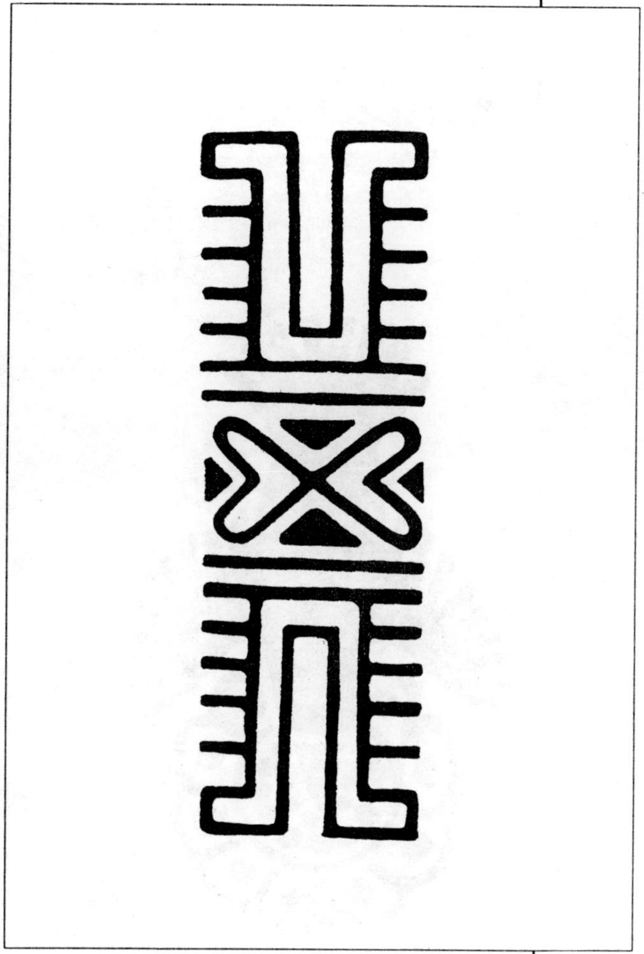

0569
ESPARZA, Heberto
"Aplicación de la herbolaria al tratamiento en cabras", *Memorias del Segundo Congreso de Herbolaria Veterinaria*, FMVyZ UNAM, México, DF, abr, 1989.

ooo

FMVyZ/UNAM
Mem. 1989

0570
ESPARZA, Manuel
Seminario sobre medicina tradicio-

E

nal, Mimeografiado, Oaxaca, INAH, 1980.

ooo

CEMCA
INAH 41 24
OAX

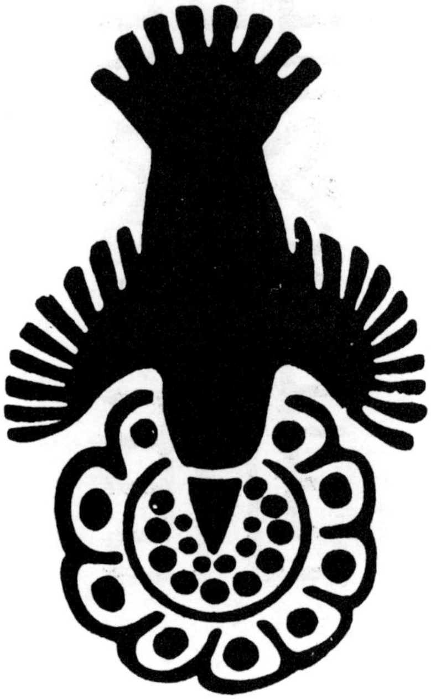

0571
ESPINOSA SALAS, Álvaro Jorge
Plantas medicinales de la Huasteca hidalguense, Tesis Licenciatura, México, DF, Facultad de Ciencias UNAM, 1985, 157 pp.

ooo

FC/UNAM
Betb 85 E8
HGO Huasteca hidalguense
Huasteco

0572
ESPINOZA ZARZA, Roberto
Estudio químico y farmacológico de Castilleja canescens, Tesis Licenciatura, México, DF, ENCB IPN, 1952, 48 pp.

ooo

ENCB/IPN
T 0213 ESP .e

0573
ESQUIVEL MENDOZA, Gustavo
Pensamiento mágico-religioso de un grupo nahua del estado de Guerrero respecto del origen y tratamiento de las enfermedades en sus animales, Tesis Licenciatura, México, DF, Facultad de Medicina Veterinaria y Zootecnia UNAM, 1982, 140 pp.

ooo

UAMX
TES/M/48/E65
GRO
Nahua

LPV/FC/UNAM
Área Etnobotánica

0574
ESQUIVEL RODRÍGUEZ, Baldomero
Nuevas lactonas sesquiterpenicas de Calea zacatechichi Schlecht, Tesis Licenciatura, México, DF, Facultad de Química UNAM, 1983, 99 pp.

ooo

FQ/UNAM
86 1983

0575
ESQUIVEL ROMERO, Efraín Alberto
Contribución al conocimiento de la flora medicinal del poblado de Santa Catarina del Monte, municipio de Texcoco, Estado de México, Tesis Li-

cenciatura, Estado de México, ENEP Iztacala UNAM, 1989, 132 pp.

ooo

ENEPI/UNAM
6 1989
MEX Texcoco

0576
ESTEYNEFFER, Juan de
Florilegio medicinal, México, DF, Academia Nacional de Medicina, 6ª ed., 1978, 989 pp. Paleografía, introducción, notas e índices analíticos por Ma. del Carmen ANZURES Y BOLAÑOS. (La historia de la medicina en México. Nuestros Clásicos, Núm. 2).

ooo

IIA/UNAM DEAS
AF16B[2663]:L 615.899/E582f
MNAH/INAH
LBS/R135.5/E88
SON SIN BC
Mayo, seri, tarahumara, yaqui

0577
ESTRADA GODINA, María del Carmen
Aspectos nutricionales y toxicológicos de Lupinus, Tesis Licenciatura, México, DF, ENCB IPN, 1988, 35 pp.

ooo

DF/ENCB/IPN
1988/4

0578
ESTRADA LUGO, Erick
Estudio biológico y cotejo experimental de la yerba del sapo (Eryngium heterophyllum Engelm.) *en la prevención y curación de los cálculos biliares inducidos en el hamster dorado* (Mesocrisetus auratus), Tesis Licenciatura, Chapingo, Estado de México, Universidad Autónoma de Chapingo, 1979, 110 pp.

ooo

UACH
CP 1230 tesis
Chapingo

0579
ESTRADA LUGO, Erick y HERNÁNDEZ XOLOCOTZI, Efraín
"Contribución al conocimiento de la biología de la yerba del sapo (*Eryngium heterophyllum Engelm*). Una planta medicinal", *Memorias del VIII Congreso Mexicano de Botánica*, Sociedad Botánica de México, México, DF, 1981.

ooo

LPV/FC/UNAM
Área Taxonomía

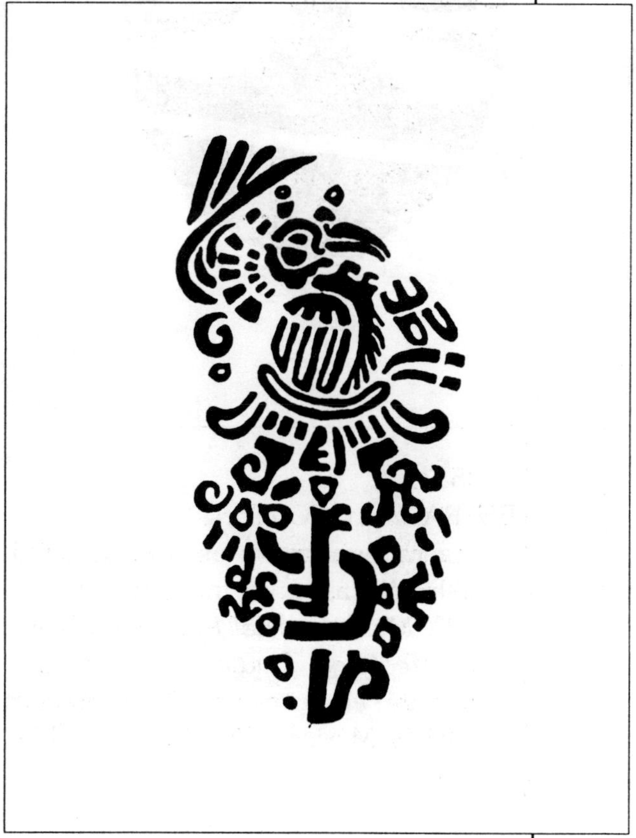

E

0580
ESTRADA LUGO, Erick
Jardín Botánico de Plantas Medicinales "Maximino Martínez", Chapingo, Estado de México, Universidad Autónoma de Chapingo, 1985, 41 pp.

ooo

UAMI
C581.634/E8
MEX

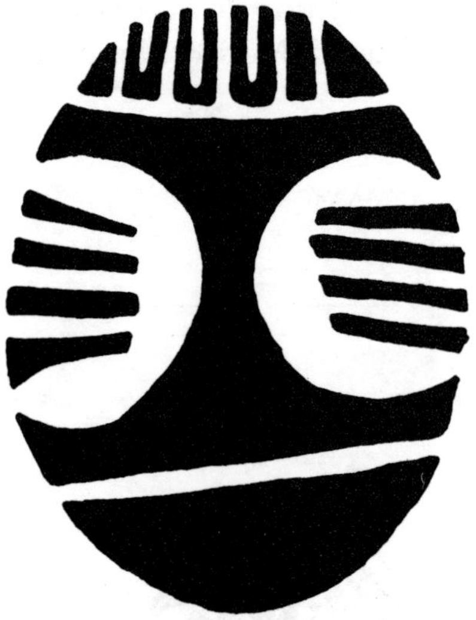

0581
ESTRADA LUGO, Erick
"La importancia de las ciencias químico-biológicas en la medicina tradicional", *Memorias del Primer Coloquio de Medicina Tradicional Mexicana: un saber en extinción*, ENEP Zaragoza UNAM, México, DF, 1987, pp. 112-116.

ooo

AFLORA
578

0582
ESTRADA LUGO, Erick
"Plantas medicinales mexicanas I. Estudio etnobotánico-fitoquímico del colopathle (*Zanthoxylum liebmannianum*)", *Memorias del Segundo Coloquio de Medicina Tradicional Mexicana: un saber en recuperación*, ENEP Zaragoza UNAM, México, DF, 1988, pp. 205-209.

ooo

AFLORA
468

0583
ESTRADA LUGO, Erick
"Perspectiva interdisciplinaria en la investigación etnobotánica a partir del servicio: plantas medicinales", *Memorias del Tercer Coloquio de Medicina Tradicional Mexicana: un saber en discusión*, ENEP Zaragoza UNAM, México, DF, 1989, pp. 211-228.

ooo

AFLORA
605

0584
ESTRADA LUGO, Erick
"Introducción al cultivo de las plantas medicinales: ubicación geográfica, una propuesta metodológica", *Memorias del Cuarto Coloquio de Medicina Tradicional Mexicana: un saber en integración*, ENEP Zaragoza UNAM, México, DF, 1990, pp. 11-22.

∘∘∘

AFLORA
772

0585
ESTRADA LUGO, Erick
Plantas medicinales de México. Introducción a su estudio, Chapingo, Estado de México, Departamento de Fitotecnia Unidad de Estudios Etnobotánicos Universidad Autónoma de Chapingo, 3ª ed., 1991, 601 pp.

∘∘∘

AFLORA
1961

0586
ESTRADA LUGO, Erick Ingrid Jane
Las plantas medicinales y los sistemas tradicionales de curación del municipio de Dr. Mora, Guanajuato, Tesis Licenciatura, Estado de México, ENEP Iztacala UNAM, 1984, 83 pp.

∘∘∘

ENEPI/UNAM
B 0181/84 E 88
GTO Dr. Mora

0587
ESTRADA LUGO, Erick Ingrid Jane
El Códice Florentino. *Su información etnobotánica*, XXX Aniversario del Colegio de Posgraduados, Chapingo, Estado de México, Universidad Autónoma de Chapingo, 1989.

∘∘∘

IBB/UNAM
F1219,54A97E77

0588
ESTRADA TORRES, Arturo
Acervo etnomicológico de tres localidades del municipio de Acambay (San Pedro de los Metates, ejido Detiña y ejido La Palma), Estado de México, Tesis Licenciatura, Estado de México, ENEP Iztacala UNAM, 1986, 133 pp.

∘∘∘

ENEPI/UNAM
B 0330E88
MEX Municipio de Acambay
Mazahua

0589
ESTRADA TORRES, Arturo y AROCHE, Regla María
"Acervo etnomicológico en tres localidades del municipio de Acambay, Estado de México", *Revista Mexicana de Micología*, CONACYT/INIREB, Vol. 3, México, DF, 1987, pp. 109-131.

∘∘∘

INI ENAH
MEX Acambay
Mazahua

0590
ESTRADA, Álvaro
Vida de María Sabina: la sabia de los hongos, México, DF, Siglo XXI, 5ª ed., 1984, 164 pp. (Antropología).

∘∘∘

COLMEX ENAH
398.3/E82u F1226/E88
UAMI
F1221/M35/H36
OAX Huautla de Jiménez
Mazateco

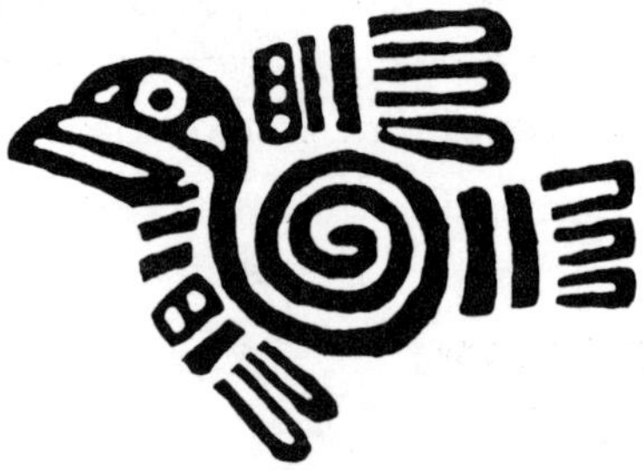
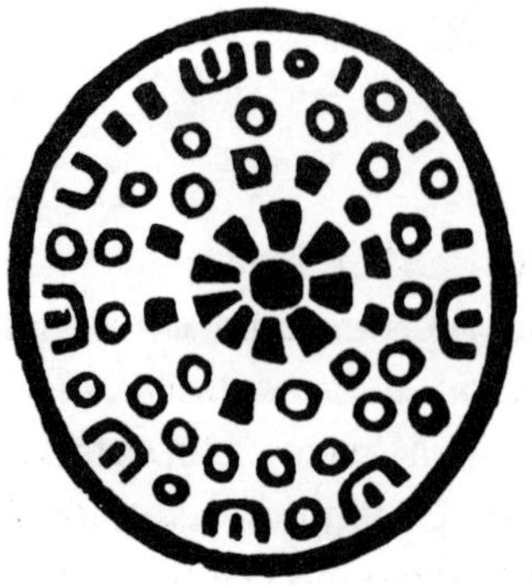
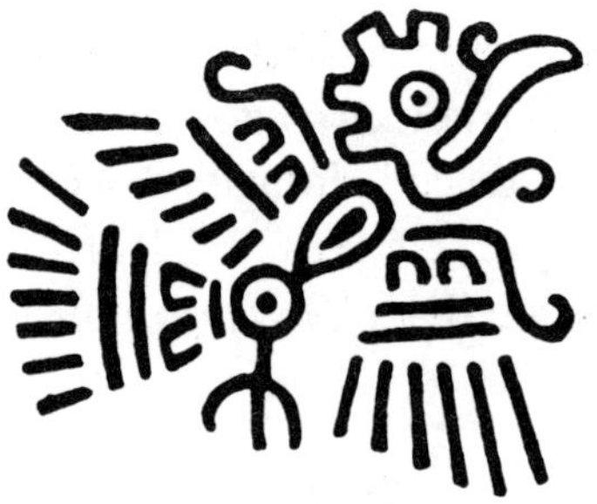
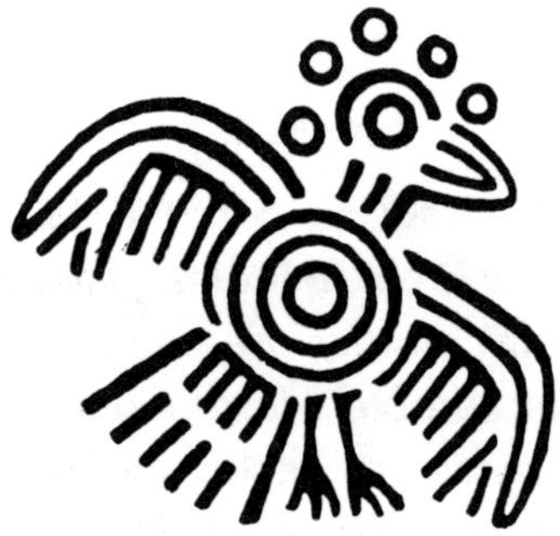
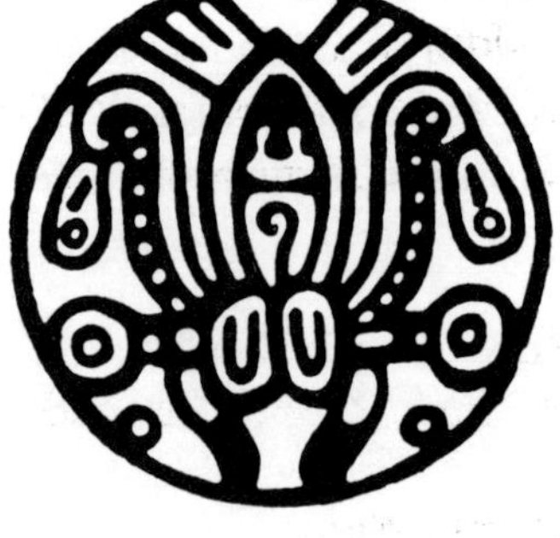
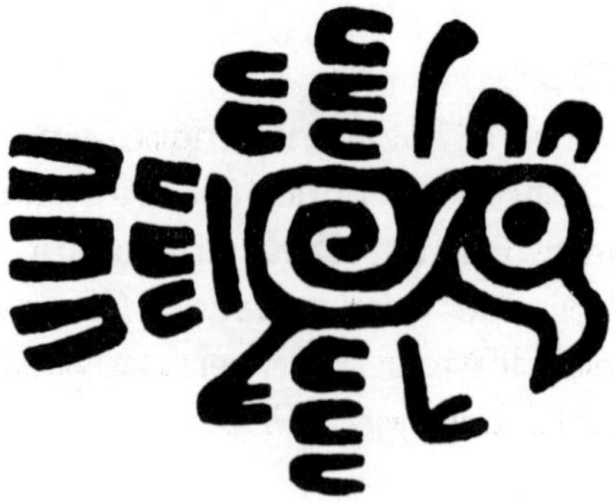

F

0591
FABILA, Alfonso
La tribu kikapoo de Coahuila, México, DF, SEP, 1945, 93 pp. (Biblioteca Enciclopedia Popular, 50).

ooo

INI BN/UNAM
572.7721/F512T 082.1/BEP.50
ENAH
97200497/K55/F33
COAH El Nacimiento
Kikapoo

0592
FABILA, Alfonso
Las tribus yaquis de Sonora, México, INI, 1978, 332 pp. (Clásicos de la Antropología Mexicana, 5).

ooo

INI
I 306 C 53 M 5
SON
Yaqui

0593
FÁBREGAS PUIG, Andrés
El nahualismo y su expresión en la región Chalco, Amecameca, Tesis Maestría en Antropología Social, México, DF, ENAH, 1969, 120 pp.

ooo

ENAH
TESIS/136
MEX Chalco y Amecameca
Nahua

0594
FÁBREGA, Horacio Jr.
"On the specifity of folk illness". En: David LANDY (Ed.), *Culture, disease and healing: studies in medical anthropology*, Macmillan Publishing Co., Inc., New York, EU, 1977, pp. 273-278.

ooo

MNAH/INAH
LBS/GN296/L35
CHIS Zinacantán
Tzotzil

0595
FÁBREGA, Horacio Jr. y HUNTER, John E.
"The effects of disease on behavior: analysis of ladino medical beliefs",

F

Ethos, Instituto de Antropología Pastoral, Vol. 5, Núm. 2, Quito, Ecuador, verano, 1977, pp. 119-137.

ººº

IIA/UNAM MNAH/INAH
AF16B[117]:L HM251/E8
CHIS Tenejapa
Tzeltal

0596
FÁBREGA, Horacio Jr.
"Ethnomedicine and medical science. Discussion", *Medical Anthropology Quarterly*, Society for Medical Anthropology, Vol. 2, Num. 2, Washington, DC, 1978, pp. 25-28.

ººº

IIA/UNAM MNAH/INAH
R0754.0 GN296/M4
CHIS Tenejapa
Tzeltal

0597
FÁBREGA, Horacio Jr. y HUNTER, John E.
"Judgements about disease: a case study involving ladinos of Chiapas", *Social Science and Medicine*, Pergamon Press, Vol. 12, Num. 1, New York, EU, 1978, pp. 1-10.

ººº

IIA/UNAM
R0927.0
CHIS Zinacantán
Tzotzil

0598
FÁBREGA, Horacio Jr.
"The idea of medicalization: an anthropological perspective", *Perspectives in Biology and Medicine*, The University of Chicago Press, Vol. 2, Num. 1, Chicago, EU, autumn, 1980, pp. 129-142.

ººº

IIA/UNAM
R0813.0

0599
FACULTAD DE MEDICINA UNAM
Bibiliografía de plantas medicinales existentes en la Biblioteca de "Historia y Filosofía de la Medicina", México, DF, Facultad de Medicina UNAM, 1985, 76 pp.

ººº

HFM/UNAM
S G15.322 BIB

0600
FARFÁN MOLINA, Olimpia
"Los nahuas de la Sierra Norte de Puebla: el chamanismo entre los nahuas". En: Ma. Cristina SUÁREZ (Coord.), *Estudios Nahuas*, INAH, México, DF, 1988, pp. 127-144. (Divulgación).

ººº

MNAH/INAH
LBS/F1203/D5/S8
PUE Huauchinango, Sierra Norte de Puebla
Nahua

0601
FARFÁN MOLINA, Olimpia
"Los nahuas de la Sierra Norte de Puebla". En: Dora SIERRA CARRILLO (Coord.), *Primer Encuentro Nahua: los nahuas de hoy*, Subdirección de Et-

nografía, INAH, México, DF, 1989, pp. 235-239. (Cuaderno de Trabajo, 7).

ooo

DEAS
Archivo reservado
PUE Jaltepec, Jaltepuxtla, Patlazolco, Coacuilco, Tenango y Huauchinango
Nahua

0602
FARFÁN, Agustín
Tractado breve de medicina y de todas las enfermedades. Tractado breve de anatomía y chirugía y de algunas enfermedades que más comúnmente suelen haber en esta Nueva España, México, Casa de Antonio Ricardo, 1579, 274 pp.

ooo

HFM/UNAM
D-V-3, 610, FAR

0603
FASTLICHT, Samuel
La odontología en el México prehispánico, México, DF, Edimex, 1971, pp. 79-106.

ooo

IIF/UNAM — INI
F1219/3D3/F37 — F1219/303/F37
MNAH/INAH
LBS/GN209/M4/F3
Valle de México
Nahua

0604
FELDMAN, Laurence H. y MAJEWSKI, Teresita
"A catalogue of animals: the zoo in Molina's vocabulary", *Estudios de Cultura Náhuatl*, IIH UNAM, Vol. 12, México, DF, 1976, pp. 335-343.

ooo

IIA/UNAM — IIH/UNAM
R0589.0 — 216-00
Nahua

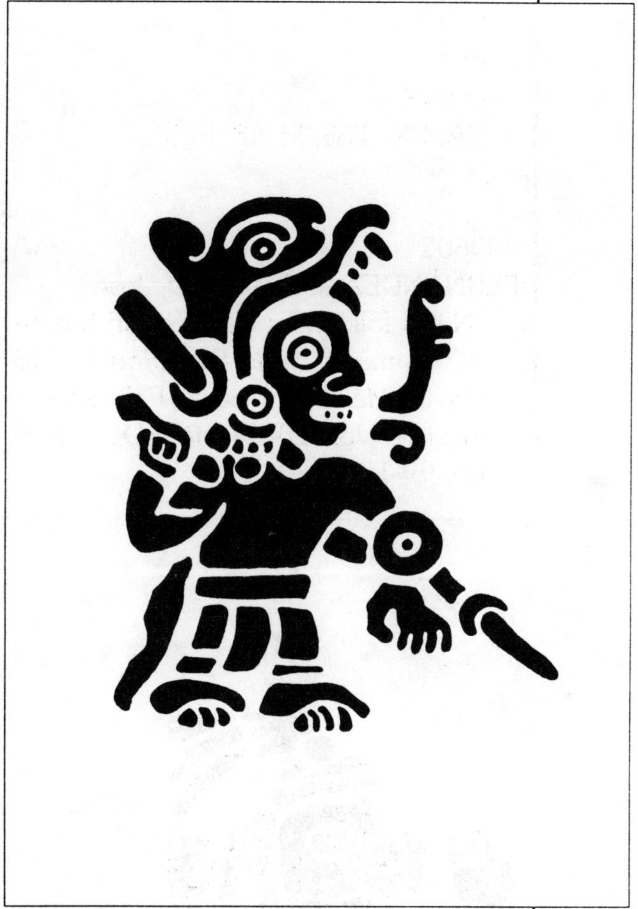

0605
FELGER, Richard S. y MOSER, Mary Beck
People of the desert and sea. Ethnobotany of the seri indians, Tucson, Arizona, University of Arizona Press, 1985, 435 pp.

ooo

IIA/UNAM — COLMEX
AF16B(1985) — 581.610972/F312p
SON Bahía Kino, Desemboque
Seri

F

0606
FÉLIX JUÁREZ, Mario
Evaluación del efecto anticolesteromiante y litontríptico del extracto de Guatteria gaumeri, Tesis Licenciatura, México, DF, Facultad de Medicina Veterinaria y Zootecnia UNAM, 1980, 32 pp.

ooo

UAMX
UAM-X TES/M/48/F25

0607
FERNÁNDEZ ARAMBURO, José
"Notas folklóricas de la región huasteca", *Anuario de la Sociedad Folklórica de México*, Sociedad Folklórica de México, Vol. 10, México, DF, 1955, pp. 99-101.

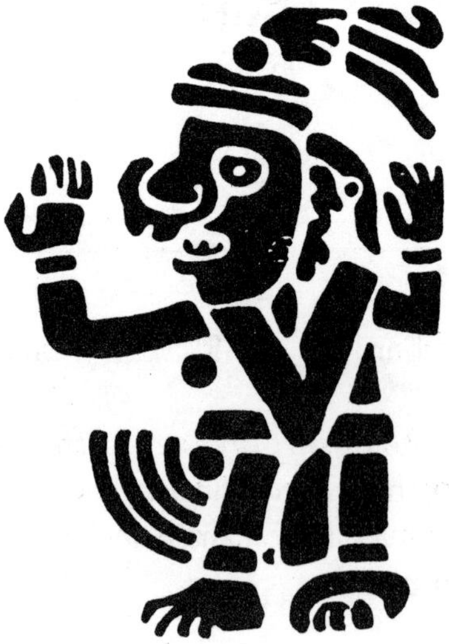

ooo

MNAH/INAH IIA/UNAM
GR1/S678a R0353.0
HGO Coacuilco
Nahua

0608
FERNÁNDEZ DEL CASTILLO, Francisco
Historia bibliográfica del Instituto Médico Nacional, México, Imprenta Universitaria, 1961, 209 pp.

0609
FERNÁNDEZ DEL CASTILLO, Francisco y HERNÁNDEZ TORRES, Alicia
"El tribunal del protomedicato en la Nueva España: según el archivo histórico de la Facultad de Medicina", *Archivalia Médica*, Facultad de Medicina UNAM, Núm. 2, México, DF, 1965, 63 pp.

ooo

ENAH MNAH/INAH
F/486/F4 LBS/R131/F47

0610
FERNÁNDEZ OLIVARES, Francisco Javier
Intoxicación en el ganado caprino por ingestión de plantas venenosas existentes en México, Tesis Licenciatura, México, DF, Facultad de Medicina Veterinaria y Zootecnia UNAM, 1980, 84 pp.

ooo

BC/UNAM
UNAM/1980/F453

0611
FERNÁNDEZ RUIZ, F.; CORTÉS RIVEROLL, R. y VELA HERNÁNDEZ, J.M.
"Participación de la partera rural en el

programa de planificación familiar: experiencia en Puebla", *Revista Médica*, IMSS, Vol. 22, Núm. 2, México, DF, mar-abr, 1984, pp. 127-132.

ooo

SDGO
PUE Áreas rurales del estado de Puebla
Nahua, otomí, tepehua, totonaco

0612
FERNÁNDEZ SÁNCHEZ, S. y VILLARREAL DE LA GARZA, R.
"La medicina herbolaria en el tratamiento de la *diabetes mellitus*", *Semana Médica de México*, IMSS, Vol. 102, Núm. 4, Monclova, Coahuila, abril, 1985, pp. 109-112.

ooo

H/IMSS
Medicina Tradicional

0613
FERNÁNDEZ, Fiz Antonio
Antropología, cultura y medicina indígena en América, Buenos Aires, Argentina, Conjunta Editores, 1977, 325 pp.

ooo

MNAH/INAH
LBS/R150/F4
Maya, mayo, nahua

0614
FERRER ARRIETA, Jaime
Registros fisiológicos de los efectos del extracto de Montanoa tomentosa *(zoapatle) sobre la actividad uterina en conejas Nueva Zelanda*, Tesis Licenciatura, México, DF, Facultad de Medicina Veterinaria y Zootecnia UNAM, 1977, 30 pp.

ooo

BC/UNAM
UNAM/1977/F422

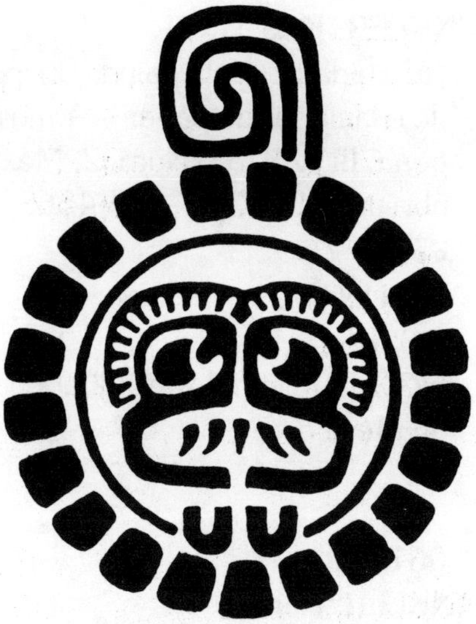

0615
FILED, Henry
"Notes on medicinal plants used in Tepoztlan, Morelos, Mexico", *América Indígena*, III, Vol. 13, Núm. 4, México, DF, 1953, pp. 291-300.

ooo

INI IIA/UNAM
(A.I.)XIII(4) RO286.0
MNAH/INAH
E65/A5121
MOR Tepoztlán
Nahua

F

0616
FINKLER, Kaja
"Spiritualism in rural Mexico", *Religión y Sociedad*, DEAS INAH, México, DF, 1976, 8 pp. (Cuaderno de Trabajo, 17).
ooo
DEAS
Archivo reservado

0617
FINKLER, Kaja
"El cuidado de la salud: un problema de relaciones de poder", *América Indígena*, III, Vol. 37, Núm. 2, México, DF, abr-jun, 1977, pp. 435-456.
ooo
IIA/UNAM
RO286.0
HGO Valle del Mezquital y la ciudad de México

0618
FINKLER, Kaja
"A comparative study of health seekers: or, why do some people go to doctors rather than to spiritualist healers?", *Medical Anthropology, Cross Cultural Studies in Health and Illness*, Redgrave Publishing Company, Vol. 5, Num. 4, New York, EU, fall, 1981, pp. 383-424.
ooo
IIA/UNAM MNAH/INAH
R0754.0 GN296(M43
SDGO
F/573.2

0619
FINKLER, Kaja
"The nonsharing of medical knowledge among spiritualist healers and their patients: a contribution to the study of intra-cultural diversity ...", *Medical Anthropology, Cross Cultural Studies in Health and Illness*, Redgrave Publishing Company, Vol. 8, Num. 3, New York, EU, summer, 1984, pp. 195-209.
ooo
IIA/UNAM SDGO
R0754.0 F/573.2
MNAH/INAH
GN296/M43
MEX

0620
FISHER, Glen
"Directed culture change in Nayarit, Mexico". En: Robert WAUCHOPE (Ed.), *Synoptic studies of mexican culture*, Middle American Research Institute, New Orleans, EU, 1957, pp. 102-104. (Publication, 17).
ooo
IIA/UNAM COLMEX
ETN9BCOB[4605]:L L/F1221/C3
MNAH/INAH
LBS/F1221T/C313t
NAY

0621
FITZSIMMONS, Charles Irving
Susto: an epidemiological study of stress adaptation, Ph. D. Thesis, Austin, Texas, University of Texas at Austin, 1974, 153 pp.
ooo
COLMEX
MP/6210
OAX Teotitlán del Valle
Zapoteco

0622
FLANET, Veronique
Viviré si Dios quiere: un estudio de la violencia en la Mixteca de la costa, México, DF, SEP INI, 1977, 238 pp. (Serie Antropología Social, 55).

ooo

INI
I/306/A57/N55
BN/UNAM
303609726813/FLAv
DEAS
PS/30672/I654i55
OAX Jamiltepec
Mixteco

0623
FLORES GÁLVEZ, Roxana Graciela
Estudio sobre la posible toxicidad de los frutos de la especie Pyracantha koidzumii Rehd. *en el Valle de México (área metropolitana)*, Tesis Licenciatura, Estado de México, ENEP Iztacala UNAM, 1986, 57 pp.

ooo

ENEPI/UNAM
B 0408/86 F 56
Valle de México

0624
FLORES OLVERA, María Hilda y VALDÉS GUTIÉRREZ, Javier
"La obra botánica del doctor Francisco Hernández a más de 400 años de su realización", *Medicina Tradicional*, IMEPLAM AC, Vol. 2, Núm. 6, México, DF, 1979, pp. 84-88.

ooo

MNAH/INAH IIA/UNAM
RV1/M4 R0753.5
Nahua

0625
FLORES PÉREZ, Ma. Janett
Recursos vegetales utilizados durante el proceso reproductivo por las parteras de Xochipala, Gro., Tesis Licenciatura, México, DF, Facultad de Ciencias UNAM, 1990, 80 pp.

ooo

LPV/FC/UNAM
Área Etnobotánica
GRO Xochipala

0626
FLORES RUIZ, Rubí Eglantina
Plantas medicinales de la localidad de Cerrito de Cotijarán, Mpio. de Villamar, Mich. (México), Tesis Licenciatura, Michoacán, Escuela de Biología UMSNH, 1987, 150 pp.

ooo

EB/UMSNH
MICH Mpio. de Villamar

0627
FLORES RUIZ, Rubí Eglantina y cols.
"Plantas medicinales del noreste del estado de Michoacán, México", *Memorias del X Congreso Mexicano de Botánica*, Sociedad Botánica de México, México, DF, 1987, pp. 165-166.

ooo

LPV/FC/UNAM
Área Taxonomía
MICH Noreste de Michoacán

0628
FLORES SALINAS, Ma. de Lourdes
Estudio bioquímico de Flourencia laurefolia, Tesis Licenciatura, Cuautitlán,

F

Estado de México, FES Cuautitlán UNAM, 1986, 59 pp.

ooo

FESC/UNAM
105/24/002/86

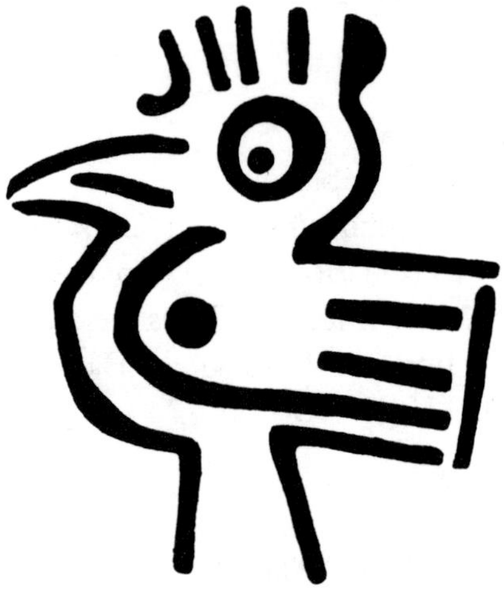

0629
FLORES Y TRONCOSO, Francisco de Asís
"La medicina entre los indios mexicanos antes de la Conquista", *Actas y Memorias del XVII Congreso Internacional de Americanistas, Ciudad de México 1910* (*Congreso del Centenario*), Sociedad Internacional de Americanistas, Alemania, 1968, pp. 214-224.

ooo

IIA/UNAM ANT2.2A
IIH/UNAM E51/C577
Nahua

0630
FLORES Y TRONCOSO, Francisco de Asís
Historia de la medicina en México: desde la época de los indios hasta la presente, México, DF, IMSS, edición facsimilar (1886), 1982, 1660 pp.

ooo

IIA/UNAM AF16B[13023]:L
CIESAS 610.972/F623h
COLMEX CE/610.972/F634h
Nahua

0631
FLORES, Javier
"Voz de los antiguos: medicina indígena y conocimiento universal", *México Indígena*, INI/CICC AC, Núm. 18, México, DF, marzo, 1991, pp. 21-22.

ooo

IIA/UNAM R0764.0
IIH/UNAM 216-00

0632
FLORES, José Salvador y UCAN EK, Edilberto
Nombres usados por los mayas para designar a la vegetación, Xalapa, Veracruz, INIREB, 1983, 30 pp. (Cuadernos de Divulgación, 10).

ooo

COLMEX F/497/F634n
CIESAS F/01/10
YUC
Maya

0633
FLORES, Leopoldo
"Manual terapéutico de plantas mexi-

canas presentado a la junta de profesores del Instituto Médico Nacional", *Anales del Instituto Médico Nacional de México*, México, 1909, pp. 297-391.

ººº

HFM/UNAM
S-V-1 610.5 ELE-ANA

0634
FOSTER, Aliner
A field guide to medicinal plants, eastern and central North America, Boston, EU, Boston Mifflin, 1990, 366 pp.

ººº

IBB/UNAM

0635
FOSTER, George M.
Notes on the popoluca of Veracruz, México, DF, Instituto Panamericano de Geografía e Historia, 1940, pp. 16-29. (Publication, 51).

ººº

INI
972.00497/P66/F67
VER Cuezalapan, Ocozotepec, Soteapan, Buenavista, Cuilona, Amameloya
Popoluca

0636
FOSTER, George M.
"Relationships between spanish and spanish-american folk medicine", *Journal of American Folklore*, The American Folklore Society, Vol. 66, Num. 261, Washington, DC, july-sept, 1953, pp. 201-217.

ººº

IIA/UNAM
R0689.0

0637
FOSTER, George M.
"El trabajo con gente de distintos trasfondos culturales", *Medicina y antropología, curso de adiestramiento*, III, México, DF, 1967, 11 pp.

ººº

IIA/UNAM
AF16[10028]:L

0638
FOSTER, George M.
"The mixe, zoque, popoluca". En: WAUCHOPE and VOGT (Eds.), *Handbook of Middle American Indians*, Ethnology Part I, Tomo 7, University of Texas Press, Austin, Texas, 1969, pp. 448-477.

ººº

MNAH/INAH	IIH/UNAM
LBS/F1434/H35	F1434/H3/v7

COLMEX
REF/970.428/H236/v7
OAX Sierra Juárez
Mixe, popoluca, zoque

0639
FOSTER, George M.
Tzintzuntzan: los campesinos mexicanos en un mundo de cambio, México, DF, FCE, 1972, 364 pp. (Obras de Antropología).

ººº

CIESAS	III
309172/F649T	5727/F
UAMI	INI
HN120/T95/F618	97200497/F67

F

MICH Tzintzuntzan
Purépecha

0640
FOSTER, George M.
"Disease etiologies in non-western medical systems", *American Anthropologist*, American Anthropological Association, Vol. 78, Num. 4, Washington, DC, 1976, pp. 773-782.

ooo

IIA/UNAM MNAH/INAH
RO288.0 GNE/A512/NS
MICH Tzintzuntzan
Purépecha

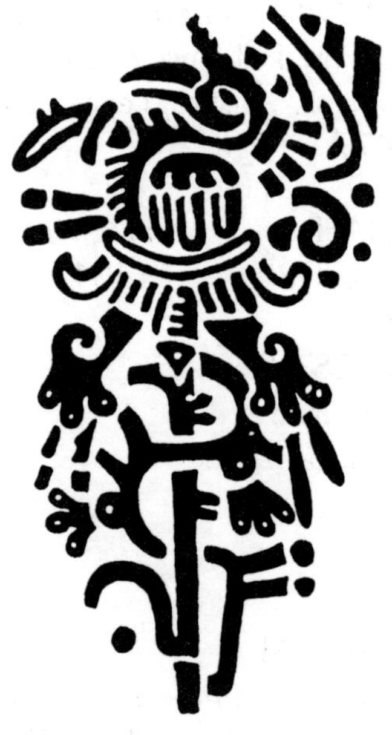

0641
FOSTER, George M.
"Prólogo". En: Boris VELIMIROVIC (Ed.), *La medicina moderna y la antropología médica en la población fronteriza mexicano-estadounidense*, PAHO/OPS/OMS, Washington, DC, 1978, pp. 4-11. (Publicación Científica, 359).

ooo

ENAH MNAH/INAH
GN296/P35 LBS/R465/v54

0642
FOSTER, George M.
"El legado hipocrático latinoamericano: 'caliente' y 'frío' en la medicina popular contemporánea", *Medicina Tradicional*, IMEPLAM AC, Vol. 2, Núm. 6, México, DF, 1979, pp. 3-21.

ooo

IIA/UNAM MNAH/INAH
R0753.5 RV1/M4

0643
FOSTER, George M.
"The concept of 'neutral' in humoral medical systems", *Medical Anthropology, Cross Cultural Studies in Health and Illness*, Redgrave Publishing Company, Vol. 8, Num. 3, New York, EU, summer, 1984, pp. 180-194.

ooo

IIA/UNAM SDGO
R0754.0 F/573.2
MNAH/INAH
GN296/M43
MICH Tzintzuntzan
Purépecha

0644
FOSTER, George M.
Cultura y conquista. La herencia española en América, Xalapa, Veracruz,

Universidad Veracruzana, 1985, 467 pp. (Biblioteca Universidad Veracruzana).

0645
FOSTER, George M.
"The validating role of humoral theory in traditional spanish-american therapeutics", *American Ethnologist*, American Anthropological Association, Vol. 15, Num. 1, Washington, DC, 1988, pp. 120-135.

∘∘∘

IIA/UNAM MNAH/INAH
R029O.0 GN301/A5/E8

0646
FOSTER, George M. y GALLATIN ANDERSON, Barbara
Medical anthropology, New York, EU, John Wiley and Sons, 1978, 354 pp.

∘∘∘

SDGO CIESAS
S/GN296/F67 362.1/F649m

0647
FRAGOSO, Ramón
Etnomedicina de los actuales matlatzinca, Tesis Maestría, México, DF, ENAH/UNAM, 1978, 316 pp.

∘∘∘

ENAH B/Xochi
TESIS/146 105
MNAH/INAH
GN2/M6112/TESIS/n352
MEX San Francisco Oxtotilpan
Matlatzinca

0648
FRANCINI CORTI, Eleonora
"Le piante medicinali del *Codice Fiorentino*", *Simposio Internazionale sulla Medicina Indigena e Popolare dell'America Latina*, IILA/CISO, Roma, Italia, dic, 1977, pp. 47-68.

∘∘∘

IIA/UNAM
AF16B[13179]:L
Nahua

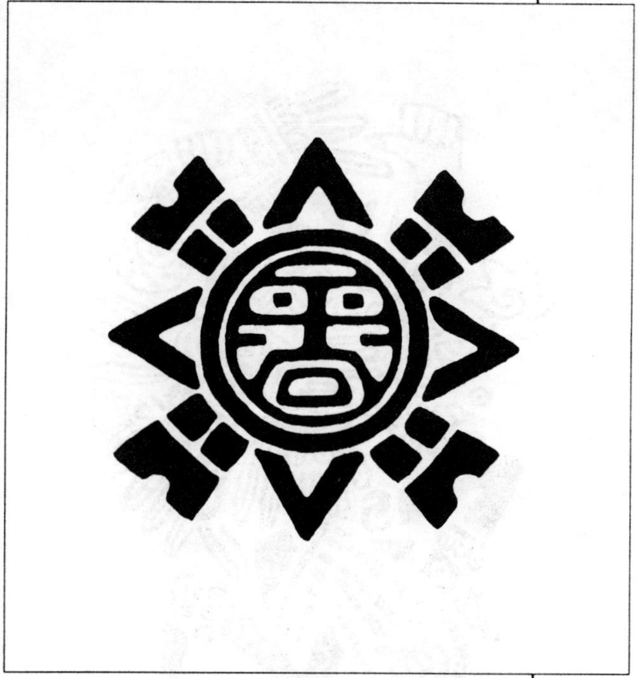

0649
FRANCO, Luigi
Vida y magia en un pueblo otomí del Mezquital, México, SEP INI, 1974, 365 pp.

∘∘∘

INI
HGO Valle del Mezquital
Otomí

0650
FRIEDLANDER, Judith
"Malaria and demography in the low-

F

lands of Mexico: an ethno-historical approach". En: David LANDY (Ed.), *Culture, disease and healing: studies in medical anthropology*, Macmillan Publishing Co., Inc., New York, EU, 1977, pp. 113-119.

○○○

MNAH/INAH
LBS/GN296/L35
GRO Costa Chica

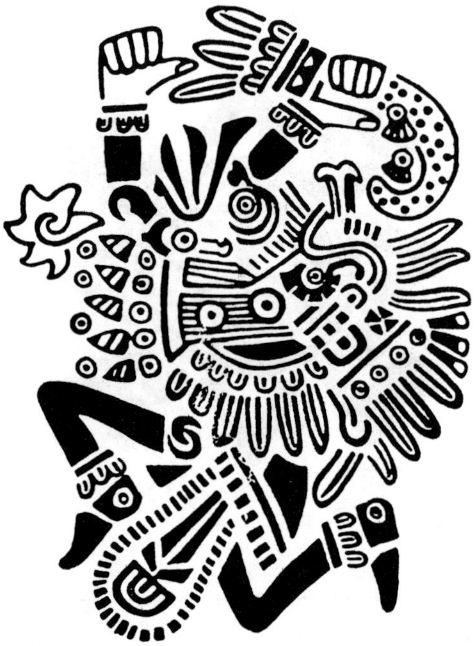

0651
FRIED, Jacob

"The tarahumara". En: WAUCHOPE and VOGT (Eds.), *Handbook o Middle American Indians*, Ethnology Part II, University of Texas Press, Austin, Texas, 1967, pp. 864-867.

○○○

COLMEX
REF/970.428/H236/v8

MNAH/INAH IIH/UNAM
LBS/F1434/H35 F1434/H3/v8
CHIH Sierra Tarahumara
Tarahumara

0652
FUENTES GÓMEZ, J. H.

"Tipología y causalidad de algunas enfermedades tradicionales en Pustunich, Yucatán", *Revista de la Universidad de Yucatán*, Universidad Autónoma de Yucatán, Vol. 3, Núm. 166, México, jul-ago, 1988, pp. 40-51.

○○○

IIA/UNAM
R0883.0
YUC Pustunich
Maya

0653
FUENTE, Julio de la

"Creencias indígenas sobre la oncocercosis, el paludismo y otras enfermedades", *América Indígena*, III, Vol. 1, Núm. 1, México, DF, oct, 1941, pp. 43-46.

○○○

IIA/UNAM MNAH/INAH
R0286.0 E65/A512i
OAX Sierra Norte de Oaxaca (Talea de Castro)
Tzeltal, tzotzil

0654
FUENTE, Julio de la

"Notas sobre el folklore de los Altos", *VIII Mesa Redonda: "Los mayas del sur y sus relaciones con los nahuas meridionales", sept 1959*, Sociedad Mexicana de Antropología, San Cristóbal las Casas, Chis., sept, 1961, pp. 309-318.

F

∘∘∘
IIA/UNAM IIH/UNAM
ANT2.21A E51/C577
CHIS Altos de Chiapas
Tzeltal, tzotzil

0655
FUENTE, Julio de la
"Enfermedades y tratamientos", *Yalalag: una villa serrana zapoteca*, INI, México, DF, 1977, pp. 311-346. (Clásicos de la Antropología Mexicana, 2).
∘∘∘
INI B/UIA
I/306/A57/N F1221/Z3/F83
DEAS
PS/306.72/I654i/n
OAX Yalalag
Zapoteco

0656
FURST, Peter T.
"Ritual use of hallucinogens in Mesaoamerica: new evidence for snuffing from the preclassic and early classic", *XII Mesa Redonda: "Religión en Mesoamérica", 11-17 junio 1972*, Sociedad Mexicana de Antropología, Cholula, Puebla, junio, 1972, pp. 61-68.
∘∘∘
IIA/UNAM IIH/UNAM
ANT2.21A E51/C577
Huichol, zapoteco

0657
FURST, Peter T.
"Symbolism and psychopharmacology: the toad as earth mother in indian America", *XII Mesa Redonda: "Religión en Mesoamérica", 11-17 junio 1972*, Sociedad Mexicana de Antropología, Cholula, Puebla, junio, 1972, pp. 37-46.
∘∘∘
IIA/UNAM IIH/UNAM
ANT2.21A E51/C577

0658
FURST, Peter T.
"Shamanistic survivals in mesoamerican religion", *Actas del XLI Congreso Internacional de Americanistas, México 2-7 sept 1974*, INAH, Vol. 3, México, DF, 1976, pp. 149-157.
∘∘∘
IIA/UNAM IIH/UNAM
ANT2.2A E51/C577

0659
FURST, Peter T.
Alucinógenos y cultura, México, DF, FCE, 1980, 340 pp. (Colección Popular, 190).
∘∘∘
ENAH B/FCE
AC70/C6/v.190 015190R
BN/UNAM
082.1/POP.c.190
Huichol, mazateco, nahua

0660
FURST, Peter T. y NAHAMAD SITTON, Salomón
Mitos y arte huicholes, México, DF, SEP, 1972, 170 pp. (SEP Setentas).
∘∘∘
INI
1975
NAY
Huichol

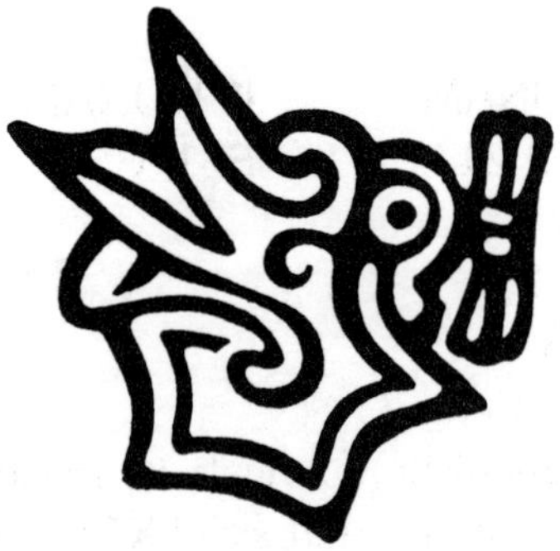
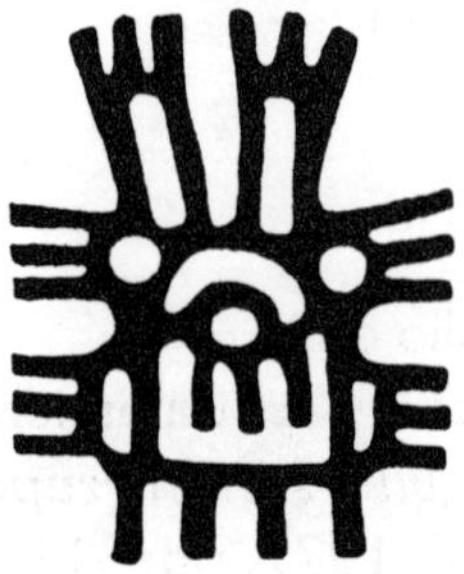
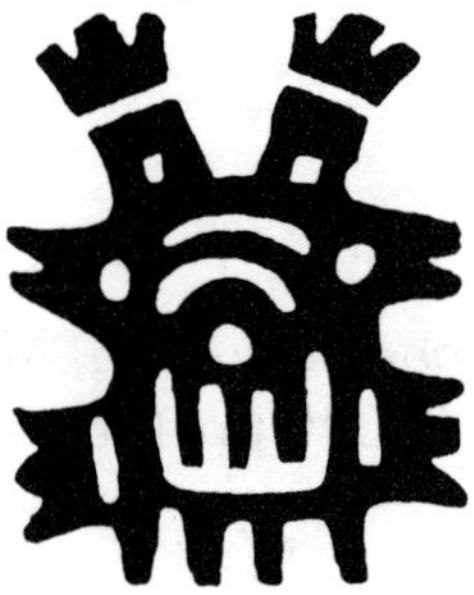
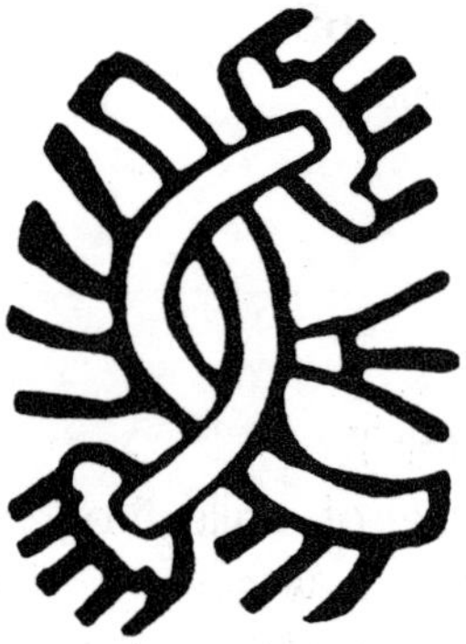
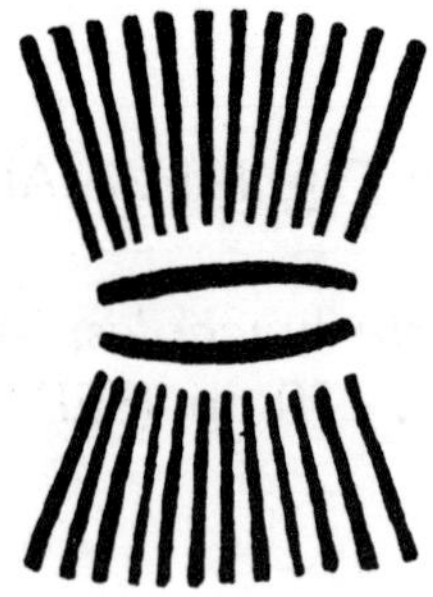
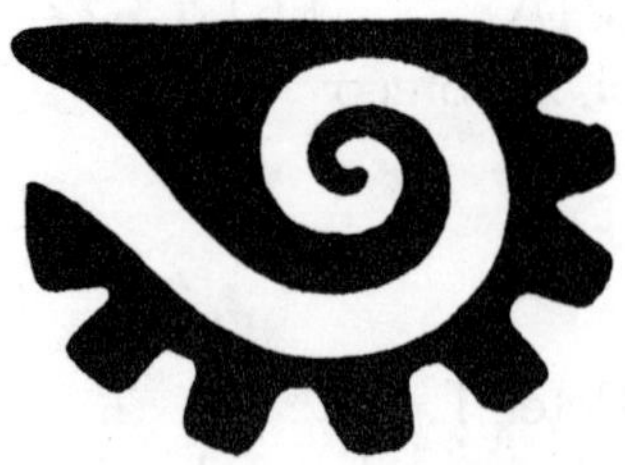

0661
GALÁN GIRAL, Ángela
Valoración de alcaloides de algunas daturas mexicanas, Tesis Licenciatura, México, DF, Facultad de Química UNAM, 1980, 49 pp.

ooo

BC/UNAM
001-00524-G1-1980

0662
GALANTE, Cristina
"Plantas medicinales de la región istmeña utilizadas en la reproducción". En: Paola SESIA (Ed.), *Medicina tradicional, herbolaria y salud comunitaria en Oaxaca*, Gobierno del Estado de Oaxaca/CIESAS, Oaxaca, Oaxaca, 1992, pp. 119-150.

ooo

OAX Istmo de Tehuantepec
Chontal, huave

0663
GALBIS, Ricardo
"Métodos de curación entre los cuna y los otomíes: estudio comparativo", *América Indígena*, III, Vol. 34, Núm. 4, México, DF, 1974, pp. 939-947.

ooo

IIA/UNAM MNAH/INAH
RO286.0 E65/A512i
MEX Archipiélago de San Blás, Puebla, Edomex y Panamá
Otomí

0664
GALINDO MANRIQUE, Yolanda
Estudio farmacológico de algunas plantas medicinales reportadas popularmente por la población mexicana para el tratamiento de padecimientos cardiovasculares, Tesis Licenciatura, Estado de México, ENEP Iztacala UNAM, 1982, 100 pp.

ooo

ENEPI/UNAM
B 032/82

0665
GALINDO MIRANDA, José Luis
Esteroides alcaloidales en Solanum marginatum L, Tesis Licenciatura, México, DF, Facultad de Química UNAM, 1986, 120 pp.

G

ººº

FQ/UNAM
8 186

0666
GALINDO VILLA, Eduardo
Estudio monográfico sobre el valor alimenticio y la toxicidad de la Yuca-Manihot esculenta Crantz, Tesis Licenciatura, Cuautitlán, Estado de México, FES Cuautitlán UNAM, 1980, 98 pp.

ººº

FESC/UNAM
105/24/002/80

0667
GALINIER, Jacques
N'yuhu les indiens otomis, hiérarchie sociale et tradition dans le sud de la Huasteca, Mexico, DF, Mission Arqueologique et Ethnologique Française au Mexique, 1979, 615 pp. (Etudes Mesoamericaines, Ser. 2).

ººº

INI CIESAS
972.016/G158n 972.0042/G524n
ENAH
F1221/O867/G35
MEX Sur de la Huasteca
Otomí

0668
GALINIER, Jacques
Pueblos de la Sierra Madre: etnografía de la comunidad otomí, México, DF, INI/CEMCA, 1987, 528 pp. (Clásicos de la Antropología, 17).

ººº

COLMEX DEAS
972.016/G158p 323.1197/G524p
CIESAS
972.017/G524p/17
MEX Sierra Madre
Otomí

0669
GALINIER, Jacques
"El depredador celeste: notas acerca del sacrificio entre los mazahuas", *Journal de la Societé des Americanistes Paris*, Inédito, México, DF, 1990, 20 pp.

ººº

MNAH/INAH
MEX San Felipe del Progreso
Mazahua

0670
GALINIER, Jacques
La mitad del mundo: cuerpo y cosmos en los rituales otomíes, México, DF, UNAM/CEMCA/INI, 1990, 746 pp.

ººº

IIA/UNAM
ANT2.21
MEX Sur de la Huasteca
Otomí

0671
GALLARDO PICHARDO, Lauro
Estudio del contenido rotenónico de algunas especies de plantas mexicanas, Tesis Licenciatura, México, DF, ENCB IPN, 1953, 73 pp.

ººº

ENCB/IPN
T 0231 GAL .e

0672
GALLARDO VÁZQUEZ, María Concepción y cols.
Aspectos etnobotánicos y bacterio-

lógicos de la medicina tradicional en los Altos de Chiapas, Tesis Licenciatura, Estado de México, ENEP Iztacala UNAM, 1983, 202 pp.

ººº

AFLORA
1052
CHIS Amatenango del Valle, Chenalho, Huixtan y Tenejapa
Tzeltal, tzotzil

0673
GALLARDO VÁZQUEZ, María Concepción
"El médico en la medicina tradicional: una experiencia de trabajo de campo", *Memorias del Primer Coloquio de Medicina Tradicional Mexicana: un saber en extinción*, ENEP Zaragoza UNAM, México, DF, 1987, pp. 26-28.

ººº

SDGO
S/R133/C63/1987
CHIS Altos de Chiapas
Tzeltal, tzotzil

0674
GALLARDO VÁZQUEZ, María Concepción y SÁNCHEZ SALOMA, Enrique Alfonso
"Usos terapéutico-tradicionales del aguamiel", *Memorias del Tercer Coloquio de Medicina Tradicional Mexicana: un saber en discusión*, ENEP Zaragoza UNAM, México, DF, 1989, pp. 99-103.

ººº

AFLORA
617

0675
GALLEGOS C., J. Alfredo
"El zoapatle", *La investigación científica de la herbolaria medicinal mexicana*, Secretaría de Salud, México, DF, 1993, pp. 195-202.

0676
GALLEGOS GALVÁN, Rosa Elena
Estudio fitoquímico de Stevia aff. tomentosa H.B.K. y Stevia rhombifolia H.B.K., Tesis Licenciatura, México, DF, ENEP Zaragoza UNAM, 1990, 53 pp.

ººº

ENEPZ/CII/UNAM
249024

0677
GALVÁN GAVIA, Ignacio
Contribución al estudio de las plantas tóxicas de Nuevo León, Tesis Licenciatura, Cuautitlán, Estado de México, FES Cuautitlán UNAM, 1985.

ººº

BC/UNAM
UNAM/1945
NL

0678
GAMBOA REBOLLEDO, Estela
Contribución al estudio de los alcaloides de Argemone ochroleuca y A. mexicana (*chicalote o cardo*), Tesis Licenciatura, México, DF, ENCB IPN, 1956, 50 pp.

ººº

DF/ENCB/IPN
1956

0679
GAMIO, Manuel
La población del Valle de Teotihua-

G

cán, Tomo 4, México, DF, Facsimilar 1922, 1974, 281 pp.

∘∘∘

INI CIESAS
I/306/C53/n8 572/I654g
ENAH
FR/F1301/M6113P/1921
MEX Teotihuacán

0680
GÁMIZ, Everardo
Monografía de la nación tepehuana que habita en la región sur del estado de Durango, México, DF, Ediciones Gámiz, SA, 1948, 80 pp.

∘∘∘

BN/UNAM INI
972.0195/GAMm 972.00497/G36
MNAH/INAH
LBS/F1221/T3/G192m
DGO Serranías de El Oso, La Candela, La Magdalena y Cacaría
Tepehuano

0681
GANDOLA, Isabel
El peyote: estudio sobre el uso del peyote entre las tribus huicholas, coras, tepehuanas y tarahumaras, México, DF, Editorial Orión, 1955, 66 pp.

∘∘∘

MNAH/INAH
LBS/QK495/C11/G3
Zona peyotera
Cora, huichol, tarahumara, tepehuano

0682
GARATE DE GARCÍA, Catalina
"Los trastornos emocionales como causa de enfermedades en Tehuantepec", *América Indígena*, III, Vol. 20, Núm. 3, México, DF, 1960, pp. 201-206.

∘∘∘

INI
(A.I.) XX (3)
OAX Tehuantepec

0683
GARCÉS MEDINA, Alma Rosa y cols.
Medicina tradicional de Tabasco: cuadernos para el desarrollo de la comunidad, Villahermosa, Tabasco, DIF Tabasco/Universidad Juárez Autónoma de Tabasco, 1987, 148 pp. (Serie Cultura Popular, 1).

∘∘∘

BC/UNAM AFLORA
QK213/T3/G37 1989
TAB TAB

0684
GARCÉS MEDINA, Alma Rosa
"Algunas consideraciones sobre la práctica de la medicina tradicional en Tabasco", *Memorias del Tercer Coloquio de Medicina Tradicional Mexicana: un saber en discusión*, ENEP Zaragoza UNAM, México, DF, 1989, pp. 7-10.

∘∘∘

ENEPZ/UNAM AFLORA
TAB
Chontal

0685
GARCÍA ALCARAZ, Agustín
"El mundo de los copalas: visión del cosmos y de la vida", *Tinujei: los triquis*

de Copala, Comisión del Balsas SRH, México, DF, 1973, pp. 211-274.

ooo

DEAS
323.1197/G532f
INI
972.00497/T75/G37
OAX Copala
Triqui

0686
GARCÍA CRUZ, Crispín Humberto
Estudio fitoquímico de Heimia salicifolia, Tesis Licenciatura, México, DF, ENCB IPN, 1978, 34 pp.

ooo

ENCB/IPN
T 2175 GAR .e

0687
GARCÍA ESPARZA, Alfredo
La flora útil silvestre no maderable del Mpio. de Cherán, Mich. (México), Tesis Licenciatura, Michoacán, Escuela de Biología UMSNH, 1989, 110 pp.

ooo

EB/UMSNH
MICH Mpio. de Cherán
Purépecha

0688
GARCÍA FIGUEROA, Luz María
Contribución al estudio y muestreo de cincuenta plantas medicinales mexicanas, Tesis Licenciatura, México, DF, Facultad de Química UNAM, 1980, 124 pp.

ooo

FQ/UNAM
125 1980

0689
GARCÍA GARIBAY, Esther
Estudio de los constituyentes de cinco especies del género Perezia, Tesis Doctorado en Ciencias, México, DF, CINVESTAV IPN, 1976.

ooo

DQ/CINVESTAV/IPN
Tes. 1976 G.

0690
GARCÍA HERNANDEZ, María del Carmén y GONZÁLEZ FERRARA, Mauricio
"Plantas medicinales utilizadas contra la diabetes en los mercados de la ciudad de Monterrey, Nuevo León", *Memorias del VIII Congreso Mexicano de Botánica*, Sociedad Botánica de México, México, DF, 1981, pp. 106.

ooo

LPV/FC/UNAM
Área Taxonomía
NL Monterrey

0691
GARCÍA JIMÉNEZ, Salomón
Acerca de la medicina tradicional mexicana, Chilpancingo, Guerrero, Universidad Autónoma de Guerrero, 1984, 101 pp.

ooo

LPV/FC/UNAM
Área Etnobotánica
GRO Atoyac de Álvarez

0692
GARCÍA LÓPEZ, Marcelina
"Nacimiento de un curandero", *México Indígena*, INI/CICC AC, Núm. 18, México, DF, marzo, 1991, pp. 23.

ooo

IIA/UNAM
R0764.0
VER Encino Grande, Zongolica
Nahua

0693
GARCÍA MANZANEDO, Héctor
Mother, child and culture: selected problems in maternal and child health in a mexican-american population, Ph. D. Thesis, Berkeley, EU, University of California.

ººº

IIA/UNAM
AF16B[13054]
Calimex, California

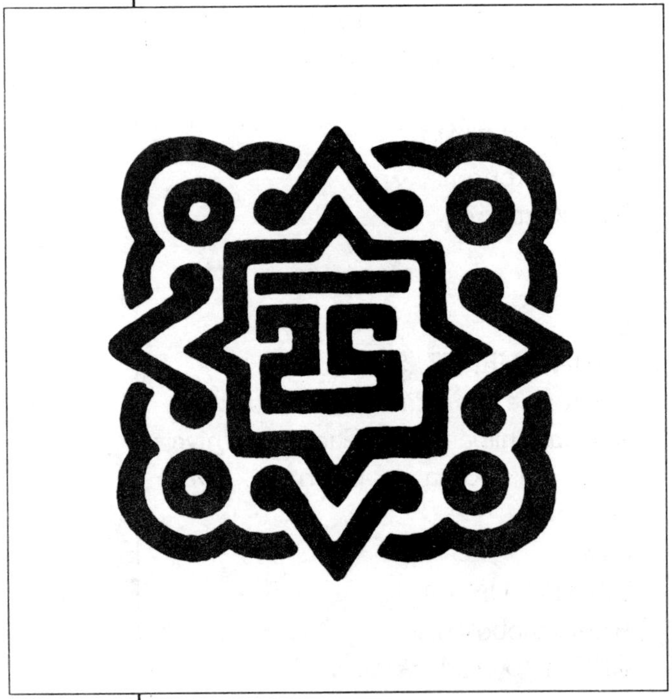

0694
GARCÍA MANZANEDO, Héctor y GARATE DE GARCÍA, Catalina
El Bajío I. Informe cultural y sanitario de Villagrán, Guanajuato, México, DF, Dirección de Estudios Experimentales SSA, 1956, pp. 47-59.

ººº

ENAH
RA/88/B3/G3
GTO Villagrán
Otomí

0695
GARCÍA MANZANEDO, Héctor
"Notas sobre la medicina tradicional en una zona de la Sierra Tarahumara", *América Indígena*, III, Vol. 23, Núm. 1, México, DF, enero, 1963, pp. 61-70.

ººº

IIA/UNAM
R0286.0
CHIH Guachochic, Ohuivo, Cabórachic, Tecorichic
Tarahumara, tepehuano

0696
GARCÍA MANZANEDO, Héctor y GARATE DE GARCÍA, Catalina
"El chaneque en el folklore y en la salud". En: Xavier LOZOYA y Carlos ZOLLA (Eds.), *La medicina invisible: introducción al estudio de la medicina tradicional de México*, Folios Ediciones, México, DF, 1986, pp. 178-185. (El Hombre y su Salud).

ººº

ENAH GN477/M6/L69m
E/Raza WZ309/L9/1983
B/Xochi 306.72/LOZ(594)
VER Región de los Tuxtlas

0697
GARCÍA QUINTANA, Josefina
"El baño ritual entre los nahuas según el *Códice Florentino*", *Estudios de*

Cultura Náhuatl, IIH UNAM, Vol. 8, México, DF, 1969. pp. 189-213.

ooo

IIA/UNAM
R0589.0
Nahua

0698
GARCÍA RAMOS, Juan Zenón
"Las plantas medicinales en la economía de un pueblo de la Chinantla", DGCP, Oaxaca, 5 pp.

ooo

CID/DGCP
No. de Ad. 99
OAX Chinantla
Chinanteco

0699
GARCÍA RAMOS, Juan Zenón y cols.
Plantas medicinales de la Chinantla Alta, comunidad de San Juan Quiotepec, distrito Ixtlán, Oaxaca, Oaxaca, DGCP SEP Unidad Regional de Investigación y Promoción de Oaxaca, 1984, 62 pp.

ooo

CID/DGCP
1053
OAX San Juan Quiotepec, Dtro. Ixtlán
Chinanteco

0700
GARCÍA REGALADO, Gerardo
Plantas medicinales de la vertiente sur de la Sierra de Pachuca, Hidalgo, Tesis Licenciatura, México, DF, ENCB IPN, 1981, 118 pp.

ooo

ENCB/IPN
T 2646 GAR .p
HGO Sierra de Pachuca

0701
GARCÍA REGALADO, Gerardo
"Registro de plantas medicinales en los mercados de la ciudad de Aguascalientes", *Memorias del X Congreso Mexicano de Botánica*, Sociedad Botánica de México, México, DF, (Resumen 92), 1987.

ooo

LPV/FC/UNAM
Área Taxonomía
AGS Aguascalientes

0702
GARCÍA REGALADO, Gerardo
Plantas medicinales de Aguascalientes. Programa de Investigaciones Biológicas, Aguascalientes, Universidad Autónoma de Aguascalientes, 1988, 87 pp.

ooo

AFLORA
1054
AGS

0703
GARCÍA REGALADO, Gerardo
Plantas medicinales de San José de Gracia, Aguascalientes, Aguascalientes, Universidad Autónoma de Aguascalientes, 1989, 109 pp.

ooo

FC/UNAM
Betb 1989 G.
AGS San José de Gracia

G

0704
GARCÍA RIVAS, Heriberto
Plantas medicinales de México: descripción y usos, México, DF, Panorama Editorial, 1988, 263 pp.

ooo

MNAH/INAH
REF, F1203, P3,637P

0705
GARCÍA ROMERO, Lucía
Bibliografía micológica mexicana (ascomicetos y agaricales excepto alucinógenos), Tesis Licenciatura, México, DF, Facultad de Ciencias UNAM, 1970, 67pp.

ooo

IBB/UNAM
1970 5

0706
GARCÍA SALAS, Sergio
Investigaciones de la composición bioquímica y enzimática de la semilla de Jatropha curcas, Tesis Licenciatura, México, DF, ENCB IPN, 1985, 54 pp.

ooo

ENCB/IPN
T 3873 GAR .i

0707
GARCÍA VDA. DE CARRERA, Rosaura y OCAMPO VILLASEÑOR, Dora
Ceremonia de los hongos en Huautla de Jiménez, Oaxaca, entre el grupo lingüístico mazateco, Inédito, México, DF, noviembre, 1971, 8 pp.

ooo

COLMEX
F/615.89/G216c
OAX Huautla de Jiménez
Mazateco

0708
GARCÍA YLLESCAS, Adriana
Constituyentes terpénicos de Salvia keerlii Benth, Tesis Licenciatura, México, DF, ENEP Zaragoza UNAM, 1987, 92 pp.

ooo

ENEPZ/CII/UNAM
162 - 248709

0709
GARCÍA-KUTZBACH, Abraham
"Medicine among the ancient maya", *Journal of Medical Southern*, Vol. 69, Num. 7, 1976, pp. 938-940.

ooo

IIA/UNAM
ARQ5BBC[4112]
Maya

0710
GARCÍA-RUIZ, Jesús F.
"El defensor y el defendido: dialéctica de la agresión entre los mochó (Motozintla, Chiapas)", *XVII Mesa Redonda: "Investigaciones recientes en el área maya", 21-27 junio 1981*, Sociedad Mexicana de Antropología, Vol. 1, San Cristóbal las Casas, Chis., junio, 1984, pp. 329-348.

ooo

IIA/UNAM — IIH/UNAM
ANT2.21A — E51/C577
CHIS Motozintla
Mochó

0711
GARCÍA-RUIZ, Jesús F.
"Elemento para el análisis de la noción

de persona entre los mochó: los componentes del yo". En: Barbro DAHLGREN DE JORDÁN (Ed.), *Historia de la religión en Mesoamérica y áreas afines. I Coloquio*, IIA UNAM, México, DF, 1987, pp. 263-283. (Etnología/Historia. Serie Antropológica, 78).

ooo

IIA/UNAM
ANT2.21
CHIS Motozintla
Mochó

0712
GARCÍA, Antonio Miguel
Medicina tradicional, DGCP, Sayula de Alemán, Veracruz, 1979, 13 pp.

ooo

CID/DGCP
No. de Ad. 1
VER Sayula de Alemán, Ver.
Mixe-popoluca

0713
GARCÍA, Antonio Miguel
Medicina tradicional, enfermedad natural y no natural, DGCP, Acayucan, Veracruz, 1982.

ooo

CID/DGCP
No. de Ad. 2
VER

0714
GARCÍA, S.
Acerca de la medicina tradicional mexicana. Una experiencia en Atoyac de Álvarez, Gro., Tesis Licenciatura, Chilpancingo, Guerrero, Universidad Autónoma de Guerrero, 1984, 89 pp.

ooo

LPV/FC/UNAM
Área Etnobotánica
GRO Atoyac de Álvarez

0715
GARDIDA MENDOZA, Leticia
Un nuevo sesquiterpeno aislado de Rzedowskia tolantonguensis Medrano, Tesis Licenciatura, México, DF, Facultad de Química UNAM, 1984, 44 pp.

ooo

BC/UNAM
001-00524-G3-1984

0716
GARDUÑO LOYOLA, Evangelina
Comparación de métodos para la determinación de senocidos en hoja sen (Cassia acutifolia), Tesis Licenciatura, México, DF, ENCB IPN, 1978, 33 pp.

ooo

DF/ENCB/IPN
1978/16

0717
GARDUÑO RODRÍGUEZ, José
Aislamiento y determinación de la estructura molecular de los metabolitos secundarios de Arracacia nelsoni C. y R. (Umbelliferae), Tesis Licenciatura, México, DF, Facultad de Química UNAM, 1986, 88 pp.

ooo

FQ/UNAM
001-00524-68-1986

0718
GARIBAY K., Ángel María
"Supervivencias de cultura intelectual

G

precolombina entre los otomíes de Huizquilucan, Estado de México. I", *América Indígena*, III, Vol. 17, Núm. 3, México, DF, 1957, pp. 207-219.

ooo

INI IIA/UNAM
(A.I)XVII(3) R0286.0
COLMEX
f/972.016/G2325
MEX Huixquilucan
Otomí

0719
GARIBAY K., Ángel María
"Supervivencias de cultura intelectual precolombina entre los otomíes de Huizquilucan, Estado de México. II", *América Indígena*, III, Vol. 17, Núm. 4, México, DF, 1957, pp. 319-333.

ooo

III
(A.I.) XVII (3)
MEX Huixquilucan
Otomí

0720
GARIBAY K., Ángel María
Teogonía e historia de los mexicanos: tres opúsculos del siglo XVI, México, DF, Porrúa, 1973, pp. 123-125. (Sepan Cuántos, 37).

ooo

MNAH/INAH
LBS/F1219.3/R38/G3
Valle de México
Nahua

0721
GARRO, Linda C.
"Intercultural variation in folk medical knowledge: a comparison between curers and non curers", *American Anthropologist*, American Anthropological Association, Vol. 88, Num. 2, Washington, DC, 1986, pp. 351-369.

ooo

IIA/UNAM MNAH/INAH
RO288.0 GNE/A512/NS
MICH Pichátaro
Purépecha

0722
GARZA SALDÍVAR, Yolanda de la
Contribución al estudio farmacológico de Sechium edule, Tesis Licenciatura, México, DF, ENCB IPN, 1949, 60 pp.

ooo

DB/ENCB/IPN
Catálogo tesis No. 82

0723
GARZA TARAZONA DE GONZÁLEZ, Silvia
La mujer mesoamericana, México, DF, Planeta, 1991, 146 pp. (Mujeres en su Tiempo).

0724
GARZA, Mercedes de la
El hombre en el pensamiento religioso náhuatl y maya, México, DF, Centro de Estudios Mayas IIF UNAM, 1978, 141 pp. (Serie Cuadernos, 14).

ooo

ENAH UAMX
F1219/G37 F1219.3/R38/G37
INI
972.00497/M39/G37
Maya, nahua

0725
GARZA, Mercedes de la
"La armonía animal-hombre entre los mayas", *Diálogos*, Vol. 20, Núm. 3, México, DF, may-jun, 1984, pp.31-34.

ooo

Maya

0726
GARZA, Mercedes de la
El universo sagrado de la serpiente entre los mayas, México, DF, Centro de Estudios Mayas IIF UNAM, 1984, 462 pp.

ooo

INI
972.011/G245u
Maya

0727
GARZA, Mercedes de la
"La serpiente y la medicina entre los antiguos mayas", *Boletín Mexicano de Historia y Filosofía de la Medicina*, SMHFM, Vol. 8, Núm. 53, México, DF, 1985, pp. 129-137.

ooo

SDGO — COLMEX
610.905/BOL — 610.9005/S678b
IIA/UNAM
RO476.0
YUC
Maya

0728
GARZA, Mercedes de la
"Éxtasis de sueño y muerte en iniciaciones mayas", *Memorias del Primer Coloquio Internacional de Mayistas, 5-10 agosto 1985*, Centro de Estudios Mayas IIF UNAM, México, DF, agosto, 1987, pp. 1093-1105.

ooo

IIA/UNAM — IIH/UNAM
ANT2.21A — E51/C577
CHIS Región maya
Maya, tojolabal, tzeltal, tzotzil

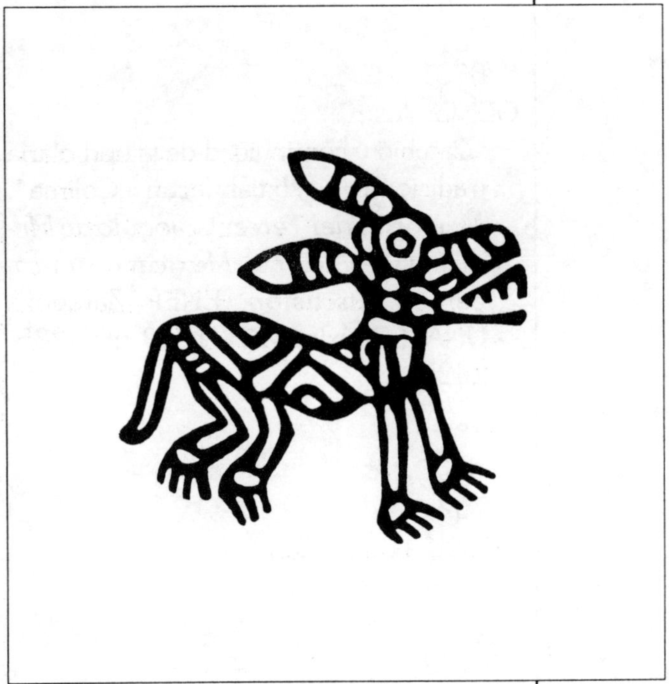

0729
GARZA, Mercedes de la
"Los alucinógenos en la religión maya", *Memorias del Segundo Coloquio Internacional de Mayistas, 17-21 agosto 1987*, Centro de Estudios Mayas IIF UNAM, Vol. 2, Campeche, Campeche, agosto, 1989, pp. 1399-1409.

ooo

IIA/UNAM — IIH/UNAM
ANT2.21A — E51/C577
Maya, nahua, tojolabal

0730
GARZA, Mercedes de la
Sueño y alucinación: otros ámbitos

G

de la realidad entre los nahuas y los mayas, México, DF, Centro de Estudios Mayas IIF UNAM, 1990, 291 pp.

ooo

IIA/UNAM
ANT2.21
Maya, nahua

0731
GENIS, José
"Cambio y continuidad de la herbolaria tradicional en Ixtlahuacan, Colima", *Memorias del Tercer Coloquio de Medicina Tradicional Mexicana: un saber en discusión*, ENEP Zaragoza UNAM, México, DF, 1989, pp. 235-242.

ooo

AFLORA
762
COL Ixtlahuacan

0732
GENIS, José
"Ritos terapéuticos asociados al compadrazgo", *Memorias del Tercer Coloquio de Medicina Tradicional Mexicana: un saber en discusión*, ENEP Zaragoza UNAM, México, DF, 1989, pp. 70-76.

ooo

AFLORA
747

0733
GERMÁN FAZ, María Celia
Estudio fitoquímico y farmacológico de Buddleia scordioides *(escoba de perro y escobilla) Fam.* Loganiaceae, Tesis Licenciatura, México, DF, ENCB IPN, 1979, 44 pp.

ooo

DF/ENCB/IPN
1979/1

0734
GERMES LÓPEZ, Fernando Rubén y BASURTO DORANTES, Griselda
Plantas medicinales mexicanas con propiedades antiinflamatorias utilizadas en odontología, Tesis Licenciatura, Estado de México, ENEP Iztacala UNAM, 1985, 105 pp.

ooo

ENEPI/UNAM
OD 2909/85 G 47

0735
GERSTE, A.
Notes sur la médecine et la botanique des anciens mexicains, Roma, Italia, Imprimerie Polyglotte Vaticane, 1909, 191 pp.

ooo

IIA/UNAM — MNAH/INAH
AF16[9704]:L — LBS/R465/C383n
Nahua

0736
GESSAIN, Robert
"Les indiens tepehuas de Huehuetla", *Mesa Redonda: "Huastecos, totonacos y sus vecinos", Jalapa 22-28 jul 1951*, Sociedad Mexicana de Antropología, México, DF, 1953, pp. 187-211.

ooo

BN/UNAM — IIA/UNAM
572.097205/SOC.r — ANT2.21A

COLMEX
913.72/R454
HGO Mpio. de Huehuetla
Tepehua

0737
GIL CONTRERAS, Juan José M.
Alteraciones histopatológicas en ratas por administración crónica de marihuana, Tesis Licenciatura, México, DF, CINVESTAV IPN, 1976, 19 pp.

ooo

DF/CINVESTAV/IPN
F QP 905 .5 G 5 1976 L

0738
GIMÉNEZ, Gilberto
Cultura popular y religión en el Anáhuac, México, DF, Centro de Estudios Ecuménicos, AC, 1978, 270 pp.

ooo

MEX San Pedro Atlapulco, Mpio. de Ocoyoacac
Otomí

0739
GIRAL GONZÁLEZ, Francisco
"Fitoquímica de las plantas medicinales mexicanas". En: Xavier LOZOYA (Ed.), *Estado actual del conocimiento en plantas medicinales mexicanas*, IMEPLAM, AC, México, DF, 1976, pp. 103-107.

ooo

COLMEX	DEAS
633.88/L925e	581.634/L262e
IIA/UNAM	
AF16B:L	

0740
GISPERT CRUELLS, Montserrat
Etnobotánica en un ejido del trópico mexicano, México, UMSNH, 29 pp. (Xurhíjki, 6).

ooo

VER Balzapote

0741
GISPERT CRUELLS, Montserrat y cols.
"Etnobotánica de las plantas medicinales empleadas en Balzapote, Veracruz". En: Carlos VIESCA TREVIÑO (Ed.), *Estudios sobre etnobotánica y antropología médica*, Tomo 2, IMEPLAM, AC, México, DF, 1977, pp. 83-96.

ooo

IIA/UNAM	ENAH
R0594.0	GN296/E88
INI	UAMI
615.537/E77	F12193/M5/E86

VER Balzapote

0742
GISPERT CRUELLS, Montserrat y cols.
"Un nuevo enfoque en la metodología etnobotánica en México", *Medicina Tradicional*, IMEPLAM, AC, Vol. 2, Núm. 7, México, DF, 1979, pp. 41-53.

ooo

IIA/UNAM	B/Xochi
RO753.5	31

0743
GISPERT CRUELLS, Montserrat y GÓMEZ CAMPOS, Armando
"Plantas medicinales silvestres: el proceso de adquisición, transmisión y colectivización del conocimiento vegetal",

G

Biótica, INIREB, Vol. 11, Núm. 2, Xalapa, Veracruz, 1986, pp. 113-125.

ooo

IBB/UNAM

0744
GISPERT CRUELLS, Montserrat y cols.
"Estudio sobre el conocimiento y uso de las plantas en Balzapote, Veracruz, México". En: Carlos VIESCA TREVIÑO, *Estudios de antropología médica*, Tomo 4, IMEPLAM, AC, México, DF, 1986, pp. 335-356.

ooo

LPV/FC/UNAM
Área Etnobotánica
VER Balzapote

0745
GISPERT CRUELLS, Montserrat y cols.
Jardines botánicos para la salud en Nayarit, Nayarit, Universidad Autónoma de Nayarit/INI, 1991, 140 pp.

ooo

AFLORA
1075
NAY

0746
GODOY PATIÑO, Augusto
Recopilación bibliográfica sobre los aspectos históricos, etnobiológicos, microbiológicos y químicos de bebidas alcohólicas, Tesis Licenciatura, México, DF, Facultad de Ciencias UNAM, 1987, 106 pp.

ooo

FC/UNAM
1987 13

0747
GÓMEZ CAMPOS, Armando y GISPERT CRUELLS, Montserrat
"Recursos vegetales medicinales silvestres y cultivados de la región del Cañón del Zopilote, Guerrero", Inédito, México, DF.

ooo

LPV/FC/UNAM
Área Etnobotánica
GRO Cañón del Zopilote

0748
GÓMEZ CAMPOS, Armando
Conocimiento y uso de las plantas medicinales de la Selva Alta Perennifolia en un asentamiento humano (Balzapote, Veracruz), Tesis Licenciatura, México, DF, Facultad de Ciencias UNAM, 1980, 41 pp.

ooo

FC/UNAM
Betb 1980 G
VER Balzapote

0749
GÓMEZ CAMPOS, Armando
Estudio etnobotánico de las plantas usadas como medicina en Xochipala Gro; informe de biología de campo, México, DF, Facultad de Ciencias UNAM, 1983, 98 pp.

ooo

AFLORA
1990
GRO Xochipala

0750
GÓMEZ GONZÁLEZ, Antonio
Plantas tóxicas para el ganado en la

zona semiárida de San Luis Potosí, Tesis Licenciatura, México, DF, ENCB IPN, 1966, 70 pp.

ooo

ENCB/IPN
T 0780 GOM .p
SLP

0751
GÓMEZ JIMÉNEZ, Luz María
Breve introducción a la herbolaria, México, DF, 1986, 45 pp.

ooo

HFM/UNAM
D-V-9 G15-323 GOM

0752
GÓMEZ LÓPEZ, Juan Manuel
Medicina indígena en el Estado de México. Informe de acciones del trienio 1987-1989, Inédito, Edomex, México, enero, 1990.

ooo

SSBS/INI
MEX Atlacomulco, San José Cote, Guarda, Rincón, San Felipe del Progreso
Mazahua

0753
GÓMEZ LÓPEZ, Juan Manuel
Plantas medicinales de la región mazahua. Informe de acciones del trienio de 1987-1989, Inédito, México, DF, 1990.

ooo

AFLORA
2010
MEX Región mazahua
Mazahua

0754
GÓMEZ NORIEGA, Irene Guadalupe
Influencia de la fuente de nitrógeno sobre el metabolismo nitrogenado y el contenido de alcaloides de Catharanthus roseus, Tesis Licenciatura, México, DF, Facultad de Química UNAM, 1984, 74 pp.

ooo

FQ/UNAM
100 1984

0755
GÓMEZ NÚÑEZ, Carlos
La medicina tradicional; una alternativa para la atención a la salud, DGCP, Oaxaca, Inédito, 1982.

ooo

SSBS/INI
Área Medicina Tradicional

0756
GÓMEZ NÚÑEZ, Carlos
"Etnobotánica en la Sierra Juárez de Oaxaca", *Cuadernos de Extensión Académica*, Vol. 36, México, DF, 1985, pp. 33-38.

ooo

OAX Sierra Juárez
Mixe

0757
GÓMEZ NÚÑEZ, Juan Carlos
"Medicina tradicional: análisis y perspectivas de un trabajo en el estado de Morelos", *Memorias del Tercer Coloquio de Medicina Tradicional Mexicana: un saber en discusión*, ENEP Zaragoza UNAM, México, DF, 1989, pp. 203-210.

G

ººº
AFLORA
755
MOR

0758
GÓMEZ PÉREZ, Jorge Ramón
El chamanismo tepehuano: economía e ideología en una comunidad indígena de la Sierra Madre Occidental, Tesis Licenciatura, México, DF, ENAH, 1981, 125 pp.

ººº
IIA/UNAM INI
ETN9BCOE 7063
DGO Mpio. del Mezquital
Tepehuano

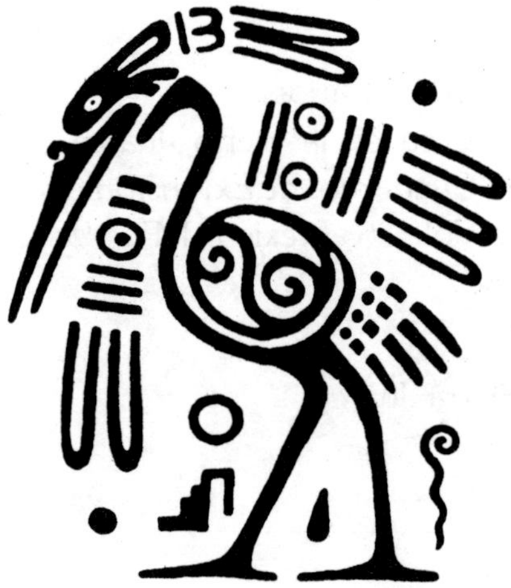

0759
GÓMEZ POMPA, Arturo
"La etnobotánica en México", *Biótica*, INIREB, Vol. 7, Núm. 2, Xalapa, Veracruz, 1982, pp. 151-161.

ººº
IEAC
Herbario XAL

0760
GÓMEZ SALAZAR, Luz del Carmen y CHONG DE LA CRUZ, Isabel
Conocimiento y usos medicinales de la flora de Amatlán, municipio de Tepoztlán, Morelos, Tesis Licenciatura, México, DF, Facultad de Ciencias UNAM, 1985, 185 pp.

ººº
FC/UNAM
Betb 85 G6
MOR Amatlán
Nahua

0761
GÓMEZ JARA, Francisco
"La perspectiva social de la medicina tradicional", *Memorias del Segundo Coloquio de Medicina Tradicional Mexicana: un saber en recuperación*, ENEP Zaragoza UNAM, México, DF, 1988, pp. 63-71.

ººº
ENEPZ/UNAM AFLORA

0762
GONCALVES DE LIMA, Oswaldo
El maguey y el pulque en los códices mexicanos, México, DF, FCE, 2a. ed., 1986, 350 pp. (Sección de Obras de Antropología).

ººº
COLMEX CIESAS
972.01/L732m/1978 572.7/G644m

ENAH
F1219.3/M3/G65/1978
Nahua

0763
GONZÁLEZ BELLO, María Luisa
Estudio químico general en la raíz de Acrocomia mexicana, Tesis Licenciatura, México, DF, ENCB IPN, 1961, 20 pp.

ooo

ENCB/IPN
T 0594 GON .e

0764
GONZÁLEZ BRAVO, Marcos David
Plantas medicinales con efecto hipoglucemiante, Tesis Licenciatura, México, DF, ENCB IPN, 1990, 35 pp.

ooo

ENCB/IPN
T 5121 GON .p

0765
GONZÁLEZ CASANOVA, Pablo
"La magia del amor entre los aztecas". *En:* Frances TOOR y Jean CHARLOT (Eds.), *Mexican folkways*, Vol. 1, Núm. 1, México, DF, jun-jul, 1925, pp. 16-19.

ooo

IIA/UNAM	COLMEX
R0762.5	398.0972/M611
IIH/UNAM	MNAH/INAH
216-00	GR1/M611

Nahua

0766
GONZÁLEZ CERECEDO, Alicia
Antropología y medicina: El Mirador, Chicontepec, Veracruz, Jalapa, Veracruz, Unidad Regional Centro de Veracruz, DGCP SEP, 1980, 46 pp. (Cuadernos de Trabajo).

ooo

DGCP
180
VER El Mirador, Chicontepec

0767
GONZÁLEZ CERECEDO, Alicia
"La medicina en los grupos interculturales", *Cuadernos Antropológicos*, Instituto de Antropología, Universidad Veracruzana, Vol. 2, Núm. 2, Jalapa, Veracruz, abril, 1979, pp. 124-132.

ooo

IIA/UNAM
R0547.5

0768
GONZÁLEZ ELIZONDO, Martha
Las plantas medicinales de Durango: inventario básico IPN, Unidad Durango, Durango, Dirección de Graduados e Investigación IPN, 1984, 115 pp. (Cuadernos de Investigación Técnica IPN).

ooo

IIB/UNAM
RS 164 G 6
DGO

0769
GONZÁLEZ FERRARA, Mauricio
Plantas medicinales y su uso empírico en los municipios de Minas y Quahuse, Nuevo León, Tesis Licenciatura, Nuevo León, Facultad de Ciencias Biológicas Universidad Autónoma de Nuevo León, 1979, 30 pp.

G

°°°
BC/UNAM
UANL/1979 G.
NL Mpios. Minas y Quahuse

0770
GONZÁLEZ FERRARA, Mauricio y GONZÁLEZ SÁNCHEZ, Leonor
"Notas sobre el uso de las plantas medicinales en las comunidades rurales del estado de Nuevo León", *Medicina Tradicional*, IMEPLAM AC, Vol. 3, Núm. 10, México, DF, 1980, pp. 23-32.
°°°
IIA/UNAM — MNAH/INAH
R0753.5 — RV1/M4
H/IMSS
Medicina Tradicional
NL NL

0771
GONZÁLEZ FERRARA, Mauricio y GONZÁLEZ SÁNCHEZ, Leonor
"Las plantas medicinales y su utilización empírica en los municipios de Anáhuac, Mina, Linares y Dr. Arroyo, Nuevo León, México", *Memorias del VIII Congreso Mexicano de Botánica*, Sociedad Botánica de México, México, DF, (Resumen, 23), 1981, pp. 104.
°°°
LPV/FC/UNAM
Área Taxonomía
NL Anáhuac, Mina, Linares y Dr. Arroyo

0772
GONZÁLEZ FONSECA, José Ernesto
Principales especies de plantas tóxicas en la zona centro del estado de Tamaulipas, Tesis Licenciatura, Tamaulipas, Facultad de Medicina Veterinaria y Zootecnia Universidad Autónoma de Tamaulipas, 1973, 24 pp.
°°°
BC/UNAM
UAT/1973
TAMP

0773
GONZÁLEZ GARCÍA, Regina
"Plantas medicinales de la región de la Chontalpa. Un enfoque etnobotánico", *Memorias del VII Congreso Mexicano de Botánica*, Sociedad Botánica de México, (Resumen, 81), 1978, pp. 53.
°°°
LPV/FC/UNAM
Área Etnobotánica
TAB Región de la Chontalpa
Chontal

0774
GONZÁLEZ GARCÍA, Regina
Plantas medicinales de la región de la Chontalpa, Tesis Licenciatura, Xalapa, Veracruz, Facultad de Biología Universidad Veracruzana, 1979, 68 pp.
°°°
AFLORA
295
TAB Chontalpa
Chontal

0775
GONZÁLEZ GARCÍA, Regina
Aprovechamiento de los recursos vegetales en dos comunidades: Rancho Lagartera, 2ª sección de Tupilco, Comalcalco y Ejido Lázaro Cárdenas, Tacotalpa, Tabasco, Tesis Maestría en

Ciencias, Cárdenas, Tabasco, CESAT SARH, 1984, 262 pp.

ooo

AFLORA

1992

TAB Rancho Lagartera y Ejido Lázaro Cárdenas

0776

GONZÁLEZ GARCÍA, Regina

El uso de las plantas acúaticas. En: *Usumacinta SECUR*, Tabasco, Gobierno de Estado de Tabasco, 1985, pp. 78-102.

ooo

AFLORA

1969

TAB

0777

GONZÁLEZ L., C.R.

Estudio preliminar del uso y aprovechamiento de especies vegetales en los municipios de Ramos Arizpe y Parras, Coahuila, México, Tesis Licenciatura, Coahuila, Facultad de Ciencias Biológicas Universidad Autónoma de Coahuila, 1988.

ooo

AFLORA

2007

COAH Mpios. Ramos Arizpe y Parras

0778

GONZÁLEZ L., J. y cols.

"Los recursos vegetales silvestres en el municipio de Texcoco, México". En: R. ORTEGA PACZKA y cols., *Avances en el estudio de los recursos fitogenéticos de México*, Sociedad Mexicana de Fitogenética A C, México, 1991, pp. 111-135.

ooo

AFLORA

1993

MEX Texcoco

0779

GONZÁLEZ MONTIEL, Óscar

"Alucinógenos y chamanismo: consideraciones sobre el poder del lenguaje o el lenguaje del poder, los curanderos mazatecos", *Memorias del Segundo Coloquio de Medicina Tradicional Mexicana: un saber en recuperación*, ENEP Zaragoza UNAM, México, DF, 1988, pp. 47-59.

ooo

ENEPZ/UNAM AFLORA

OAX Sierra mazateca

Mazateco

0780

GONZÁLEZ MONTIEL, Óscar

"Enfermedades y cultura: eficiencia ritual como etnopsiquiatría", *Memorias del Tercer Coloquio de Medicina Tradicional Mexicana: un saber en discusión*, ENEP Zaragoza UNAM, México, DF, 1989, pp. 182-190.

ooo

AFLORA

758

0781

GONZÁLEZ OLIVARES, Sergio

Contribución a la etnobotánica de la Costa de Oaxaca, Tesis Licenciatura, México, DF, Facultad de Ciencias UNAM, 1982, 75 pp.

ooo

G

FC/UNAM
Betb 82 G6
OAX Costa de Oaxaca

0782
GONZÁLEZ ORTIZ, Roberto de Jesús
Los alcaloides de Datura stramonium *y su efecto antidiarreico en cerdos*, Tesis Licenciatura, México, DF, Facultad de Química UNAM, 1986, 70 pp.
ooo
FQ/UNAM
106 1986

0783
GONZÁLEZ RAMOS, Gildardo
"Salubridad", *Los coras*, SEP INI, México, DF, 1972, pp. 97-115. (Serie Antropología Social, 9).
ooo
INI I/306/A57/N9
ENAH F1221/C6/G65c
DEAS
PS/306.72/I654i/N9
NAY Mpios. de El Nayar, Acaponeta, Rosamorada y Ruiz
Cora

0784
GONZÁLEZ RAZGADO, Saúl
Rosaceas de Coahuila, significación silvícola, etnobotánica y florística. Buena Vista, Saltillo, Coahuila, Tesis Licenciatura, Saltillo, Coahuila, Universidad Autonóma de Agricultura Antonio Narro División Agronómica Departamento Forestal , 1981, 196 pp.
ooo
IBB/UNAM
1981 7
COAH Buena Vista

0785
GONZÁLEZ RODRÍGUEZ, José
Ecología humana y etnobotánica de un pueblo campesino de la Sierra Nevada, Santa Catarina del Monte, Estado de México, Tesis Licenciatura, México, DF, Facultad de Ciencias UNAM, 1981, 259 pp.
ooo
IBB/UNAM
1981 24
MEX Santa Catarina

0786
GONZÁLEZ SABALZA, Pedro
La medicina tradicional, DGCP, Acayucan, Veracruz, 1979, 4 pp.
ooo
CID/DGCP
No. de Ad. 6
VER Oteapan

0787
GONZÁLEZ TINOCO, Víctor Manuel
Efecto de la administración oral del Pteridium aquilinum *en conejos*, Tesis Licenciatura, México, DF, Facultad de Medicina Veterinaria y Zootecnia UNAM, 1982, 44 pp.
ooo
BC/UNAM
UNAM/1982/G688

0788
GONZÁLEZ TORRES, Yólotl
"La concepción del sexo en los mexicas", *Acta Médica*, IPN, Vol. 18, Núm. 69, México, DF, ene-jun, 1982, pp. 77-82.
ooo
SDGO
610.5/ACT
Nahua

0789
GONZÁLEZ TORRES, Yólotl
"Taxonomía religiosa mesoamericana". En: Barbro DAHLGREN DE JORDÁN (Ed.), *Historia de la religión en Mesoamérica y áreas afines. I Coloquio*, IIA UNAM, México, DF, 1987, pp. 45-57. (Etnología/Historia. Serie Antropológica, 78).

○○○

IIA/UNAM
ANT2.21
Nahua

0790
GONZÁLEZ TORRES, Yólotl
"Cosmovisión nahua prehispánica". En: Dora SIERRA CARRILLO (Coord.), *Primer Encuentro Nahua: los nahuas de hoy*, Subdirección de Etnografía INAH, México, DF, 1989, pp. 37-44. (Cuaderno de Trabajo, 7).

○○○

DEAS
Archivo reservado
Altiplano Central
Nahua

0791
GONZÁLEZ VITE, Juan
"La medicina tradicional en la Montaña Baja de Guerrero", *Memorias del Primer Coloquio de Medicina Tradicional Mexicana: un saber en extinción*, ENEP Zaragoza UNAM, México, DF, 1987, pp. 86.

○○○

AFLORA
586
GRO Montaña Baja

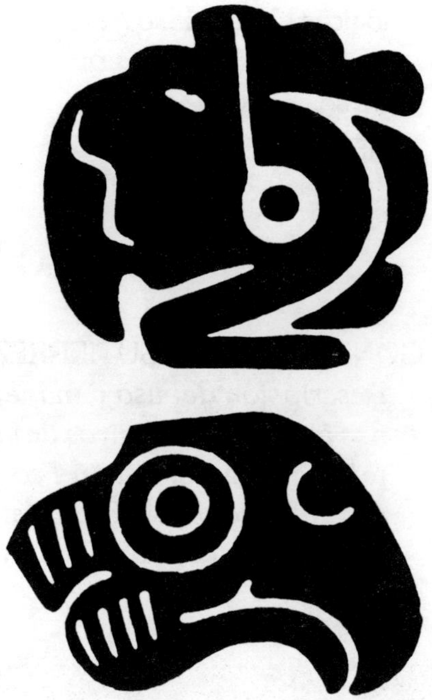

0792
GONZÁLEZ VITE, Juan y cols.
"Evaluación de la *Chincona pubescens Vahl*, estionita y arsénico como anabólico en lechones a dos concentraciones diferentes", *Memorias del Tercer Coloquio de Medicina Tradicional Mexicana: un saber en discusión*, ENEP Zaragoza UNAM, México, DF, 1989, pp. 109-112.

○○○

AFLORA
766

0793
GONZÁLEZ, Eleuterio
Lecciones orales de materia médica y

terapéutica. Obra que contiene los remedios indígenas y el uso que de ellos se hacen en esta ciudad, Monterrey, Nuevo León, Facultad de Ciencias Biológicas Universidad Autónoma de Nuevo León, 1977, 163 pp.

ooo

AFLORA
1953

0794
GONZÁLEZ, Eta y GUTIÉRREZ, C. A.
Descripción del uso y manejo y algunos aspectos ecológicos de los huertos familiares en la región Fco. I. Madero, Tabasco, Tesis Licenciatura, Cárdenas, Tabasco, CESAT SARH, 1983, 143 pp.

ooo

AFLORA
1991
TAB Fco. I. Madero

0795
GONZÁLEZ, Luis
"Evangelización totonaca y estudio cultural", *Estudios Indígenas*, CENAMI AC, Vol. 2, Núm. 4, México, DF, 1973, pp. 535-544.

ooo

IIA/UNAM
R0592.0
VER Sierra Norte de Puebla y Veracruz
Totonaco

0796
GONZÁLEZ, Luis
"Vida y muerte del mundo en el pensamiento tarahumara", *Tlalocan*, IIH UNAM/IIF UNAM, Vol. 10, México, DF, 1985, pp. 189-209.

ooo

IIA/UNAM MNAH/INAH
R0959.0 F1220/T626
IIH/UNAM
216-00
CHIH Sierra Tarahumara
Tarahumara

0797
GONZÁLEZ, Luis; RIBERA, S.E. y VILLALPANDO, M. E.
"Salud y medicina en el norte de México". En: Alfredo LÓPEZ AUSTIN y Carlos VIESCA TREVIÑO (Coords.), *Historia general de la medicina en México. México antiguo*, Academia Nacional de Medicina/Facultad de Medicina UNAM, México, DF, 1984, pp. 365-384.

ooo

MNAH/INAH
FOL/R465/H58

0798
GONZÁLEZ, Rosa Laura
"Medicina tradicional: concepto y logros", *Boletín Informativo*, Programa Nacional de Solidaridad Social IMSS/COPLAMAR, Vol. 3, Núm. 4, México, DF, jul-ago, 1985, pp. 9-10.

ooo

IMSS/COPLAMAR CIESAS

0799
GONZÁLEZ, Rosa Laura y GONZÁLEZ CASTILLO, Jaime
"Evaluación clínica del uso de plantas medicinales en el tratamiento del síndrome de infección respiratoria aguda y del síndrome diarreico agudo", *Boletín Informativo*, Programa Nacional de So-

lidaridad Social IMSS/COPLAMAR, Vol. 6, Núm. 2, mar-abr, 1988, pp. 9-10.

ooo

H/IMSS

Medicina Tradicional

0800

GORBEA, Guillermo

"Los mercados de la magia", *México Indígena*, INI, Núm. 8, México, DF, ene-feb, 1986, pp. 60-61.

ooo

IIA/UNAM

R0764.0

DF Ciudad de México

0801

GORDILLO, Marcos

"La historia de la vainilla", *Revista Mexicana de Estudios Antropológicos*, Sociedad Mexicana de Antropología, Vol. 34, Núm. 1, México, DF, 1988, pp. 287-309.

ooo

IIA/UNAM	COLMEX
R0873.0	913.72/R454
MNAH/INAH	
GN1/R454	

Nahua

0802

GOSSEN, Gary H.

Los chamulas en el mundo del sol: tiempo y espacio en una tradición oral maya, México, DF, SEP INI, 1979, 455 pp. (Serie Antropología Social, 58).

ooo

INI	UAMI
I/306/A57/n58	F1221/T9/G628
DEAS	
PS/30672/I654i/n58	

CHIS San Juan Chamula

Tzotzil

0803

GRIMES, Joseph E. y HINTON, Thomas B.

"The huichol and cora". En: WAUCHOPE and VOGT (Eds.), *Handbook of Middle American Indians*, Ethnology Part II, Tomo 8, University of Texas Press, Austin, Texas, 1967, pp. 792-813.

ooo

MNAH/INAH	IIH/UNAM
LBS/F1434/H35	F1434/H3/v8
COLMEX	
REF/970.428/H236/v8	

NAY Sierra Madre Oriental

Cora, huichol

0804

GRINBERG-ZYLBERBAUM, Jacobo

Psicología autóctona mexicana: los chamanes de México, Tomo 1, México, DF, Alpa Corral, CONACYT/UNAM, 1987, 169 pp.

ooo

COLMEX

972.01/G8669p

Mazateco, nahua, otomí

0805

GUARDEIN ESTRADA, Eloísa

"La sexualidad en la comunidad de Cherán: un testimonio antropológico", *Boletín Informativo*, Programa Nacional de Solidaridad Social IMSS/COPLAMAR, Vol. 7, Núm. 5, México, DF, sep-oct, 1989, pp. 10-11.

G

ooo
IMSS/COPLAMAR CIESAS
MICH Cherán
Purépecha

0806
GUEDEA FERNÁNDEZ, Guadalupe Eugenia Dale
Análisis e investigación microbiológica del jugo concentrado del limón mexicano (Citrus aurantifolia), Tesis Licenciatura, Estado de México, ENEP Iztacala UNAM, 1984.
ooo
ENEPI/UNAM
B 0206/84 G 84

0807
GUEDEA RINCÓN GALLARDO, Virginia
"La medicina en las gacetas médicas", *Estudios Mexicanos*, Vol. 5, Núm. 2, México, DF, 1989, pp. 175-200.
ooo
COLMEX
972.005/M611/V.5/No2

0808
GUERRA, Francisco
"La bilbiografía de la historia de la medicina mexicana", *La Prensa Médica Mexicana*, Vol. 14, Núm. 4, México, abril, 1949, pp. 87-93.

0809
GUERRA, Francisco
Bibliografía de la materia médica mexicana, México, Prensa Médica Mexicana, 1950, 423 pp.

0810
GUERRA, Francisco
"Virreinato de la Nueva España", *Historiografía de la medicina colonial hispanoamericana*, Abastecedora de Ingresos SA, México, DF, 1953, pp. 117-159.
ooo
MNAH/INAH
LBS/Z6661/H3/G934H
Nahua

0811
GUERRA, Francisco
Las plantas medicinales de México, México, DF, Imprenta del Diario Español, 1954, 121 pp.
ooo
IBB/UNAM
QK 99 G 89

0812
GUERRERO RIVERA, Luz María
Estudio comparativo de la composición química y los factores tóxicos de dos variedades de Erytrina (E. breviflora *y* E. americana), Tesis Licenciatura, México, DF, Facultad de Química UNAM, 1980, 52 pp.
ooo
FQ/UNAM
157 1980

0813
GUERRERO, Francisco Javier
"La religión y la magia, expresiones sociales del pueblo maya", *Las funciones de la religión y la magia en la organización social de los antiguos mayas*, ENAH INAH, México, DF, 1981, pp. 169-228. (Colección Cuicuilco).

ooo
ENAH
X3/1971/G93f
Maya

0814
GUERRERO, Raúl
Los otomíes del Valle del Mezquital, Pachuca, Hidalgo, Gobierno del Estado de Hidalgo/INAH, 1983, 469 pp.
ooo
MNAH/INAH
LBS/F1221/086/G74
HGO Valle del Mezquital
Otomí

0815
GUERRERO, Raúl
El pulque, México, DF, Joaquín Mortiz/ INAH, 1985, 299 pp. (Contrapuntos).
ooo
ENAH
TP588/P85/G84
HGO Valle del Mezquital
Otomí

0816
GUITERAS HOLMES, Calixta
Sayula, México, DF, Sociedad de Geografía y Estadística, 1952, 350 pp.
ooo
INI
972.00497/P66/G85
JAL Sayula
Popoluca

0817
GUITERAS HOLMES, Calixta
"La magia en la crisis del embarazo y parto en los actuales grupos mayences de Chiapas", *Estudios de Cultura Maya*, Centro de Estudios Mayas, IIF UNAM, Vol. 1, México, DF, 1961, pp. 159-166.
ooo
IIA/UNAM COLMEX
R0588.0 972.011/E82
CHIS
Tzeltal, tzotzil

0818
GUITERAS HOLMES, Calixta
Los peligros del alma: visión del mundo de un tzotzil, México, DF, FCE, 1965, 310 pp.
ooo
UAMI CIESAS
F1221/T9H64 200/G678p
INI
972,00497/T96/G8518
CHIS Altos de Chiapas
Tzotzil

0819
GUTIÉRREZ ARROYO, Ignacio
Determinación del efecto antimicrobiano in vitro de diez plantas de la subclase Dicotiledonea, *utilizadas popularmente contra la disentería causada por* Shigella dysenteriae *y* S. flexneri, Tesis Licenciatura, Estado de México, ENEP Iztacala UNAM, 1989, 61 pp.
ooo
ENEPI/UNAM
B 0603/89

0820
GUTIÉRREZ DOMÍNGUEZ, Miguel Ángel
Plantas medicinales de San Lucas el

G

Grande, estado de Puebla, Tesis Licenciatura, México, DF, Facultad de Ciencias UNAM, 1985, 120 pp.

ooo

FC/UNAM
Betb 85 G8
PUE San Lucas el Grande

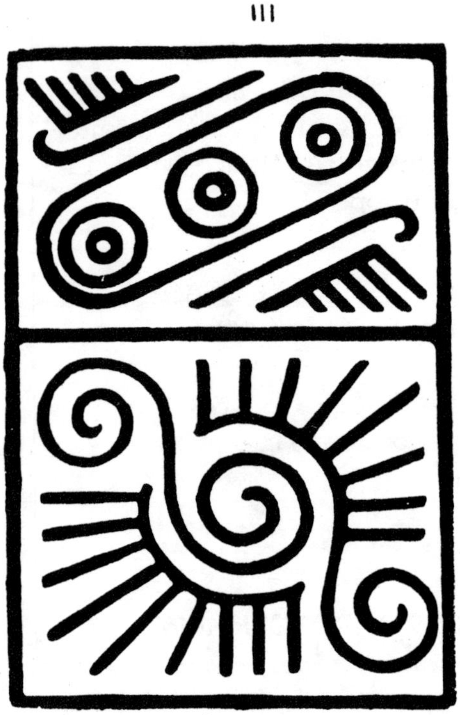

0821
GUTIÉRREZ GUTIÉRREZ, José Atanasio
"Por el mundo de los huicholes", *Boletín Informativo*, Programa Nacional de Solidaridad Social IMSS/COPLAMAR, Vol. 3, Núm. 5, México, DF, sep-oct, 1985, pp. 7-8.

ooo

IMSS/COPLAMAR CIESAS
NAY Sierra Madre Occidental
Huichol

0822
GUTIÉRREZ GUTIÉRREZ, José Atanasio
"El proceso de formación de los terapeutas tradicionales huicholes", *Memorias del Primer Coloquio de Medicina Tradicional Mexicana: un saber en extinción*, ENEP Zaragoza UNAM, México, DF, 1987, pp. 83.

ooo

SDGO
S/R133/C63/1987
NAY Sierra Madre Occidental
Huichol

0823
GUTIÉRREZ LÓPEZ, Gregorio
El mundo de los huicholes, México, DF, Costa Amic, 1976, 150 pp.

ooo

COLMEX
972.019H/G9844m
BN/UNAM
972.014/GUTI.m.
NAY Sierra Madre Occidental
Huichol

0824
GUTIÉRREZ MERINO, María Isabel
Efectos de algunos constituyentes de la raíz de Cacalia decomposita, Tesis Licenciatura, Cuautitlán, Estado de México, FES Cuautitlán UNAM, 1986, 94 pp.

ooo

FESC/UNAM
105/24/029/86

0825
GUZMÁN FÉLIX, Cándido E. y CAMACHO MORFÍN, Roxana
"El saber especializado y la medicina tradicional", *Memorias del Tercer Coloquio de Medicina Tradicional Mexicana: un saber en discusión*, ENEP Zaragoza UNAM, México, DF, 1989, pp. 153-159.

ooo

AFLORA
754

0826
GUZMÁN NÁPOLES, Salvador
Nuevas elemanólidas de Schkuhria schkuhrioides (Compositae), Tesis Licenciatura, México, DF, Facultad de Química UNAM, 1986, 63 pp.

ooo

FQ/UNAM
116 1986

0827
GUZMÁN PEREDO, Miguel
Prácticas médicas en la América antigua, México, DF, Ediciones Euroamericanas, 1985, 223 pp. (Biblioteca Interamericana Bilingüe, 7).

ooo

COLMEX
614/G9936p
Nahua

0828
GUZMÁN REYES, Aurora
Etnobotánica mexicana: plantas popularmente usadas para combatir diferentes enfermedades de la piel, Tesis Licenciatura, México, DF, Facultad de Ciencias UNAM, 1981, 129 pp.

ooo

IBB/UNAM
1981 35

0829
GUZMÁN, Gastón
"Nuevos datos sobre el uso y la distribución de los hongos alucinantes en México", *Memorias del Simposio de Etnobotánica, DF 25-27 nov 1976*, DEAS INAH/FCie UNAM, México, DF, 1982, pp. 262.

ooo

JB/UNAM UAMI
QK1/S55/1976 GN407/15.5

0830
GUZZY ARREDONDO, María Teresa
Etnobotánica de Psidium guajava L., Tesis Licenciatura, México, DF, Facultad de Ciencias UNAM, 1986, 130 pp.

ooo

FC/UNAM
Betb 86 G8

0831
GWALTNEY, John L.
The thrice shy: cultural accommodation to blindness and other disasters in a mexican community, New York, EU, Columbia University Press, 1970, 250 pp.

ooo

CIESAS
972.727/4/G698t
OAX San Pedro Yolox
Chinanteco

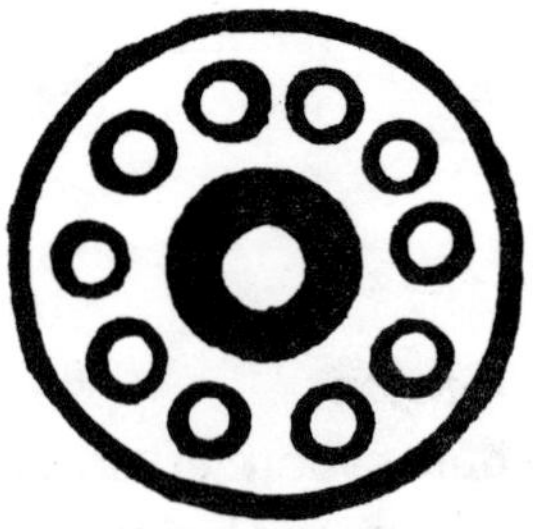

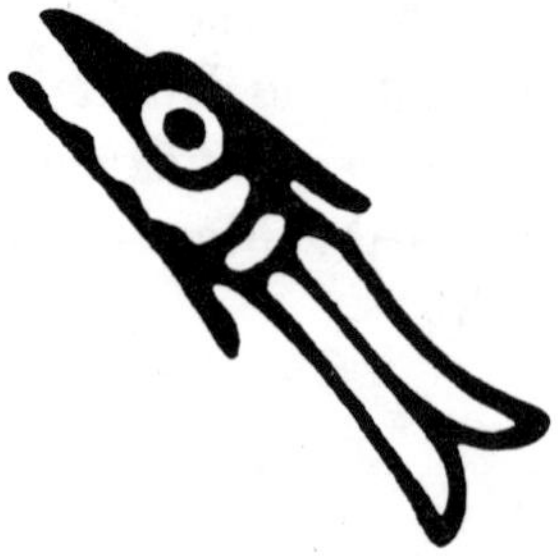

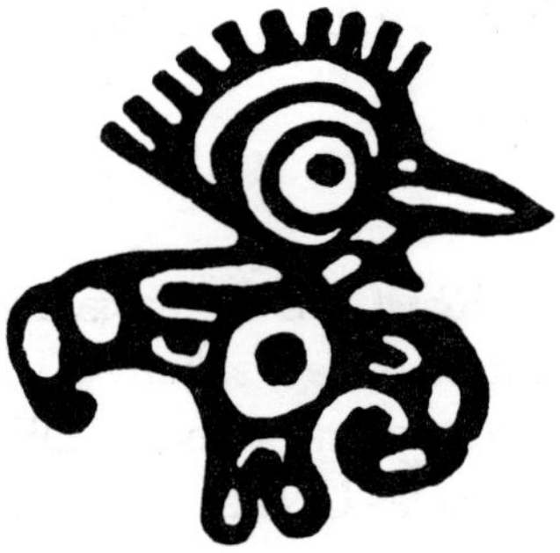

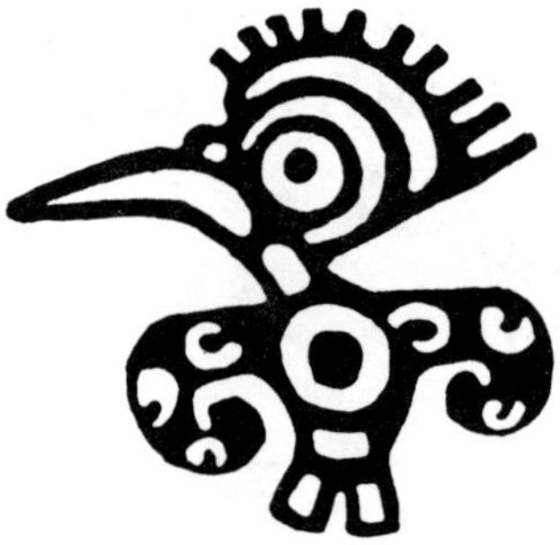

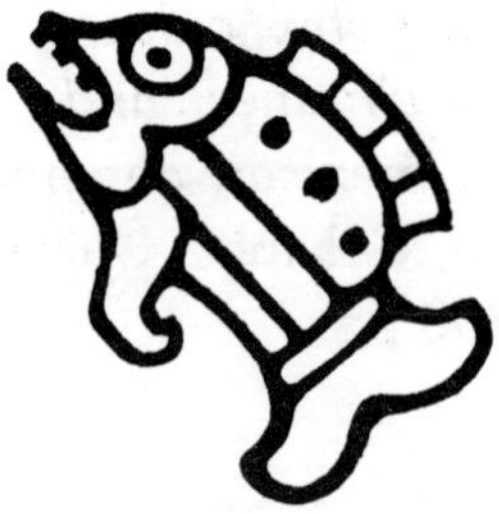

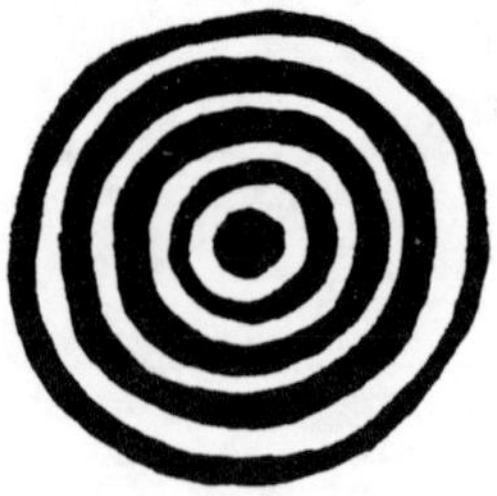

0832
HANSEN, Asael T. y BASTARRACHEA, Juan R.
"Medicina y magia", *Mérida: su transformación de colonial a naciente*, INAH, México, DF, 1984, pp. 267-287.
ooo
YUC Mérida
Maya

0833
HARMAN, Robert Charles
"La medicina preventiva en una comunidad india de los Altos de Chiapas, México", *Anuario Indigenista*, III, Vol. 29, México, DF, diciembre, 1969, pp. 277-283.
ooo
IIA/UNAM MNAH/INAH
R0351.0 E65/A5
SDGO
301.05970/INS
CHIS Oxchuc
Tzeltal

0834
HARMAN, Robert Charles
Cambios médicos y sociales en una comunidad maya tzeltal, México, DF, SEP INI, 1974, 232 pp. (Serie Antropología Social, 28).
ooo
CIESAS ENAH
082.972/I654h/28 F1221/T85/H37
INI
I/306/A57/N/AS28
CHIS Yochib, Mpio. de Oxchuc
Tzeltal

0835
HARMAN, Robert Charles y KURTZ, William B.
"Effects of missionary and government programs on medical behavior: a maya indian study", *Actas del XLI Congreso Internacional de Americanistas, México 2-7 sept 1974*, INAH, Vol. 3, México, DF, 1974, pp. 292-302.
ooo
IIA/UNAM IIH/UNAM
ANT2.2A E51/C577
CHIS Yochib, Mpio. de Oxchuc
Tzeltal

0836
HARNER, Michael J.
Hallucinogens and shamanism, New

H

York, EU, Oxford University, 1973, 200 pp.

ooo

CIESAS
572/H734h

0837
HARRISON, Ira E. y COSMINSKY, Sheila
Traditional medicine: implications for ethnomedicine, ethnopharmacology, maternal and child health, mental health and public health (África, Latinoamérica y el Caribe), New York EU, Garland, 1976.

ooo

III
016-61097/HAR.t.

0838
HARVEY, H.R. y KELLY, Isabel
"The totonac". En: WAUCHOPE and VOGT (Eds.), *Handbook of Middle American Indians*, Ethnology Part II, Tomo 8, University of Texas Press, Austin, Texas, 1969, pp. 638-681.

ooo

MNAH/INAH
LBS/F1434/H35
IIH/UNAM
F1434/H3/v8
COLMEX
REF/970.428/H236/v8
PUE Sierra Norte de Puebla y Veracruz
Totonaco

0839
HAUSEN, Cowan F.
"Notas etnográficas sobre los mazatecos de Oaxaca", *América Indígena*, III, Vol. 6, Núm. 1, México, DF, 1946, 35 pp.

ooo

IIA/UNAM
R0286.0
MNAH/INAH
E65/A512i
OAX Sierra Juárez
Mazateco

0840
HEINRICH, Michael y cols.
Plant remedies used against "fever" in a mixe lowland community, Oaxaca, México, Freiburg, Alemania, Institut für Pharmazutische Biologie, Schänzlest Universität, 1987.

ooo

AFLORA
1994
OAX
Mixe

0841
HEINRICH, Michael y cols.
"Ethnobotanical report on the treatment of snake-bites in Oaxaca, Mexico", *Curare*, Vol. 13, Alemania, 1990, pp. 11-16.

ooo

AFLORA
1995
OAX

0842
HENESTROSA, Andrés
Los hombres que dispersó la danza, México, DF, Porrúa, 1984.

ooo

BN/UNAM
398.27273/HEN.h./1984

0843
HERBER CERÓN, Eleuterio Alberto
Medicina vegetal en la práctica den-

tal, Tesis Licenciatura, Estado de México, ENEP Iztacala UNAM, 1981, 67 pp.

ooo

ENEPI/UNAM
OD 1135/81

0844
HERMITTE, Esther H.
"El concepto del nahual entre los mayas de Pinola". En: Norman McQUOWN y Julian PITT-RIVERS (Comps.), *Ensayos de antropología en la zona central de Chiapas*, SEP INI, México, DF, 1970, pp. 371-390. (Serie Antropología Social, 8).

ooo

INI | ENAH
I/306/A57/N08 | GN4/I58/v8
DEAS
PS/306.72/I654i/n08
CHIS Pinola
Tzeltal

0845
HERMITTE, Esther H.
Poder sobrenatural y control social en un pueblo maya contemporáneo, México, DF, III, 1970, 177 pp. (Ediciones Especiales, 57).

ooo

INI | BN/UNAM
303.33/H47 | 572.77274/HER.p
DEAS
972.804 97/H769p
CHIS Pinola
Tzeltal

0846
HERNÁNDEZ ARROYO, José Manuel
Estudio fitoquímico de Salvia semiatratha, Tesis Licenciatura, México, DF, Facultad de Química UNAM, 1987, 55 pp.

ooo

BC/UNAM
001-00524-H6-1987

0847
HERNÁNDEZ C., José David y QUINTERO MARTÍNEZ, F.
Efecto producido por Tagetes lucida *sobre propiedades electromecánicas de músculo esquelético*, Tesina, México, DF, UAM Xochimilco, 1987.

ooo

UAMX
tes/1987/UAM-X

0848
HERNÁNDEZ CORTÉS, Agapita
Contribución al estudio químico y farmacológico de yoloxóchitl (Talauma mexicana), Tesis Licenciatura, México, DF, ENCB IPN, 1947, 48 pp.

ooo

ENCB/IPN
T 0021 HER .c

0849
HERNÁNDEZ CUÉLLAR, R.
La religión nahua en Texoloc, México, DF, INI, 1982.

ooo

COLMEX
497/E 84/V.51
Texoloc
Nahua

0850
HERNÁNDEZ DE JESÚS, Ma. de Lourdes
Estudio de los componentes alucinó-

H

genos en semillas de Ipomoea, Tesis Licenciatura, México, DF, ENCB IPN, 1982, 64 pp.

ooo

DF/ENCB/IPN
1982/1

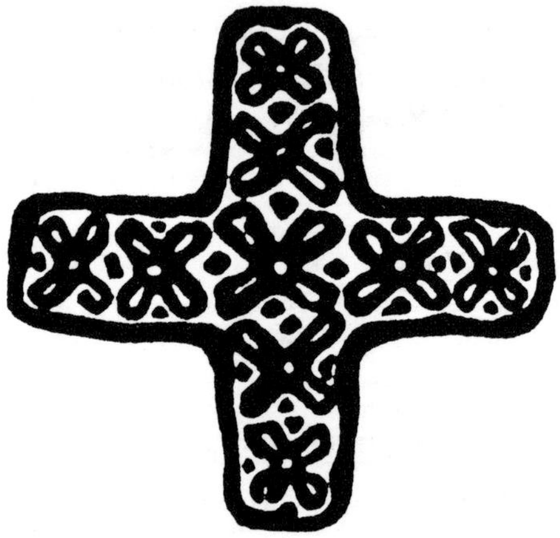

0851
HERNÁNDEZ HERNÁNDEZ, Juan Diego
Determinación estructural de nuevos productos naturales aislados del género Perezia, Tesis Maestría en Ciencias, México, DF, CINVESTAV IPN, 1980, 43 pp.

ooo

CINVESTAV/IPN
QD 40 5 H 4

0852
HERNÁNDEZ HERNÁNDEZ, Joaquín
"Algunos ejemplos de curaciones entre los choles de Tacotalpa, Tabasco", *Memorias del Tercer Coloquio de Medicina Tradicional Mexicana: un saber en discusión*, ENEP Zaragoza UNAM, México, DF, 1989, pp. 34-36.

ooo

AFLORA
611
TAB Tacotalpa
Chol

0853
HERNÁNDEZ JIMÉNEZ, Ángel
Antimaláricos de la familia Leguminosae, Julianaceae *y* Rubiaceae *utilizadas en medicina tradicional de México*, Tesis Licenciatura, México, DF, Facultad de Química UNAM, 1988, 203 pp.

ooo

FQ/UNAM
104 1988

0854
HERNÁNDEZ LÓPEZ, Jorge Antonio
Estudio sobre herbolaria y medicina tradicional del municipio de Misantla, Veracruz, Tesis Licenciatura, México, DF, Facultad de Ciencias UNAM, 1988, 382 pp.

ooo

FC/UNAM
Betb 88 H4
VER Misantla
Totonaco

0855
HERNÁNDEZ MÁRQUEZ, Eva
Contribución al conocimiento de la relación planta-hombre, en el ejido Tecajec, municipio de Yecapixtla, Morelos, Tesis Licenciatura, Cuernavaca, Morelos, Facultad de Ciencias

Biológicas Universidad Autónoma del Estado de Morelos, 1983, 109 pp.

ooo

AFLORA
1996
MOR Ejido de Tecajec, Mpio. de Yecapixtla

0856
HERNÁNDEZ MENDOZA, Arturo
Monografía de la gobernadora (Larrea divaricata var. tridentata), Tesis Licenciatura, México, DF, Facultad de Química UNAM, 1979, 64 pp.

ooo

FQ/UNAM
001-00524-H3-1979

0857
HERNÁNDEZ MURILLO, Ricardo
"El mal de ojo en comunidades indígenas". En: Xavier LOZOYA y Carlos ZOLLA (Eds.), *La medicina invisible: introducción al estudio de la medicina tradicional de México*, Folios Ediciones, México, DF, 1986, pp. 150-162. (El Hombre y su Salud).

ooo

ENAH	E/Raza
GN477/M6/L69m	WZ309/L9/1983

B/Xochi
306.72/LOZ(594)
CHIS
Tzeltal, tzotzil

0858
HERNÁNDEZ PALACIOS, Victoria
Estudio del aceite esencial de pimienta gorda mexicana (Pimenta officinalis), Tesis Licenciatura, Cuautitlán, Estado de México, FES Cuautitlán UNAM, 1979, 105 pp.

ooo

FESC/UNAM
105/23

0859
HERNÁNDEZ REYNA, José Guadalupe
Contribución al estudio de los glucósidos de Dioscorea mexicana, Tesis Licenciatura, México, DF, Facultad de Química UNAM, 1981, 104 pp.

ooo

BC/UNAM
001-00524-H3-1981

0860
HERNÁNDEZ SALGADO, Julio
Estudio fitoquímico de dos plantas medicinales mexicanas Cunila lythrifolia y Lepechinia caulescens (Labiatae), Tesis Licenciatura, México, DF, Facultad de Química UNAM , 1987, 95 pp.

ooo

FQ/UNAM
126 1987

0861
HERNÁNDEZ SANDOVAL, Luis y cols.
"Plantas útiles de Tamaulipas", *Desarrollo Tecnológico y Científico*, Vol. 1984, 1984, pp. 141-168.

ooo

CONACYT
DTC (1984)
TAMP

0862
HERNÁNDEZ SANDOVAL, Luis y cols.
"Plantas útiles de Tamaulipas", *Anales*

del Instituto de Biología, UNAM, Vol. 62, Núm. 1, México, DF, 1991, pp. 1-38.

ooo

IBB/UNAM
TAMP

0863
HERNÁNDEZ XOLOCOTZI, Efraín
Apuntes sobre la exploración etnobotánica y su metodología, Estado de México, Escuela de Agricultura SAG, Chapingo, 1971, 34 pp.

ooo

CIESAS
580/H769a

0864
HERNÁNDEZ ZAVALA, Silvia
"Perspectivas de tratamiento odontológico a través de la homeopatía", *Memorias del Tercer Coloquio de Medicina Tradicional Mexicana: un saber en discusión*, ENEP Zaragoza UNAM, México, DF, 1989, pp. 104-108.

ooo

AFLORA
749

0865
HERNÁNDEZ, Emiliano y BAUTISTA CASTILLO, Isidro
Las medicinas tradicionales, UR-Acayucan, DGCP SEP, Inédito, Acayucan, Veracruz, abril, 1979, 5 pp.

ooo

DGCP
17
VER Tatahuicapan
Nahua

0866
HERNÁNDEZ, Emiliano y BAUTISTA CASTILLO, Isidro
"El miedo, el espanto y el ensalmo", *Cuadernos de Trabajo 27*, UR-Acayucan, DGCP SEP, Acayucan, Veracruz, 1982, pp. 20-27.

ooo

DGCP
019
VER Soteapan
Nahua

0867
HERNÁNDEZ, Francisco
Historia natural de Nueva España. Obras completas, Tomos 2-3, México, DF, UNAM, 1959, 475 pp.

ooo

IBB/UNAM
QK 211,H46

CIESAS
030/972/610
H. 7690

0868
HERNÁNDEZ, Libertad y BERNAL TORRES, Ignacio
"Prácticas y procedimientos terapéuticos de las parteras tradicionales". En: Paola SESIA (Ed.), *Medicina tradicional, herbolaria y salud comunitaria en Oaxaca*, Gobierno del Estado de Oaxaca/CIESAS, Oaxaca, Oaxaca, 1992, pp. 189-208.

ooo

OAX

0869
HERRERA CASTRO, Natividad
Estudio de las plantas medicinales de Omiltemi, Guerrero, Universidad Autónoma de Guerrero, 1984, Inédito.

ooo

LPV/FC/UNAM
Área Etnobotánica
GRO Omiltemi

0870
HERRERA CASTRO, Natividad y RODRÍGUEZ ACOSTA, Maricela
"Contribución al conocimiento de plantas medicinales en una comunidad guerrerense: un estudio etnobotánico. Estudio fitoquímico preliminar de las plantas medicinales de una comunidad de la Costa Chica, Guerrero", *Serie Técnico Científica*, Universidad Autónoma de Guerrero, Vol. 1986, Núm. 13, 1986, pp. 5-28.

ooo

AFLORA
296
GRO Costa Chica

0871
HERRERA REAL, Antonio
Investigación química y taxonómica en el género Viguiera, Tesis Licenciatura, Cuautitlán, Estado de México, FES Cuautitlán UNAM, 1988, 50 pp.

ooo

FESC/UNAM
105/24/002/88

0872
HERRERA ZARINANA, Humberto
Sintesis de algunos derivados de la diosgenina con posible actividad hipocolesteromiante, Tesis Licenciatura, México, DF, ENCB IPN, 1970, 45 pp.

ooo

DF/ENCB/IPN
1970/1

0873
HERRERA, Alfonso
Farmacopea latinoamericana, México, DF, Talleres Gráficos de Herrero Hermanos, 1921, 806 pp.

ooo

MNAH/INAH
LBS RS141.24 H565f.

0874
HERRERO RICAÑO, Rodolfo y cols.
"La formalización del conocimiento de la medicina tradicional", *Memorias del Segundo Coloquio de Medicina Tradicional Mexicana: un saber en recuperación*, ENEP Zaragoza UNAM, México, DF, 1988, pp. 127-131.

ooo

ENEPZ/UNAM

0875
HERRERO RICAÑO, Rodolfo (Ed.)
La medicina tradicional en México y su pervivencia, México, DF, ENEP Zaragoza UNAM, 1989, 160 pp.

ooo

BC/UNAM
DEP.ZAR/R465/M43
COLMEX
615.89/H5656m

0876
HERRERO RICAÑO, Rodolfo y cols.
"Bases elementales para la sistematización en el estudio de la medicina tradicional mexicana", *Memorias del Cuarto Coloquio de Medicina Tradicional Mexicana: un saber en integración*, ENEP Zaragoza UNAM, México, DF, 1990, pp. 172-179.

H

ooo
AFLORA
781

0877
HERSCH MARTÍNEZ, Paul
Boletín Bibliográfico Antropología Médica/Plantas Medicinales, Núm. 1-9, México, CNIA INAH Centro Regional Morelos, 1987-1989.

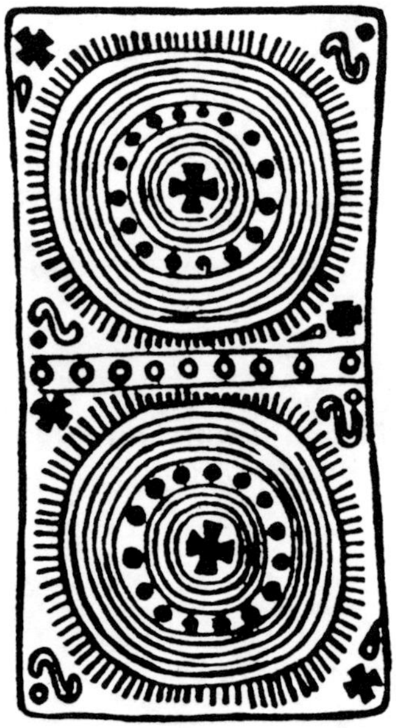

0878
HERSCH MARTÍNEZ, Paul y VICENCIO ACEVEDO, Dolores
"La educación popular en la salud como vía de acceso y recuperación de la medicina tradicional", *Memorias del Segundo Coloquio de Medicina Tradicional Mexicana: un saber en recuperación*, ENEP Zaragoza UNAM, México, DF, 1988, pp. 20-27.

ooo
ENEPZ/UNAM AFLORA
MOR
Nahua

0879
HEVIA Y VALDÉS, Diego de
"Forma e institución que se ha de guardar en este obispado de Oaxaca... en qualesquiera causas eclesiáticas...". En: Heinrich BERLIN (Comp.), *Idolatría y superstición entre los indios de Oaxaca*, Ediciones Toledo, México, DF, 1988, pp. 137-153.

ooo
IIA/UNAM
FTE1.23
OAX San Miguel Sola de Vega
Zapoteco

0880
HEYDEN, Doris
"La supervivencia del uso mágico de las figurillas y miniaturas arqueológicas", *XIII Mesa Redonda: "Historia, religión y escuelas", 9-15 sept 1973*, Sociedad Mexicana de Antropología, Xalapa, Veracruz, sept, 1975, pp. 341-349.

ooo
IIA/UNAM
ANT2.21A

0881
HEYDEN, Doris
"Flores, creencias y control social", *Religión y sociedad*, DEAS INAH, Méxi-

co, DF, 1976, pp. 1-14. (Cuaderno de Trabajo, 17).

∘∘∘

DEAS
Archivo reservado
Nahua

0882
HEYDEN, Doris
La comunicación no verbal en el ritual prehispánico, México, DF, DEAS INAH SEP, 1979, pp. 6-39. (Cuadernos de Trabajo, 25).

∘∘∘

COLMEX
972.01/H615c
Nahua

0883
HEYDEN, Doris
Mitología y simbolismo de la flora en el México prehispánico, México, DF, IIA UNAM, 1985, 176 pp. (Etnohistoria. Serie Antropológica, 44).

∘∘∘

IIA/UNAM
ETNB9COA
Nahua

0884
HEYDEN, Doris
"Tezcatlipoca en el mundo náhuatl", *Estudios de Cultura Náhuatl*, IIH UNAM, Vol. 10, México, DF, 1989, pp. 83-93.

∘∘∘

IIA/UNAM	MNAH/INAH
R0589.0	F1219/E82
IIH/UNAM	
216-00	

Nahua

0885
HEYDEN, Doris
"La flor de cempoalxóchitl: su simbolismo en el arte y la vida prehispánica". En: Yólotl GONZÁLEZ (Coord.), *Homenaje a Isabel Kelly*, INAH, México, DF, 1989, pp. 125-136. (Colección Científica).

∘∘∘

DEAS
Archivo reservado
Altiplano Central
Nahua

0886
HOBGOOD, John J.
"El curandero". En: *Centro de Investigaciones Antropológicas de México. Esplendor del México antiguo*, Tomo 2, Editorial Valle de México, México, DF, 1976, pp. 861-875. (Serie del CIAM).

∘∘∘

DEAS	IIA/UNAM
972.01/E578e/tII	AF16B:L
III	
972/A	

Nahua

0887
HODGSON, Wendy Caye
Edible native and naturalized plants of the Sonora desert north of Mexico, Arizona, EU, 1982.

∘∘∘

ENCB/IPN
QHW/1982
SON Desierto de Sonora

0888
HOLLAND, William R. y THARP G. Roland
"Highland maya psychotherapy",

American Ethnologist, American Anthropological Association, Vol. 66, Num. 1, Washington, DC, pp. 41-52.

ooo

IIA/UNAM HFM/UNAM
R0288.0 F/HOL/P51
CHIS Altos de Chiapas
Tzotzil

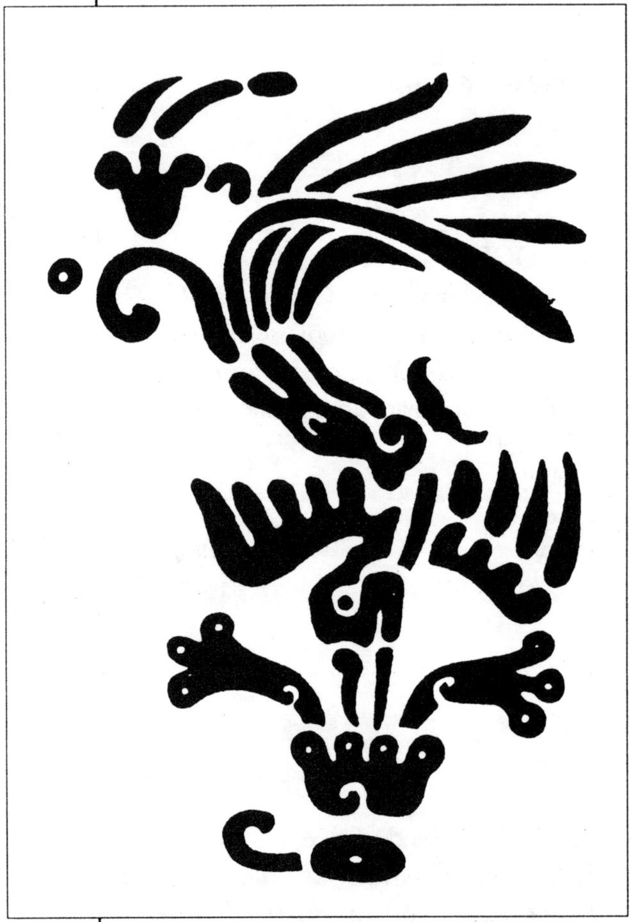

0889
HOLLAND, William R.
"El tonalismo y el nagualismo entre los tzotziles", *Estudios de Cultura Maya*, Centro de Estudios Mayas IIF UNAM, Vol. 1, México, DF, 1961, pp. 167-181.

ooo

COLMEX IIA/UNAM
972.011/E82 R0588.0
CHIS Altos de Chiapas
Tzotzil

0890
HOLLAND, William R.
"Psicoterapia maya en los Altos de Chiapas", *Seminario de Cultura Maya, Estudios de Cultura Maya*, Centro de Estudios Mayas IIF UNAM, Vol. 3, México, DF, 1963, pp. 261-277.

ooo

COLMEX IIA/UNAM
972.011/E82 R0588.0
ENAH
F/1037/H6
CHIS Larrainzar, Altos de Chiapas
Tzotzil

0891
HOLLAND, William R.
Medicina maya en los Altos de Chiapas: un estudio del cambio sociocultural, México, DF, SEP INI, 1963, 321 pp. (Serie Antropología Social, 2).

ooo

CIESAS UAMI
615.899/H844m/2 F1221/T9/H658
INI
I/306/A57/N/AS02
CHIS Altos de Chiapas
Tzotzil

0892
HOLLAND, William R.
"Conceptos cosmológicos tzotziles como una base para interpretar la civilización maya prehispánica", *América Indígena*, III, Vol. 24, Núm. 1, México, DF, 1964, pp. 11-25.

ooo

IIA/UNAM MNAH/INAH
RO286.0 E65/A512i
CHIS Altos de Chiapas
Tzotzil

0893
HOLLENBACH, Elena E. de
"El mundo animal en el folklore de los triques de Copala", *Tlalocan*, IIH UNAM/IIF UNAM, Vol. 8, México, DF, 1980, pp. 437-490.
ooo
MNAH/INAH IIA/UNAM
F1220/T626 R0959.0
COLMEX
972.01/T626
OAX Copala
Triqui

0894
HOOGSHAGEN, Searle
"A sketch of the earth's supernatural functions in Coatlán, mixe", *Summa antropológica en homenaje a Robert Weitlaner*, INAH SEP, México, DF, 1966, pp. 313-328.
ooo
IIA/UNAM DEAS
AF16B:L 306/S8825
OAX Coatlán
Mixe

0895
HOPPE, Walter A. y cols.
"The popoloca". En: WAUCHOPE and VOGT (Eds.), *Handbook of Middle American Indians*, Ethnology Part I, Tomo 7, University of Texas Press, Austin, Texas, 1969, pp. 489-498.
ooo
MNAH/INAH IIH/UNAM
LBS/F1434/H35 F1434/H3/v7
COLMEX
REF/970.428/H236/v7
PUE Sierra de Puebla
Popoloca

0896
HOPPE, Walter A. y WEITLANER, Robert J.
"The chocho". En: WAUCHOPE and VOGT (Eds.), *Handbook of Middle American Indians*, Ethnology Part I, Tomo 7, University of Texas Press, Austin, Texas, 1969, pp. 506-515.
ooo
MNAH/INAH IIH/UNAM
LBS/F1434/H35 F1434/H3/v7
COLMEX
REF/970.428/H236/v7
OAX Mixteca Alta
Ixcateco

0897
HOPPE, Walter A. y WEITLANER, Robert J.
"The ixhcatec". En: WAUCHOPE and VOGT (Eds.), *Handbook of Middle American Indians*, Ethnology Part I, Tomo 7, University of Texas Press, Austin, Texas, 1967, pp. 499-505.
ooo
MNAH/INAH IIH/UNAM
LBS/F1434/H35 F1434/H3/v7
COLMEX
REF/970.428/H236/v7
OAX Sta. Ma. Ixcatlán
Huichol

0898
HORCASITAS DE BARROS, Ma. Luisa y OLIVER VEGA, Beatriz
"Ceremonia curativa del 'kex' como se

H

practica en un pueblo aledaño a Valladolid, Yucatán", *XVII Mesa Redonda: "Investigaciones recientes en el área maya" 21-27 junio 1981*, Sociedad Mexicana de Antropología, Vol. 3, San Cristóbal las Casas, Chis., junio, 1984, pp. 205-212.

ooo

IIA/UNAM
ANT2.21A
YUC Valladolid
Maya

0899
HORCASITAS, Fernando
"Los alux: un concepto de lo sobrenatural entre animistas", *Actas y Memorias del XXXV Congreso Internacional de Americanistas, Ciudad de México 1962*, Sociedad Internacional de Americanistas, Vol. 2, México, DF, 1964, pp. 39-42.

ooo

IIA/UNAM IIH/UNAM
ANT2.2A E51/C577
YUC
Maya

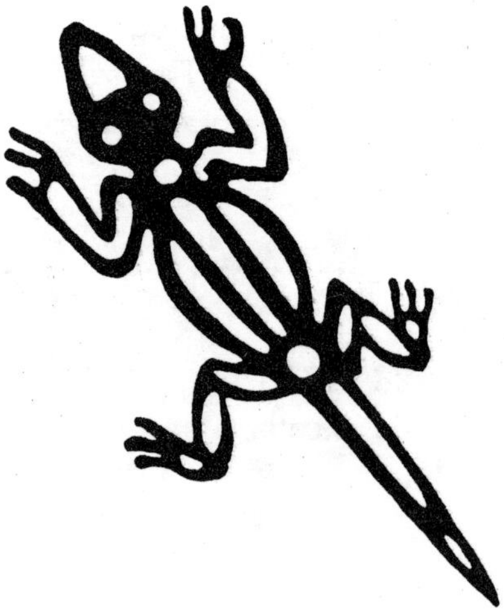

0900
HRDLICKA, Ales
Physiological and medical observations: among the indians of southwestern United States and northern Mexico, Washington, DC, Bureau of American Ethnology, Government Printing Office, 1908, 460 pp. (Bulletin, 34).

ooo

IIA/UNAM
AF16B[13158]L
Cora, huichol, mazahua, otomí, pápago, tarahumara, tepehuano, yaqui

0901
HUERTA PARRA, Raquel
"Bases teórico-filosóficas de la medicina tradicional china y sus relaciones con la medicina tradicional mexicana", *Memorias del Primer Coloquio de Medicina Tradicional Mexicana: un saber en extinción*, ENEP Zaragoza UNAM, México, DF, 1987, pp. 16-20.

ooo

SDGO
S/R133/C63/1987

0902
HUERTA REYNOSO, Eduardo
Estructura y estereoquímica de algu-

nos metabolitos secundarios, con actividad farmacológica potencial del género Helenium, Tesis Licenciatura, México, DF, Facultad de Química UNAM, 1984, 109 pp.

ººº

FQ/UNAM
124 1984

0903
HUERTA RÍOS, César
"Nagualismo", *Organización sociopolítica de una minoría nacional: los triquis de Oaxaca*, INI, México, DF, 1981, pp. 224-231. (Serie Antropología Social, 62).

ººº

INI
I/306/A57/N62
DEAS
PS/306.72/I654i/N62
OAX San Juan y San Miguel Copala, San Andrés Chicahuaxtla, Sto. Domingo Triqui

0904
HUICOCHEA CONTLA, Rosa y cols.
"Plantas medicinales de diez comunidades del municipio de Jilotepec", *Memorias del X Congreso Mexicano de Botánica*, Sociedad Botánica de México, México, DF, 1987, pp. 129-130.

ººº

LPV/FC/UNAM
Área Taxonomía
MEX Jilotepec

0905
HUIDOBRO V., Susana Laura
Estudio fitoquímico del Ocimum basilicum, Tesis Licenciatura, México, DF, ENCB IPN, 1969, 25 pp.

ººº

ENCB/IPN
T 0909 HUI .e

0906
HUÍZAR, Gerrit
"La brujería y el potencial para la resistencia popular en América Latina", *América Indígena*, III, Vol. 50, Núm. 4, México, DF, 1990, pp. 27-62.

ººº

IIA/UNAM
R0286.0
IIH/UNAM
216-00
MNAH/INAH
E65/A512i

0907
HUNKEN LEUNG, Carmel
Contribución al estudio fitoquímico de venenos de flecha (Sebastiana pavoniana-Euphorbiaceae), Tesis Licenciatura, México, DF, Facultad de Química UNAM, 1981, 74 pp.

ººº

BC/UNAM
001-00524-H5-1981

0908
HURTADO CHÁVEZ, Laura Georgina y MARTÍNEZ MARTÍNEZ, Martha Luz
Aloe vera, Tesis Licenciatura, México, DF, Facultad de Química UNAM, 1983, 113 pp.

ººº

FQ/UNAM
125 1983

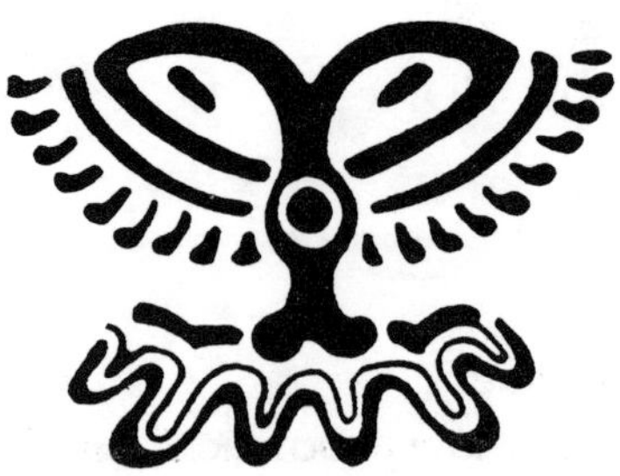
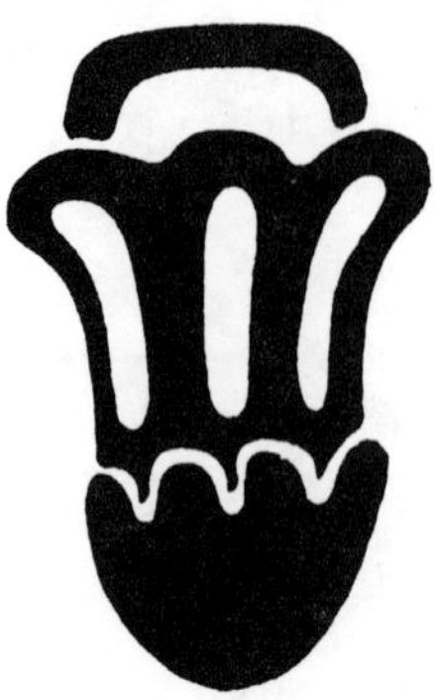
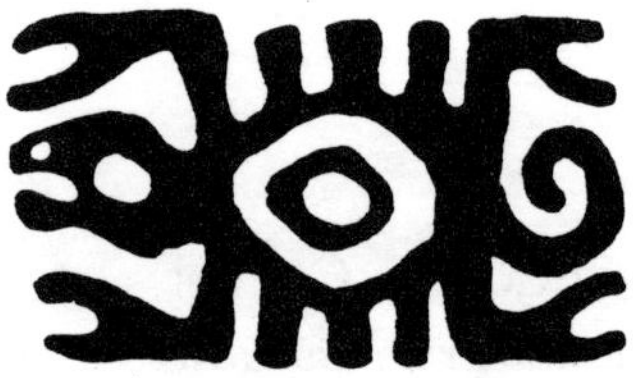
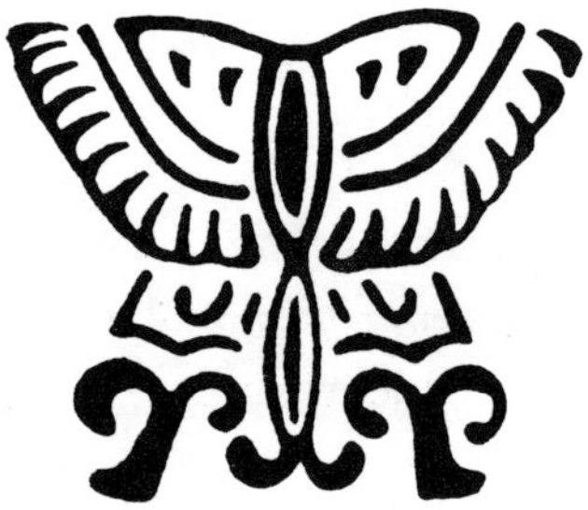
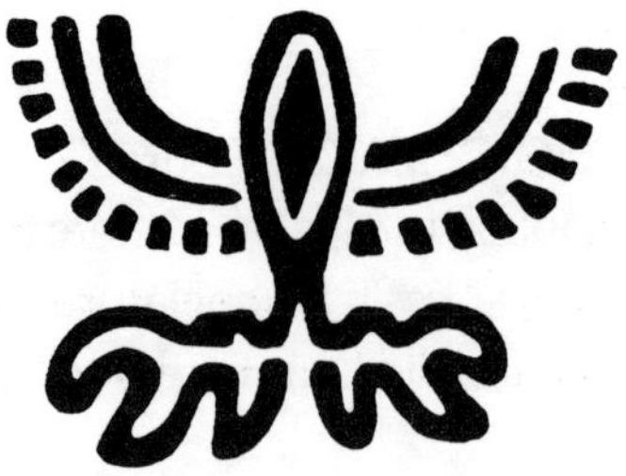
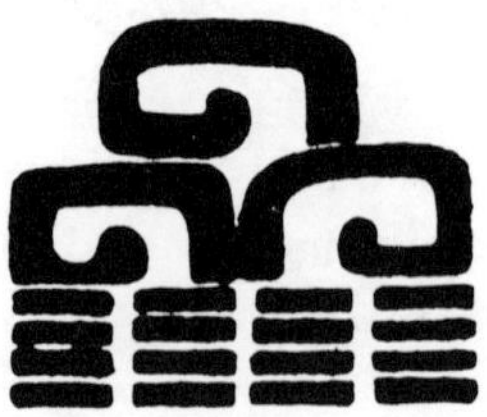

0909
IBÁÑEZ CAMACHO, Rafael y cols.
"The hypoglucemic effect of *Opuntia streptacantha* studies in differents animal experimental models", *Journal of Ethnopharmacology*, Vol. 7, Num. 2, 1983, pp. 175-181.

∘∘∘

IIB/UNAM
He

0910
IBÁÑEZ CAMACHO, Rafael y MECKES, Mariana
"Nopal (*Opuntia spp*)". En: IMSS, *Medicina tradicional y herbolaria: materiales para su estudio*, IMSS, México, DF, 1984, pp. 107.

∘∘∘

B/Xochi
350.77/IMSS(600)

0911
IBARRA OVANDO, Raúl
Tesis sobre plantas medicinales realizadas en la Facultad de Química de la UNAM (1933-1975), México, IMEPLAM AC, 1975, 31 pp.

0912
ICHON, Alain
La religión de los totonacas de la sierra, México, DF, SEP INI, 1973, 479 pp. (SEP INI, 16).

∘∘∘

ENAH
GN4.158.V16
VER
Totonaco

0913
IMEPLAM AC
"Jardín botánico de plantas medicinales del estado de Morelos,el herbario y las plantas medicinales", *Medicina Tradicional*, IMEPLAM AC, Vol. 2, Núm. 7, México, DF, 1979, pp. 37-40.

∘∘∘

H/IMSS
Medicina Tradicional
MOR

0914
IMEPLAM AC
"Introducción a la etnomedicina", *Medicina Tradicional*, IMEPLAM AC, Vol. 2, Núm. 8, México, DF, 1980, pp. 88.

I

ooo

H/IMSS

Medicina Tradicional

0915

INSTITUTO MEXICANO DEL SEGURO SOCIAL

"Zongolica: ceremonia ritual por la construcción de un albergue", *Boletín Informativo*, Programa Nacional de Solidaridad Social IMSS/COPLAMAR, Vol. 3, Núm. 6, México, DF, nov-dic, 1985, pp. 11.

ooo

IMSS/COPLAMAR CIESAS

VER Zongolica

Nahua

0916

INSTITUTO MEXICANO DEL SEGURO SOCIAL

"Oaxaca: actividades de la partera rural", *Boletín Informativo*, Programa Nacional de Solidaridad Social IMSS/COPLAMAR, Vol. 7, Núm. 6, México, DF, nov-dic, 1989, pp. 11.

ooo

IMSS/COPLAMAR CIESAS

OAX

0917

INSTITUTO MEXICANO DEL SEGURO SOCIAL

"Número total de terapeutas tradicionales y recursos humanos para salud no institucionales, detectados en la República Mexicana y clasificados por tipo de práctica". En: IMSS, *Medicina tradicional y herbolaria: materiales para su estudio*, IMSS, México, DF, 1984, pp. 126-134.

ooo

B/Xochi

350.77/IMSS (600)

0918

INCHÁUSTEGUI, Carlos

Relatos del mundo mágico mazateco, México, DF, Centro Regional de Puebla-Tlaxcala, INAH SEP, 1977, 78 pp.

ooo

ENAH DEAS

TESIS A-241 398.232/I645r

MNAH/INAH

LBS/F1219.3/R38/I5

OAX Huautla de Jiménez

Mazateco

0919

INCHÁUSTEGUI, Carlos

Figuras en la niebla: relatos y creencias de los mazatecos, México, DF, Premiá Editora, 2a. ed., 1984, 152 pp. (La Red de Jonás. Cultura Popular).

ooo

INI UAMI

398.41/F54 F1221/M35/I53

COLMEX

972.019M/In36f

OAX Sierra mazateca

Mazateco

0920

INGHAM, John M.

"On mexican folk medicine", *American Anthropologist*, American Anthropological Association, Vol. 72, Num. 1, Washington, DC, february, 1970, pp. 76-87.

°°°

IIA/UNAM MNAH/INAH
R0288.0 GNE/A512/NS
MOR Tlayacapan
Nahua

0921
INI COORDINADORA ESTATAL DE GUERRERO
I Congreso Interestatal de Médicos Indígenas y Equipos Comunitarios de Salud, INI/Gobierno del Estado de Guerrero/UNICEF, Tlapa, Guerrero, 1988, 50 pp.

°°°

SSBS/INI
Área Medicina Tradicional
GRO

0922
INSTITUTO MÉDICO NACIONAL
Datos para la materia médica mexicana. Primera, Segunda y Tercera Parte, México, Instituto Médico Nacional, Secretaría de Fomento, 1894-1900, 892 pp.

°°°

MNAH/INAH
LBS, RV5, M4, PTE 2.

0923
INSTITUTO MÉDICO NACIONAL
"El estudio". Semanario de Ciencias Médicas. Tomos 1-4, México, Instituto Médico Nacional Secretaría de Fomento, 1889-1891.

°°°

MNAH/INAH
R21,E82

0924
INSTITUTO NACIONAL INDIGENISTA
Chanal: una comunidad tzeltal. 1a. parte, INI, Inédito, México, DF, 50 pp.

°°°

INI
DOC/208/I
CHIS Chanal
Tzeltal

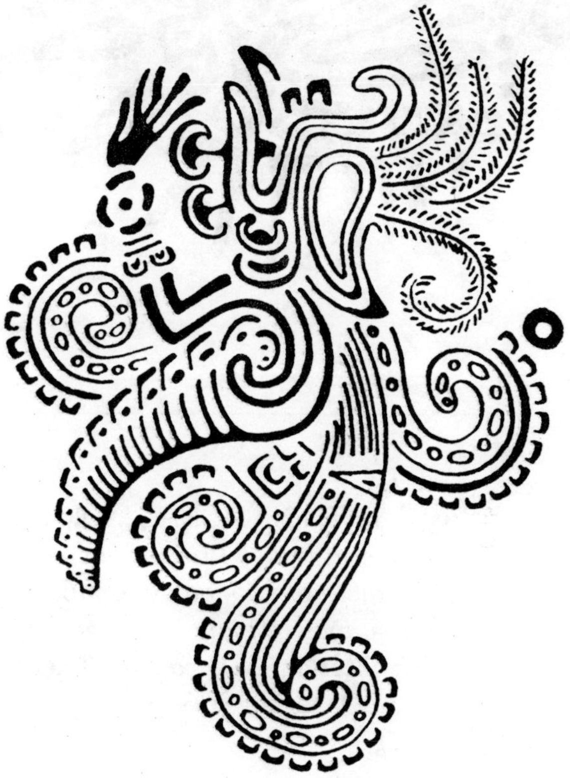

0925
INSTITUTO NACIONAL INDIGENISTA
Grupos étnicos de México, Tomo 1-2, México, DF, INI, 1976,. 489 pp.

°°°

AFLORA
1960

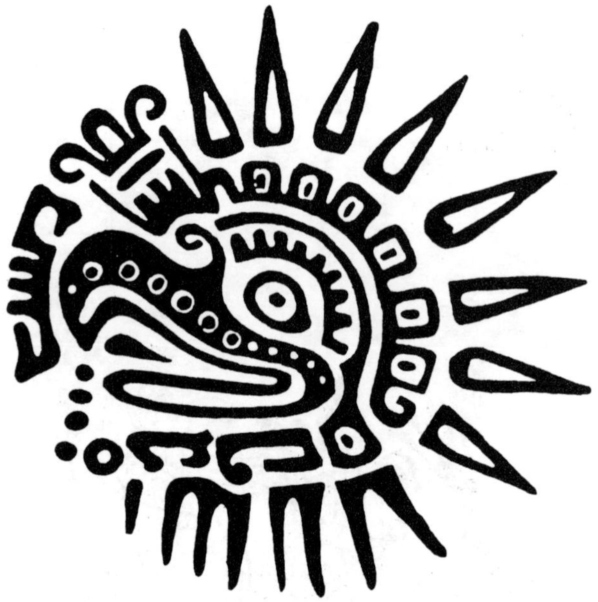

0926
INSTITUTO NACIONAL INDIGENISTA
Memorias del Primer Encuentro de Medicina Indígena de la Mixteca Oaxaqueña - Poblana, Santiago Apoala, Nochixtlán Oaxaca, Inédito, Nochixtlán, Oaxaca, 1986, pp. 87.

ooo
AFLORA
2012
OAX Nochixtlán
Mixteco

0927
INSTITUTO NACIONAL INDIGENISTA
"Magia y chamanismo", *Medicina Tradicional*, IMEPLAM AC, Vol. 2, Núm. 8, México, DF, 1986.

ooo
INI
(M.T.) II (8)

0928
INSTITUTO NACIONAL INDIGENISTA
Remedios caseros mixes, México, INI, 1986, 43 pp.

ooo
CIESAS
FOL 91
OAX San Juan Guichicovi
Mixe

0929
INSTITUTO NACIONAL INDIGENISTA
Memoria de la Conferencia de Acupuntura Ryodoraku y Herbolaria México-Japón, INI/Instituto Mexicano de Acupuntura Ryodoraku, México, DF, 1987, 189 pp.

ooo
AFLORA
244

0930
INSTITUTO NACIONAL INDIGENISTA
II Congreso Nacional y I Encuentro Continental de Médicos Indígenas Tradicionales, México, DF, INI/SEDESOL, 1992, 63 pp.

ooo
AFLORA

0931
IRIGOYEN RASCÓN, Fructuoso
Cerocahui. Una comunidad en la Tarahumara, México, UNAM, 1974, 210 pp.

ooo

COLMEX
972.019 ir.686c.
CHIH Cerocahui
Tarahumara

0932
ISLAS OLMOS, Martín
Contribución al estudio morfofisiológico de diez especies de malas hierbas, Tesis Licenciatura, Cuautitlán, Estado de México, FES Cuautitlán UNAM, 1988, 111 pp.

ooo

FESC/UNAM
118-21/012-88

0933
ISZAEVICH, Abraham
Modernización de una comunidad oaxaqueña del Valle, México, DF, SEP, 1973, 62 pp. (SEP Setentas, 109).

ooo

III
082/S
CIESAS
086.1/I679m/109
ENAH
AC70/S4/v109
OAX Las Margaritas y Etla
Zapoteco

0934
ITA MORALES, María Esther de
Estudio de las semillas de Momordica charantia *"cundeamor"*, Tesis Licenciatura, México, DF, Facultad de Química UNAM, 1979.

ooo

FQ/UNAM
174 1979

0935
IWANSKA, Alicjia
Purgatorio y utopía: una aldea de los indígenas mazahuas, México, DF, SEP, 1972, 204 pp. (SEP Setentas, 41).

ooo

CIESAS
086.1/I689p/41
ENAH
AC70/S4/v41
UAMI
F1221/M33/I918
MEX Noroeste de Toluca
Mazahua

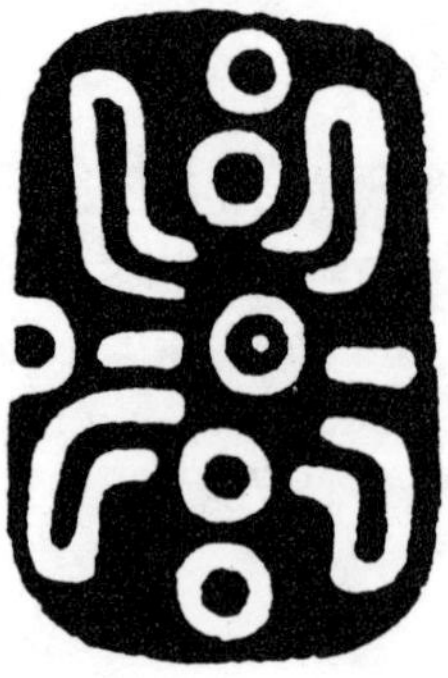
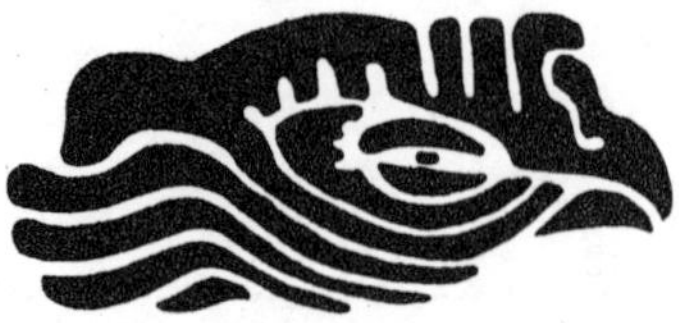
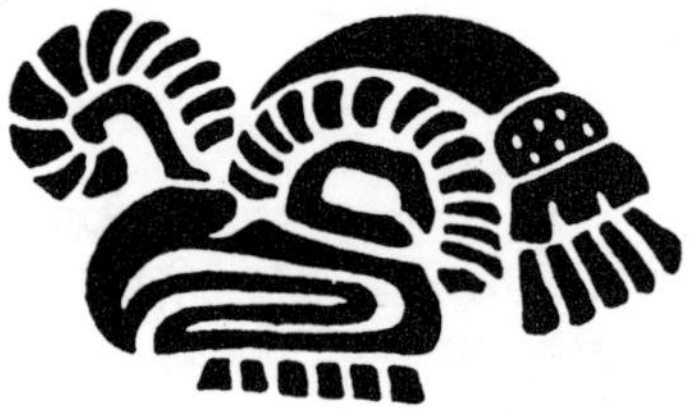

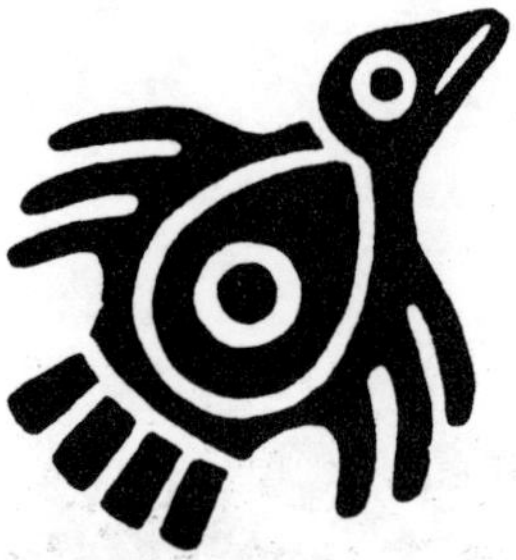
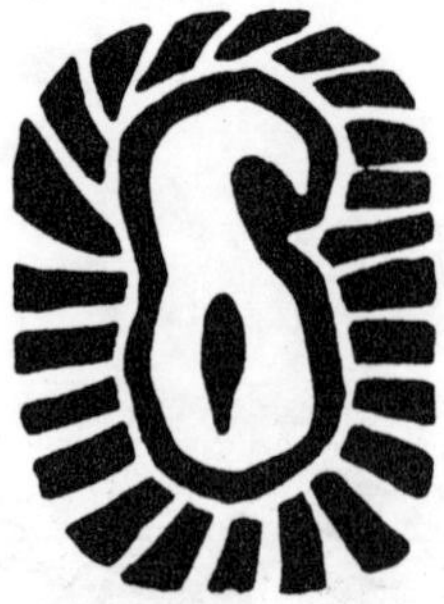

0936
JACKLEIN, Klaus J.
Un pueblo popoloca, México, DF, SEP INI, 1974, 323 pp. (Serie Antropología Social, 25).
ººº
ENAH L/F1221/J3
BN/UNAM 972.0197/JAC.P
UAMI F1221/P6/J3.18
PUE San Felipe Otlaltepec
Popoloca

0937
JARA REYES, Silvia
Vinca rosea, *su posible interés farmacéutico (revisión bibliográfica 1970 - 1979)*, Tesis Licenciatura, México, DF, Facultad de Química UNAM, 1981, 81 pp.
ººº
FC/UNAM
1981 139

0938
JARQUÍN LÓPEZ, Eduardo
Algunas plantas conocidas como tóxicas en la planicie costera del norte de Veracruz, Tesis Licenciatura, México, DF, Facultad de Ciencias UNAM, 1974, 72 pp.
ººº
FC/UNAM
Betb 74 J3
VER

0939
JAVIS S., Mónica
Creencias y tradiciones sobre la salud prenatal, Tijuana, BC, Centro de Estudios Fronterizos del Norte de México, 1985, 52 pp. (Cuadernos CEFNOMEX).
ººº
III 392.972/JAS.c.
COLMEX 301.424/J397c
BC

0940
JIMÉNEZ ARELLANO, Ma. Adelina
Estudio de los componentes químicos de Piper auritum, Tesis Licenciatura, México, DF, Instituto de Química UNAM Universidad Autónoma Benito Juárez de Oaxaca, 1989, 97 pp.
ººº
IQ/UNAM
570j

0941
JIMÉNEZ CORTÉS, Tomás
Medicina tradicional en la comunidad indígena de Arantepacua, Pátzcuaro, Michoacán, UR-Michoacán,

J

DGCP SEP, 1983, 15 pp. (Cuadernos de Trabajo, 32).
ooo
CEMCA DGCP
SEP 9A/32 026
MNAH/INAH
FTS/7216
MICH Arantepacua
Purépecha

0942
JIMÉNEZ FRANCISCO, Virgilio
Biografía de la curandera Petronila Hilario, UR-Acayucan, DGCP SEP, Inédito, Acayucan, Veracruz, oct, 1979, 6 pp.
ooo
DGCP
003
OAX San Juan Guichicovi
Mixe

0943
JIMÉNEZ FRANCISCO, Virgilio
Conocimiento tradicional, UR-Acayucan, DGCP SEP, Inédito, Acayucan, Veracruz, jul, 1979, 4 pp.
ooo
DGCP
11
OAX San Juan Guichicovi
Mixe, popoluca

0944
JIMÉNEZ FRANCISCO, Virgilio
Medicina tradicional, UR-Acayucan, DGCP SEP, Inédito, Acayucan, Veracruz, ene, 1979, 4 pp.
ooo
DGCP
007
OAX San Juan Guichicovi
Mixe

0945
JIMÉNEZ HERNÁNDEZ, Sabino
Estudio químico de plantas medicinales mexicanas. Constituyentes de Cecropia obtusifolia (*guarumbo*) *y* Zanthoxylum liebmaniarum (*colopahtle*), Tesis Licenciatura, México, DF, ENEP Zaragoza UNAM, 1989, 108 pp.
ooo
ENEPZ/CII/UNAM
248910

0946
JIMÉNEZ OSORIO, Ma. del Rosario
Contribución al estudio de las plantas comestibles de la delegación Xochimilco, DF, Tesis Licenciatura, México, DF, ENEP Zaragoza UNAM, 1989, 183 pp.
ooo
AFLORA
1970
DF Xochimilco

0947
JIMÉNEZ-OLIVARES, Ernestina
"Magia náhuatl: tres ritos prehispánicos", *La Prensa Médica Mexicana*, Prensa Médica Mexicana AC, Núm. 1, México, DF, ene-feb, 1976, pp. 32-34.
ooo
IIA/UNAM SDGO
R0825.7 SP/610.5/PRE
MNAH/INAH
R21/R926
Nahua

0948
JIMÉNEZ-OLIVARES, Ernestina
"El hipnotismo en la cultura náhuatl", *La Prensa Médica Mexicana*, Prensa Médica Mexicana AC, Núm. 11, México, DF, nov-dic, 1977, pp. 459-461.
ooo
IIA/UNAM MNAH/INAH
R0825.7 R21/R926
SDGO
SP/610.5/PRE
Nahua

0949
JIMÉNEZ-OLIVARES, Ernestina
"Psicofarmacología indígena precolombina", *Neurología, Neurocirugía y Psiquiatría*, Vol. 19, Núm. 1, México, DF, 1978, pp. 40-51.
ooo
Nahua

0950
JIMÉNEZ-OLIVARES, Ernestina
"La enfermedad mental en la cultura náhuatl", *Actes du XLII* Congrés *International des Americanistes. Congrés du Centenaire, Paris 1976*, Societé des Américanistes, Vol. 6, París, Francia, 1979, pp. 323-334.
ooo
IIA/UNAM
Nahua

0951
JIMÉNEZ-OLIVARES, Ernestina
"El retorno al pensamiento mágico y a la demonología", *Revista de la Facultad de Medicina*, Facultad de Medicina UNAM, Vol. 28, Núm. 1, México, DF, ene-mar, 1985, pp. 58-61.
ooo
SDGO
SP/610.5/REV

0952
JOHNSON, Jean B.
The opata: an inland tribe of Sonora, Albuquerque, EU, University of New Mexico Press, 1950, pp. 32-33.
ooo
MNAH/INAH
GN1/N5517p/No.6
IIA/UNAM
ETN9BCOA(3126):L
SON Norte de Sonora
Ópata

0953
JUÁREZ PEDRAZA, Gloria
Principios tóxicos de plantas, Tesis Licenciatura, México, DF, ENCB IPN, 1987, 58 pp.
ooo
DF/ENCB/IPN
1987/24

0954
JUÁREZ PÉREZ, Miguel Ángel
"Efecto nitrogénico de *Viscum album* sobre linfocitos y acción citostática en la célula neoplásica", *La homeopatía de México*, Propulsora de Homeopatía, Núm. 487, México, DF, ene, 1986, pp. 3-8.
ooo
ENMyH/IPN
487

0955
JUÁREZ VEGA, Arturo
Estudio fitoquímico de Salvia microphylla, Tesis Licenciatura, México, DF, ENCB IPN, 1979, 21 pp.
ooo
ENCB/IPN
T 2393 JUA .e

0956
JUÁREZ, María del Carmen
"Curandero ¿refugio de una tradición? Aspectos culturales y mágico religiosos de la medicina tradicional en Santiago Tuxtla", *Memorias del Primer Coloquio de Medicina Tradicional Mexicana: un saber en extinción*, ENEP Zaragoza UNAM, México, DF, 1987, pp. 56-60.
ooo
AFLORA
594
VER Los Tuxtlas

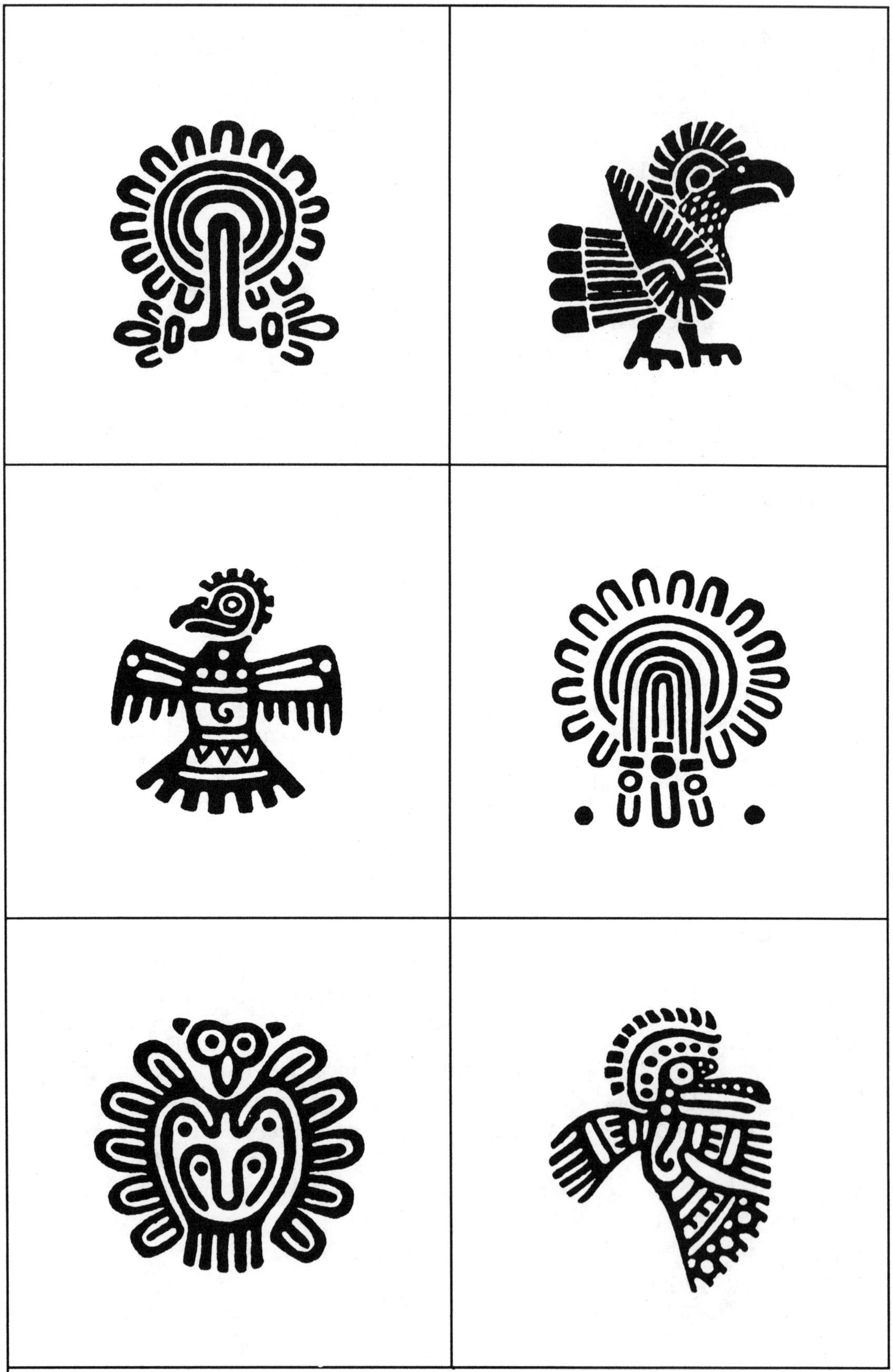

0957
KATZ, Esther
"Del frío al exceso de calor: dieta alimenticia y salud en la Mixteca". En: Paola SESIA (Ed.), *Medicina tradicional, herbolaria y salud comunitaria en Oaxaca*, Gobierno del Estado de Oaxaca/CIESAS, Oaxaca, Oaxaca, 1992, pp. 99-115.
ooo
OAX San Pedro Yosotato
Mixteco

0958
KAY, Margarita A.
"The fusion of utoaztecan and european ethnogynecology in the *Florilegio medicinal*", *Actas del XLI Congreso Internacional de Americanistas, México 2-7 sept 1974*, INAH, Vol. 3, México, DF, 1976, pp. 323-330.
ooo
IIA/UNAM IIH/UNAM
ANT2.2A E51/C577
Nahua

0959
KAY, Margarita A.
"The *Florilegio medicinal*: source of southwest ethnomedicine", *Ethnohistory*, American Society for Ethnohistory, Vol. 24, Num. 3, Tucson, Arizona, summer, 1977, pp. 251-259.
ooo
IIA/UNAM
R0599.0
Chihuahua, Sonora, Baja California
Mazahua, paipai, pápago, tarahumara, tepehuano, yaqui

0960
KAZUKO, Aoki y cols.
"*Tagetes lucida* y su efecto farmacológico sobre los diferentes tejidos musculares", *Memorias del Primer Congreso de Investigaciones del Departamento de Sistemas Biológicos*, UAM Xochimilco, jun, 1988.
ooo
UAMX
6N/497.I/K516

0961
KEARNEY, Michael
Los vientos de Ixtepeji: concepción del mundo y estructura social de un

K

pueblo zapoteco, México, DF, III, 1971, 208 pp. (Ediciones Especiales, 59).

ººº

CIESAS 082.970/I654k
DEAS 323.1197/K144v
INI 972.00497/Z36/K43
OAX Ixtepeji
Zapoteco

0962
KEARNEY, Michael
"El espiritismo como una alternativa en la tradición médica de la frontera". En: Boris VELMIROVIC (Ed.), *La medicina moderna y la antropología médica en la población fronteriza mexicano-estadounidense*, PAHO, OPS, OMS, Washington, DC, 1978, pp. 76-82. (Publicación Científica, 359).

ººº

ENAH GN296/P35
MNAH/INAH LBS/R465/v54
Frontera México

0963
KEARNEY, Michael
"Los conceptos del aire y susto: representaciones simbólicas del ambiente social y geográfico percibido". En: Xavier LOZOYA y Carlos ZOLLA (Eds.), *La medicina invisible: introducción al estudio de la medicina tradicional de México*, 3ª ed., Folios Ediciones, México, DF, 1986, pp. 130-149. (El Hombre y su Salud).

ººº

ENAH GN477/M6/L69m
DEAS 615.882/L1271
E/Raza WZ309/L9/1983
OAX Ixtepeji
Zapoteco

0964
KELLEY, Jane Holden
Mujeres yaquis: cuatro biografías contemporáneas, México, DF, FCE, 1982, 379 pp. (Colección Popular, 207).

ººº

COLMEX 972.019/K29m
ENAH AC/C6/V207
BN/UNAM 082.1/POPc207
B/FCE 015207R
SON Valle del Yaqui
Yaqui

0965
KELLY, Isabel
"The modern totonac", *Mesa Redonda: "Huastecos, totonacos y sus vecinos", Jalapa 22-28 jul 1951*, Sociedad Mexicana de Antropología, México, DF, 1953, pp. 175-186.

ººº

IIA/UNAM ANT2.21A
COLMEX 913.72/R454
BN/UNAM 572.097205/SOC.r
VER El Tajín, Ver. y San Marcos Eloxochitlán, Pue.
Totonaco

0966
KELLY, Isabel
"El adiestramiento de parteras en México, desde el punto de vista antropológico", *América Indígena*, III, Vol. 15, Núm. 2, México, DF, abril, 1955, pp. 109-117.

ººº

IIA/UNAM AF16B[13210]:L
MNAH/INAH E65/A512i
BN/UNAM 908/MIS.126

0967
KELLY, Isabel
Folk practices in North Mexico: birth customs, folk medicine and spiritualism in the Lagune zone, Texas, EU, University of Texas Press, 1965, 166 pp. (Institute of Latin American Studies).

ooo

MNAH/INAH LBS/R467/L3/K4
BC/UNAM R467/C6K4
BN/UNAM 615.8909721/KEL.f
Norte de México

0968
KENNEDY, John G.
Tarahumara of the Sierra Madre: beer ecology and social organization, Arlington, Illinois, Heights, AHM Publishing Corporation, 1978.

ooo

COLMEX 972.019/K35t
CHIH Sierra Madre
Tarahumara

0969
KEV, Harold
"Texts on nahuatl healing methods", *Tlalocan*, IIH UNAM/IIF UNAM, Vol. 5, Num. 1, México, DF, 1965, pp. 74-84.

ooo

IIA/UNAM R0959.0
MNAH/INAH F1220/T626
COLMEX 972.01/T626
IIH/UNAM 216-00
PUE Xalacapan
Nahua

0970
KIEV, Ari
Curanderismo: psiquiatría folklórica mexicano-norteamericana, México, DF, Joaquín Mortiz, 1972, 209 pp. (Cuadernos de Joaquín Mortiz).

ooo

IIF/UNAM GN471/IK53
INI 616.89/K185c
BN/UNAM 615.890972/KIE.c.

0971
KLINEBERG, Otto
"Notas sobre los huicholes". En: Salomón NAHMAD (Comp.), *El peyote y los huicholes*, SEP, México, DF, 1972, pp. 27-52. (SEP Setentas, 29).

ooo

ENAH AC70/S4/v29
CIESAS 086.1/I689p/29
DEAS 200.19/P573p
NAY San Sebastián
Huichol

0972
KNAB, Tim J.
Wind, smoke, divination and duality: aspects of Tezcatlipoca, IIA UNAM, Inédito, México, DF, pp. 20.

ooo

IIA/UNAM ARQ5BBD3
PUE San Miguel Tzinacapan
Nahua

K

0973
KNAB, Tim J.
"Talocan Talmanic: supernatural beings of the Sierra de Puebla", *Religión y sociedad*, DEAS INAH, México, DF, 1976. (Cuaderno de Trabajo, 17).

ooo

DEAS
Archivo reservado
PUE San Miguel Tzinacapan
Nahua

0974
KNAB, Tim J.
"Notes concerning use of *Solandra* among the huichol", *Economic Botany*, Lancaster Press, Vol. 31, Num. 1, Lancaster, jan-march, 1977, pp. 80-86.

ooo

IIA/UNAM
ETN9BCOB
JAL Santa Catarina, Las Latas
Huichol

0975
KNAB, Tim J.
"Dream and dreaming: speaking script", *XI International Congress of Anthropology and Ethnology, New Delhi 1978*, Anthropologist and Ethnologist Society, New Delhi, India, 1978, 8 pp.

ooo

IIA/UNAM
LIN6BAA
PUE San Miguel Tzinacapan
Nahua

0976
KNAB, Tim J.
"Minor mexican psychopharmacogens: contex and effects", *Journal of Ethnopharmacology*, Elsevier Sequoia, Lausanne, Switzerland, 1978.

ooo

IIA/UNAM
ETN9BCC

0977
KNAB, Tim J.
"Ritualization of marijuana in Mexico", *Journal of Ethnopharmacology*, Elsevier Sequoia, Lausanne, Switzerland, 1978

ooo

IIA/UNAM
ETN9BCOF:L
Huichol, otomí, tepehua, tepehuano, zapoteco

0978
KNAB, Tim J.
"Sueños y realidad en la Sierra de Puebla", *XVII Mesa Redonda: "Investigaciones recientes en el área maya", 21-27 junio 1981*, Sociedad Mexicana de Antropología, Vol. 3, San Cristóbal las Casas, Chis., junio, 1984, pp. 409-414.

ooo

IIA/UNAM
ANT2.21A
PUE San Miguel Tzinacapan
Nahua

0979
KNAB, Tim J.
"Geografía del inframundo", *Estudios*

de Cultura Náhuatl, IIH UNAM, Vol. 21, México, DF, 1991, pp. 31-57.

ooo

IIA/UNAM MNAH/INAH
R0589.0 F1219/E82
IIH/UNAM
216-00
PUE San Miguel Tzinacapan
Nahua

0980
KOHLER, Ulrich
Cambio cultural dirigido en los Altos de Chiapas: un estudio sobre la antropología social aplicada, México, DF, SEP INI, 1975, 394 pp. (Serie Antropología Social, 42).

ooo

INI
I/306/A57/N/AS42
DEAS
PS/306.72/I654i/n42
CHIS Altos de Chiapas
Tzeltal, tzotzil

0981
KREIG, Margaret B.
Medicina verde: la búsqueda de las plantas que curan, México, DF, CECSA, 1968, 453 pp.

ooo

UAMI
QK99/K688

0982
KRICKEBERG, Walter
"The indian sweat bath", *Ciba Symposia*, Ciba Pharmaceutical Products, INC/Summit, Vol. 1, Num. 1, New Jersey, EU, 1939, pp. 19-25.

ooo

IIA/UNAM
R0525.7
Norte, Centro y Sudamérica

0983
KRICKEBERG, Walter
"El baño de sudor de los indios", *Actas Ciba*, Productos Químicos y Farmacéuticos, Núm. 78, 1944, pp. 211-226.

ooo

IIA/UNAM MNAH/INAH
R0270.3 AP63/A188
Maya, nahua

0984
KROGMAN WILTON, Marion
"Medical practices and diseases of the aboriginal american indians", *Ciba Symposia*, Ciba Pharmaceutical Products, INC/Summit, Vol. 1, Num. 1, New Jersey, EU, 1939, pp. 11-18.

ooo

IIA/UNAM
R0525.7
Norte y Centroamérica
Maya, nahua

0985
KUMATE, Jesús
"La medicina herbolaria contemporánea", *La investigación científica de la herbolaria medicinal mexicana*, Secretaría de Salud, México, DF, 1993, pp. 11-15.

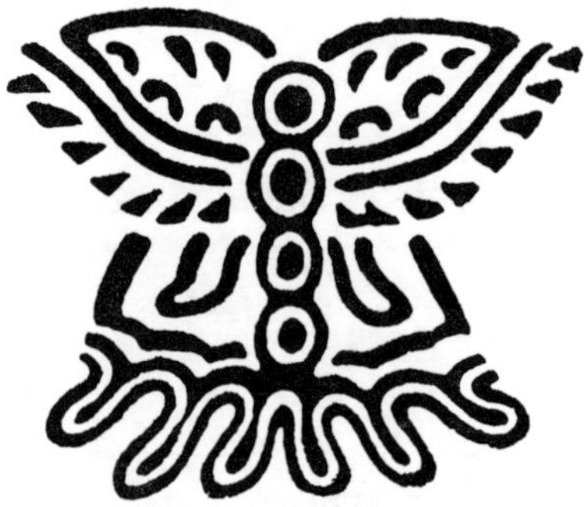

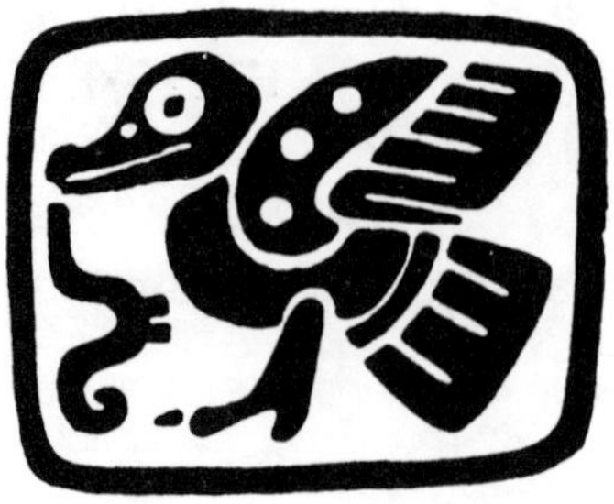

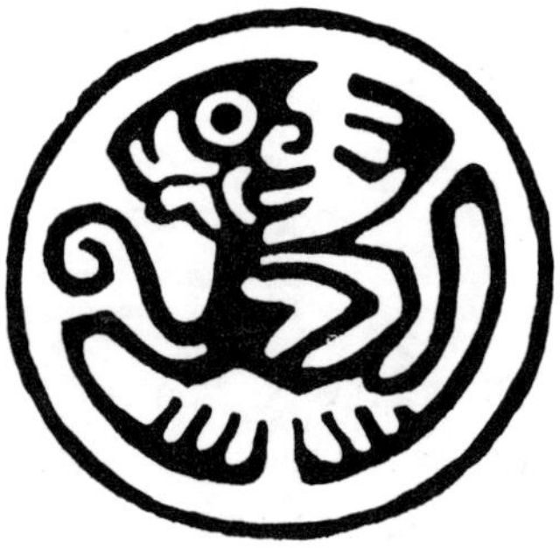

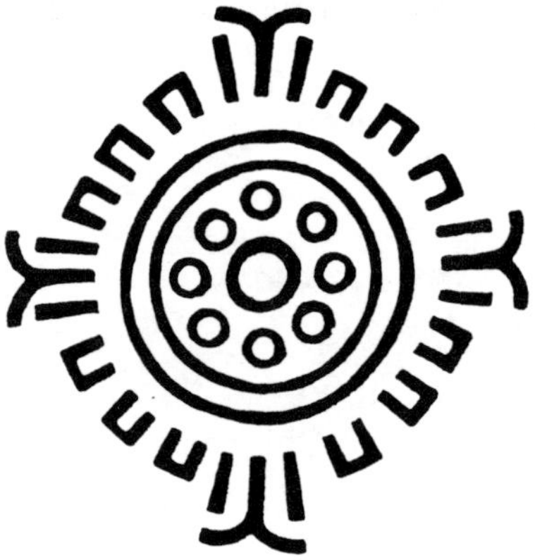

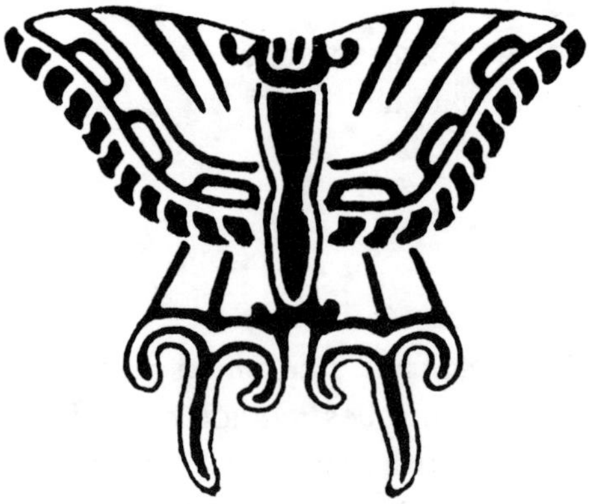

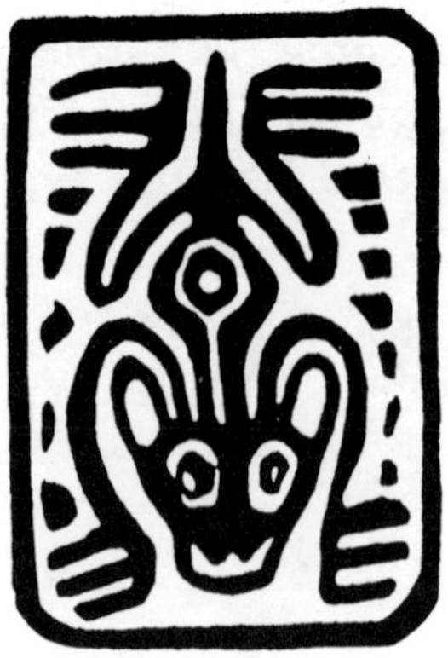

0986
LA BARRE, Weston
"Twenty years of peyote studies", *Current Anthropology*, The University of Chicago Press, Vol. 1, Num. 1, Chicago, EU, january, 1960, pp. 45-60.

∘∘∘

IIA/UNAM IIH/UNAM
R0563.0 216-00
Huichol, tepehuano

0987
LAGARRIGA ATTIAS, Isabel
"La medicina tradicional en Jalapa, Veracruz". En: Carlos VIESCA TREVIÑO, *Estudios de antropología médica*, Tomo 2, IMEPLAM AC, México, DF, 1976, pp. 69-81.

∘∘∘

IIA/UNAM ENAH
R0594.0 GN296/E88
INI UAMI
615.537/E77 F12193/M5/E86
VER Xalapa

0988
LAGARRIGA ATTIAS, Isabel
"Un ejemplo de religiosidad de los marginales de México: el espiritualismo trinitario mariano". *Religión y sociedad*, DEAS INAH, México, DF, 1976, 13 pp. (Cuaderno de Trabajo, 17).

∘∘∘

DEAS
Archivo reservado

0989
LAGARRIGA ATTIAS, Isabel
"Sistema médicos paralelos y límites al cambio ideológico", *XV Mesa Redonda: "Los procesos de cambio en Mesoamérica y áreas circunvecinas", 31 jul - 6 ago 1977*, Sociedad Mexicana de Antropología, Universidad de Guanajuato, Vol. 1, Guanajuato, Guanajuato, ago, 1977, pp. 313-321.

∘∘∘

IIA/UNAM
ANT2.21A

0990
LAGARRIGA ATTIAS, Isabel y SANDOVAL, Juan Manuel
Ceremonias mortuorias entre los otomíes del norte del Estado de México, México, DF, Libros de México, SA,

1977, 177 pp. (Serie Antropología Social).

ooo

COLMEX 972.01/L1731c
CIESAS 393.0972/L118c
ENAH F1221/086/L33c
MEX Acambay Aculco
Otomí

0991
LAGARRIGA ATTIAS, Isabel
"El papel del psicólogo en el campo de la medicina tradicional", *Medicina Tradicional*, IMEPLAM AC, Núm. 4, México, DF, 1978, pp. 55-60.

ooo

IIA/UNAM RO753.5
MNAH/INAH RV1/M4

0992
LAGARRIGA ATTIAS, Isabel
"Técnicas catárticas en los templos espiritualistas trinitarios marianos". En: Carlos VIESCA TREVIÑO (Ed.), *Estudios sobre etnobotánica y antropología médica*, Tomo 3, IMEPLAM AC, México, DF, 1978, pp. 115-126.

ooo

IIA/UNAM R0594.0
ENAH GN296/E88
INI 615.537/E77
UAMI F12193/M5/E86

0993
LAGARRIGA ATTIAS, Isabel
"Bases ideológicas de la medicina tradicional de los grupos marginados de México", *Medicina tradicional: alternativa para la salud. Estudios del Tercer Mundo*, CEESTEM AC, Vol. 2, Núm. 4, México, DF, diciembre, 1979, pp. 645-649.

ooo

IIH/UNAM 216-00
IIA/UNAM R0594.5
MNAH/INAH AP63/E8

0994
LAGARRIGA ATTIAS, Isabel
Medicina tradicional y espiritismo: los espiritualistas trinitarios marianos de Jalapa, Veracruz, México, DF, SEP INAH, 1979, 160 pp. (SEP Setentas, 191).

ooo

CIESAS 086.1/L118m/191
ENAH L/AC70/S4/v.191
MNAH/INAH LBS/GN296/L33
VER Xalapa

0995
LAGARRIGA ATTIAS, Isabel
"Magia y herbolaria en Jalapa, Veracruz: algunos ejemplos", *Memorias del Simposio de Etnobotánica, DF 25-27 nov 1976*, DEAS INAH/FCie UNAM, México, DF, 1982, pp. 249-257.

ooo

JB/UNAM QK1/S55/1976
UAMI GN407/15.5
VER Xalapa

0996
LAGARRIGA ATTIAS, Isabel
"Conceptos básicos de la medicina tradicional en México", *Acta Médica*, IPN,

Vol. 19, Núm. 73, México, DF, ene-jun, 1983, pp. 83-95.

ooo

SDGO
610.5/ACT

0997
LAGARRIGA ATTIAS, Isabel
"Enfermos: enfermedad y religión entre los espiritualistas trinitarios marianos". En: Carlos VIESCA TREVIÑO (Ed.), *Estudios de antropología médica*, Tomo 4, IMEPLAM AC, Vol. 4, México, DF, 1986, pp. 77-90.

ooo

IIA/UNAM R0594.0
ENAH GN296/E88
VER Jalapa

0998
LAGARRIGA ATTIAS, Isabel
"Algunas enfermedades relacionadas con diarrea en la medicina tradicional de La Candelaria, Coyoacán", *III Congreso Interno. Antropología médica*, DEAS INAH, México, DF, 1991, pp. 73-87. (Cuaderno de Trabajo, 40).

ooo

DEAS
Archivo reservado
DF La Candelaria, Coyoacán

0999
LAGARRIGA ATTIAS, Isabel
"La medicina tradicional en México y su concepción de algunos padecimientos infantiles", *III Congreso Interno. Antropología médica*, DEAS INAH, México, DF, 1991, pp. 31-47. (Cuaderno de Trabajo, 40).

ooo

DEAS
Archivo reservado

1000
LAGARRIGA ATTIAS, Isabel
"Concepción y terapia de la enfermedad mental en la medicina tradicional de México". En: Carlos Ernesto PINZÓN y Rosa SUÁREZ P., *Otra América en construcción: medicinas tradicionales y religiones populares*, Instituto Colombiano de Cultura/Instituto Colombiano de Antropología/Universidad de Amsterdam, Colombia, 1991, pp. 239-254.

1001
LAMY, Philippe
"Investigación científica de las plantas medicinales de uso popular en México", *Ciencia e Cultura*, Vol. 32, 1980, pp. 147-155.

1002
LAMY, Philippe y ZOLLA, Carlos
"Etnobotánica: la etnobotánica en relación con los problemas de salud en México", *Medicina Tradicional*, IMEPLAM AC, Vol. 2, Núm. 5, México, DF, 1978, pp. 19-36.

ooo

IIA/UNAM
R0753.5

1003
LANGMAN KAPLAN, Ida
A selected guide to the literature on the flowering plants of México, Philadelphia, EU, University of Pennsylvania Press, 1964, 1051 pp.

L

ººº
AFLORA

1004
LANNING, John T.
"The illicit practice of medicine". En: John TE PASKE (Ed.), *The royal protomedicato: the regulation of the medical professions in the spanish empire*, Duke University Press, 1985, pp. 135-152.

ººº
COLMEX
362.1098/L292r

1005
LARA DÍAZ, Ma. del Socorro
Evaluación de los efectos vasoconstrictores del Árnica montana *en cánidos*, Tesis Licenciatura, México, DF, Facultad de Medicina Veterinaria y Zootecnia UNAM, 1977, 98 pp.

ººº
UAMX
TES/M/48/L27

1006
LARA JIMÉNEZ, Ausberto
Contribución al estudio de plantas tóxicas para herbívoros en el estado de Chihuahua, Tesis Licenciatura, México, DF, Facultad de Medicina Veterinaria y Zootecnia UNAM, 1973, 75 pp.

ººº
BC/UNAM
UNAM/1973
CHIH

1007
LATORRE, Felipe y LATORRE, Dolores
The mexican kickapoo indians, Austin and London, University of Texas Press, 1976, pp. 234-259. (Texas Pan American Series).

ººº
MNAH/INAH DEAS
LBS/E99/K4/L3 323.1197/L137m
IIA/UNAM
ENU9BCOE/LI76m
COAH Norte de Coahuila
Kickapoo

1008
LAUGHLIN, Robert M.
"El símbolo de la flor en la religión de Zinacantán", *Estudios de Cultura Maya*, Centro de Estudios Mayas, IIF UNAM, Vol. 2, México, DF, 1962, pp. 124-125.

ººº
COLMEX IIA/UNAM
972.011/E82 R0588.0
CHIS Zinacantán
Tzotzil

1009
LAUGHLIN, Robert M.
"The huastec". En: WAUCHOPE and VOGT (Eds.), *Handbook of Middle American Indians*, Ethnology Part I, Tomo 7, University of Texas Press, Austin, Texas, 1969, pp. 298-311.

ººº
MNAH/INAH IIH/UNAM
LBS/F1434/H35 F1434/H3/v7
COLMEX
REF/970.428/H236/v7
VER Región huasteca
Huasteco

1010
LAUGHLIN, Robert M.
"The tzotzil". En: WAUCHOPE and VOGT (Eds.), *Handbook of Middle American Indians*, Ethnology Part I, Tomo 7, University of Texas Press, Austin, Texas, 1967, pp. 181-183.
ooo
MNAH/INAH
LBS/F1434/H35
IIH/UNAM
F1434/H3/v7
COLMEX
REF/970.428/H236/v7
CHIS Altos de Chiapas
Tzotzil

1011
LAUGHLIN, Robert M.
"Oficio de tinieblas: cómo el zinacanteco adivina sus sueños". En: Evon Z. VOGT (Ed.), *Los zinacantecos: un pueblo tzotzil de los Altos de Chiapas*, SEP INI, México, DF, 1980, pp. 396-413. (Serie Antropología Social, 7).
ooo
INI
I/306/A57/N07
ENAH
GN4/I58/v.7
DEAS
PS/306.72/I654i/n07
CHIS Zinacantán
Tzotzil

1012
LAUGHLIN, Robert M. y BREEDLOVE, Dennis E.
"La rama dorada: magia y botánica en Zinacantán", *XVII Mesa Redonda: "Investigaciones recientes en el área maya", 21-27 junio 1981*, Sociedad Mexicana de Antropología, Vol. 1, San Cristóbal las Casas, Chis., junio, 1984, pp. 349-355.
ooo
IIA/UNAM
ANT2.21A
CHIS San Lorenzo Zinacantán
Tzotzil

1013
LAURENCICH MINELLI, Laura
"Iconografie del peyotl nel Messico precolombiano", *Simposio Internazionale sulla Medicina Indigèna e Popolare dell'America Latina*, IILA, CISO, Roma, Italia, dic, 1977, pp. 255-265.
ooo
IIA/UNAM
AF16B[13179]

1014
LAZO GONZÁLEZ, Ana
Amaranto (alegría): una vieja semilla con nuevas perspectivas alimenticias, Tesis Licenciatura, Cuautitlán, Estado de México, FES Cuautitlán UNAM, 1979, 95 pp.
ooo
FESC/UNAM
105/24/002/79

1015
LAZOS CHAVERO, Elena y cols.
Estudio etnobotánico en Los Solares, Balzapote, Veracruz, Tesis Licenciatura, México, DF, Facultad de Ciencias UNAM, 1983, 323 pp.
ooo
FC/UNAM
Betb 83 L3
VER Balzapote

1016
LEFF, Enrique
"Etnobotánica, biosociología y ecodes-

L

arrollo", *Memorias del Simposio de Etnobotánica, DF 25-27 nov 1976*, DEAS INAH/FCie UNAM, México, DF, 1982, pp. 24-30.

ooo

JB/UNAM QK1/S55/1976
UAMI GN407/15.5

1017
LEGAZPI TODD, Patricio
Acción fisiopatológica de Aloe scotrina *sobre colon canino*, Tesis Licenciatura, México, DF, ENMyH IPN, 1971, 29 pp.

ooo

ENMyH/IPN
Tesis 100

1018
LEITER FERRARI, Waltraud
"Aspectos de la medicina tradicional en Ojitlán, México: creencias y prácticas médicas", *Medicina tradicional: alternativa para la salud. Estudios del Tercer Mundo*, CEESTEM AC, Vol. 2, Núm. 4, México, DF, diciembre, 1979, pp. 731-740.

ooo

MNAH/INAH AP63/E8
IIH/UNAM 216-00
IIA/UNAM RO594.5
OAX Ojitlán, ejidos Los Ángeles y Loma Alta
Chinanteco

1019
LEITER FERRARI, Waltraud
Etnología especializada en antropología social. La atención tradicional del parto en México y su subsistencia en un pueblo suburbano de origen nahua, Tesis Licenciatura, México, DF, ENAH, 1982, 226 pp.

ooo

ENAH X1.1982.L45
SDGO S/610.972014/LEI
DF San Antonio Tecómitl, Milpa Alta
Nahua

1020
LEITER FERRARI, Waltraud
"Parteras empíricas en Milpa Alta", *Antropología y práctica médica*, Facultad de Medicina UNAM, México, DF, 1987, pp. 264-280.

ooo

DF Milpa Alta
Nahua

1021
LENZ, Hans
"El papel y las supersticiones", *Artes de México*, Artes de México AC, Núm. 124, México, DF, 1969.

ooo

COLMEX CE/709.72/A786
MNAH/INAH N6550/A7
PUE Pahuatlán
Otomí

1022
LENZ, Hans
El papel indígena mexicano, México, DF, SEP, 1973, 186 pp. (SEP Setentas, 65).

ooo

CIESAS 086.1/L165p/65
ENAH L/AC70/S4/v65
PUE VER San Pablito, Pue.; Amate-

pec, Naranjo Dulce y Amatlán, Ver.; Jalapa, Ver.
Maya, mazateco, nahua, otomí

1023
LEÓN FONG, José Abraham
Las lectinas en vegetales superiores y su función en procesos fisiológicos, Tesis Licenciatura, México, DF, Facultad de Química UNAM, 1987, 106 pp.
ooo
FQ/UNAM
001-00524-L3-1987

1024
LEÓN, Nicolás
Plantas, animales y minerales de Nueva España usados en la medicina, México, Oficina Tipográfica de la Secretaría de Fomento, 1888, 300 pp.
ooo
MNAH/INAH
FR QH107 H557C

1025
LEÓN, Nicolás
Biblioteca botánico mexicana: catálogo bibliográfico, biográfico y crítico de autores y escritos referentes a vegetales de México y sus aplicaciones desde la Conquista hasta el presente, México, Oficina Tipográfica de la Secretaría de Fomento, 1895, 372 pp.
ooo
CIESAS
C/013.8958/L166b

1026
LEÓN, Nicolás
La obstetricia en México: notas bibliográficas, étnicas, históricas, documentarias y críticas de los orígenes históricos hasta el año 1910, Tomo 1, México, DF, Tipografía Vda. de F. Díaz de León, 1910, 189 pp.
ooo
IIA/UNAM BN/UNAM
AF16B[13259]:L 618.20972/LEO.o.
MEX

1027
LEÓN, Nicolás
Escatología mexicana: materias excrementicias y secretoriales animales usadas por los mexicanos precolombinos y actuales, México, DF, Vargas Rea, 1946, 41 pp. (Biblioteca Aportación Histórica).
ooo
MNAH/INAH
LBS/F1203/C6/A66/n700
BN/UNAM
398.3530972/LEO.s.
Valle de México
Nahua

1028
LEVY, Ma. Amalia
"Enfermedad y magia: curanderismo, brujería, ocultismo y parteras en un pueblo de Jalisco", *XVII Mesa Redonda: "Investigaciones recientes en el área maya", 21-27 junio 1981*, Sociedad Mexicana de Antropología, Vol. 4, San Cristóbal las Casas, Chis., junio, 1984, pp. 453-459.
ooo
IIA/UNAM IIH/UNAM
ANT2.21A E51/C577
JAL San Martín, Mpio. Tlaquepaque

L

1029
LEWIS, Oscar
"Medicine and politics in a village", *Health, Culture and Community*, Paul Benjamin Ed., Russell Sage Foundation, 1955, pp. 403-434.
ooo
IIA/UNAM
AF16[13469]
MOR
Nahua

1030
LEWIS, Oscar
Tepoztlán: un pueblo de México, México, DF, Joaquín Mortiz, SA, 1968, 221 pp.
ooo
INI
572.7724/L177
UAMI
F1391/T3/L4
ENAH
L/F1212.T3/L1
MOR Tepoztlán
Nahua

1031
LINARES ÁLTAMIRANO, María M. E.
Flora útil de dos localidades del municipio de Tecali de Herrera, Puebla, Tesis Licenciatura, México, DF, Facultad de Ciencias UNAM, 1991, 186 pp.
ooo
AFLORA
1999
PUE Mpio. de Tecali de Herrera

1032
LINARES MAZARI, Edelmira y cols.
Tés curativos de México, México, DF, Instituto de Biología UNAM, 1984, 140 pp. (Cuadernos de Biología, 7).
ooo
JB/UNAM
Área Etnobotánica

1033
LINARES MAZARI, Edelmira
"El papel del etnobotánico en el estudio de las plantas medicinales", *Cuadernos de Extensión Académica*, Vol. 36, México, DF, 1985, pp. 43-47.

1034
LINARES MAZARI, Edelmira y BYE, Robert A. Jr.
"Los baños de temazcal, una tradición poco accesible en la ciudad de México", *Cuadernos de Extensión Académica*, Vol. 36, México, DF, 1985, pp. 107-110.
ooo
DF Ciudad de México

1035
LINARES MAZARI, Edelmira y cols.
Selección de plantas medicinales de México, México, DF, Limusa, 1988, 125 pp.
ooo
JB/UNAM
Área Etnobotánica

1036
LINARES MAZARI, Edelmira y BYE, Robert A. Jr.
"Los jardines botánicos y las plantas medicinales", *La investigación científica de la herbolaria medicinal mexicana*, Secretaría de Salud, México, DF, 1993, pp. 74.

1037
LIPP, Frank J.
"Etnobotany of the chinantec indians, Oaxaca, México", *Economic Botany*, Vol. 25, Num. 3, 1971, pp. 234-244.
ooo
AFLORA
2000
OAX
Chinanteco

1038
LIRA SAADE, Rafael
Cucurbitáceas de la Península de Yucatán: taxonomía y etnobotánica, Tesis Maestría en Ciencias, Mérida, Yucatán, INIREB, 1988, 329 pp.
ooo
AFLORA
2001
YUC

1039
LIRA SAADE, Rafael
"Observaciones en el género *Sicana* (*Cucurbitaceae*)", *Brenesia*, Vol. 35, 1991, pp. 19-59.

1040
LOAIZA, Laury y ARGUETA VILLAMAR, Arturo
La herbolaria michoacana dentro de las plantas medicinales de México, DGCP, Michoacán, 1983, 18 pp.
ooo
CID/DGCP
No. de Ad. 68
MICH

1041
LOBSACK, Theo
Medicina mágica (métodos y logros de los curanderos milagrosos), México, DF, FCE, 1986, 317 pp. (Colección Popular, 325).
ooo
CIESAS
615.856/L227m/325
COLMEX
113.4/L799m

1042
LOMBARDO OTERO, Rosa Ma.
La mujer tzeltal, México, DF, SEP/III, 1945, 76 pp.
ooo
ENAH
L/F1221/T8/L6
BN/UNAM
572.77274/LOM.m
IIA/UNAM
ETN9BCODA
CHIS
Tzeltal

1043
LONG-SOLÍS, Janet
Capsicum y cultura: la historia del chilli, México, DF, FCE, 1986, 181 pp. (Antropología, 116).
ooo
B/FCE
006116R
Nahua

1044
LONG-SOLÍS, Janet
"Creencias acerca del *capsicum*". En: Barbro DAHLGREN DE JORDÁN (Ed.), *Historia de la religión en Mesoamérica y áreas afines. II Coloquio*, IIA UNAM, México, DF, 1990, pp. 271-278.
ooo
IIA/UNAM
ANT2.21

L

1045
LÓPEZ ARIAS, Marcelino
"Medicina tradicional en la comunidad de Sabaneta, municipio de Hueyapan de Ocampo", DGCP, Acayucan, Veracruz, 1982, pp. 9.

ooo

CID/DGCP
No. de Ad. 21
VER Sabaneta

1046
LÓPEZ AUSTIN, Alfredo
Una vieja historia de la mierda, México, DF, Ed. Toledo, 1988, 95 pp.

ooo

DEAS
323.1197/C2470
COLMEX
398.353/L8641x
Valle de México
Nahua

1047
LÓPEZ AUSTIN, Alfredo
"Descripción de estupefacientes en el *Códice Florentino*", *Revista de la Universidad de México*, Difusión Cultural UNAM, Vol. 19, Núm. 5, México, DF, 1965, pp. 17-18.

ooo

IIA/UNAM
R882.0
Nahua

1048
LÓPEZ AUSTIN, Alfredo
"Los temacpalitotique: brujos, profanadores, ladrones y violadores", *Estudios de Cultura Náhuatl*, IIH UNAM, Vol. 6, México, DF, 1966, pp. 97-117.

ooo

IIA/UNAM
R0589.0
Nahua

1049
LÓPEZ AUSTIN, Alfredo
"Cuarenta clases de magos del mundo náhuatl", *Estudios de Cultura Náhuatl*, IIH UNAM, Vol. 7, México, DF, 1967, pp. 87-117.

ooo

IIA/UNAM
R0589.0
Nahua

1050
LÓPEZ AUSTIN, Alfredo
"De las enfermedades del cuerpo humano y de las medicinas contra ellas", *Estudios de Cultura Náhuatl*, IIH UNAM, Vol. 8, México, DF, 1969, pp. 51-122.

ooo

IIA/UNAM
R0589.0
MNAH/INAH
F1219/E82
IIH/UNAM
216-00
Valle de México
Nahua

1051
LÓPEZ AUSTIN, Alfredo
Augurios y abusiones: textos de los informantes de Sahagún, México, DF, IIH UNAM, 1969, 220 pp. (Serie de Cultura Náhuatl. Fuentes, 7).

ooo

DEAS
972.01/A852a
IIA/UNAM
AF16B:L
Nahua

1052
LÓPEZ AUSTIN, Alfredo
"Conjuros médicos de los nahuas", *Revista de la Universidad de México*, Difusión Cultural UNAM, Vol. 24, Núm. 11, México, DF, julio, 1970, pp. 1-16.

ooo

IIA/UNAM R0882.0
MNAH/INAH LE7/M6K
IIH/UNAM 216-00
Nahua

1053
LÓPEZ AUSTIN, Alfredo
"Las ideas etiológicas en la medicina náhuatl", *Anuario Indigenista*, III, Vol. 30, México, DF, 1970, pp. 255-275.

ooo

IIA/UNAM R0351.0
MNAH/INAH E65/A5
SDGO 301.05970/INS
Nahua

1054
LÓPEZ AUSTIN, Alfredo
"De las plantas medicinales y de otras cosas medicinales", *Estudios de Cultura Náhuatl*, IIH UNAM, Vol. 9, México, DF, 1971, pp. 125-130.

ooo

IIA/UNAM
R0589.0
Nahua

1055
LÓPEZ AUSTIN, Alfredo
"Apariciones diabólicas en un texto náhuatl de fray Andrés de Olmos", *Estudios de Cultura Náhuatl*, IIH UNAM, Vol. 10, México, DF, 1972, pp. 349-357.

ooo

IIA/UNAM
R0589.0
Nahua

1056
LÓPEZ AUSTIN, Alfredo
"El mal aire en el México prehispánico", *XII Mesa Redonda: "Religión en Mesoamérica", 11-17 junio 1972*, Sociedad Mexicana de Antropología, Cholula, Puebla, junio, 1972, pp. 399-408.

ooo

IIA/UNAM
ANT2.21A
Nahua

1057
LÓPEZ AUSTIN, Alfredo
"Descripción de medicinas en textos dispersos del libro XI de los códices *Matritense* y *Florentino*", *Estudios de Cultura Náhuatl*, IIH UNAM, Vol. 12, México, DF, 1974, pp. 45-136.

ooo

IIA/UNAM
R0589.0
Nahua

1058
LÓPEZ AUSTIN, Alfredo
"Cosmovisión y medicina náhuatl". En: Carlos VIESCA TREVIÑO (Ed.), *Estudios sobre etnobotánica y antropología médica*, Tomo 1, IMEPLAM AC, México, DF, 1976, pp. 13-27.

L

∘∘∘

IIA/UNAM R0594.0
INI 615.537/E77
ENAH GN296/E88
UAMI F12193/M5/E86
Nahua

1059
LÓPEZ AUSTIN, Alfredo
Cuerpo humano e ideología: las concepciones de los antiguos nahuas, Tomos 1 y 2, México, DF, IIA UNAM, 1980, 824 pp. (Serie Antropológica, 39).

∘∘∘

ENAH F1219.3/L66
UAMX F1219.3/PS/L6
CIESAS 398.353/L247c/1984
Nahua

1060
LÓPEZ AUSTIN, Alfredo
"Almas y experiencias entre los antiguos nahuas", *Boletín Mexicano de Historia y Filosofía de la Medicina*, SMHFM, Vol. 6, Núm. 45, México, DF, diciembre, 1983, pp. 223-233.

∘∘∘

COLMEX 610.9005/678b
SDGO SP/574.05/REV
IIA/UNAM RO476.0
Nahua

1061
LÓPEZ AUSTIN, Alfredo
"Cosmovisión y salud entre los mexicas". En: Alfredo LÓPEZ AUSTIN y Carlos VIESCA TREVIÑO (Coords.), *Historia general de la medicina en México. México antiguo*, Tomo 1, Academia Nacional de Medicina/Facultad de Medicina UNAM, México, DF, 1984, pp. 101-114.

∘∘∘

MNAH/INAH FOL/R465/H58
Nahua

1062
LÓPEZ AUSTIN, Alfredo
Textos de medicina náhuatl, México, DF, IIH UNAM, 3ª ed., 1984, 225 pp. (Serie de Cultura Náhuatl. Monografía, 19)

∘∘∘

CIESAS 610.97/L247t/19
COLMEX 082/S479v.6
ENAH F1219/M5/L669
Nahua

1063
LÓPEZ AUSTIN, Alfredo
Los mitos del tlacuache: caminos de la mitología mesoamericana, México, DF, Alianza Editorial Mexicana, 1990, 542 pp. (Alianza Estudios Antropológicos).

∘∘∘

MNAH/INAH IIA/UNAM IIH/UNAM

1064
LÓPEZ BÁEZ, W.
Etnobotánica de los huertos familiares en la ranchería El Guácimo y el ejido de Guatacala 3ª sección, municipio de Nacajuca, Tabasco, Tesis Licenciatura, Cárdenas, Tabasco, CASAT-SARH, 1985, 137 pp.

∘∘∘

AFLORA
2002
TAB Nacajuca

1065
LÓPEZ ESTUDILLO, Rigoberto e HINOJOSA GARCÍA, Alicia
Catálogo de plantas medicinales sonorenses, Sonora, Universidad de Sonora, 1988, 133 pp.

ooo

AFLORA
1073
SON

1066
LÓPEZ GÓMEZ, Raúl
Medicina tzotzil de San Pablo Chalchihuitán, Chiapas, Tesis Licenciatura, México, DF, CIESAS/SEP INI, 1988, 197 pp.

ooo

CIESAS
TE/L.G.1988
CHIS San Pablo Chalchihuitán
Tzotzil

1067
LÓPEZ HERNÁNDEZ, Eusebio Ramón
Conocimiento de la medicina natural, DGCP, Inédito, Oaxaca, s/f.

ooo

CID/DGCP
No. de Ad. 103
OAX

1068
LÓPEZ MARTÍNEZ, Rebeca
Obtención de cardiotónicos a partir de recursos nacionales Digitalis purpurea, Tesis Licenciatura, México, DF, ENEP Zaragoza UNAM, 1986, 81 pp.

ooo

ENEPZ/CII/UNAM
151 - 248631

1069
LÓPEZ MENDOZA, Olivia
Determinación del efecto inhibitorio de macerados de ajo a diferentes concentraciones sobre el crecimiento de Salmonella paratyphi, Staphylococcus aureus *y* Pseudomonas fluorescens, Tesis Licenciatura, México, DF, ENCB IPN, 1982, 92 pp.

ooo

ENCB/IPN
T 2946 LOP .d

1070
LÓPEZ RÍOS, Florencia Georgina
Fitoquímica Taninos-Aloe *(sábila) y aceites esenciales*, Chapingo, Estado de México, Universidad Autónoma de Chapingo, 1989, 49 pp.

ooo

AFLORA
479

1071
LÓPEZ, Gregorio
Tesoro de medicinas para diversas enfermedades, México, Cía. Litográfica Rendón, SA de CV, 8ª ed., 1990, 86 pp.

ooo

MNAH/INAH
FR R465 666 1673

L

1072
LÓPEZ, Gregorio
El tesoro de medicinas de Gregorio López, 1592-1596, Madrid, España, Ediciones Cultura Hispánica, 1982, 428 pp.

ooo

MNAH/INAH
LBS R465 G74

1073
LÓPEZ-FRANCO, Rosa Ma.
"La etnobotánica en el estudio de los sistemas cognoscitivos populares: un caso en el área maya", *Memorias del Simposio de Etnobotánica, DF 25-27 nov 1976*, DEAS INAH/FCie UNAM, México, DF, 1982, pp. 100-109.

ooo

JB/UNAM	UAMI
QK1/S55/1976	GN407/15.5

Región maya
Maya

1074
LOZANO GARCÍA, Silvia Delia
Etnobotánica mexicana: plantas popularmente recomendadas para el tratamiento de afecciones de la piel, Tesis Licenciatura, México, DF, Facultad de Ciencias UNAM, 1977, 53 pp.

ooo

FC/UNAM
Betb 77 L6

1075
LOZANO Y CASTRO, Mariano
La contrayerba blanca o de México, México, DF, Oficina Tipográfica de la Secretaría de Fomento, 1889, 45 pp.

ooo

IBB/UNAM
1889

1076
LOZOYA LEGORRETA, Xavier
Estado actual del conocimiento en plantas medicinales mexicanas, México, DF, IMEPLAM AC, 1976, 255 pp.

ooo

IBB/UNAM
QK 99 L 68

1077
LOZOYA LEGORRETA, Xavier
Psicotrópicos de origen vegetal, sus implicaciones históricas y culturales, México, IMEPLAM AC, 1976, 85 pp.

ooo

CINVESTAV/IPN
QK 211 L 6

1078
LOZOYA LEGORRETA, Xavier
"El zapote blanco: una larga y controvertida historia". En: Carlos VIESCA TREVIÑO (Ed.), *Estudios sobre etnobotánica y antropología médica*, Tomo 2, IMEPLAM AC, México, DF, 1977, pp. 97-108.

ooo

IIA/UNAM	ENAH
R0594.0	GN296/E88
INI	UAMI
615.537/E77	F12193/M5/E86

1079
LOZOYA LEGORRETA, Xavier y cols.
"Plantas medicinales mexicanas con uso popular y su validación experimental", *Medicina Tradicional*, IMEPLAM

AC, Vol. 1, Núm. 3, México, DF, 1978, pp. 5-21.

ooo

H/IMSS
Medicina Tradicional

1080
LOZOYA LEGORRETA, Xavier
"Mexican medicinal plants used for treatment of cardiovascular diseases", *American Journal of Chinese Medicine*, Vol. 8, Num. 1, 1980, pp. 86-95.

ooo

H/IMSS
Medicina Tradicional

1081
LOZOYA LEGORRETA, Xavier
"La herbolaria medicinal en México y el doctor del Pozo", *Boletín Mexicano de Historia y Filosofía de la Medicina*, SMHFM, Vol. 5, Núm. 30, México, DF, marzo, 1980, pp. 11-16.

ooo

SDGO	COLMEX
610.905/BOL	610.9005/S678b
IIA/UNAM	
RO476.0	

1082
LOZOYA LEGORRETA, Xavier y ENRÍQUEZ, Raúl
"El zapote blanco: investigación sobre una planta medicinal mexicana", *Ciencia y Desarrollo*, CONACYT, México, DF, 1981, 134 pp.

ooo

IIA/UNAM
RO526.0

1083
LOZOYA LEGORRETA, Xavier
"Fuentes bibliográficas sobre herbolaria medicinal en México", *Biótica*, INIREB, Vol. 7, Núm. 2, 1982, pp. 271-291.

ooo

IEAC
Herbario XAL

1084
LOZOYA LEGORRETA, Xavier
"La etnobotánica en el estudio de las plantas medicinales", *Memorias del Simposio de Etnobotánica, DF 25-27 nov 1976*, DEAS INAH/FCie UNAM, México, DF, 1982, pp. 245-248.

ooo

JB/UNAM	UAMI
QK1/S55/1976	GN407/15.5

1085
LOZOYA LEGORRETA, Xavier y MECKES, Mariana
Flora medicinal de México. Primera parte: plantas indígenas, México, DF, IMSS, 1982, 307 pp.

ooo

HFM/UNAM
S G15.322 L02

1086
LOZOYA LEGORRETA, Xavier y cols.
La medicina tradicional en Chiapas y el médico del IMSS-COPLAMAR, Documento de Trabajo Núm. 1, Chiapas, Unidad de Investigación Biomédica en Medicina Tradicional y Herbolaria del IMSS, 1982, 29 pp.

ooo

AFLORA
1070
CHIS

L

1087
LOZOYA LEGORRETA, Xavier
Bibliografía básica sobre herbolaria medicinal de México, México, DF, SEDUE, 1984, 86 pp.
ooo
AFLORA
302

1088
LOZOYA LEGORRETA, Xavier
"Algunos conceptos europeos de uso actual". En: IMSS, *Medicina tradicional y herbolaria: materiales para su estudio*, IMSS, México, DF, 1984, pp. 37.
ooo
B/Xochi
350.77/IMSS (600)

1089
LOZOYA LEGORRETA, Xavier
"Chanes o chaneques". En: IMSS, *Medicina tradicional y herbolaria: materiales para su estudio*, IMSS, México, DF, 1984, pp. 18.
ooo
B/Xochi
350.77/IMSS (600)

1090
LOZOYA LEGORRETA, Xavier
"El nagual: concepto de nagualismo". En: IMSS, *Medicina tradicional y herbolaria: materiales para su estudio*, IMSS, México, DF, 1984, pp. 16-17.
ooo
B/Xochi
350.77/IMSS (600)

1091
LOZOYA LEGORRETA, Xavier
"Humores, purgas y sangrías". En: IMSS, *Medicina tradicional y herbolaria: materiales para su estudio*, IMSS, México, DF, 1984, pp. 38-39.
ooo
B/Xochi
350.77/IMSS (600)

1092
LOZOYA LEGORRETA, Xavier
"Tonalli o pérdida del tonalli". En: IMSS, *Medicina tradicional y herbolaria: materiales para su estudio*, IMSS, México, DF, 1984, pp. 14-15.
ooo
B/Xochi
350.77/IMSS (600)

1093
LOZOYA LEGORRETA, Xavier
"Medicina tradicional y herbolaria... ¿por qué?", *Revista Médica del IMSS*, IMSS, Vol. 23, Núm. 2, México, DF, mar-abr, 1985, pp. 85-87.
ooo
ENMyH/IPN
10

1094
LOZOYA LEGORRETA, Xavier
"La expedición científica a Nueva España (1787-1803). José Longinos Martínez y un capítulo de la historia de la ciencia mexicana", *Boletín Mexicano de Historia y Filosofía de la Medicina*, SMHFM, Vol. 8, Núm. 52, México, DF, 1985, pp. 85-96.
ooo
COLMEX 610.9005/S678b
SDGO 610.905/BOL
IIA/UNAM
RO476.0
Nueva España

1095
LOZOYA LEGORRETA, Xavier
"La medicina tradicional en el IMSS: un programa vigente", *Boletín Informativo*, Programa Nacional de Solidaridad Social IMSS/COPLAMAR, Vol. 3, Núm. 5, México, DF, sep-oct, 1985, pp. 1-2.
ooo
IMSS/COPLAMAR CIESAS

1096
LOZOYA LEGORRETA, Xavier
"Plantas medicinales y medicina en México: la existencia de un conflicto cultural subyacente", *Cuadernos de Extensión Académica*, Vol. 36, México, DF, 1985, pp. 49-57.

1097
LOZOYA LEGORRETA, Xavier
"La herbolaria medicinal de México". En: Xavier LOZOYA y Carlos ZOLLA (Eds.), *La medicina invisible: introducción al estudio de la medicina tradicional de México*, Folios Ediciones, México, DF, 1986, pp. 257-278. (El Hombre y su Salud).
ooo
DEAS
615.8821/L1271
ENAH
GN477/M6/L69m
B/Xochi
306.72/LOZ(594)
Nahua

1098
LOZOYA LEGORRETA, Xavier
"Medicina tradicional y salud en México", *Gaceta Médica de México*, Academia Nacional de Medicina, Vol. 123, Núm. 11, México, DF, nov-dic, 1987, pp. 281-285.
ooo
IIA/UNAM SDGO
R0629.7 610.5/GAC

1099
LOZOYA LEGORRETA, Xavier; AGUILAR CONTRERAS, Abigail y CAMACHO, José Raúl
"Encuesta sobre el uso de plantas en la medicina tradicional mexicana", *Revista Médica*, IMSS, Vol. 25, Núm. 4, México, DF, jul-ago, 1987, pp. 283-291.

1100
LOZOYA LEGORRETA, Xavier
"Cultura y medicina tradicional, a propósito de posmodernidad y otras yerbas", *Memorias del Tercer Coloquio de Medicina Tradicional Mexicana: un saber en discusión*, ENEP Zaragoza UNAM, México, DF, 1989, pp. 129-138.
ooo
AFLORA
614

1101
LOZOYA LEGORRETA, Xavier
"La medicina tradicional en la realidad político-social de México", *Ciencias*, Facultad de Ciencias UNAM, Núm. 14, México, DF, 1989, pp. 27-33.

1102
LOZOYA LEGORRETA, Xavier
Los señores de las plantas: medicina y herbolaria en Mesoamérica, México, DF, Pangea Editores, CNCA, 1990, 58 pp.

L

ooo
COLMEX
581.634/L925s
Nahua

1103
LOZOYA LEGORRETA, Xavier y cols.
"Usos medicinales del nanche y de la guayaba", *Boletín*, Programa Nacional de Solidaridad Social IMSS/COPLAMAR, Vol. 8, Núm. 2, mar-abr, 1990, pp. 8.
ooo
H/IMSS
Medicina Tradicional

1104
LOZOYA LEGORRETA, Xavier
"La medicina tradicional y la atención a la salud en América Latina". En: Carlos Ernesto PINZÓN y Rosa SUÁREZ P., *Otra América en construcción: medicinas tradicionales y religiones populares*, Instituto Colombiano de Cultura/Instituto Colombiano de Antropología/Universidad de Amsterdam, Colombia, 1991, pp. 269-291.

1105
LOZOYA LEGORRETA, Xavier
"Aspectos farmacológicos de dos plantas del *Libellus*", *Estudios actuales sobre el* Libellus de Medicinalibus Indorum Herbis, Secretaría de Salud, México, DF, 1992, pp. 181-210.
ooo
AFLORA

1106
LOZOYA LEGORRETA, Xavier
"Función de las plantas medicinales en la medicina del siglo XXI", *La investigación científica de la herbolaria medicinal mexicana*, Secretaría de Salud, México, DF, 1993, pp. 255-270.
ooo
AFLORA

1107
LOZOYA SALDAÑA, Aquileo
Efecto de siete extractos de especies vegetales del compuesto Diflubenzuron sobre la viabilidad y fertilidad de la mosca mexicana de la fruta (Anastrepha ludens loew.), Tesis Maestría en Ciencias, Nuevo León, Instituto Tecnológico de Estudios Superiores de Monterrey, 1980, 127 pp.
ooo
IBB/UNAM
1980 24
NL

1108
LUCA FLORENTINO, Bernardo
Estudio químico y toxicológico de la semilla del cacahuanano (Gliricidia sepium), Tesis Maestría en Ciencias, México, DF, ENCB IPN, 1985, 140 pp.
ooo
DF/CINVESTAV/IPN
TA 164 .54 L 8

1109
LUCAS JIMÉNEZ, María Teresa
Investigación de alcaloides en Berberis moranensis Hebenstr Ludw., Tesis Licenciatura, México, DF, Facultad de Química UNAM, 1981, 73 pp.
ooo
FQ/UNAM
162 1981

1110
LUJA ALVARADO, Ramón y RANGEL B., Jaime
"*Atropa belladona*, efectos drogales según la dosis", *La Homeopatía de México*, Propulsora de Homeopatía, Núm. 501, México, DF, mar, 1987, pp. 13-18.
ooo
ENMyH/IPN
501

1111
LUMBRERAS BARRÓN, L.
Contribución al conocimiento del peyote (Lophophora williamssi Lem. Coulter), Tesis Licenciatura, México, DF, Facultad de Ciencias UNAM, 1976, 238 pp.
ooo
IBB/UNAM
1976 1

1112
LUMHOLTZ, M.A. Carl
El México desconocido, Tomo 2, México, DF, SEP INI, 1981, 458 pp. (Clásicos de la Antropología).
ooo
INI
I306 C53 N11

1113
LUNA ELIZALDE, Graciela
Estudio químico de Struthanthus venetus, Tesis Licenciatura, México, DF, ENCB IPN, 1976, 34 pp.
ooo
ENCB/IPN
T 1692 LUN .e
DF

1114
LUNA VIGUERAS, Sandra y cols.
"Estudio prospectivo de las plantas medicinales en una región del Valle del Mezquital, Hidalgo", *Memorias del Primer Coloquio de Medicina Tradicional Mexicana: un saber en extinción*, ENEP Zaragoza UNAM, México, DF, 1987, pp. 101-103.
ooo
AFLORA
581
HGO Mezquital
Otomí

1115
LUNA, S. y cols.
"Estudio anatómico de la hoja del guayabo (*Psidium guajava*) para propósitos de control de calidad de medicamento herbolario", *Fitoterapia*, Vol. 57, Núm. 4, Milán, Italia, 1986, pp. 223-230.
ooo
DPA/UACH
Área Química

1116
LUPO, Alessandro
"Tatiochihualatzin, valores simbólicos del alcohol en la Sierra de Puebla", *Estudios de Cultura Náhuatl*, IIH UNAM, Vol. 21, México, DF, 1991, pp. 219-230.
ooo
IIA/UNAM R0589.0
IIH/UNAM 216-00
MNAH/INAH F1219/E82
PUE Santiago Yancuictlalpan
Nahua

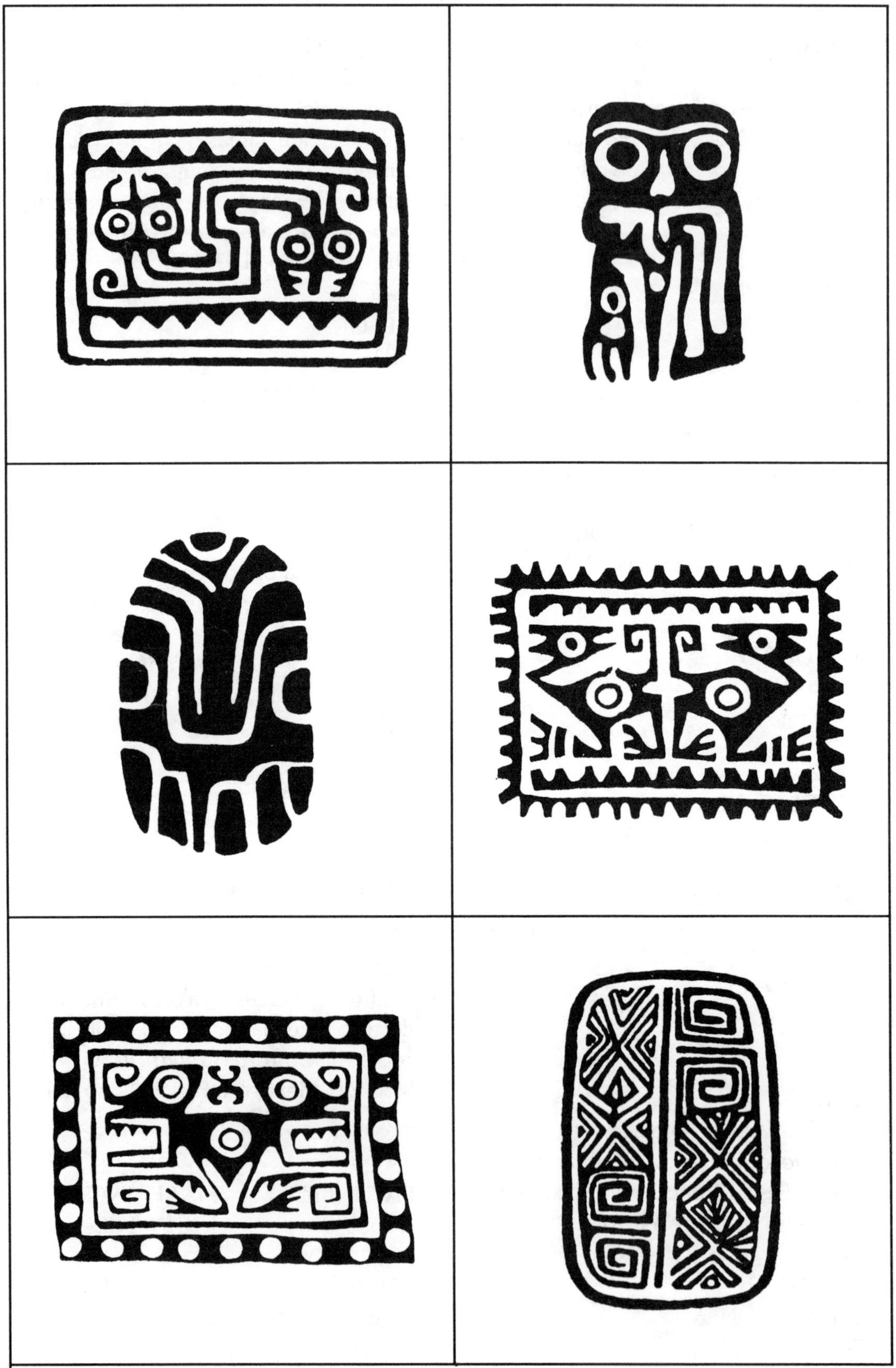

M

1117
MACKLIN, Barbara June
"El niño Fidencio: un estudio del curanderismo en Nuevo León", *Anuario Humanitas*, Centro de Estudios Humanísticos, Universidad de Nuevo León, Monterrey, Nuevo León, 1967, pp. 529-563.
ooo
IIA/UNAM
AF16B[13259]L
NL El Espinazo

1118
MACKLIN, Barbara June
"Santos folk, curanderismo y cultos espiritistas en México: elección divina y selección social", *América Indígena*, III, Vol. 36, México, DF, 1974, pp. 195-214.
ooo

COLMEX	IIA/UNAM
F/133.9/M158f	R0286.0
MNAH/INAH	IIH/UNAM
E65/A512i	216-00

NL El Espinazo

1119
MACKLIN, Barbara June
"Curanderismo y espiritismo: enfoques complementarios de los servicios tradicionales de salud mental". En: Boris VELMIROVIC (Ed.), *La medicina moderna y la antropología médica en la población fronteriza mexicano-estadounidense*, PAHO, OPS, OMS, Washington, DC, 1978, pp. 175-183. (Publicación Científica, 359).
ooo

ENAH	MNAH/INAH
GN296/P35	LBS/R465/v54

1120
MADSEN, Claudia
A study of change in mexican folk medicine, New Orleans, EU, Middle American Research Institute, 1965, 136 pp.
ooo
III
05(73)M
DF Xochimilco y Milpa Alta
Nahua

1121
MADSEN, William
"Hot and cold in the universe of San Francisco Tecospa, Valley of Mexico",

Journal of American Folklore, The American Folklore Society, Vol. 68, Num. 268, Washington, DC, apr-jun, 1955, pp. 123-139.

ooo

IIA/UNAM
R0689.0
DF San Francisco Tecospa, Milpa Alta
Nahua

1122
MADSEN, William
The virgin's children. Life in an aztec village today, Austin, Texas, University of Texas Press, 1960, 248 pp.

ooo

BN/UNAM	INI
917.25/MAD.v	572.7/M33

DF San Francisco Tecospa, Milpa Alta
Nahua

1123
MADSEN, William
"The nahua". En: WAUCHOPE and VOGT (Eds.), *Handbook of Middle American Indians*, Ethnology Part II, Tomo 8, University of Texas Press, Austin, Texas, 1969, pp. 602-637.

ooo

MNAH/INAH	IIH/UNAM
LBS/F1434/H35	F1434/H3/v8

COLMEX
REF/970.428/H236/v8
DF Milpa Alta y Tepoztlán
Nahua

1124
MADSEN, William y MADSEN, Claudia
A guide to mexican witchcraft, México, DF, Minutiae Mexicana, 1972, 98 pp.

ooo

BN/UNAM MNAH/INAH
DF Tepepan

1125
MAGDALENO MORA, Raquel
La farmacia del campo, Morelia, Michoacán, Balsal Editores, SA, 1987, 150 pp.

ooo

MICH
Purépecha

1126
MAKSABEDIAN DE LA ROQUETTE, Jorge
Estudio del efecto terapéutico del alcaloide de las hojas de Erythrina americana *en cánidos*, Tesis Licenciatura, México, DF, Facultad de Medicina Veterinaria y Zootecnia UNAM, 1978, 75 pp.

ooo

UAMX
TES/M/48/M3343

1127
MAK, Cornelia
"Mixtec medical beliefs and practices", *América Indígena*, III, Vol. 19, Núm. 2, México, DF, 1959, pp. 125-150.

ooo

INI
(A.I)XIX(2)
Mixteco

1128
MALDONADO, A.B. y CASTILLO ESPAÑA, Patricia
"Etnobotánica de las plantas medici-

nales de dos comunidades del sureste del estado de Morelos", *Memorias del IV Congreso Internacional de Medicina Tradicional y Folklórica*, San Cristóbal de las Casas, Chiapas, 1990.

ooo

UAEM
MOR Sureste del estado

1129
MALDONADO, A.B. y HERAS, M.A.
"Estudio florístico de los huertos familiares en cinco comunidades del estado de Morelos", *Memorias IV Congreso Internacional de Medicina Tradicional y Folklórica*, San Cristóbal de las Casas, Chiapas, 1990.

ooo

UAEM
MOR

1130
MALDONADO, A.B. y MONROY, M.R.
"Conocimiento y uso de los recursos florísticos en Quimula, Morelos: un estudio de caso", *Memorias X Congreso Mexicano de Botánica*, Sociedad Botánica de México, Guadalajara, Jalisco, 1987.

ooo

UAEM
MOR Quimula

1131
MALDONADO, Erasmo
Plantas y yerbas medicinales, DGCP, Santiago Laxopa, Oaxaca, s/f, 52 pp.

ooo

CID/DGCP
No. de Ad. 101
OAX

1132
MANDUJANO VALDEZ, Martha E.
"Medicina indígena tradicional en relación a la práctica odontológica", *Memorias del Primer Coloquio de Medicina Tradicional Mexicana: un saber en extinción*, ENEP Zaragoza UNAM, México, DF, 1987, pp. 37.

ooo

AFLORA
597

1133
MANRIQUE CASTAÑEDA, Leonardo
"The otomi". En: WAUCHOPE and VOGT (Eds.), *Handbook of Middle American Indians*, Ethnology Part II, Tomo 8, University of Texas Press, Austin, Texas, 1969, pp. 682-722

ooo

MNAH/INAH
LBS/F1434/H35
IIH/UNAM
F1434/H3/v8
COLMEX
REF/970.428/H236/v8
HGO
Otomí

1134
MANRIQUE CASTAÑEDA, Leonardo
"El sistema de salud en El Agua Puerca, San Luis Potosí", *Anales del INAH*, INAH, México, DF, 1971, pp. 301-308.

ooo

IIA/UNAM
R0308.0
COLMEX
913.72/M6113a
MNAH/INAH
GN2/M4/V5
SLP Agua Puerca
Pame

M

1135
MANRIQUE CASTAÑEDA, Leonardo
"La religión de los pames del sur en el siglo XVIII", *XII Mesa Redonda: "Religión en Mesoamérica", 11-17 junio 1972*, Sociedad Mexicana de Antropología, Cholula, Puebla, junio, 1972, pp. 513-518.
ooo
IIA/UNAM
ANT2.21A
Pame

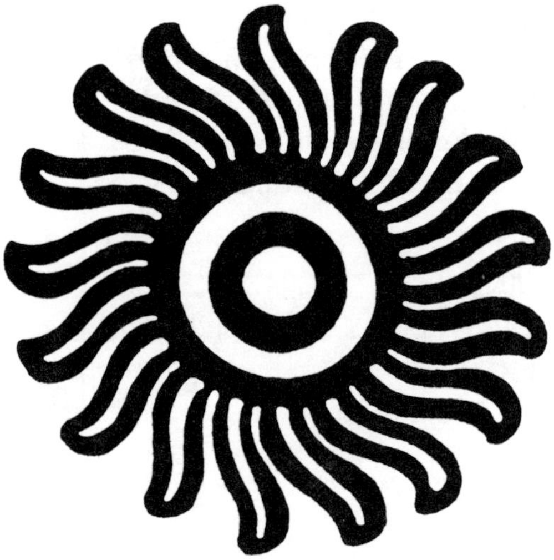

1136
MANSILLA MEJÍA, Gloria
Contribución al estudio toxicológico de la planta Drimaria arenoides *(alfombrilla) que accidentalmente produce intoxicación por ingestión en el ganado de los estados de Chihuahua e Hidalgo*, Tesis Licenciatura, Cuautitlán, Estado de México, FES Cuautitlán UNAM, 1962, 25 pp.
ooo
BC/UNAM
1962/UNAM
CHIH

1137
MANZANILLA M., Porfirio
"Relación de veinte plantas medicinales de la flora de Yucatán", *Medicina Tradicional*, IMEPLAM AC, Vol. 1, Núm. 2, 1977, pp. 53-58.
ooo
H/IMSS
Medicina Tradicional
YUC
Maya

1138
MAPES, Cristina y cols.
Etnomicología purépecha. El conocimiento y uso de los hongos en la Cuenca de Pátzcuaro, Michoacán, México, DF, SEP DGCP y Sociedad Mexicana de Micología, AC, 1981, 79 pp.
ooo
III
589.2/DIR.e.
MICH Pátzcuaro
Purépecha

1139
MARÍN Q., M.
Catálogo de especies útiles en la región del Centro Experimental Forestal "Ing. E. Sangri Serrano", Escárcega, Campeche, Tesis Licenciatura, Chapingo, Estado de México, Universidad Autónoma de Chapingo, 1984.
ooo
UACH
Tes./1984/M.Q.
CAMP Escárcega

1140
MARTÍ IBÁÑEZ, Félix
"Antropología médica", *Medicina y antropología, curso de adiestramiento*, III, México, DF, 1967, pp. 20.

ooo

IIA/UNAM
AF16[10028]:L

1141
MARTÍN, Gary J.
"El papel de la etnobotánica en el rescate ecológico y cultural de América Latina", *Memorias del IV Congreso Latinoamericano de Botánica, Simposio de Etnobotánica, Medellín jun 29-5 jul 1986*, Instituto Colombiano para el Fomento de la Educación Superior, ICFES, Bogotá, Colombia, 1987, pp. 67-77.

ooo

ENAH
FOLL/1677/C66
OAX Sierra Norte y Valles Centrales
Chinanteco, mixe, zapoteco

1142
MARTÍN DEL CAMPO, Rafael
"La botánica entre los nahua", *Memorias del Simposio de Etnobotánica, DF 25-27 nov 1976*, DEAS INAH/FCie UNAM, México, DF, 1982, pp. 59-63.

ooo

JB/UNAM
QK1/S55/1976
UAMI
GN407/15.5
Valle de México
Nahua

1143
MARTÍNEZ ALFARO, Miguel Ángel
"Posible metodología a seguir en el estudio de las plantas medicinales". En: Carlos VIESCA TREVIÑO (Ed.), *Estudios de etnobotánica y antropología médica*, Tomo 1, IMEPLAM AC, DF, 1976, pp. 75-83.

ooo

AFLORA
716

1144
MARTÍNEZ ALFARO, Miguel Ángel
"Medicinal plants used in a totonac community of the Sierra Norte de Puebla: Tuzamapan de Galeana, Puebla, México", *Journal of Ethnopharmacology*, Vol. 11, Num. 2, 1984, pp. 203-221.

ooo

IIB/UNAM
He
PUE Tuzamapan de Galeana, Puebla
Totonaco

1145
MARTÍNEZ ALFARO, Miguel Ángel
"Investigaciones en plantas medicinales en la Sierra Norte de Puebla", *Cuadernos de Extensión Académica*, Núm. 36, 1987, pp. 59-63.

ooo

AFLORA
680
PUE Sierra Norte de Puebla
Nahua, totonaco

M

1146
MARTÍNEZ ALFARO, Miguel Ángel
"Percepción botánica en dos grupos étnicos de la Sierra Norte de Puebla", *América Indígena*, III, Vol. 47, Núm. 2, México, DF, 1987, pp. 231-240.
ooo
IIA/UNAM R0286.0 MNAH/INAH E65/A512i
IIH/UNAM
216-00
PUE Sierra Norte de Puebla
Nahua, totonaco

1147
MARTÍNEZ ALFARO, Miguel Ángel y cols.
Naturaleza, sociedad y cultura en la Sierra Norte de Puebla. Catálogo de plantas útiles de la Sierra Norte de Puebla, Instituto de Biología UNAM/ENAH INAH/CONACYT, México, DF, 1993, 374 pp.
ooo
AFLORA
1978
PUE Sierra Norte

1148
MARTÍNEZ ALFARO, Miguel Ángel
Papel de la etnobotánica en los estudios de medicina tradicional, México, UMSNH, 1982, 26 pp. (Xurhíjki, 4).

1149
MARTÍNEZ BRAVO, Eugenio y MARTÍNEZ OLIVÁREZ, Dora
Resultado de 509 casos tratados con plantas medicinales, tinturas y microdosis, Zacatecas, Universidad Autónoma de Zacatecas, Unidad de Plantas Medicinales y Microdosis, 1986, 57 pp.
ooo
AFLORA
1027

1150
MARTÍNEZ BRAVO, Eugenio
"Medicina tradicional en Zacatecas", *Memorias del Primer Coloquio de Medicina Tradicional Mexicana: un saber en extinción*, ENEP Zaragoza UNAM, México, DF, 1987, pp. 40-54.
ooo
AFLORA
595
ZAC

1151
MARTÍNEZ BRAVO, Eugenio
"Medicina tradicional popular o medicina científica moderna", *Memorias del Tercer Coloquio de Medicina Tradicional Mexicana: un saber en discusión*, ENEP Zaragoza UNAM, México, DF, 1989, pp. 243-251.
ooo
AFLORA
756

1152
MARTÍNEZ CORTÉS, Fernando
Las ideas en la medicina náhuatl, México, DF, La Prensa Médica Mexicana, 1965, 110 pp.
ooo
UAMX F1219.3/m5/m3 IIA/UNAM AF16B:L
Nahua

1153
MARTÍNEZ CORTÉS, Fernando
"La relación médico-paciente en la so-

ciedad azteca". En: Carlos VIESCA TREVIÑO (Ed.), *Estudios sobre etnobotánica y antropología médica*, Tomo 3, IMEPLAM AC, México, DF, 1978, pp. 47-57.

ooo

IIA/UNAM	ENAH
R0594.0	GN296/E88
B/Xochi	INI
306.72/VIE(585)	615.537/E77
Nahua	

1154
MARTÍNEZ DEL CAMPO, Juan
"Algunas plantas mexicanas conocidas vulgarmente como diuréticas", *Anales del Instituto Médico Nacional*, Continuación de "El estudio", Tomo 5, Oficina Tipográfica de la Secretaría de Fomento, México, 1903, pp. 63-67.

ooo

AFLORA
356

1155
MARTÍNEZ E., María Teresa
Herbolaria medicinal en la comunidad de Sicuicho, DGCP, Sicuicho, Michoacán, 1986, pp. 70.

ooo

CID/DGCP
No. de Ad. 41
MICH Sicuicho
Purépecha

1156
MARTÍNEZ FIGUEROA, Rosa María
Plantas de uso tradicional que afectan al sistema nervioso central, Tesis Licenciatura, México, DF, ENCB IPN, 1990, 27 pp.

ooo

ENCB/IPN
T 5181 MAR .p

1157
MARTÍNEZ MARTÍNEZ, Adriana
Determinación de la dosis letal 50 del extracto alcohólico de la raíz de chilcuán (Heliopsis longipes) *en dos cepas de ratas*, Tesis Licenciatura, México, DF, Facultad de Medicina Veterinaria y Zootecnia UNAM, 1983, 25 pp.

ooo

UAMX
TES/M/48/M358

1158
MARTÍNEZ ORTIZ, Irma
Etnobotánica mexicana: plantas popularmente usadas para el tratamiento de la diabetes, Tesis Licenciatura, México, DF, Facultad de Ciencias UNAM, 1980, 64 pp.

ooo

FC/UNAM
Betb 80 M

1159
MARTÍNEZ VÉLEZ, Saúl
"Tratamiento de la amibiasis quística con el chaparro amargoso", *Medicina Alternativa*, Vol. 1988, Núm. 4, 1988, pp. 63-75.

ooo

ENMyH/IPN

M

1160
MARTÍNEZ, José R.
Yerbario medicinal mexicano, México, DF, Editores Mexicanos Unidos, 6a. ed., 1983, 223 pp.
ooo
UACH
C581.634/M3/1983

1161
MARTÍNEZ, Librado
"Costumbres y creencias en el municipio de Ixhuatlán de Madero, Veracruz", *Boletín del Centro de Investigaciones Antropológicas de México*, CIAM, Núm. 8, México, DF, 1960, pp. 9-13.
ooo
IIA/UNAM
R0436.0 CIAM
VER Ixhuatlán de Madero
Nahua, otomí, tepehua

1162
MARTÍNEZ, Maximino y ROVIROSA, Gustavo
Bibliografía botánica mexicana, México, El Libro y el Pueblo, 1923, 7 pp.

1163
MARTÍNEZ, Maximino
"Plantas narcóticas de México", *Boletín de la Dirección de Estadística Biológica*, Vol. 1925, Núm. 4, México, DF, 1925, pp. 25.
ooo
IIB/UNAM
1925

1164
MARTÍNEZ, Maximino
Las plantas más útiles que existen en la República Mexicana, México, DF, H. Barrales, 1928, 381 pp.
ooo
IIA/UNAM HFM/UNAM
AF16B:L SV1/580.972/MAR

1165
MARTÍNEZ, Maximino
Plantas útiles de México, México, DF, Botas, 1936, 400 pp.
ooo
IIA/UNAM
GEO9.21[5818]:L

1166
MARTÍNEZ, Maximino
Plantas hulíferas: el guayule y la Cryptostegia grandiflora, México, DF, Botas, 1943, 110 pp.
ooo
IIA/UNAM
5B291/G8M36

1167
MARTÍNEZ, Maximino
Las plantas medicinales de México, México, DF, Botas, 3ª ed., 1944, 630 pp.
ooo
MNAH/INAH
LBS RS173 M6 M385P

1168
MARTÍNEZ, Maximino y GARCÍA RUIZ, Ignacio
Flora medicinal del Estado de México. Comisión exploradora del Estado de México. 2a. Parte, Toluca, Estado

de México, CODAGEM, Gobierno del Estado de México, 1958, 58 pp.

ooo

IIA/UNAM ENEPI/UNAM
AF16B 13334]:L B080/84/MEX
ENAH
F1301.3/B52/v74
MEX

1169
MARTÍNEZ, Maximino
Catálogo de nombres vulgares y científicos de plantas mexicanas, México, DF, FCE, 1979, 1220 pp.

ooo

UAMX
REF/QK/95/M37

1170
MARTÍNEZ, Pedro Daniel
"Aguirre Beltrán y la salud indígena", *Homenaje a Gonzalo Aguirre Beltrán*, Tomos 1 y 3, México, DF, 1973, pp. 151-166.

ooo

III

1171
MATA PINZÓN, María de la Soledad
Estudio etnobotánico de las plantas medicinales entre los zoque-popoluca de Piedra Labrada, Veracruz, Tesis Licenciatura, Estado de México, ENEP Iztacala UNAM, 1983, 76 pp.

ooo

ENEPI/UNAM
B 095/83
VER Piedra Labrada, Veracruz
Zoque-Popoluca

1172
MATA PINZÓN, María de la Soledad y MARTÍNEZ ACOSTA, Reyna
Estudio etnobotánico de las plantas medicinales entre los mazahuas del Estado de México, Estado de México, DGCP, 1985, 150 pp.

ooo

CID/DGCP
No. de Ad. 206
MEX
Mazahua

1173
MATA PINZÓN, María de la Soledad y PALMA GUTIÉRREZ, Jesús
Las plantas medicinales del centro de Quintana Roo, Inédito, Quintana Roo, 1988.

ooo

QR
Maya

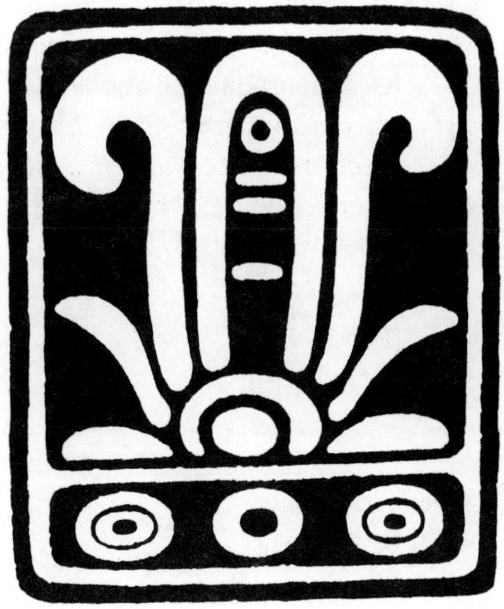

M

1174
MATA PINZÓN, María de la Soledad y PALMA GUTIÉRREZ, Jesús
Tratamientos herbolarios y algunos conceptos médicos sobre los padecimientos urinarios entre los mayas del centro de Quintana Roo, Inédito, Quintana Roo, 1989.

ooo

QR
Maya

1175
MATA TORRES, Ramón
Matrimonio huichol: integración y cultura, Guadalajara, Jalisco, Universidad de Guadalajara, 1982, 386 pp.

ooo

ENAH
F1221/M9/M38
JAL Sierra Madre Occidental
Huichol

1176
MATA TORRES, Ramón y cols.
"Chemical studies on mexican plants used in traditional medicine. III. New phenylcoumarins from *Exostema caribeaum*", *Journal of Natural Products*, Vol. 50, Num. 5, EU, sep-oct, 1987, pp. 866-871.

ooo

IBB/UNAM
(J.N.) 50 (5)

1177
MATA TORRES, Ramón y cols.
"Chemical studies on mexican plants used in traditional medicine. V. Cucurbitacin glucosides from *Cigarrilla mexicana*", *Journal of Natural Products*, Vol. 52, Num. 5, EU, sep-oct, 1988, pp. 836-839.

ooo

IBB/UNAM
(J.N) 52 (5)

1178
MATA TORRES, Ramón y cols.
"Chemical studies on mexican plants used in traditional medicine. VI. Additional new 4-phenylcoumarins from *Exostema caribeaum*", *Journal of Natural Products*, Vol. 51, Num. 5, EU, sep-oct, 1988, pp. 851-856.

ooo

IBB/UNAM
(J.N.) 51 (5)

1179
MATA, Rachel
"Estudios químicos y aspectos biológicos de algunas plantas usadas en la medicina tradicional de México", *La investigación científica de la herbolaria medicinal mexicana*, Secretaría de Salud, México, DF, 1993, pp. 143-156.

1180
MATEOS, Juan Jerónimo
Medicina tradicional. Lista y descripción de plantas medicinales, DGCP, Coacotla, Cosoleacaque, Veracruz, 1979, pp. 7.

ooo

CID/DGCP
No. de Ad. 33
VER Coacotla

1181
MATEOS, Juan Jerónimo
Plantas medicinales, DGCP, Acayucan, Veracruz, 1979, 8 pp.

∘∘∘

CID/DGCP
No. de Ad. 16

1182
MATEOS, Juan Jerónimo
Medicina tradicional, DGCP, Acayucan, Veracruz, 1983, 19 pp.

∘∘∘

CID/DGCP
No. de Ad. 27
VER

1183
MATHEWS, Holly F.
"Contex-specific variation in humoral classification", *American Anthropologist*, Vol. 85, Num. 4, Washington, DC, American Anthropological Association, 1983, pp. 826-843.

∘∘∘

IIA/UNAM R0288.0
MNAH/INAH GN1/A512
OAX Centro de Oaxaca

1184
MATOS MOCTEZUMA, Eduardo
Parálisis facial prehispánica, Departamento de Investigaciones Antropológicas INAH, México, DF, 1970. (Publicación, 25).

∘∘∘

COLMEX
F/972.01/M4335p
Costa del Golfo y Altiplano Central

1185
MATOSIC PREZ, Roxana Lilian
Conocimiento y uso tradicional de la flora de Nepopoalco, municipio de Totolapan, Morelos, Tesis Licenciatura, Cuernavaca, Morelos, Facultad de Ciencias Biológicas Universidad Autónoma del Estado de Morelos, 1991, 70 pp.

∘∘∘

UAEM
MOR Nepopoalco, Mpio. de Totolapan

1186
MAURER, Eugenio
Los tzeltales, ¿paganos o cristianos?: su religión, ¿sincretismo o síntesis?, México, DF, Centro de Estudios Educativos, AC, 1983, 97-440 pp.

∘∘∘

CHIS
Tzeltal

1187
MAYA PÁEZ, Jaime Alonso
Acción del extracto hidroalcohólico de Guatteria gaumeri *sobre diversos parámetros bioquímicos cérvicos en la rata*, Tesis Licenciatura, Estado de México, ENEP Iztacala UNAM, 1984.

∘∘∘

ENEPI/UNAM
Tes./1984/M.P.

1188
MAYAGOITIA NOVALES, Liliana
Análisis neurofarmacológico de un onirógeno vegetal (Calea izacatechichi), Tesis Licenciatura, México, DF,

M

Facultad de Química UNAM, 1981, 89 pp.

ooo

FQ/UNAM
173 1981

1189
MAZA RODRÍGUEZ, Jorge Patricio
Estudio descriptivo de la medicina tradicional en el área de influencia de las unidades médicas rurales de la región del Lago de Pátzcuaro, Michoacán, Tesis de Maestría en Medicina Familiar, México, DF, Facultad de Medicina UNAM/IMSS, 1984, 46 pp.

ooo

MICH Lago de Pátzcuaro

1190
MC CLAIN, Carol S.
"Adaptation in health behavior: modern and traditional medicine in a west mexican community", *Social Science and Medicine*, Pergamon Press, Vol. 11, Num. 1, New York, EU, 1977, pp. 341-347.

ooo

IIA/UNAM
R0927.0
JAL Ajijic

1191
MC CULLOUGH, John M.
"Biocultural aspects of thermal adaptation: the 'hot-cold syndrome' among the yucatec maya", *68a. Reunión Anual de la American Anthropological Association*, American Anthropological Association, New Orleans, EU, nov, 1969.

ooo

IIA/UNAM
ANT2.21A
YUC
Maya

1192
MC CULLOUGH, John M.
"Human ecology, health adaptation and belief systems: the hot-cold syndrome of Yucatan", *Journal of Anthropological Research*, University of New Mexico Press, Vol. 29, Albuquerque, EU, 1973, pp. 32-36.

ooo

IIA/UNAM
R0692.0
YUC
Maya

1193
MC CULLOUGH, John M. y MC CULLOUGH, Christine S.
"Las creencias del síndrome de calor-frío en Yucatán y su importancia para la antropología aplicada", *Anales de Antropología*, IIA UNAM, Vol. 11, México, DF, 1974, pp. 295-305.

ooo

IIA/UNAM COLMEX
R0305.0 572.05/A532
YUC Ticul
Maya

1194
MC GEE R., John
Life, ritual and religion among the lacandon maya, Belmont, California, Wadsworth Publishing Company, 1990, 158 pp.

ooo

IIA/UNAM
ETN9BLODA/M132L
CHIS Selva Lacandona
Lacandón

1195
MC KEOWN, Thomas
El papel de la medicina: sueño, espejismo o némesis, México, DF, Siglo XXI, 1982, 187 pp. (Salud y Sociedad).

ooo

COLMEX
610/M153p

1196
MECKES, Mariana
"Antecedentes históricos de la *Diabetes mellitus*", *Medicina Tradicional*, IMEPLAM AC, Vol. 3, Núm. 10, México, DF, 1980, pp. 36-40.

ooo

H/IMSS
Medicina Tradicional

1197
MECKES, Mariana
"Tronadora (*Tecoma stans* (*L.*) *H. B. & K.*)", *Medicina Tradicional*, IMEPLAM AC, Vol. 3, Núm. 10, 1980, pp. 1-4.

ooo

H/IMSS
Medicina Tradicional

1198
MECKES, Mariana
"Chicalote (*Argemone mexicana*)". En: IMSS, *Medicina tradicional y herbolaria: materiales para su estudio*, IMSS, México, DF, 1984, pp. 93.

ooo

B/Xochi
350.77/IMSS (600)

1199
MECKES, Mariana
"Guarumbo (*Cecropia obtusifolia*)". En: IMSS, *Medicina tradicional y herbolaria: materiales para su estudio*, IMSS, México, DF, 1984, pp. 96.

ooo

B/Xochi
350.77/IMSS (600)

1200
MECKES, Mariana
"Tronadora (*Tecoma stans*)". En: IMSS, *Medicina tradicional y herbolaria: materiales para su estudio*, IMSS, México, DF, 1984, pp. 94.

ooo

B/Xochi
350.77/IMSS (600)

1201
MECKES, Mariana
"Investigación de las plantas medicinales en México. Avances y perspectivas", *La investigación científica de la herbolaria medicinal mexicana*, Secretaría de Salud, México, DF, 1993, pp.69-73.

1202
MECKES, Mariana y cols.
"Investigación farmacológica de las plantas medicinales", *La investigación científica de la herbolaria medicinal mexi-*

M

cana, Secretaría de Salud, México, DF, 1993, pp. 157-169.

DPA/UACH
Área Química

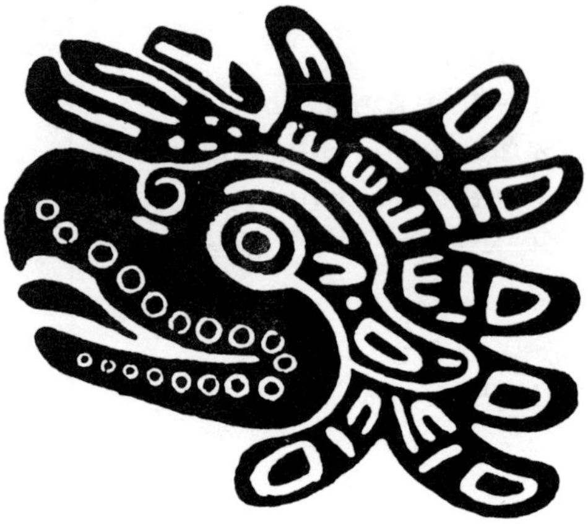

1203
MECKES, Mariana y MELLADO CAMPOS, Virginia
"The *Tecoma stans* infusion an antidiabetic remedy", *Journal of Ethnopharmacology*, Vol. 14, Num. 1, 1985, pp. 1-9.

○○○

IIB/UNAM
He

1204
MECKES, Mariana y MELLADO CAMPOS, Virginia
"Pharmacological screening of mexican plants, populary used for the treatment of cough", *Fitoterapia*, Vol. 57, Num. 5, Milán, Italia, 1986, pp. 365-370.

○○○

1205
MÉDICOS DE LOS CCI DE LA SUBCOORDINADORA DEL ISTMO
Memorias de los encuentros de medicina tradicional, INI, Santiago Laollaga, Oaxaca, 1987, 94 pp.

○○○

SSBS/INI
Área Medicina Tradicional
OAX Santiago Laollagat

1206
MÉDICOS DEL INI EN LA MIXTECA OAXAQUEÑA
Memoria "Taller de práctica médica comunitaria para personal de salud en áreas interétnicas", INI, Nochixtlán, Oaxaca, 1986, 110 pp.

○○○

SSBS/INI
Área Medicina Tradicional
OAX
Mixteco

1207
MEDINA CÁRDENAS, Eduardo
"Ingestión de alcohol y contexto cultural: evaluación actual y proposiciones futuras", *América Indígena*, III, Vol. 38, Núm. 3, México, DF, 1978, pp. 663-694.

○○○

IIA/UNAM
RO286.0

1208
MEDINA CÁRDENAS, Eduardo
"Curanderismo chiapaneco: las actividades de don Javier. (Primera parte)", *Medicina Tradicional*, IMEPLAM AC, Vol. 2, Núm. 7, México, DF, 1979, pp. 17-35.

ooo

IIA/UNAM
R0753.5
CHIS

1209
MEDINA CÁRDENAS, Eduardo
"Curanderismo chiapaneco: las actividades de don Javier. (Segunda parte)", *Medicina Tradicional*, IMEPLAM AC, Vol. 2, Núm. 8, México, DF, 1980, pp. 51-67.

ooo

IIA/UNAM	MNAH/INAH
R0753.5	RV1/M4

CHIS

1210
MEDINA HERNÁNDEZ, Andrés
"Magia y religión en los Altos de Chiapas", *El mundo mágico de los mayas*, INAH SEP, México, DF, 1964, pp. 29-32.

ooo

MNAH/INAH
lbs/f1221/t8/m4
CHIS Altos de Chiapas
Tzeltal, tzotzil

1211
MEDINA HERNÁNDEZ, Andrés
"Notas etnográficas sobre los mames de Chiapas", *Anales de Antropología*, IIA UNAM, Vol. 10, México, DF, 1973, pp. 141-220.

ooo

IIA/UNAM	COLMEX
R0305.0	572.05/A532

CHIS Motozintla
Mame

1212
MEGGED, Amos
"Some reflections on the benevolent-malevolent forces among the contemporary maya", *XVII Mesa Redonda: "Investigaciones recientes en el área maya", 21-27 junio 1981*, Sociedad Mexicana de Antropología, Vol. 3, San Cristóbal las Casas, Chis., junio, 1984, pp. 197-204.

ooo

IIA/UNAM
ANT2.21A
CHIS Altos de Chiapas
Tzeltal, tzotzil

1213
MEINERS HUEBNER, Rolf
"La importancia de la medicina tradicional", *Memorias del Primer Coloquio de Medicina Tradicional Mexicana: un saber en extinción*, ENEP Zaragoza UNAM, México, DF, 1987, pp. 38.

ooo

AFLORA
596

1214
MELLADO CAMPOS, Virginia
"Magnolia (*Magnolia grandifolia L.*)".

M

En: IMSS , *Medicina tradicional y herbolaria: materiales para su estudio*, IMSS, México, DF, 1984, pp. 106.

ooo

B/Xochi
350.77/IMSS (600)

1215
MELLADO CAMPOS, Virginia
"Yoloxóchitl (*Talauma mexicana*)". En: IMSS, *Medicina tradicional y herbolaria: materiales para su estudio*, IMSS, México, DF, 1984, pp. 104.

ooo

B/Xochi
350.77/IMSS (600)

1216
MELLADO CAMPOS, Virginia y cols.
La atención al embarazo y el parto en el medio rural mexicano, México, DF, CIESS/IMSS, 1989, 163 pp.

ooo

B/Xochi
306.72/MEL(753)
MOR
Nahua

1217
MENA REJÓN, Gonzalo Joaquín
Estudios sobre algunas plantas reportadas en la medicina tradicional maya como antidiabéticas, Tesis Licenciatura, Mérida, Yucatán, Universidad Autónoma de Yucatán, 1989.

ooo

CICY
YUC
Maya

1218
MENDELSON, Michael E.
"Ritual and mythology". En: WAUCHOPE and NASH (Eds.), *Handbook of Middle American Indians*, Tomo 6, University of Texas Press, Austin, Texas, 1967, pp. 392-415.

ooo

MNAH/INAH IIH/UNAM
LBS/F1434/H35 F1434/H3/v6
COLMEX
REF/970.428/H236/v6

1219
MÉNDEZ HERNÁNDEZ, José Arturo
Estudio fitoquímico de Salvia keerlli, Tesis Licenciatura, México, DF, Facultad de Química UNAM, 1985, 44 pp.

ooo

BC/UNAM
001-00524-M5-1985

1220
MÉNDEZ ISLAS, Silvia Estela
Estudio químico y farmacológico del principio activo hipotensor de Solanum marginatum L., Tesis Licenciatura, México, DF, Facultad de Química UNAM, 1980, 70 pp.

ooo

FQ/UNAM
225 1980

1221
MÉNDEZ ITURBIDE, María del Rosario
Efecto de Montanoa tomentosa *y* Montanoa frutescens *sobre la gestación de rata*, Tesis Licenciatura, México, DF, ENCB IPN, 1989.

ooo

DF/ENCB/IPN
1989/2

1222
MÉNDEZ PÉREZ, Alejandro
Estudio fitoquímico de Lamourouxia dasyantha, Tesis Licenciatura, México, DF, ENEP Zaragoza UNAM, 1988, 56 pp.
ººº
ENEPZ/CII/UNAM
248818
DF

1223
MÉNDEZ PÉREZ, Madronio
Propiedades antimicrobianas de algunos extractos de plantas, Tesis Licenciatura, México, DF, ENCB IPN, 1953, 28 pp.
ººº
ENCB/IPN
T 0280 MEN .p

1224
MÉNDEZ SALDAÑA, Araceli
Estudio químico de la corteza de Juliana adstringens (Schlech.) L. (*cuachalalate*), Tesis Licenciatura, México, DF, ENCB IPN, 1953, 32 pp.
ººº
ENCB/IPN
T 0280 MEN .p

1225
MENDIETA ESPINOZA, Rosa María
Plantas medicinales del estado de Yucatán, Tesis Licenciatura, México, DF, Facultad de Ciencias UNAM, 1981, 428 pp.
ººº
FC/UNAM
Betb 81 M4
YUC
Maya

1226
MENDIOLA GÓMEZ, Luisa
Contribución al estudio químico de Thevetia thevetioides (*codo de fraile*), Tesis Licenciatura, México, DF, ENCB IPN, 1957, 25 pp.
ººº
ENCB/IPN
T 0482 MEN .c

1227
MENDIOLA QUEZADA, Roberto
"Ipecacuana (Coloquio de Farmacodinamia Homeopática)", *La Homeopatía de México*, Propulsora de Homeopatía, Núm. 497, nov, 1986, pp. 26-30.
ººº
ENMyH/IPN
497

1228
MENDIOLA QUEZADA, Roberto
"*Nux vomica* (Coloquio de Farmacodinamia Homeopática)", *La Homeopatía de México*, Propulsora de Homeopatía, Núm. 487, ene, 1986, pp. 15-22.
ººº
ENMyH/IPN
487

M

1229
MENDIOLA QUEZADA, Roberto
"*Rhus toxicodendron* (Coloquio de Farmacodinamia Homeopática)", *La Homeopatía de México*, Propulsora de Homeopatía, Núm. 495, México, DF, sep, 1986, pp. 6-11.
ooo
ENMyH/IPN
495

1230
MENDIOLA QUEZADA, Roberto
"*Arnica montana* (Coloquio de Farmacodinamia Homeopática)", *La Homeopatía de México*, Propulsora de Homeopatía, Núm. 507, sep, 1987, pp. 13-17.
ooo
ENMyH/IPN
507

1231
MENDIOLA QUEZADA, Roberto
"Belladona (Coloquio de Farmacodinamia Homeopática)", *La Homeopatía de México*, Propulsora de Homeopatía, Núm. 501, México, DF, mar, 1987, pp. 19-24.
ooo
ENMyH/IPN
501

1232
MENDIOLA QUEZADA, Roberto
"*Gelsemium sempervirens* (Coloquio de Farmacodinamia Homeopática)", *La Homeopatía de México*, Propulsora de Homeopatía, Núm. 509, nov, 1987, pp. 15-19.
ooo
ENMyH/IPN
509

1233
MENDIOLA QUEZADA, Roberto
"*Matricaria chamomilla* (Coloquio de Farmacodinamia Homeopática)" *La Homeopatía de México*, Propulsora de Homeopatía, Núm. 511, ene, 1988, pp. 26-27.
ooo
ENMyH/IPN
511

1234
MENDOZA ARROYO, Antonio
Estudio sobre la región pame, INI, Inédito, México, DF, julio, 1979, pp. 43-46.
ooo
INI
DOC/162
SLP Zona oriental del estado
Pame

1235
MENDOZA CABRERA, José Miguel
Encefalinas, péptidos opiáceos neurotransmisores, posibles precursores de fármacos analgésicos, Tesis Licenciatura, México, DF, ENCB IPN, 1989, 65 pp.
ooo
DF/ENCB/IPN
1989/1

1236
MENDOZA GARDUÑO, Hermilo Gumersindo
Plantas tóxicas para la ganadería en

México, Tesis Licenciatura, México, DF, Facultad de Medicina Veterinaria y Zootecnia UNAM, 1979, 143 pp.

ººº

UAMX
TES/M/48/M4578

1237
MENDOZA MACHADO, Bertha
Estudio etnobotánico del ejido de Santa Ana, municipio de Teoloyucan, Estado de México, Tesis Licenciatura, México, DF, Facultad de Ciencias UNAM, 1983, 141 pp.

ººº

FC/UNAM
Betb 83 M 35
MEX Santa Ana, Mpio. de Teoloyucan

1238
MENDOZA PÉREZ, Felipe
Búsqueda de un método adecuado de cuantificación del glucósido cianogénico contenido en algunas variedades de frijol, Tesis Licenciatura, Cuautitlán, Estado de México, FES Cuautitlán UNAM, 1980, 53 pp.

ººº

FESC/UNAM
105/24/004/80

1239
MENDOZA, Vicente
"El alumbramiento en el México de antaño y de ogaño", *Actas y Memorias del XXIII International Congress of Americanists, New York sept 17-22 1928*, Sociedad Internacional de Americanistas, Vol. 2, New York, EU, 1930, pp. 316-325.

ººº

IIA/UNAM IIH/UNAM
ANT2.2A E51/C577
MEX Sta. Cruz, Sn. Miguel, Atenco, Pentecostés, Chinconcuac, La Purificación
Nahua

1240
MENDOZA, Virginia R. de
"La bruja en México", *Actas y Memorias del XXIX International Congress of Americanists, Chicago july 1949*, The University of Chicago Press, Vol. 2, Chicago, Illinois, 1952, pp. 285-291.

ººº

IIA/UNAM IIH/UNAM
ANT2.2A E51/C577

1241
MENDOZA, Virginia R. de
"Creencias populares en Jalisco", *Anuario de la Sociedad Folklórica de México*, Sociedad Folklórica de México, Vol. 10, México, DF, 1955, pp. 167-182.

ººº

IIA/UNAM
R0353.0
JAL

1242
MENÉNDEZ, Eduardo L.
Situación colonial y enfermedad: origen y desarrollo de las condiciones actuales de morbi-mortalidad, México, DF, Escuela de Salud Pública de México, 1978, 21 pp.

1243
MENÉNDEZ, Eduardo L.
Clases subalternas y el problema de

M

la medicina denominada "tradicional", México, DF, Ediciones de la Casa Chata, CIESAS SEP, 1980, 168 pp. (Cuadernos de la Casa Chata, 32).

ooo

CIESAS IIA/UNAM
67.572/C66m/32 AF16B[13359]:L
COLMEX
572.0972/C961/32

1244
MENÉNDEZ, Eduardo L.
Poder, estratificación y salud: análisis de las condiciones socioeconómicas de la enfermedad en Yucatán, México, DF, Ediciones de la Casa Chata, CIESAS SEP, 1981, 650 pp. (Cuadernos de la Casa Chata, 13).

ooo

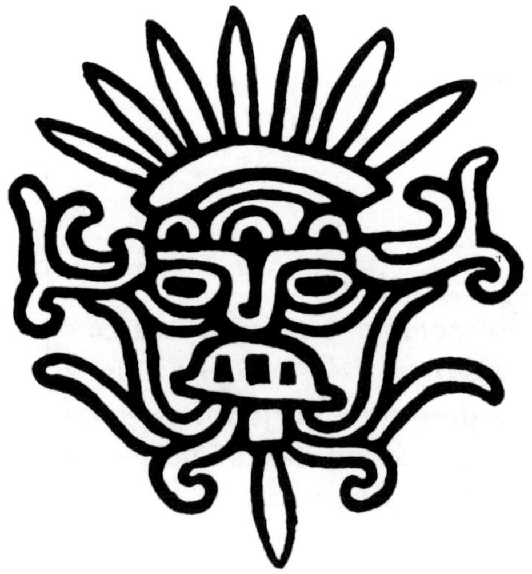

CIESAS IIA/UNAM
614.58/M365p/13 AF16B[13360]L
COLMEX
572.0972/C961/n13
YUC Ticul y Pustunich
Maya

1245
MENÉNDEZ, Eduardo L.
"Automedicación, reproducción social y terapéutica, y medios de comunicación masiva". En: Eduardo L. MENÉNDEZ (Ed.), *Medios de comunicación masiva, reproducción familiar y formas de medicina "popular"*, CIESAS/Escuela Superior de Salud Pública SSA, México, DF, 1982, pp. 4-51. (Cuadernos de la Casa Chata, 57).

ooo

CIESAS
615.882/M352m/57

1246
MENÉNDEZ, Eduardo L.
"Poder, transacciones ideológicas y el autoconsumo de medicamentos", *XVII Mesa Redonda: "Investigaciones recientes en el área maya", 21-27 junio 1981*, Sociedad Mexicana de Antropología, Vol. 3, San Cristóbal las Casas, Chiapas, junio, 1984, pp. 445-452.

ooo

IIA/UNAM
ANT2.21A

1247
MENÉNDEZ, Eduardo L.
Hacia una práctica médica alternativa: hegemonía y autoatención (gestión) en salud, México, DF, Ediciones

de la Casa Chata, CIESAS SEP, 1984, 107 pp. (Cuadernos de la Casa Chata, 86).

ooo

ENAH HM15/C83/86
COLMEX 572.0972/C961/86
CIESAS 344.04461/M365h/86

1248
MENÉNDEZ, Eduardo L. y DI PARDO, Renée B.
"El concepto de clase social en la investigación de la problemática salud/enfermedad", *Papeles de la Casa Chata*, CIESAS SEP,México, DF, 1986, pp. 53-62.

ooo

MNAH/INAH
GN301/P364/v1n1/1986

1249
MENÉNDEZ, Eduardo L.
"Medicina tradicional, atención primaria y la problemática del alcoholismo", *Medicina tradicional y atención primaria: ensayos en homenaje a Gonzalo Aguirre Beltrán*, Ediciones de la Casa Chata, CIESAS SEP, México, DF, 1987, pp. 19-58. (Cuadernos de la Casa Chata, 159).

ooo

ENAH HM15/C83/v159
BC/UNAM R133/M43
CIESAS 344.0446102/M352m/159

1250
MENÉNDEZ, Eduardo L.
"Alcoholismo, grupos étnicos mexicanos y los padecimientos denominados tradicionales", *Nueva Antropología*, Vol. 10, Núm. 34, México, DF, 1988, pp. 55-80.

ooo

COLMEX 572.05/N964
IIA/UNAM R0769.0

1251
MENÉNDEZ, Eduardo L.
Teoría e investigación en la antropología social mexicana, México, DF, Ediciones de la Casa Chata, CIESAS SEP, 1988. (Cuadernos de la Casa Chata, 160).

ooo

CIESAS
344.04461/M352m/160
COLMEX
572.0972/C961/160
ENAH
HM15/C83160

1252
MENÉNDEZ, Eduardo L.
Antropología médica: orientaciones, desigualdades y transacciones, México, DF, Ediciones de la Casa Chata, CIESAS SEP, 1990, 255 pp. (Cuadernos de la Casa Chata, 179).

ooo

CIESAS
615.899/m365A/179
COLMEX
572.0972/C961/n179

1253
MERCADO MORENO, María Patricia
Separación e identificación de los componentes esenciales de hojas de aguacate, Tesis Licenciatura, México, DF, ENCB IPN, 1987, 88 pp.

M

○○○
DF/ENCB/IPN
1987/22

1254
MESSER, E.
"Hot-cold classification: theoretical and practical implications of a mexican study", *Social Science and Medicine*, Pergamon Press, Vol. 15, Num. 28, New York, EU, 1981, pp. 133-145.
○○○
IIA/UNAM
R0927.0

1255
METZGER, Duane y WILLIAMS, Gerald
"Medicina tenejapaneca". En: Norman McQUOWN y Julian PITT-RIVER (Comps.), *Ensayos de antropología en la zona central de Chiapas*, INI SEP, México, DF, 1970, pp. 391-441. (Serie Antropología Social, 8).
○○○
INI ENAH
I/306/A57/N08 GN4/I58/v8
DEAS
PS/306.72/I654i/n8
CHIS Tenejapa
Tzeltal

1256
MICHELI, A. de
"La Inquisición y los médicos en la Nueva España", *Boletín Mexicano de Historia y Filosofía de la Medicina*, SMHFM, Vol. 6, Núm. 40, México, DF, sept, 1982, pp. 71-81.
○○○
SDGO IIA/UNAM
610.905/BOL RO476.0
COLMEX
610.9005/S678b
Nueva España

1257
MIGUEL ROSAS, María Patricia Eugenia
Estudio preliminar toxicológico y fitoquímico de Solanum pseudocapsicum, Tesis Licenciatura, México, DF, ENEP Zaragoza UNAM, 1984.
○○○
ENEPZ/CII/UNAM
72 - 248420

1258
MILLER, Walter S.
"El tonalámatl mixe y los hongos sagrados", *Summa antropológica en homenaje a Robert Weitlaner*, INAH SEP, México, DF, 1966, pp. 317-328.
○○○
DEAS IIA/UNAM
306/S8825 AF16B:L
OAX San Lucas Camotlán
Mixe

1259
MILLET, L. y ESPINOSA, G.
"Proceso de hechicería formado a los indios de Sayula y Ostuacán, Chiapas, año de 1798", *Tlalocan*, IIH UNAM/IIF UNAM, Vol. 9, México, DF, 1982, pp. 339-365.
○○○
IIA/UNAM MNAH/INAH
R0959.0 F1220/T626
COLMEX
972.01/T626
CHIS Sayula y Ostuacán

1260
MILLSAP, William Leonard
"Diet, health and illness", *An otomi village in the Mezquital Valley: a study of history and cultural adaptation in Mexico*, Ph. D. Thesis, University of Missouri-Columbia, Missouri, Columbia, 1976, 250 pp.
ooo
COLMEX
MP/6583
HGO San Antonio Sabanillas
Otomí

1261
MIRANDA ARCE, María Guadalupe
Plantas acuáticas útiles del Valle de México, Tesis Licenciatura, México, DF, Facultad de Ciencias UNAM, 1980, 88 pp.
ooo
IBB/UNAM
1980 9
Valle de México

1262
MIRANDA ARCE, María Guadalupe
"Hidrofitas de uso medicinal en el siglo XVI", *Memorias del Primer Coloquio de Medicina Tradicional Mexicana: un saber en extinción*, ENEP Zaragoza UNAM, México, DF, 1987, pp. 97-99.
ooo
AFLORA
582

1263
MIRANDA OCAMPO, Raúl
La economía cafetalera y oncocercosis en la región del Soconusco, Chiapas. (Primer análisis crítico al estudio del problema), Tesis Licenciatura, México, DF, ENAH, 1982.
ooo
ENAH
CHIS Soconusco

1264
MIRANDA, Jorge
"Promoción de salud en la situación intercultural", *América Indígena*, III, Vol. 37, Núm. 2, México, DF, abr-jun, 1977, pp. 275-289.
ooo
IIA/UNAM
R0286.0

1265
MODENA, Ma. Eugenia
"Medicina popular", *Presencia Nueva*, CEESTEM AC, Núm. 1, México, DF, 1980, pp. 81-84.
ooo
IIA/UNAM IIH/UNAM
R0816.7 216-00

1266
MODENA, Ma. Eugenia
Madres, médicos y curanderos: diferencia cultural e identidad ideológica. Salud, enfermedad y hegemonía en el sur de Veracruz, México, DF, Ediciones de la Casa Chata, CIESAS SEP, 1990, 280 pp. (Cuadernos de la Casa Chata, 37).
ooo
BC/UNAM
DEPiCM/RA425/M63
CIESAS
615.882/M432m/37
VER Hidalgotitlán

1267
MOEDANO N., Gabriel
"El temazcal: baño tradicional indíge-

M

na". En: Xavier LOZOYA y Carlos ZOLLA (Eds.), *La medicina invisible: introducción al estudio de la medicina tradicional de México*, Folios Ediciones, 3ª ed., México, DF, 1986, pp. 279-303. (El Hombre y su Salud).

ooo

E/Raza ENAH
WZ309/L9/1983 GN477/M6/L69m
B/Xochi
306.72/LOZ(594)
Maya, mixteco, nahua, otomí

1268
MOISÉS, Rosalío y cols.
The tall candle; the personal chronicle of a yaqui indian, Nebraska, EU, Lincoln University of Nebraska Press, 1971.

ooo

III
SON Valle del Yaqui
Yaqui

1269
MOLINA CORREA, Lucrecia
"Del sanitarismo a la medicina comunitaria: el caso de México", *Boletín Informativo*, Programa Nacional de Solidaridad Social IMSS/COPLAMAR, Vol. 4, Núm. 5, México, DF, sep-oct, 1986, pp. 7-8.

ooo

IMSS/COPLAMAR CIESAS

1270
MOLINA MOLINA, Flavio
Diccionario de flora y fauna indígena de Sonora, Sonora, Instituto Sonorense de Cultura, 1989, 75 pp.

ooo

DF/CINVESTAV/IPN
QK 211 M 6
SON

1271
MONARDES, Nicolás
Herbolaria de Indias, México, DF, IMSS, 1992, 319 pp.

ooo

AFLORA
1933

1272
MONROY, Esperanza y cols.
Taller de herbolaria regional de Morelos, Centro de Investigación Acción Comunitaria, AC, Tehuixtla, Morelos, 1988, 50 pp.

ooo

SSBS/INI
Área Medicina Tradicional
MOR

1273
MONTAÑO ISLAS, Óscar
"Necesidades de investigación y de redefinición de la medicina tradicional", *Memorias del Segundo Coloquio de Medicina Tradicional Mexicana: un saber en recuperación*, ENEP Zaragoza UNAM, México, DF, 1988, pp. 120-126.

ooo

AFLORA
604

1274
MONTESINOS GARCÍA, José Luis y RAMÍREZ RAMÍREZ, Zita
Estudio químico y pruebas farmaco-

lógicas preliminares de Zanthoxylum liebmanniarum (*colopahitle*), Tesis Licenciatura, México, DF, ENEP Zaragoza UNAM, 1985, 52 pp.
ooo
ENEPZ/CII/UNAM
95 248516
DF

1275
MONTOLIU VILLAR, María
"Los dioses de los cuatro sectores cósmicos y su vínculo con la salud y enfermedad en Yucatán", *Anales de Antropología*, IIA UNAM, Vol. 17, Núm. 2, México, DF, 1980, pp. 47-65.
ooo
IIA/UNAM
AF16B(13393)
YUC
Maya

1276
MONTOLIU VILLAR, María
Historia de la medicina en Yucatán antiguo: cosmovisión y salud; los principios rectores de la medicina, IIA UNAM, Inédito, México, DF, 1981, 34 pp.
ooo
IIA/UNAM
AF16B[13392]
YUC
Maya

1277
MONTOLIU VILLAR, María
"Origen y concepto de las enfermedades entre los antiguos mayas", *XVII mesa redonda: "Investigaciones recientes en el área maya", 21-27 junio 1981*, Sociedad Mexicana de Antropología, Vol. 1, San Cristóbal las Casas, Chiapas, junio, 1984, pp. 257-275.
ooo
IIA/UNAM
ANT2.21A
Maya

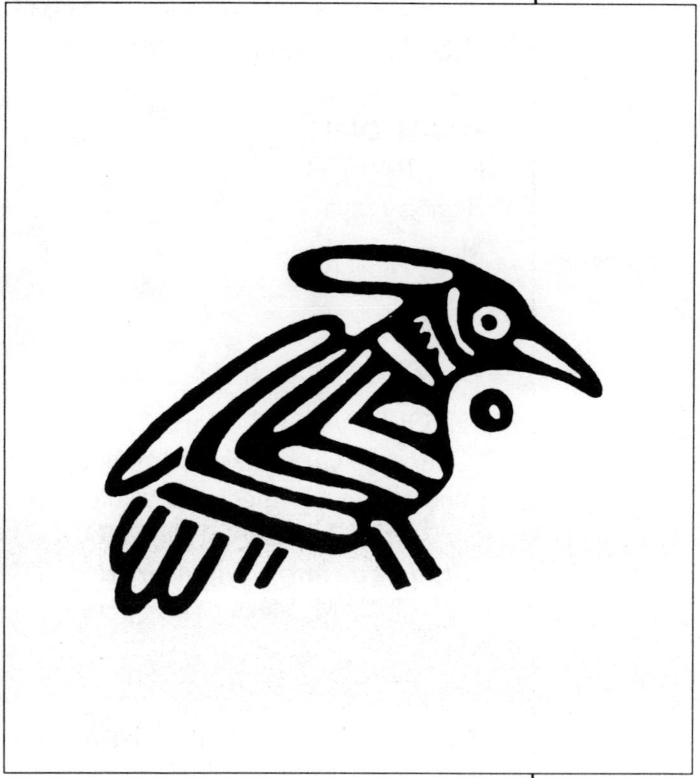

1278
MONTOLIU VILLAR, María
"Cosmovisión y salud entre los mayas de Yucatán". En: Alfredo LÓPEZ AUSTIN y Carlos VIESCA TREVIÑO (Coords.), *Historia general de la medicina en México. México antiguo*, Tomo 1, Academia Nacional de Medicina/Facultad de Medicina UNAM, México, DF, 1984, pp. 283-287.
ooo
MNAH/INAH
FOL/R465/H58
YUC
Maya

M

1279
MONTOLIU VILLAR, María
"La medicina maya". En: Alfredo LÓPEZ AUSTIN y Carlos VIESCA TREVIÑO (Coords.), *Historia general de la medicina en México. México antiguo*, Tomo 1, Academia Nacional de Medicina/Facultad de Medicina UNAM, México, DF, 1984, pp. 297-305.
ooo
MNAH/INAH
FOL/R465/H58
Región maya
Maya

1280
MONTOLIU VILLAR, María
"Concepto y uso de las piedras y otros minerales en la medicina tradicional". En: Carlos VIESCA TREVIÑO (Ed.), *Estudios de antropología médica*, Tomo 4, UNAM, México, DF, 1986, pp. 65-75.
ooo
INI
615.537/E77
ENAH
GN296/E88
IIA/UNAM
R0594.0
MNAH/INAH
GN/296/E8

1281
MONTOLIU VILLAR, María
"Un mito maya del origen de las enfermedades en Izamal, Yucatán (análisis social de sus símbolos y contenido social)". En: Barbro DAHLGREN DE JORDÁN (Ed.), *Historia de la religión en Mesoamérica y áreas afines. II Coloquio*, IIA UNAM, México, DF, 1990, pp. 81-88.
ooo
IIA/UNAM
ANT2.21
YUC Izamal
Maya

1282
MONTOYA BRIONES, José de Jesús
Atla: etnografía de un pueblo náhuatl, Departamento de Investigaciones Antropológicas INAH, México, DF, 1964, 203 pp. (Publicación, 14).
ooo
MNAH/INAH
GN2/M6113p/no.14
ENAH
L/F1221/A8/M6
PUE Atla
Nahua

1283
MONTOYA BRIONES, José de Jesús y MOEDANO N., Gabriel
"Esbozo analítico de la estructura socioeconómica y el folklore de Xochitlán, Sierra Norte de Puebla", *Anales de Antropología*, INAH, Núm. 50, México, DF, 1971, pp. 257-299.
ooo
MNAH/INAH
GN2/M4/V5
IIA/UNAM
R0368.0
COLMEX
913.72/M6 113a
PUE Xochitlán
Nahua

1284
MONTOYA BRIONES, José de Jesús
"El complejo de los aires en la cosmología de los nahuas de la Sierra de Puebla", *Boletín del INAH*, INAH, Núm. 13, México, DF, abr-jun, 1975, pp. 53-57.

○○○
COLMEX IIA/UNAM
913.72/M611b R0459.0
PUE Sierra de Puebla
Nahua

1285
MONTOYA BRIONES, José de Jesús
"El hombre y la serpiente en la Huasteca hidalguense", *XV Mesa Redonda: "Los procesos de cambio en Mesoamérica y áreas circunvecinas", 31 jun - 6 ago 1977*, Sociedad Mexicana de Antropología, Universidad de Guanajuato, Vol. 1, Guanajuato, Guanajuato, ago, 1977, pp. 293-303.
○○○
IIA/UNAM
ANT2.21A
HGO Molango, Tlanchinol, Lolotla, Tepehuacán, Huejutla y Chapulhuacán
Nahua

1286
MONTOYA BRIONES, José de Jesús
Significado de los aires en la cultura indígena, INAH SEP, México, DF, 1981, 23 pp. (Cuadernos del MNAH).
○○○
COLMEX
f/398.3/M7981s

1287
MONTOYA BRIONES, José de Jesús
"Persistencia de un sistema religioso mesoamericano entre indios huastecos y serranos". En: Barbro DAHLGREN DE JORDÁN (Ed.), *Historia de la religión en Mesoamérica y áreas afines. I Coloquio*, IIA UNAM, México, DF, 1987, pp. 145-152. (Etnología/Historia. Serie Antropológica, 78).
○○○
IIA/UNAM
ANT2.21
Huasteca potosina, hidalguense y veracruzana
Nahua, otomí, tepehua, totonaco

1288
MONTÚFAR LÓPEZ, Aurora
Breves notas sobre flora, vegetación y etnobotánica de Loltun y Ladná, México, DF, INAH, 1987, 34 pp. (Cuadernos de Trabajo, 34).
○○○
MNAH/INAH
1987/MON
YUC Loltun y Ladná
Maya

1289
MORALES BELMONT, Laura
Contribución al estudio fitoquímico del género Stevia, Tesis Licenciatura, Cuautitlán, Estado de México, FES Cuautitlán UNAM, 1988, 31 pp.
○○○
FESC/UNAM
105/24/046/88

1290
MORALES CARRILLO, José Pedro
La producción de hojas y folículos de Sen en México, Tesis Licenciatura, México, DF, Facultad de Química UNAM, 1985, 47 pp.
○○○
FQ/UNAM
200 1985

1291
MORALES GARCÍA, Gustavo y TOLEDO OLAZCOAGA, Guadalupe
Contribución al estudio de la flora

M

medicinal y medicina tradicional del municipio de Coxquihui, Veracruz, Tesis Licenciatura, México, DF, Facultad de Ciencias UNAM, 1987, 394 pp.
ooo
FC/UNAM
Betb 87 M 63
VER Coxquihui
Totonaco

1292
MORALES RODRÍGUEZ, Rosalba
Efectos de infusiones y saponina de la raíz de Smilax lanceolata *(cocolmeca) sobre el movimiento de agua y consumo de alimentos en rata*, Tesis Licenciatura, México, DF, ENCB IPN, 1973, 31 pp.
ooo
ENCB/IPN
T 1256 MOR .e

1293
MORALES ROSAS, Josefina
Relación de plantas medicinales de la zona maya, DGCP, Quintana Roo, 1990.
ooo
CID/DGCP
No. de Ad. 130
QR
Maya

1294
MORA, Teresa; GONZÁLEZ, Yóyotl y ORTIZ, Silvia
Dos ceremonias para los muertos: en Cholula, Puebla, y entre los chontales de Tabasco, México, DF, DEAS INAH, 1981, 36 pp. (Etnografía. Cuadernos de Trabajo, 29).
ooo
MNAH/INAH
LBS/GN17/H4/E8 No.29
COLMEX
f/393/M827d
PUE TAB Cholula y Nacajuca
Chontal, nahua

1295
MORENO ARMENDÁRIZ, Lilia y cols.
Estudio etnobotánico de las plantas usadas como medicina en Xochipala, Guerrero, Tesis Licenciatura, México, DF, Facultad de Ciencias UNAM, 1983.
ooo
LPV/FC/UNAM
Área Etnobotánica
GRO Xochipala

1296
MORENO SÁNCHEZ, José y cols.
"La medicina tradicional mexicana en el plan de estudios de la carrera de médico cirujano de la ENEP-Zaragoza, UNAM", *Memorias del Tercer Coloquio de Medicina Tradicional Mexicana: un saber en discusión*, ENEP Zaragoza UNAM, México, DF, 1989, pp. 82-86.
ooo
AFLORA
753

1297
MORENO SANTOS, Ricardo
"Avances de la medicina tradicional en el Programa IMSS/COPLAMAR", *Boletín Informativo*, Programa Nacional de Solidaridad Social IMSS/COPLAMAR, Vol. 4, Núm. 5, México, DF, sep-oct, 1986, pp. 4-6.
ooo
IMSS/COPLAMAR CIESAS

1298
MORTON, Julia Frances
Atlas of medicinal plants of Middle America: Bahamas to Yucatan, Springfield, EU, 1981, 1420 pp.
ooo
CIESAS
C/581.634/M449a
YUC
Maya

1299
MOSCOSO PASTRANA, Prudencio
La medicina tradicional en los Altos de Chiapas, San Cristóbal de las Casas, Chiapas, Editorial Tradición, 1981, 389 pp.
ooo
CIESS
610.9727/M453m/A19789
BC/UNAM
GR115/5C46M67
CHIS Altos de Chiapas
Tzotzil, tzeltal

1300
MOSCOSO PASTRANA, Prudencio
Las cabezas rodantes del mal: brujería y nahualismo en los Altos de Chiapas, México, DF, Miguel Ángel Porrúa, 1990, 198 pp.
ooo
CHIS San Juan Chamula
Tzotzil

1301
MOTTE-FLORAC, Elizabeth
Investigación etnobotánica en la sierra tarasca. Informe de trabajo de campo, Inédito, México, DF, 1981, 38 pp.
ooo
AFLORA
2011
MICH Sierra tarasca
Purhépecha

1302
MOTTE-FLORAC, Elizabeth
Acerca de algunas plantas medicinales de la sierra tarasca, DGCP, Sierra tarasca, Michoacán, 1986.
ooo
CID/DGCP
No. de Ad. 207
MICH Sierra tarasca
Purhépecha

1303
MOUNSEY TAGGART, James
Estructura de los grupos domésticos de una comunidad de habla náhuatl de Puebla, México, DF, SEP INI, 1975, 219 pp. (Serie Antropología Social, 41).
ooo
INI
I/306/A57/N/AS41
DEAS
PS/306.72/I654i/n41
PUE Huitzilán de Serdán
Nahua

1304
MUKUL, Filiberto
Medicina tradicional 2, Mérida, Yucatán, DGCP, 1984, 76 pp.
ooo
CID/DGCP
No. de Ad. 199
YUC
Maya

M

1305
MULL, D. S. y MULL, J. D.
"Differential use of a clinic by tarahumara indians and mestizos in the mexican Sierra Madre", *Antropología Médica*, Centro Regional Morelos Proyecto Etnobotánico, CNIA/INAH, Núm. 2, Cuernavaca, Morelos, ago-oct, 1987, pp. 6-8.

ooo

ENAH
CHIH Sierra Madre
Tarahumara

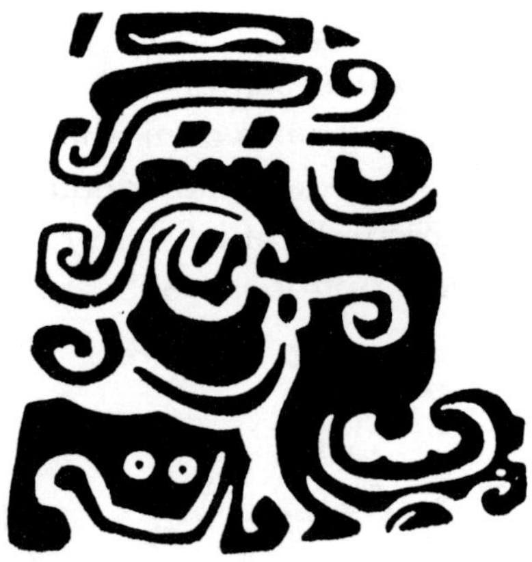

1306
MUNCH GALINDO, Guido
"Cosmovisión y medicina tradicional entre los popolucas y los nahuas del sur de Veracruz". En: Lorenzo OCHOA y Thomas A. L. Jr. (Eds.), *Antropología e historia de los mixes-zoques y mayas. Homenaje a Frans Blom*, Centro de Estudios Mayas/IIF UNAM/Brigham Young University, México, DF, 1983, pp. 367-381.

ooo

INI
972.011/Oc16a/Ej.2
BN/UNAM
972.0199106/SIM.a.
VER Istmo de Tehuantepec
Nahua, popoluca

1307
MUNCH GALINDO, Guido
Etnología del Istmo veracruzano, México, DF, IIA UNAM, 1983, 38 pp. (Etnología/Historia. Serie Antropológica, 50).

ooo

III
No5236
BN/UNAM
572.9726/MUNc
COLMEX
972.01/M9643e
INI
572.7972/M85
VER Istmo veracruzano
Nahua

1308
MUNCH GALINDO, Guido
"Los presagios entre los grupos indígenas del Istmo de Tehuantepec", *XVII Mesa Redonda: "Investigaciones recientes en el área maya", 21-27 junio 1981*, Sociedad Mexicana de Antropología, Vol. 3, San Cristóbal las Casas, Chiapas, junio, 1984, pp. 349-442.

ooo

IIA/UNAM
ANT2.21A
OAX Istmo de Tehuantepec
Mixe, zapoteco

1309
MUNCH GALINDO, Guido
"El diablo en la magia tuxtleca", *México*

Indígena, INI, Núm. 8, México, DF, ene-feb, 1986, pp. 3-12.
ooo
IIA/UNAM
R0764.0
VER Santiago Tuxtla

1310
MUÑOZ FLORES, Arturo
Estudio fitoquímico de Gymnosperma glutinosum, Tesis Licenciatura, México, DF, ENCB IPN, 1979, 43 pp.
ooo
ENCB/IPN
T 2390 MUN .e

1311
MUÑOZ MUÑOZ, Carlos
"Salubridad", *Crónica de Santa María Chimalapa: en las selvas del Istmo de Tehuantepec*, Molina, México, DF, 1977, pp. 219-223.
ooo
ENAH
F1359/M52c
OAX Sta. Ma. Chimalapa
Zoque

1312
MUÑOZ RIVERA, Miriam
Determinación de saponinas, taninos y acción antibiótica de algunas plantas silvestres mexicanas, Tesis Licenciatura, México, DF, Facultad de Química UNAM, 1979, 62 pp.
ooo
BC/UNAM
001-00524-M19-1979

1313
MUÑOZ ROMERO, María Graciela
Contribución al estudio de la Turnera diffusa var. aphrodisiaca, Tesis Licenciatura, México, DF, ENCB IPN, 1953, 54 pp.
ooo
ENCB/IPN
T 0273 MUÑ .c

1314
MUÑOZ, Mauricio
"Higiene y salubridad", *Mixteca nahuatlapaneca*, INI, México, DF, 1963, pp. 133-141. (Memorias del INI, Vol. IX).
ooo
INI DEAS
I/306/M45/N9 323.1197/M482m
GRO Región de la Montaña
Nahua, tlapaneco

1315
MYERHOFF, Barbara G.
Peyote hunt: the sacred journey of the huichol indians, Ithaca, New York, University of Cornell Press, 1974, 285 pp. (Symbol, Myth and Ritual Series).
ooo
DEAS
291.38/M497p
JAL Sierra Madre Oriental
Huichol

1316
MYERHOFF, Barbara G.
"Shamanic equilibrium: balance and meditation in known and unknown worlds". En: Wayland HAND (Ed.), *American Folk Medicine. A Symposium*, University of California Press, Berkeley, EU, 1976, pp. 99-108.
ooo
IA/UNAM
F16B[13125]
AL Sierra de Jalisco
huichol

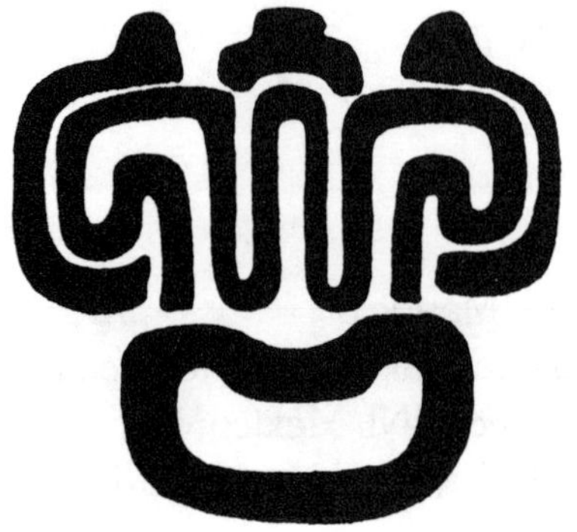
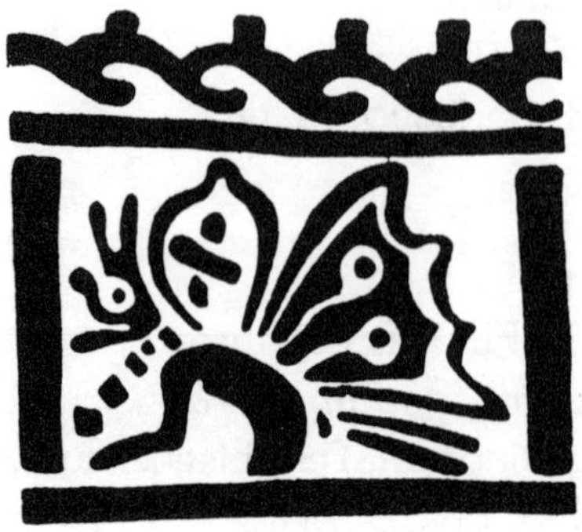
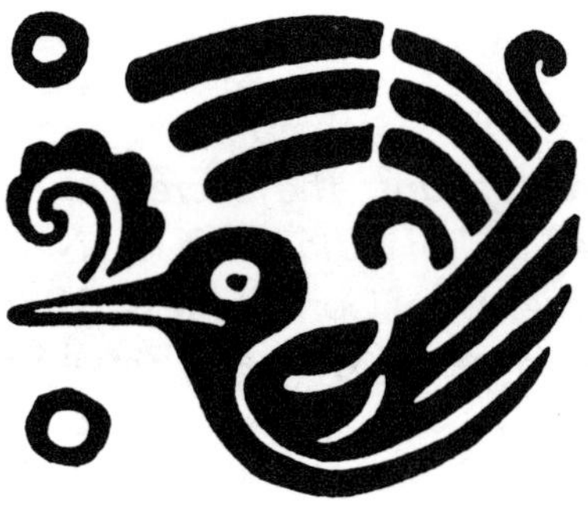
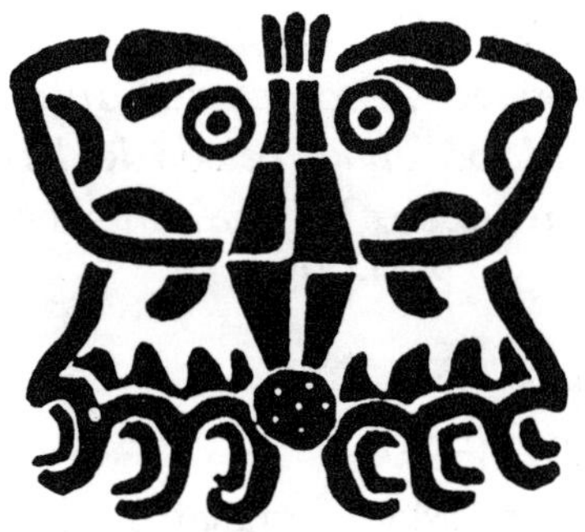
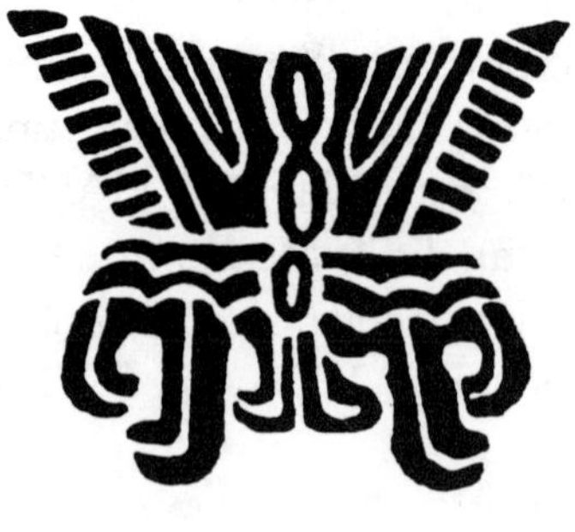
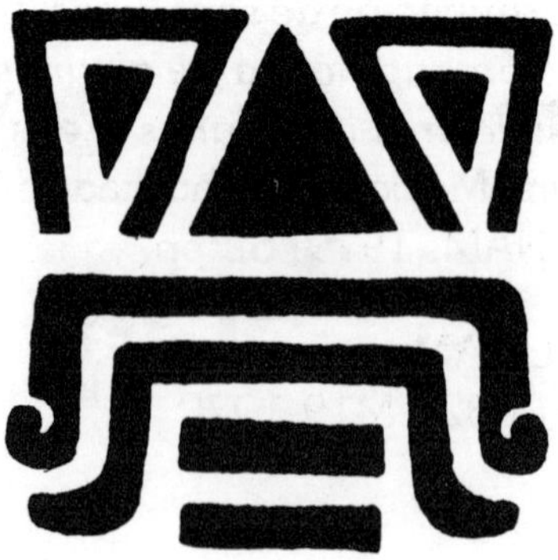

1317
NADER, Laura
"The trique of Oaxaca". En: WAUCHOPE and VOGT (Eds.), *Handbook of Middle American Indians*, Ethnology Part I, Tomo 7, University of Texas Press, Austin, Texas, 1969, pp. 400-416.

ooo

MNAH/INAH IIH/UNAM
LBS/F1434/H35 F1434/H3/v7
COLMEX
REF/970.428/H236/v7
OAX Chicahuaxtla y Copala
Triqui

1318
NADER, Laura
"The zapotec of Oaxaca". En: WAUCHOPE and VOGT (Eds.), *Handbook of Middle American Indians*, Ethnology Part I, Tomo 7, University of Texas Press, Austin, Texas, 1969, pp. 329-359.

ooo

MNAH/INAH IIH/UNAM
LBS/F1434/H35 F1434/H3/v7
COLMEX
REF/970.428/H236/v7
OAX Valle de Oaxaca y Sierra Juárez
Zapoteco

1319
NAHAMAD SITTON, Salomón
Los mixes: estudio social y cultural de la región del Zempoaltepec y del Istmo de Tehuantepec, México, DF, INI, 1965, 137 pp. (Memorias del INI, Vol. XI).

ooo

DEAS ENAH
3231197/n319m TES/297
UAMX INI
F1221/M67/N3 I306/M45/N11
OAX Región del Zempoaltepec y del Istmo
Mixe

1320
NAHAMAD SITTON, Salomón
El peyote y los huicholes, México, DF, SEP, 1972, 196 pp. (SEP Setentas).

ooo

INI
1970
NAY
Huichol

N

1321
NAMAKFORDOSH, M. N
"Las parteras. Medios de difusión y canales de distribución adecuado para la planificación familiar", *Contaduría y Administración*, Núm. 125, México, DF, jul-ago, 1983, pp. 67-83.

1322
NARANJO V., Plutarco
"Plantas psicodélicas en las antiguas culturas de Asia y América". En: Carlos VIESCA TREVIÑO, *Estudios de etnobotánica y antropología médica*, Tomo 2, IMEPLAM AC, México, DF, 1976, pp. 137-152.
ººº
AFLORA
717

1323
NARANJO V., Plutarco
"Influencia de la medicina aborigen en la medicina popular actual", *Simposio Internazionale sulla Medicina Indigena e Popolare dell'America Latina*, IILA/CISO, Roma, Italia, dic, 1977, pp. 235-247.
ººº
IIA/UNAM
AF16B[13179]L

1324
NARANJO V., Plutarco
"La medicina precolombina", *Simposio Internazionale sulla Medicina Indigena e Popolare dell'America Latina*, IILA/CISO, Roma, Italia, dic, 1977, pp. 27-38.
ººº
IIA/UNAM
AF16B[13179]

1325
NARANJO V., Plutarco
"Medicina indígena y popular de América Latina y medicina contemporánea", *Guatemala Indígena*, Instituto Indigenista Nacional, Vol. 13, Núm. 4, Guatemala, Guatemala, ene-jun, 1978, pp. 186-219.
ººº
IIA/UNAM
R0638.0

1326
NASH, June
The logic of behavior curing in a maya indian town, EU, Yale University, 1967, pp. 132-140.
ººº
MNAH/INAH
FTS 4829
Maya

1327
NASH, June
"Agasajo a los espíritus en una comunidad de indígenas mayanses", *América Indígena*, III, Vol. 28, Núm. 4, México, DF, 1968, pp. 871-889.
ººº
IIA/UNAM
R0286.0
CHIS Chenalhó
Tzeltal

1328
NASH, June
"Época de cazar brujos. Estudio comparativo de algunas comunidades mayas de Chiapas, México", *Estudios de*

Cultura Maya, Centro de Estudios Mayas IIF UNAM, Vol. 9, México, DF, 1973, pp. 195-229.

ooo

COLMEX	IIA/UNAM
972.011/E82	R0588.0

CHIS
Tzeltal, tzotzil

1329
NASH, June
Bajo la mirada de los antepasados: creencias y comportamientos en una comunidad maya, México, DF, III, 1975, 393 pp.

ooo

DEAS
323.11272/N336b
CHIS Oxchuc, Chenalhó
Tzotzil

1330
NASH, Manning
"Witchcraft as a social process in a tzeltal comunity", *América Indígena*, III, Vol. 20, Núm. 2, México, DF, 1960, pp. 121-126.

ooo

IIA/UNAM
RO286.0
CHIS
Tzeltal

1331
NAVA MUÑOZ, Arturo
Estudio fitoquímico de 35 plantas del género Viguiera, Tesis Licenciatura, Cuautitlán, Estado de México, FES Cuautitlán UNAM, 1984, 85 pp.

ooo

FESC/UNAM
105/24

1332
NAVARRETE CASTRO, Andrés
Estudio químico y pruebas farmacológicas preliminares de la corteza de Juliana adstringens (*cuachalalate*), Tesis Licenciatura, México, DF, ENEP Zaragoza UNAM, 1982, 55 pp.

ooo

ENEPZ/CII/UNAM
22 - 248208

1333
NAVARRETE PELLICER, Sergio
"Patrones, normas, creencias y otras motivaciones hacia el consumo de aguardiente", *La flor del aguardiente*, INAH SEP, México, DF, 1988, pp. 135-150. (Colección Regiones de México).

ooo

ENAH
X3/582/N38
CHIS Chanal
Tzeltal

1334
NAVARRETE, Carlos
San Pascualito Rey y el culto de la muerte en Chiapas, México, DF, IIA UNAM, 1982, 146 pp. (Etnohistoria. Serie Antropológica, 46).

ooo

III	ENAH
3937275/NAV5	F1256/N38
IIA/UNAM	COLMEX
ETN9BCODA1264L	393/N321s

CHIS

N

1335
NAVARRETE, Víctor Hugo y cols.
"Efecto anticolinérgico de *Tagetes lucida Cav.* en corazón de rata", *Memorias del XII Congreso Nacional de Farmacología*, Pátzcuaro, Michoacán, nov, 1988.
ooo
FQ/UNAM
Mem XII 1988

1336
NAVARRO, Juan
Historia natural o jardín americano, México, DF, UNAM, 1993, 119 pp.

1337
NELSON, Cynthia
El lugar de los que esperan: cambio social en Erongarícuaro, Michoacán, México, DF, III, 1973, 161 pp. (Ediciones Especiales, 66).
ooo
DEAS
323.119.7/n3621
MICH Erongarícuaro
Purhépecha

1338
NEWBOLD DE CHIÑAS, Beverly
Mujeres de San Juan: la mujer zapoteca del Istmo en la economía, México, DF, SEP, 1975, 159 pp. (SEP Setentas, 216).
ooo
ENAH UAMX
AC70/54/V216 F1221/Z3/n418
MNAH/INAH
LBS/AC70/S8/v216
OAX San Juan
Zapoteco

1339
NGUYEN-DAC, Simone A.
Medicine traditionnelle et pharmacopée: recensement de quelques plantes médicinales utilisées au Mexique et au Vietnam, París, Francia, 1985.
ooo
COLMEX
F/615.89/N576

1340
NIETO POLO, Cecilia
"Catálogo de la flora útil de la Sierra del Ajusco", *Secretaría de Agricultura y Recursos Hidráulicos*, Vol. 1985, Núm. 12, 1985.
ooo
AFLORA
348
DF Sierra del Ajusco

1341
NISISAKI GUZMÁN, Lidia
Estudio químico general en Iresine calea *y ensayo biológico en ratas*, Tesis Licenciatura, México, DF, ENCB IPN, 1960, 23 pp.
ooo
ENCB/IPN
T 0557 NIS .e
DF

1342
NIZ LARA, Domitila de
Contribución al conocimiento de las plantas medicinales de la Sierra de Manantlán, Jalisco, Tesis Licenciatura, Guadalajara, Jalisco, Facultad de Ciencias Universidad de Guadalajara, 1989, 104 pp.

ooo
AFLORA
520
JAL Sierra de Manantlán

1343
NOLASCO, Margarita
Los pápago, México, DF, INAH SEP, 1963, 42 pp.
ooo
ENAH
FS53.N65
SON
Pápago

1344
NOLASCO, Margarita
"Los pápagos, habitantes del desierto", *Anales de Antropología*, INAH SEP, Vol. 17, Núm. 45, México, DF, 1965, pp. 375-448.
ooo
MNAH/INAH IIA/UNAM
GN2/M4/V5 R0368.0
COLMEX
913.72/M6 113a
SON Norte de Sonora
Pápago

1345
NOLASCO, Margarita
"Salud y enfermedad en la frontera norte". En: Boris VELMIROVIC (Ed.), *La medicina moderna y la antropología médica en la población fronteriza mexicano-estadounidense*, PAHO/OPS/OMS, Washington, DC, 1978, pp. 56-67. (Publicación Científica, 359).
ooo
ENAH MNAH/INAH
GN296/P35 LBS/R465/v454

1346
NOLASCO, Margarita
"Medicina tradicional en la frontera norte", *Acta Médica*, Vol. 23, Núm. 92, oct-dic, 1987, pp. 69-79.
ooo
ENMyH/IPN
90
Frontera norte

1347
NUTINI, Hugo G. e ISSAC, Barry L.
Los pueblos de habla náhuatl de la región de Tlaxcala y Puebla, México, DF, SEP INI, 1974, 465 pp. (Serie Antropología Social, 27).
ooo
CIESAS
082.972/1654h/27
INI
I/306/A57/N/AS27
ENAH
F1221/N3/N88
PUE TLAX Valles de Puebla y Tlaxcala y Sierra de Puebla
Nahua

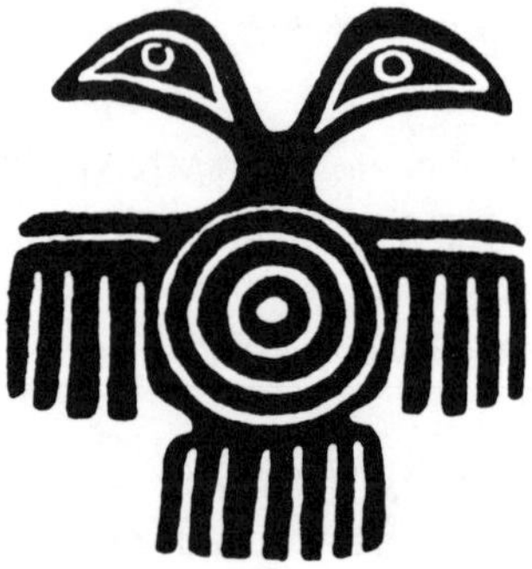
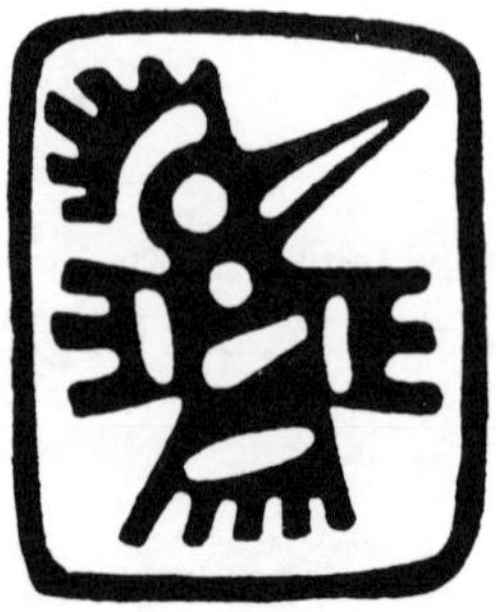
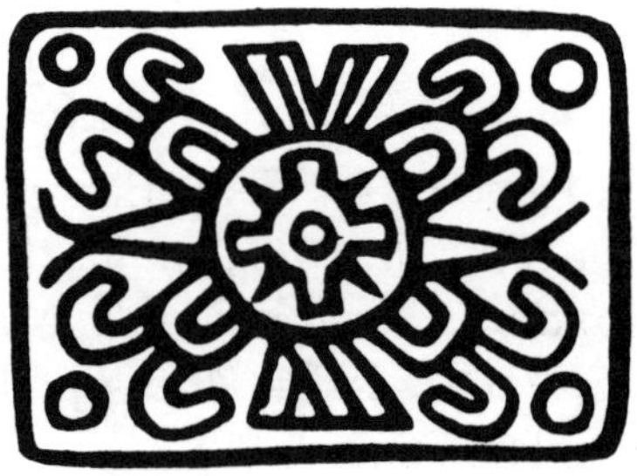
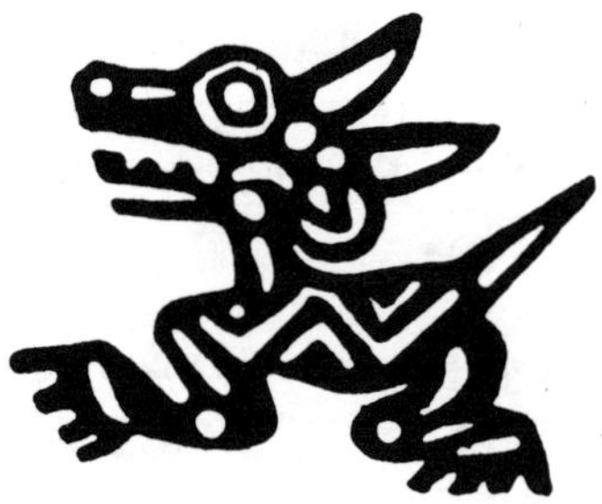
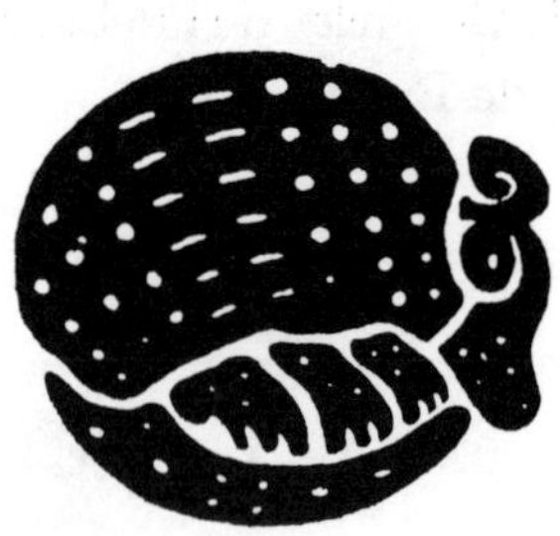
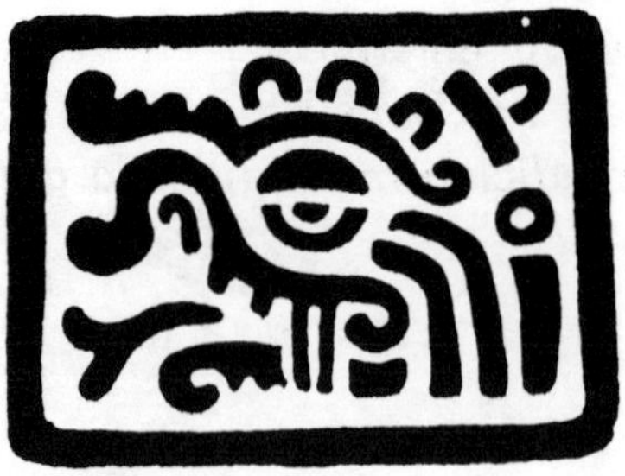

1348
O'GORMAN, Edmundo
"La superstición en el siglo XVIII", *Boletín del Archivo General de la Nación*, SG AGN, Vol. 1, Núm. 31, México, DF, 1986, pp. 100-101.
ooo
IIA/UNAM
R0426.5
Virreinato de la Nueva España

1349
O'GORMAN, Edmundo
"Proceso inquisitorial contra una india curandera, 1538", *Boletín del Archivo General de la Nación*, SG AGN, Vol. 1, Núm. 31, México, DF, ene-dic, 1986, pp. 81-82.
ooo
IIA/UNAM
R0426.5
Virreinato de la Nueva España

1350
O'NELL, Carl W.
"The meaning of susto (magical fright)", *Actas del XLI Congreso Internacional de Americanistas México, 2-7 sept 1974*, INAH, Vol. 3, México, DF, 1976, pp. 343-349.
ooo
IIA/UNAM IIH/UNAM
ANT2.2A E51/C577
OAX Sierra Juárez y Valles Centrales
Chinanteco, zapoteco

1351
OBERTI, Santiago
Investigación de plantas medicinales: farmacología, México, UMSNH, 1982, 20 pp. (Xurhíjki, 2).

1352
OBERTI, Santiago y cols.
"La farmacología y el estudio de las plantas medicinales", *Medicina Tradicional*, IMEPLAM AC, Vol. 2, Núm. 5, México, DF, 1978, pp. 47-59.
ooo
IIA/UNAM B/Xochi
R0753.5 31

1353
OBREGÓN GARCÍA, Laura
Estudio químico de las plantas Zexme-

O

nia lantanifolia y Montanoa sp., Tesis Licenciatura, México, DF, ENEP Zaragoza UNAM, 1986, 83 pp.

ooo

ENEPZ/CII/UNAM
127 - 248607

1354
OBREGÓN RUIZ, Julieta
Estudio del aceite esencial del clavo Eugenia caryophyllata, Tesis Licenciatura, México, DF, Facultad de Química UNAM, 1986, 135 pp.

ooo

FQ/UNAM
189 1986

1355
OCAMPO MARTÍNEZ, Joaquín
"Medicina tradicional y educación médica de pregrado", *Memorias del Primer Coloquio de Medicina Tradicional Mexicana: un saber en extinción*, ENEP Zaragoza UNAM, México, DF, 1987, pp. 84-85.

ooo

AFLORA
587

1356
OCHIAI KAZUYASU, Alejo José y cols.
Cuando los santos vienen marchando: rituales públicos intercomunitarios tzotziles, San Cristóbal las Casas, Chis., Centro de Estudios Indígenas UACHIS, 1985, 224 pp. (Series Monográficas, 3).

ooo

III	COLMEX
5233	972.011/Och16c
IIA/UNAM	INI
ETN9BCODA	972.011/Och16

CHIS San Andrés Larrainzar
Tzotzil

1357
OCHOA GARDUÑO, José Javier
Estudio fitoquímico de Salvia lenta Fern., Tesis Licenciatura, México, DF, Facultad de Química UNAM, 1987, 43 pp.

ooo

BC/UNAM
001-00524-O3-1987

1358
OCHOA ROBLES, Héctor Antonio
Estudio de sociología médica aplicada a la salud del pueblo yaqui, Tesis Licenciatura, México, DF, Facultad de Medicina UNAM, 1967, 245 pp.

ooo

INI
614.097217/034
SON Valle del Yaqui
Yaqui

1359
OCHOA ZAZUETA, Jesús Ángel
Apostillas de los tepehuanes, México, DF, Nueva Hispanidad Diana, 1967, 108-109 pp.

ooo

ENAH
L/F1219.3/Och6
DGO Serranía de Topia
Tepehuano

1360
OCHOA ZAZUETA, Jesús Ángel
La muerte y los muertos: culto, servi-

cio, ofrenda y humor de una comunidad, México, DF, SEP, 1974, 167 pp. (SEP Setentas, 153).

ooo

ENAH
L/AC70/54/v153
MNAH/INAH
LBS/AC70/S8/v153
DF Misquic
Nahua

1361
OCHOA ZAZUETA, Jesús Ángel y MARTÍ YÁÑEZ, Violeta
La enfermedad: causa, concepto y terapia en el Valle de la Trinidad, México, INAH, 1974, 25 pp. (Cuadernos de Trabajo, 2).

ooo

MNAH/INAH
LBS GN2 M4 D4 N2
COLMEX
F/972.019/OCHI69.E
Valle de la Trinidad
Kiliwa

1362
OCHOA ZAZUETA, Jesús Ángel
Los kiliwa y el mundo se hizo así, México, SEP INI, 1978, 397 pp. (Serie Antropología Social, 57).

ooo

INI
I306 A57 N57
Kiliwa

1363
OCHOA, Lorenzo
"Medicina prehispánica de la Huaxteca". En: Alfredo LÓPEZ AUSTIN y Carlos VIESCA TREVIÑO (Coords.), *Historia general de la medicina en México. México antiguo*, Tomo 1, Academia Nacional de Medicina/Facultad de Medicina UNAM, México, DF, 1984, pp. 329-331.

ooo

MNAH/INAH
FOL/R465/H58
Huasteco

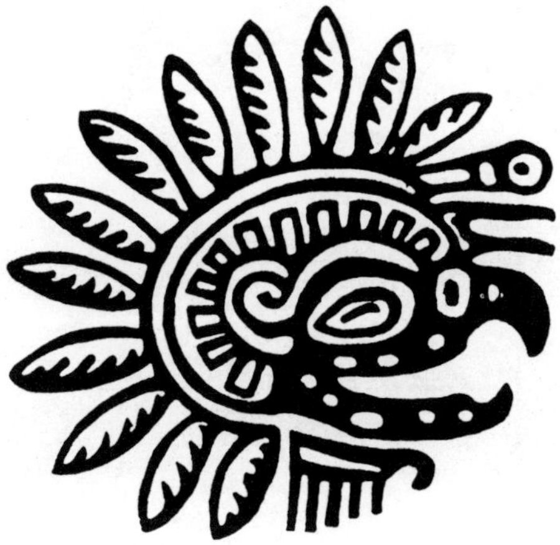

1364
ODENA, Lina
Técnicas de curación tradicional en México, México, UMSNH, 1982, 26 pp. (Xurhíjki, 7).

1365
OETTINGER, Marion Jr.
"Dos métodos de adivinación tlapaneca: medir el hueso y echar los granos de

O

maíz", *Anales de Antropología*, IIA UNAM, Vol. 16, México, DF, 1979, pp. 225-232.

○○○

IIA/UNAM COLMEX
R0305.0 572.05/A532
GRO Sierra Madre Sur
Tlapaneco

1366
OETTINGER, Marion Jr.
Una comunidad tlapaneca: sus linderos sociales y territoriales, México, DF, SEP INI, 1980, pp. 76-306. (Serie Antropología Social, 61).

○○○

INI
I/306/A57/N/AS61
COLMEX
970.4271/Oe29c
B/UIA
F/1221/T53/O47
GRO Sierra Madre Sur
Tlapaneco

1367
OJEDA ORDAZ, Imelda
Identificación de las sapogeninas en el laurel rojo y blanco, Tesis Licenciatura, México, DF, ENCB IPN, 1970, 32 pp.

○○○

ENCB/IPN
T 0984 OJE .i

1368
OJEDA TREJO, Rosa María
Lista de tesis presentadas en las escuelas de Agricultura y Ganadería y Medicina Veterinaria de la República Mexicana 1976 - *1980 (suplemento No. 4)*, Estado de México, Universidad Autonóma de Chapingo, 1983, 189 pp.

○○○

IBB/UNAM
1983 15

1369
OLAGUÍBEL, Manuel de
Memoria para una bibliografía científica de México en el siglo XIX, México, Oficina Tipográfica de la Secretaría de Fomento, 1889, 99 pp.

1370
OLAVARRÍA PATIÑO, Ma. Eugenia
Análisis estructural de la mitología yaqui, Tesis Licenciatura, México, DF, ENAH, 1984, 200 pp.

○○○

ENAH INI
X3/1984/o53 DOC/227
MNAH/INAH
301.210/0497/01A
SON Valle del Yaqui
Yaqui

1371
OLAVARRIETA MARENCO, Marcela
"Magia en la región de los Tuxtlas, Veracruz: notas preliminares", *XIII Mesa Redonda: "Historia, religión y escuelas", 9-15 sept 1973*, Sociedad Mexicana de Antropología, Xalapa, Veracruz, sept, 1975, pp. 331-339.

○○○

IIA/UNAM
ANT2.21A
VER Catemaco, San Andrés Tuxtla y Santiago Tuxtla

1372
OLAVARRIETA MARENCO, Marcela
La magia en los Tuxtlas, México, DF, SEP INI, 1977, 279 pp. (Serie Antropología Social, 54).

ooo

INI UAMI
I/306/A57/N54 F12191/V47/O44
DEAS
PS/306.72/I654i/n54
VER Los Tuxtlas, Santiago Tuxtla

1373
OLIVA ARELLANO, Ma. Virginia
Búsqueda de la presencia de saponinas en algunas plantas y determinación de su estructura, Tesis Licenciatura, Cuautitlán, Estado de México, FES Cuautitlán UNAM, 1981, 52 pp.

ooo

FESC/UNAM
105/24001/00524-01-1981

1374
OLIVER VEGA, Beatriz
"Medicina", *Los grupos otomianos*, Sección de Etnografía MNA, México, DF, 1974, pp. 73-78. (Técnicas, 2).

ooo

MNAH/INAH
LBS/GN37/M4/M32/v2
Guarijío, matlatzinca, mazahua, otomí, pame

1375
OLIVERIO, Alberto y CASTELLANO, Claudio
"Psicofarmacología degli allucinogeni dell'America Latina", *Simposio Internazionale sulla Medicina Indigena e Popolare dell'America Latina*, IILA/CISO, Roma, Italia, dic, 1977, pp. 517-531.

ooo

IIA/UNAM
AF16B[13179]L

1376
OLMSTED, D. L.
"The tequistlatec and tlapanec". En: WAUCHOPE and VOGT (Eds.), *Handbook of Middle American Indians*, Ethnology Part I, University of Texas Press, Austin, Texas, 1967, pp. 553-564.

ooo

COLMEX
REF/970.428/H236/v7
MNAH/INAH
LBS/F1434/H35
OAX Sierra Madre del Sur de Oaxaca
Chichimeca-jonás, tlapaneco

1377
OMIECH (ORGANIZACIÓN DE MÉDICOS INDÍGENAS DEL ESTADO DE CHIAPAS)
Memorias del Tercer Encuentro de Médicos Indígenas del Estado de Chiapas, Organización de Médicos Indígenas del Estado de Chiapas, San Cristóbal de las Casas, 1988, pp. 81.

ooo

SSBS/INI
Área Medicina Tradicional
CHIS
Tzotzil, tzeltal

1378
OMS,
"Promoción y desarrollo de la medici-

O

na tradicional", *Medicina Tradicional*, IMEPLAM AC, Vol. 2, Núm. 6, México, DF, 1979, pp. 74-78.

ooo

IIA/UNAM MNAH/INAH
R0753.5 RV1/M4

1379
ONTAÑÓN MORENO, Víctor
"Pasado, presente y futuro de las virtudes medicinales del *Allium sativum*, alias ajo", *Memorias del Tercer Coloquio de Medicina Tradicional Mexicana: un saber en discusión*, ENEP Zaragoza UNAM, México, DF, 1989, pp. 113-118.

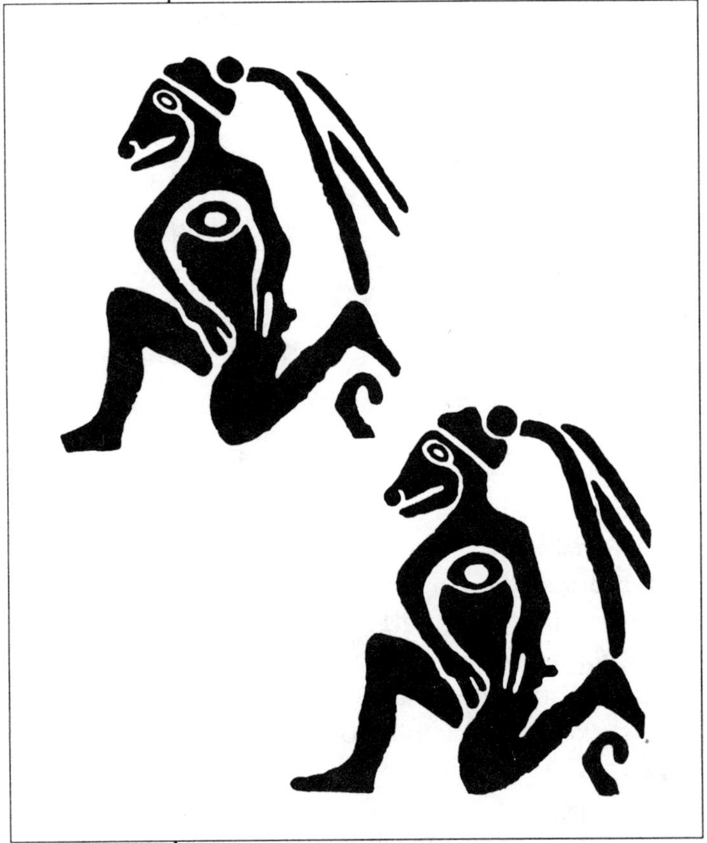

ooo

AFLORA
764

1380
ONTAÑÓN MORENO, Víctor
"Ayer, hoy y mañana: fitoterapia y SIDA", *Memorias del Cuarto Coloquio de Medicina Tradicional Mexicana: un saber en integración*, ENEP Zaragoza UNAM, México, DF, 1990, pp. 33-60.

ooo

AFLORA
782

1381
ORDORICA VARGAS, María Eugenia
Contribución al conocimiento de la flora medicinal del estado de Baja California Sur, Tesis Licenciatura, México, DF, ENCB IPN, 1990, 85 pp.

ooo

LE/ENCB/IPN
Tes/1990/A.V.
BCS La Paz, San Antonio

1382
ORTEGA ESPINO, P.
"Apuntes culturales de la población rural", *Boletín Informativo*, Programa Nacional de Solidaridad Social IMSS/COPLAMAR, Vol. 7, Núm. 4, México, DF, jul-ago, 1989, pp. 9-10.

ooo

IMSS/COPLAMAR CIESAS

1383
ORTEGA HERNÁNDEZ, Oliva
Intento de explicación fisiopatológica y anatomopatológica de la patogenia de Atropa belladona, Tesis Licenciatura, México, DF, ENMyH IPN, 1971, 79 pp.

ooo

ENMyH/IPN
Tesis 95

1384
ORTEGA PIERRES, Gabriela
Santé e maladie chez les femmes tlaxcalteques de la vallée de Puebla, Thése presentée en vue de l'obtention du Doctorat de 3éme cycle, París, Francia, 1985, 250 pp.

ooo

CIESAS
PUE

1385
ORTEGA PIERRES, Gabriela
"Encuentro de terapeutas tradicionales en Huehuetla", *Boletín Informativo*, Programa Nacional de Solidaridad Social IMSS/COPLAMAR, Vol. 4, Núm. 1, México, DF, ene-feb, 1986, pp. 9-11.

ooo

IMSS/COPLAMAR CIESAS
HGO Huehuetla

1386
ORTIZ DE MONTELLANO, Bernardo
"Medicina empírica azteca", *Revista de la Universidad Autónoma de Chiapas*, Universidad Autónoma de Chiapas, Vol. 1, Núm. 1, Tuxtla Gutiérrez, Chiapas, enero, 1976, pp. 95-106.

ooo

IIA/UNAM
R0881.3
Altiplano Central
Nahua

1387
ORTIZ DE MONTELLANO, Bernardo
"¿Una clasificación botánica entre los nahoas?". En: Xavier LOZOYA (Ed.), *Estado actual del conocimiento en plantas medicinales mexicanas*, IMEPLAM AC, México, DF, 1976, pp. 27-49.

ooo

COLMEX DEAS
633.88/L925e 581.634/L262e
IIA/UNAM
AF16B:L
Nahua

1388
ORTIZ DE MONTELLANO, Bernardo
"The scientific basis for aztec treatment of wounds". En: Carlos VIESCA TREVIÑO (Ed.), *Estudios sobre etnobotánica y antropología médica*, Tomo 3, IMEPLAM AC, México, DF, 1978, pp. 145-195.

ooo

IIA/UNAM ENAH
R0594.0 GN296/E88
UAMI INI
F12193/M5/E86 615.537/E78
Nahua

1389
ORTIZ DE MONTELLANO, Bernardo
"The rational causes of illness among the aztecs", *Actes du XLII Congrés International des Américanistes. Congrés du Centenaire, Paris 1976*, Societé des Américanistes, Vol. 6, París, Francia, 1979, pp. 287-299.

ooo

IIA/UNAM
Nahua

O

1390
ORTIZ DE MONTELLANO, Bernardo
"Las hierbas de Tlaloc", *Estudios de Cultura Náhuatl*, IIH UNAM, Vol. 14, México, DF, 1980, pp. 287-314.

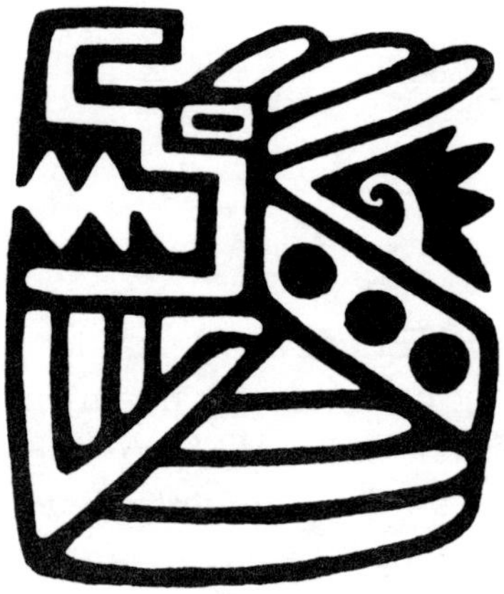

ooo

IIA/UNAM	IIH/UNAM
R0589.0	216-00
MNAH/INAH	
F1219/E82	

Nahua

1391
ORTIZ DE MONTELLANO, Bernardo y BROWNER, Carol H.
"Chemical bases for medicinal plants used in Oaxaca, México", *Journal of Ethnopharmacology*, Vol. 13, Num. 1, 1985, pp. 57-88.
ooo
IIB/UNAM
He
OAX

1392
ORTIZ DE MONTELLANO, Bernardo
Aztec medicine, health and nutrition, New Brunswick and London, Rutgers University Press, 1990, 308 pp.
ooo
Nahua

1393
ORTIZ ECHÁNIZ, Silvia
Espiritualismo en México, México, DF, DEAS INAH, 1977, 29 pp. (Cuadernos de Trabajo, 20).
ooo

IIA/UNAM	COLMEX
ETN9BC[11905]	133.9/or772e
DEAS	

Archivo reservado

1394
ORTIZ ECHÁNIZ, Silvia
"La relación médico-paciente en el espiritualismo mariano". En: Carlos VIESCA TREVIÑO (Ed.), *Estudios sobre etnobotánica y antropología médica*, Tomo 3, IMEPLAM AC, México, DF, 1978, pp. 127-132.
ooo

IIA/UNAM	ENAH
R0594.0	GN296/E88
INI	UAMI
615.537/E77	F12193/M5/E86

DF Ciudad de México

1395
ORTIZ ECHÁNIZ, Silvia
"Origen, desarrollo y características del espiritualismo en México", *América In-*

dígena, III, Vol. 39, México, DF, 1979, pp. 147-170.

ooo

IIA/UNAM
RO286.0

1396
ORTIZ ECHÁNIZ, Silvia
Religiones, creencias, organización, ideología, México, DF, SEP, 1981, 45 pp.

ooo

III
200 G 20/ORT.r/3840

1397
ORTIZ ECHÁNIZ, Silvia
"La curación espiritualista", *Cuicuilco*, ENAH, Núm. 14, México, DF, jul-dic, 1984, pp. 32-36.

ooo

IIA/UNAM   IIH/UNAM
R0559.5   216-00
DF Ciudad de México

1398
ORTIZ ECHÁNIZ, Silvia
"Medicina tradicional y medicina científica: el caso de la curación espiritualista", *Acta Médica*, IPN, Vol. 20, Núm. 1, México, DF, ene-jun, 1984, pp. 49-52.

ooo

SDGO
610.5/ACT

1399
ORTIZ ECHÁNIZ, Silvia
"El espiritualismo trinitario mariano como manifestación de religiosidad popular". En: ENAH, *Religión popular: hegemonía y resistencia*, Ediciones Cuicuilco, INAH, México, DF, 1986, pp. 117-124. (Cuaderno de Trabajo, 6).

ooo

DEAS
Archivo reservado

1400
ORTIZ ECHÁNIZ, Silvia
"La búsqueda de identidad en el espiritualismo trinitario mariano". En: Barbro DAHLGREN DE JORDÁN (Ed.), *Historia de la religión en Mesoamérica y áreas afines. I Coloquio*, IIA UNAM, México, DF, 1987, pp. 251-261. (Etnología/Historia. Serie Antropológica, 78).

ooo

IIA/UNAM
ANT2.21
DF Ciudad de México

1401
ORTIZ ECHÁNIZ, Silvia
Una religiosidad popular: el espiritualismo trinitario mariano, México, DF, INAH, 1990, 295 pp. (Colección Científica, 220).

ooo

DEAS
Archivo reservado

1402
ORTIZ ECHÁNIZ, Silvia
"El tratamiento de las diarreas infantiles en los templos espiritualistas trinitarios marianos de la ciudad de México", *III Congreso Interno. Antro-*

O

pología Médica, DEAS INAH, México, DF, 1991, pp. 57-71. (Cuaderno de Trabajo, 40).

ooo

DEAS
Archivo reservado
DF Ciudad de México

1403
ORTIZ ECHÁNIZ, Silvia
"El reforzamiento de la identidad a través de la práctica curativa en una religión en México: el espiritualismo trinitario mariano". En: Carlos Ernesto PINZÓN y Rosa SUÁREZ P., *Otra América en construcción: medicinas tradicionales y religiones populares*, Instituto Colombiano de Cultura/Instituto Colombiano de Antropología/Universidad de Amsterdam, Colombia, 1991, pp. 221-238.

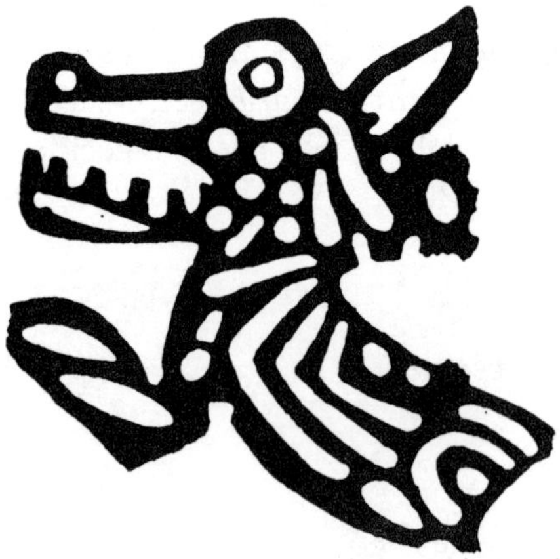

1404
ORTIZ GIL, Gonzalo
"Las plantas medicinales de la Cuenca del río Usumacinta, Tabasco", *Memorias del X Congreso Mexicano de Botánica*, Sociedad Botánica de México, (Resumen 60), 1987.

ooo

LPV/FC/UNAM
Área Taxonomía
TAB Cuenca del río Usumacinta

1405
ORTIZ MONASTERIO, José
"Ana López. 'La mujer que poseyeron los demonios': un caso de curación por brujería en el siglo XVI", *Memorias del Primer Coloquio de Medicina Tradicional Mexicana: un saber en extinción*, ENEP Zaragoza UNAM, México, DF, 1987, pp. 72.

ooo

AFLORA
590

1406
ORTIZ MONASTERIO, José
"La mujer que poseyeron los demonios", *México Indígena*, INI/CICC AC, Núm. 18, México, DF, marzo, 1991, pp. 24-28.

ooo

IIA/UNAM
R0764.0
CAMP Ciudad de Campeche

1407
ORTIZ OLIVA, María Luisa
Alcaloides de las hojas de papaya (Ca-

rica papaya), Tesis Licenciatura, México, DF, ENCB IPN, 1966, 31 pp.

ooo

DF/ENCB/IPN
1966

1408
ORTIZ SÁNCHEZ, Amanda y LINARES MAZARI, Edelmira
"Contribución al conocimiento de las plantas medicinales de Xoxocotla, Morelos", *Memorias del X Congreso Mexicano de Botánica*, Sociedad Botánica de México, México, DF, (Resumen 43), 1988.

ooo

LPV/FC/UNAM
Área Taxonomía
MOR Xoxocotla, Morelos

1409
OSORIO HERNÁNDEZ, Miguel
Conocimiento y tradición etnobotánica, DGCP, Acayucan, Veracruz, 1979, 9 pp.

ooo

CID/DGCP
No. de Ad. 14
VER

1410
OSSADO, Ricardo
Medicina doméstica. Descripción de las virtudes de las yerbas medicinales de Yucatán. (*También llamado el Libro del Judío*), Valladolid, Yucatán, 1750.

ooo

IBB/UNAM
CR115,.5483,073
YUC Yucatán

1411
OSUNA LEBER, Cecilia y ACOSTA VALENZUELA, Juan Alfredo
Plantas útiles y de importancia económica del ejido Nativos del Valle de Mexicali, municipio de Ensenada, Baja California, Baja California, Universidad Autónoma de Baja California, 1987, 60 pp.

ooo

BC/UNAM
UABC/87OS
BC Valle de Mexicali, Ensenada

1412
OWEN, Roger C.
"The use of plants and non-magical technique in curing illness among paipai, Santa Catarina, Baja California, Mexico", *América Indígena*, III, Vol. 23, Núm. 4, México, DF, octubre, 1963, pp. 319-344.

ooo

IIA/UNAM
R0286.0
BC Santa Catarina
Paipai

1413
OZAWA TANAKA, Alfredo Takejiro
Acetilhymenograndina e hymenoratina, lactonas sesquiterpénicas aisladas de la planta tóxica Helenium integrifolium, Tesis Licenciatura, México, DF, Facultad de Química UNAM, 1982, 73 pp.

ooo

FQ/UNAM
173 1982

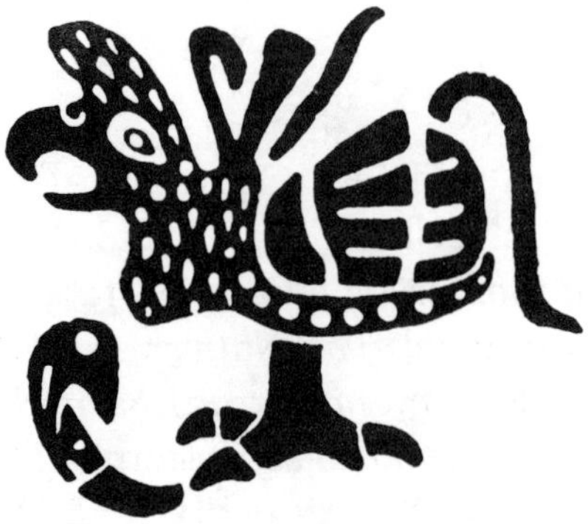
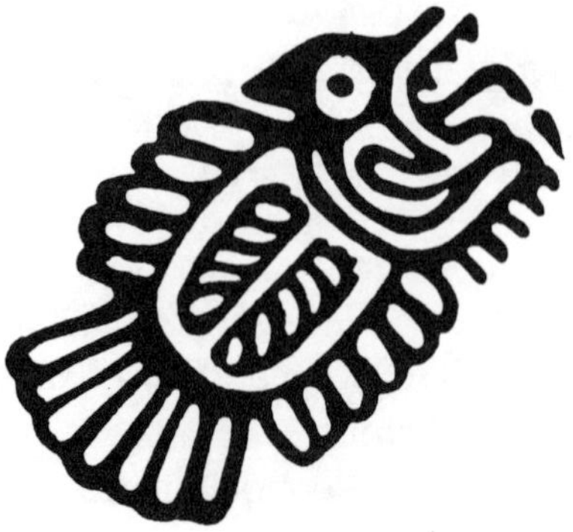
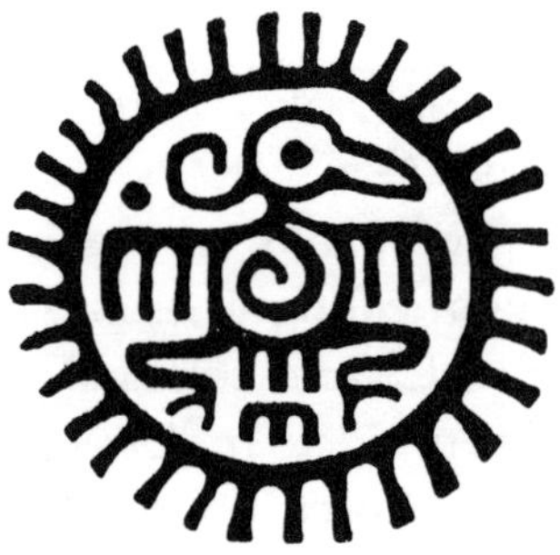

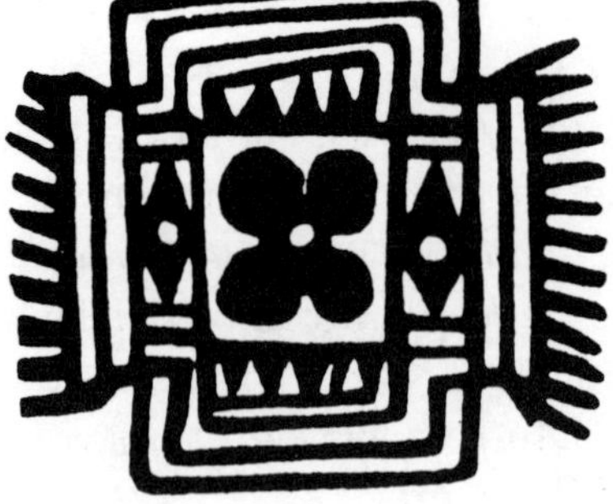
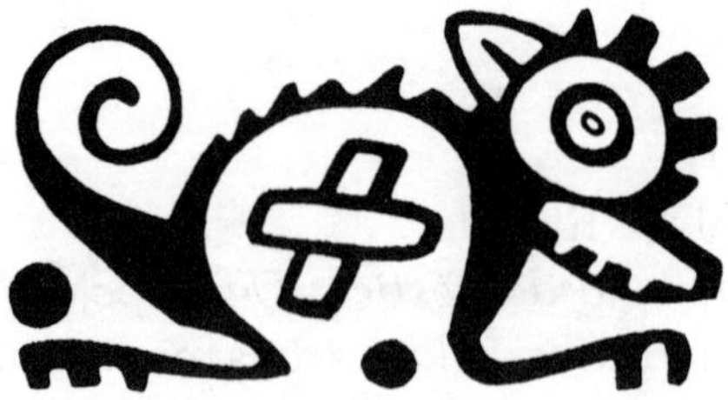

P

1414
PABLO SANTOS, Juvencio y SILVERIO PÉREZ, Victoriano
La herbolaria de plantas medicinales de la Cañada de los Once Pueblos, Chilchota, Michoacán, DGCP, 1986, 60 pp.
ooo
CID/DGCP
No. de Ad. 50
MICH Chilchota

1415
PACHECO CRUZ, Santiago
Usos, costumbres, religión y supersticiones de los mayas: apuntes históricos con un estudio psicobiológico de la raza, Mérida, Yucatán, Instituto Mexicano de Investigaciones Lingüísticas, 1947, 150 pp.
ooo

DEAS	BN/UNAM
323.1197/P514u	972.011/PAC.u
Maya	

1416
PADRÓN P., Francisco
El médico y el folklore, San Luis Potosí, SLP, Editorial Universitaria Potosina, 1956, 342 pp.
ooo
ENAH
GR880/P33

1417
PÁEZ CASTRO, Adela y SÁNCHEZ GARCÍA, Ernestina
Estudio fitoquímico de Datura suaveolens y Datura candida, Tesis Licenciatura, México, DF, Facultad de Química UNAM, 1985, 107 pp.
ooo
FQ/UNAM
223 1985

1418
PAGE PLIEGO, Jaime
"Religión y política en el consumo de prácticas médicas: el caso de una comunidad tzotzil de la región norte del estado de Chiapas", *Memorias del Tercer Coloquio de Medicina Tradicional Mexicana: un saber en discusión*, ENEP Zaragoza UNAM, México, DF, 1989, pp. 160-166.
ooo

P

AFLORA
759
CHIS
Tzotzil

1419
PALACIOS BURGOS, Silvia Elena
Investigación del efecto terapéutico del principio amargo de Tabebuia rosea *sobre* Plasmodium berghei Yoelii, Tesis Licenciatura, México, DF, Facultad de Química UNAM, 1983, 94 pp.
ooo
FQ/UNAM
190 1983

1420
PALACIOS DE WESTENDARP, Patricia
Conocimientos y prácticas médicas en una comunidad campesina, Querétaro, Centro de Estudios Antropológicos, Universidad Autónoma de Querétaro, 1986, 180 pp. (Temas de Investigación).
ooo
ENAH
1986/P.W.
QRO

1421
PANIAGUA CASTRO, María del Carmen
Las plantas tóxicas de México, Tesis Licenciatura, México, DF, Facultad de Ciencias UNAM, 1973, 166 pp.
ooo
IBB/UNAM
1973 4

1422
PARDAL, Ramón
Medicina aborigen americana, México, DF, José Anesi, 1937, 377 pp.
ooo
BN/UNAM
MZ P.222M

1423
PAREDES SÁNCHEZ, D.
Etnobotánica mexicana: plantas popularmente empleadas en el estado de Michoacán en el tratamiento de enfermedades hepáticas y vesiculares, Tesis Licenciatura, México, DF, Facultad de Ciencias UNAM, 1984, 96 pp.
ooo
FC/UNAM
Betb 84 P 38
MICH

1424
PARK REDFIELD, Margaret
"Nace un niño en Tepoztlán", *Mexican Folkways*, Frances TOOR (Ed.), Vol. 4, Num. 2, México, DF, abr-jun, 1928, pp. 102-108.
ooo
COLMEX 398.0972/M611
IIA/UNAM R0762.0
MOR Tepoztlán
Nahua

1425
PARMAR, N. S. y cols.
"Evaluation of *Aloe vera* leaf exudate and gel for gastric and duodenal anti-ulcer activity", *Fitoterapia*, Vol. 57, Num. 5, 1986, pp. 380.
ooo
DPA/UACH
Área Química

1426
PARODI N., Bruno y cols.
"Etnobotánica medicinal y promoción de salud en Morelos", *Memorias del Tercer Coloquio de Medicina Tradicional Mexicana: un saber en discusión*, ENEP Zaragoza UNAM, México, DF, 1989, pp. 87-98.
∘∘∘
AFLORA
618
MOR

1427
PARSONS, Elsie Clews
Mitla, town of the souls and other zapoteco-speaking pueblos of Oaxaca, Mexico, Chicago and London, The University of Chicago Press, 1936, pp. 70-89
∘∘∘
ENAH
L/F1391/M6P3
DEAS
306.0072742/P534m
OAX Mitla
Zapoteco

1428
PASCUAL A., Francisco y cols.
Medicina purépecha en la Cañada de los Once Pueblos y Ocumicho. 1ª parte: las enfermedades, México, UR-Michoacán, DGCP, 1983, 45 pp.
∘∘∘
CID/DGCP
No. de Ad. 183
MICH La Cañada de los 11 Pueblos
Purépecha

1429
PASCUAL RAMÍREZ, Alejandro
Biografía de la señora Hilaria Ramírez Cayetano, UR-Acayucan, DGCP SEP, Inédito, Acayucan, Veracruz, 4 pp.
∘∘∘
DGCP
15
VER Sabaneta, Hueyapan de Ocampo
Popoluca, zoque

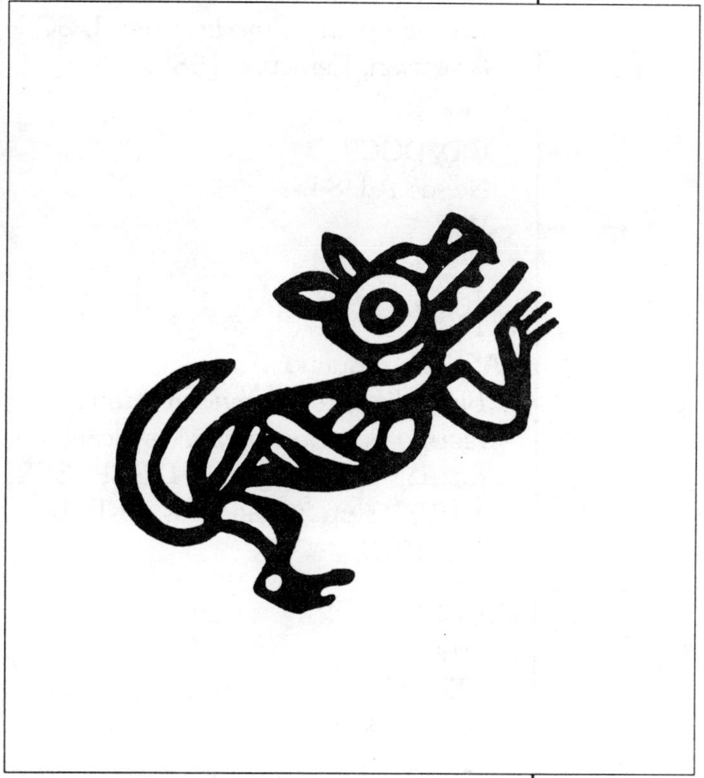

1430
PASCUAL REYES, Emilio
Medicina tradicional, DGCP, Acayucan, Veracruz, 1979, 5 pp.
∘∘∘
CID/DGCP
No. de Ad. 179
VER

1431
PASCUAL REYES, Emilio y cols.
Trabajo sobre plantas medicinales, DGCP, Acayucan, Veracruz, 1979

P

ººº
CID/DGCP
No. de Ad. 208
VER

1432
PASCUAL REYES, Emilio y PASCUAL, Rufino
Lista de plantas medicinales, DGCP, Acayucan, Veracruz, 1980.
ººº
CID/DGCP
No. de Ad. 84
VER

1433
PASCUAL, Rufino
Biografía de un curandero, don Pedro Hernández González, Acayucan, Veracruz, UR-Acayucan, DGCP SEP, 1979, 20 pp. (Cuadernos de Trabajo, 19) 1979,
ººº
DGCP
009
VER Santa Rosa Loma Larga, Hueyapan de Ocampo
Zoque

1434
PASO Y TRONCOSO, Francisco del
La botánica entre los nahuas y otros estudios, México, DF, SEP, 1988, 287 pp. (SEP Setentas).
ººº
AFLORA
702
Nahua

1435
PASTELÍN HERNÁNDEZ, Gustavo
"Yoloxóchitl", *la investigación científica de la herbolaria medicinal mexicana*, Secretaría de Salud, México, DF, 1993, pp. 203-208.

1436
PAULO MAYA, Alfredo
Los claclasquis: relaciones de poder entre los graniceros de Morelos, Tesis Licenciatura, México, DF, UAM Iztapalapa, 1989, 194 pp.
ººº
UAMI
CSH/P.3.3/1989
MOR Comala
Nahua

1437
PAW
"Algunas observaciones acerca de la religión de los mixtecos guerrerenses", *Revista Mexicana de Estudios Antropológicos*, Sociedad Mexicana de Antropología, Vol. 12, México, DF, 1951, pp. 147-164.
ººº
COLMEX IIA/UNAM
913.72/R454 R0873.0
GRO Sierra de Guerrero
Mixteco

1438
PAZ ZAMACONA, María de los Angeles y cols.
Estudio de germinación y fenología de tres especies medicinales: Datura inoxia M., Datura stramonium L. *y* Datura wrigthii D., Tesis Licenciatura, México, DF, ENEP Zaragoza UNAM, 1987, 144 pp.
ººº
JB/UNAM
Tes/87PZ

1439
PEÑA PÁEZ, Ignacio de la
"El estudio formal de la herbolaria mexicana y la creación del Instituto Médico Nacional: 1888-1915", *La investigación científica de la herbolaria medicinal mexicana*, Secretaría de Salud, México, DF, 1993, pp. 55-66.

1440
PEÑA PÁEZ, Ignacio de la
"La terapéutica animal en el *Códice de la Cruz*", *Estudios actuales sobre el* Libellus de Medicinalibus Indorum Herbis, Secretaría de Salud, México, DF, 1992, pp. 111-128.

ooo

AFLORA

1441
PEÑA PÉREZ, Enrique
Etnobotánica mexicana: plantas popularmente utilizadas en la República Mexicana para el tratamiento del reumatismo, Tesis Licenciatura, México, DF, Facultad de Ciencias UNAM, 1981, 151 pp.

ooo

FC/UNAM
Betb 81P

1442
PEÑA PÉREZ, Ignacio de la
"Elementos de observación en la medicina náhuatl". En: Carlos VIESCA TREVIÑO (Ed.), *Estudios sobre etnobotánica y antropología médica*, Tomo 2, IMEPLAM AC, México, DF, 1977, pp. 11-19.

ooo

IIA/UNAM	ENAH
R0594.0	GN296/E88
INI	UAMI
615.537/E77	F12193/M5/E86
Nahua	

1443
PEÑA PÉREZ, Ignacio de la y VIESCA TREVIÑO, Carlos
"El tratado de las enfermedades mentales en el *Códice Badiano*". En: Carlos VIESCA TREVIÑO (Ed.), *Estudios sobre etnobotánica y antropología médica*, Tomo 2, IMEPLAM AC, México, DF, 1977, pp. 21-26.

ooo

IIA/UNAM	ENAH
R0594.0	GN296/E88
INI	UAMI
615.537/E77	F12193/M5/E86
Nahua	

1444
PEÑA PÉREZ, Ignacio de la y VIESCA TREVIÑO, Carlos
"Las crisis convulsivas en la medicina náhuatl", *Anales de Antropología*, sobretiro, IIA UNAM, Vol. 16, México, DF, 1979, pp. 487-495.

ooo

IIA/UNAM
AF16B[13473]
Nahua

1445
PEÑA PÉREZ, Ignacio de la
"Reseña de las exploraciones botánicas en México siglos XVI al XIX". En: Carlos VIESCA TREVIÑO, *Estudios*

P

de antropología médica, Tomo 4, IMEPLAM AC, DF, 1986, pp. 53-64.

ooo

AFLORA
714

1446
PENEIRES CARRILLO, José
Estudio químico de la Stevia serrata robinson, Tesis Licenciatura, Cuautitlán, Estado de México, FES Cuautitlán UNAM, 1979.

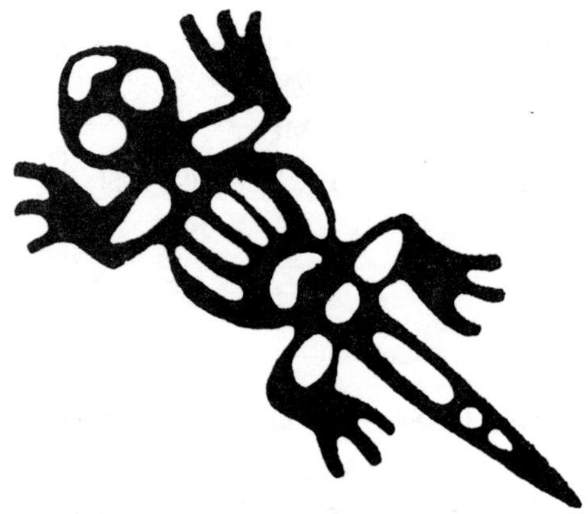

ooo

FESC/UNAM
105/23/001/79

1447
PENNINGTON CAMPBELL, W.
"Medicinal plants utilized by the tepehuan of southern Chihuahua", *América Indígena*, III, Vol. 23, Núm. 1, México, DF, enero, 1963, pp. 31-47.

ooo

IIA/UNAM
R0286.0
CHIH Sur del estado de Chihuahua
Tepehuano

1448
PENNINGTON CAMPBELL, W.
"Medicinal plants", *The tepehuan of Chihuahua: their material culture*, University of Utah Press, Salt Lake City, Arizona, 1969, pp. 175-190.

ooo

ENAH F1221/T4/P45
CIESAS 972.721.S9/P562t
INI
972.00497/T46/P45
CHIH Río Verde
Tepehuano

1449
PENNINGTON CAMPBELL, W.
"Plantas medicinales utilizadas por el pima montañés de Chihuahua", *América Indígena*, III, Vol. 33, Núm. 1, México, DF, 1973, pp. 213-232.

ooo

INI
(A.I) XXXIII (1)
CHIH
Pima

1450
PENNINGTON CAMPBELL, W.
Plantas medicinales utilizadas por los tarahumaras, Chihuahua, Imprenta Esparza, 1973.

ooo

CIESAS
P.C. 1973

CHIH
Tarahumara

1451
PENNINGTON CAMPBELL, W.
The pima bajo of central Sonora, Mexico, Salt Lake City, EU, University of Utah Press, 1980, 410 pp.
ooo
COLMEX
972.019PB P414P V1
SON
Pima

1452
PENNINGTON CAMPBELL, W.
La cultura de los eudeve del noreste de México, Hermosillo, Sonora, Publicaciones del Centro Regional del Noreste SEP INAH, 1982, 74 pp. (Colección Científica, 6).
ooo
COLMEX
913.72 N.852 N.6
SON Noreste de México
Eudeve

1453
PENNINGTON, T.D. y SARUKÁN, José
Árboles tropicales de México, México, INIF SAG, 1968, 413 pp.
ooo
CICY

1454
PERALTA OSNAYA, Rigoberto
Cernimiento farmacológico del extracto metanólico de Asclepias linaria, Tesis Licenciatura, México, DF, ENCB IPN, 1988, 36 pp.
ooo
DF/ENCB/IPN
1988/24

1455
PEREA DE LA PEÑA, María Araceli
Obtención y evaluación toxicológica de goma de guar (Cyamopsis tetragonolobus (L.) Taub), Tesis Maestría en Ciencias, México, DF, CINVESTAV IPN, 1988.
ooo
DF/CINVESTAV/IPN
TA 164 .5 P 47

1456
PÉREZ CENTENO, Jaime
Efectos antibacterianos de la raíz del chilcuán (Helopsis longipes), Tesis Licenciatura, Cuautitlán, Estado de México, FES Cuautitlán UNAM, 1981, 26 pp.
ooo
FESC/UNAM
116-21/048/81

1457
PÉREZ DE BARRADAS, José
Plantas mágicas americanas, Madrid, España, Instituto Bernardino de Sahagún, Consejo de Investigación Científica, 1957, 342 pp.
ooo
HFM/UNAM
S G15.85 PEZ

1458
PÉREZ GÓMEZ, Víctor Manuel
Etnobotánica de la región de Huautla,

P

municipio de Tlaquiltenango, Morelos, Tesis de Licenciatura, Cuernavaca, Morelos, Universidad Autónoma del Estado de Morelos Escuela de Ciencias Biológicas, 1982, 49 pp.

ooo

IBB/UNAM
1982 1
MOR Huautla, Tlaquiltenango

1459
PÉREZ SALVADOR, Amado
Medicina tradicional en la comunidad de Tamulté de las Sabanas, del municipio del Centro de Tabasco, Tesis Licenciatura, Tlaxcala, México, INI/CIESAS SEP, 1987, 174 pp.

ooo

CIESAS
TAB Tamulté de las Sabanas
Chontal

1460
PÉREZ TAMAYO, Ruy
"La medicina alopática y las otras medicinas", *México Indígena*, INI/CICC AC, Núm. 18, México, DF, marzo, 1991, pp. 16-20.

ooo

IIA/UNAM
R0764.0

1461
PÉREZ TREJO, Gustavo A.
"La medicina". En: Centro de Investigaciones Antropológicas de México, *Esplendor del México antiguo*, Tomo 1, Editorial Valle de México, México, DF, 1976, pp. 211-220. (Serie del CIAM).

ooo

DEAS IIA/UNAM
972.01/E578e/tI AF16B:L
Nahua

1462
PÉREZ-LOREDO DÍAZ, L.
"Apuntes sobre el arte de los partos a principios del presente siglo en Oaxaca", *Boletín Mexicano de Historia y Filosofía de la Medicina*, SMHFM, Vol. 9, Núm. 57, México, DF, 1986, pp. 70-73.

ooo

SDGO COLMEX
610.905/BOL 610-9005/S678b
IIA/UNAM
RO476.0
OAX
Mixteco, zapoteco

1463
PÉREZ, Onésimo
"La medicina tradicional de Mirador, Saltillo", DGCP, Acayucan, Veracruz.

ooo

CID/DGCP
No. de Ad. 85
VER

1464
PÉREZ, Roberto
Folk medicine and medical change in Guerrero, Mexico, Tesis de Doctorado, Riverside, California, University of California, 1978, 165 pp.

ooo

COLMEX
MP/2647
GRO Acamixtla, Mpio. de Alarcón

1465
PÉREZ, Rosa María y OSEGUEDA, A.
"A study of the hypoglucemic effect of some mexican plants", *Journal of Ethnopharmacology*, Vol. 12, Num. 3, 1984, pp. 253-262.

ooo

IIB/UNAM
He

1466
PÉREZ, Rosa María y cols.
"Diuretic activity of mexican equisetum", *Journal of Ethnopharmacology*, Vol. 14, Num. 2-3, 1985, pp. 269-272.

ooo

IIB/UNAM
He

1467
PERRUSQUÍA JASSO, Sofía
Estudio químico preliminar de la raíz de Ipomoea tytianthina (convolvulaceae), Tesis Licenciatura, México, DF, Facultad de Ciencias UNAM, 1983, 35 pp.

ooo

FC/UNAM
1983 12

1468
PIMENTEL S., Jacob
"Miscelánea de creencias en la congregación de Los Ángeles, Simojovel, Chiapas", *Anuario de la Sociedad Folklórica de México*, Centro Panamericano del Folklore, Vol. 11, México, DF, 1957, pp. 207-224.

ooo

IIA/UNAM MNAH/INAH
R0353.0 GR1/5678a
CHIS Los Ángeles, Simojovel
Tzotzil

1469
PIÑA PUENTE, Francisco
Catálogo de especies de plantas útiles no maderables con importancia económica, México, DF, SARH INIF, 1984, 79 pp.

ooo

UAMX
REF/SB/107/C36

1470
PINEDA, María Eduarda
"Una nueva versión en español del *Libellus de Medicinalibus Indorum*

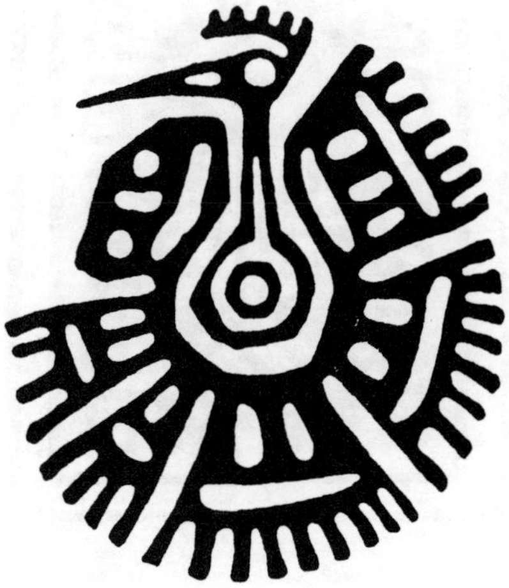

P

Herbis", *Estudios actuales sobre el* Libellus de Medicinalibus Indorum Herbis, Secretaría de Salud, México, DF, 1992, pp. 17-48.

ooo

AFLORA

1471
PIÑEYRO LÓPEZ, Alfredo
"Toxicología de las plantas mexicanas". En: Xavier LOZOYA (Ed.), *Estado actual del conocimiento en plantas medicinales mexicanas*, IMEPLAM AC, México, DF, 1976, pp. 163-172.

ooo

COLMEX 633.88/L925e
DEAS 581.634/L262e
IIA/UNAM AF16B:L

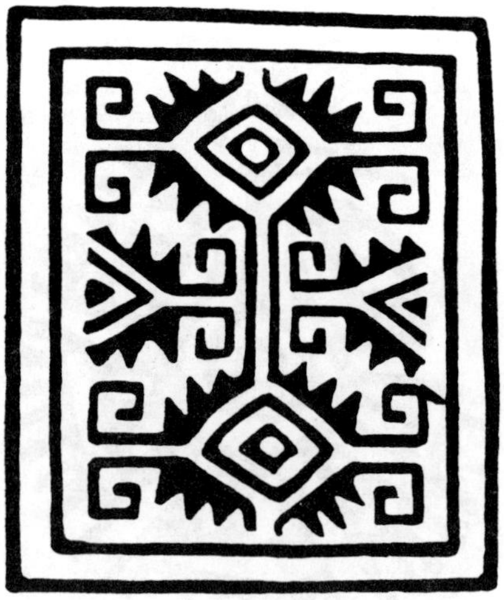

1472
PIÑEYRO LÓPEZ, Alfredo y cols.
"Potencial efecto antineoplásico de las toxinas extraídas del género *Karwinskia*", *La investigación científica de la herbolaria medicinal mexicana*, Secretaría de Salud, México, DF, 1993, pp. 209-232.

1473
PIÑÓN FLORES, Irais
"Recetario medicinal de Comachuén", de medicina tradicional de Michoacán, Xurhijki, DGCP, *Programa Universitario para el estudio de la Cultura P'urhépecha*, Núm. 3, Uruapan, Michoacán, 1982, pp. 22.

ooo

DGCP
028
MICH Comachuén
Purépecha

1474
PINTO, A.
"El peyote, los indios y nosotros", *Espacios*, Vol. 1, Núm. 1, 1982, pp. 29-33.

ooo

AFLORA
315

1475
PLANCARTE, Francisco M.
"Salubridad", *El problema indígena tarahumara*, INI, México, DF, 1954, pp. 69-73. (Memorias del INI, Vol. V).

ooo

DEAS
323.1197/P625p

CHIH Sierra Tarahumara
Tarahumara

1476
POLGAR, Steven
"La acción médico-sanitaria en la perspectiva intercultural", *Medicina y antropología, curso de adiestramiento*, III, México, DF, 1967, pp. 23.

ooo

IIA/UNAM
AF16[10028]:L

1477
PONCE RAMOS, José Luis
Contribución al estudio experimental de Cactus grandiflorus, Tesis Licenciatura, México, DF, ENMyH IPN, 1971, 91 pp.

ooo

ENMyH/IPN
Tesis 92

1478
PORTOS PÉREZ, Luisa Andrea
Acción toxicológica de la planta denominada con nombre común "acuyo", Tesis Licenciatura, México, DF, Facultad de Química UNAM, 1983.

ooo

BC/UNAM
Tes/1983/UNAM

1479
PORTUGAL MARÍN, Enrique
Estudio fitoquímico de la Salvia sessei, Tesis Licenciatura, México, DF, Facultad de Química UNAM, 1984, 53 pp.

ooo

BC/UNAM
001-00524-P6-1984

1480
POZAS ARCINIEGA, Ricardo
"Los mames de la región oncocercosa del estado de Chiapas", *Anales de Antropología*, INAH SEP, Vol. 4, Núm. 32, México, DF, 1952, pp. 253-261.

ooo

IIA/UNAM COLMEX
R0368.0 913.72/M6 113a
MNAH/INAH
GN2/M4/V5
CHIS Motozintla
Mame

1481
POZAS ARCINIEGA, Ricardo
"Etnografía de los mazatecos", *Revista Mexicana de Estudios Antropológicos*, SMA, Vol. 16, Núm. XVI, 1960, pp. 269.

ooo

INI
RME 16 1960
VER

1482
POZAS ARCINIEGA, Ricardo
La Baja California y el Desierto de Sonora: los seris, México, DF, INAH/CAPFCE SEP, 1961, 77 pp.

ooo

ENAH
F/557/P69
SON Desierto de Sonora
Seri

P

1483
POZAS ARCINIEGA, Ricardo
"El chulel y el alma en la vida de los chamulas", *Artes de México*, Ed. Artes de México, Vol. 16, Núm. 124, México, DF, 1969, pp. 68-79.

∘∘∘

COLMEX MNAH/INAH
CE/709.72/A786 N6550/A7
CHIS San Juan Chamula
Tzotzil

1484
POZAS ARCINIEGA, Ricardo
Chamula. Un pueblo indio en los Altos de Chiapas, Tomos 1 y 2, México, INI, 1977, 401+252 pp. (Clásicos de la Antropología Mexicana, 1).

∘∘∘

INI
I 306 C 53 N 1
CHIS
Tzotzil

1485
POZO, Efrén C. del
"Botánica medicinal indígena, necesidades de su estudio farmacéutico. Ponencia Núm. 66", Tomo 1, *Congreso Indigenista Interamericano*, Pátzcuaro, Michoacán, 1940.

∘∘∘

MNAH/INAH
ES1C7493NA.66
MICH Pátzcuaro

1486
POZO, Efrén C. del
"Estudios farmacológicos de algunas plantas usadas en la medicina azteca (México)", *América Indígena*, III, Vol. 6, Núm. 4-B, México, DF, 1946, pp. 350-364.

∘∘∘

INI
(A.I)VI(A-B)

1487
PRADO RENTERÍA, Xóchitl
"Enfermedades y medicina tradicional en Tsiróndaro", *Simposio sobre Conocimiento Indígena*, UR-Michoacán, DGCP SEP, Morelia, Michoacán, 1982, 3 pp.

∘∘∘

DGCP
M7
MICH Tsiróndaro
Purépecha

1488
PRADO RENTERÍA, Xóchitl
Los jardines botánicos, Michoacán, DGCP, 1982, 15 pp. (Xurhíjki, 2).

∘∘∘

CID/DGCP
No. de Ad. 47
MICH
Purépecha

1489
PRADO RENTERÍA, Xóchitl
Las plantas y la medicina tradicional en San Andrés Tsiróndaro, Michoacán, Tesis Licenciatura, Morelia, Michoacán, Escuela de Biología UMSNH, 1983, 112 pp.

∘∘∘

B/Xochi DGCP
79 030
MICH San Andrés Tsiróndaro
Purépecha

1490
PRADO RENTERÍA, Xóchitl y ARGUETA VILLAMAR, Arturo
La herbolaria michoacana y los estudios del siglo XIX, DGCP, Michoacán, 1983.
ooo
CID/DGCP
No. de Ad. 207
MICH

1491
PRADO RENTERÍA, Xóchitl y MACÍAS, Evangelina
Plantas medicinales de Santa Cruz Tanaco, Michoacán, DGCP, 1983, 35 pp.
ooo
CID/DGCP
No. de Ad. 71
MICH Santa Cruz Tanaco
Purépecha

1492
PRADO RENTERÍA, Xóchitl
"Embarazo y parto en la medicina tradicional del área p'urhépecha", *Relaciones*, Colegio de Michoacán, Vol. 5, Núm. 20, Pátzcuaro, Michoacán, otoño, 1984, pp. 113-120.
ooo
DGCP
032
MICH Pátzcuaro
Purépecha

1493
PREDROJ, Albino y cols.
Medicina tradicional de los mixes zona baja. Manual y recetario empírico, Tomo 1, México, DF, DGCP, 1985.
ooo
CID/DGCP
No. de Ad. 112
OAX
Mixe

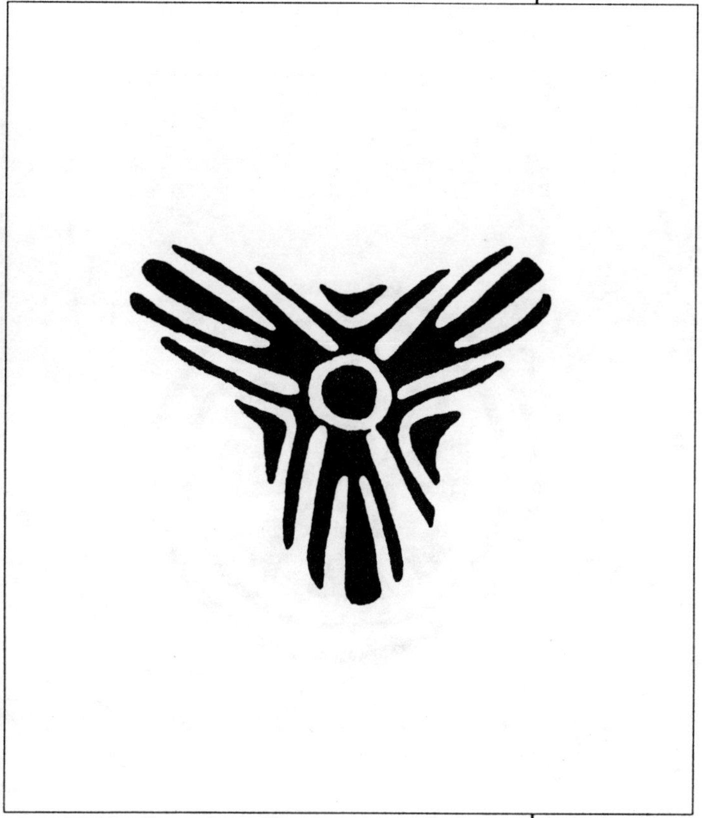

1494
PRESS, Irwin
"Urban folk medicine: a functional overview", *American Anthropologist*, American Anthropological Association, Vol. 80, Washington, DC, 1978, pp. 71-84.
ooo
MNAH/INAH IIA/UNAM
GN1/A512 R0288.0

1495
PRIETO SÁNCHEZ, G.
"Las plantas medicinales en Xochi-

P

P

tlán", *Crítica*, Universidad Autónoma de Puebla, Núm. 36, Puebla, 1988, pp. 90-95.

ooo

AFLORA
346
PUE Xochitlán

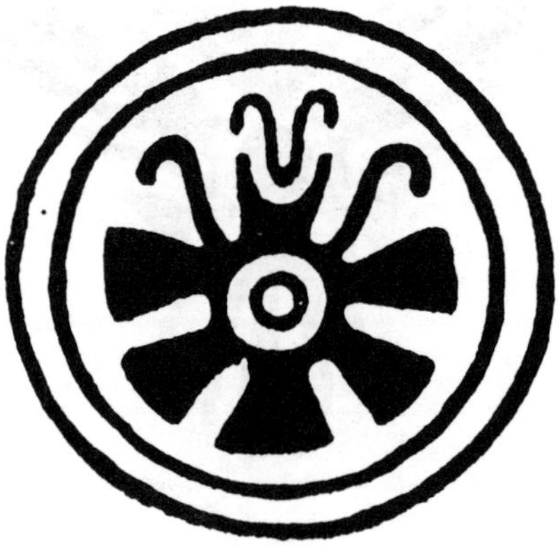

1496
PRUNEDA, Alfonso
"El manuscrito Badiano, su cuarto centenario (México)", *América Indígena*, III, Vol. 13, Núm. 2-B, México, DF, 1953, pp. 146-157.

ooo

INI
(A.I) XIII (2-B)

1497
PUISTER, Steffa Wine
"Medical care in a zapotec community in the Valley of Oaxaca", *Actas del XLI Congreso Internacional de Americanistas, México, 2-7 sept 1974*, INAH, Vol. 3, México, DF, 1976, pp. 366-376.

ooo

IIA/UNAM IIH/UNAM
ANT2.2A E51/C577
OAX San Pablo Mitla
Zapoteco

1498
PULIDO ÁLVAREZ, María Eugenia y cols.
"Pasado, presente y futuro de una planta medicinal yucatanense: Bos-Ek-Lemuy o *Guatteria gaumeri Greemman*", *La Homeopatía de México*, Propulsora de Homeopatía, Núm. 498, dic, 1986, pp. 8-11.

ooo

ENMyH/IPN
498
YUC
Maya

1499
PULIDO ÁLVAREZ, María Eugenia
"La importancia de las plantas medicinales en homeopatía", *La Homeopatía de México*, Propulsora de Homeopatía, Núm. 510, dic, 1987, pp. 12-17.

ooo

ENMyH/IPN
510

1500
PULIDO ÁLVAREZ, María Eugenia y cols.
"Comunicación acerca del uso en homeopatía de *Opuntia vulgaris Mill.*

comúnmente conocida como nopal", *La Homeopatía de México*, Propulsora de Homeopatía, Núm. 507, sep, 1987, pp. 10-11.

ooo

ENMyH/IPN
507

1501
PULIDO ÁLVAREZ, María Eugenia y cols.
"Yumel, verdadero medicamento homeopático", *La Homeopatía de México*, Propulsora de Homeopatía, Núm. 497, México, DF, nov, 1987, pp. 1-18.

ooo

ENMyH/IPN
497

1502
PULIDO ÁLVAREZ, María Eugenia
"Importancia de las plantas medicinales en la homeopatía", *Memorias del Segundo Coloquio de Medicina Tradicional Mexicana: un saber en recuperación*, ENEP Zaragoza UNAM, México, DF, 1988, pp. 13-19.

ooo

AFLORA
926

1503
PULIDO ÁLVAREZ, María Eugenia y cols.
"Perfil de un nuevo medicamento homeopático: *Euphorbia pulcherrima Wild.* o flor de nochebuena", *La Homeopatía de México*, Propulsora de Homeopatía, Núm. 511, México, DF, ene, 1988, pp. 21-25.

ooo

ENMyH/IPN
511

1504
PULIDO ÁLVAREZ, María Eugenia
"Actividades desarrolladas en una escuela de medicina para el rescate y aprovechamiento de la medicina tradicional", *Memorias del Tercer Coloquio de Medicina Tradicional Mexicana: un saber en discusión*, ENEP Zaragoza UNAM, México, DF, 1989, pp. 21-26.

ooo

AFLORA
751

1505
PULIDO ÁLVAREZ, María Eugenia y cols.
Investigación para la obtención de un nuevo medicamento homeopático: Pyracanthakoidzumil REHD, México, DF, ENMyH IPN, 1989, 7 pp.

ooo

AFLORA
2104

1506
PULIDO SALAS, María Teresa
Proyecto de colaboración sobre medicina tradicional CIQRO-SEJA. Resultados de la primera etapa, Chetumal, Quintana Roo, Centro de Investigaciones de Quintana Roo, Secretaría Estatal de Salud, 1991, 80 pp.

ooo

AFLORA
1971
QR

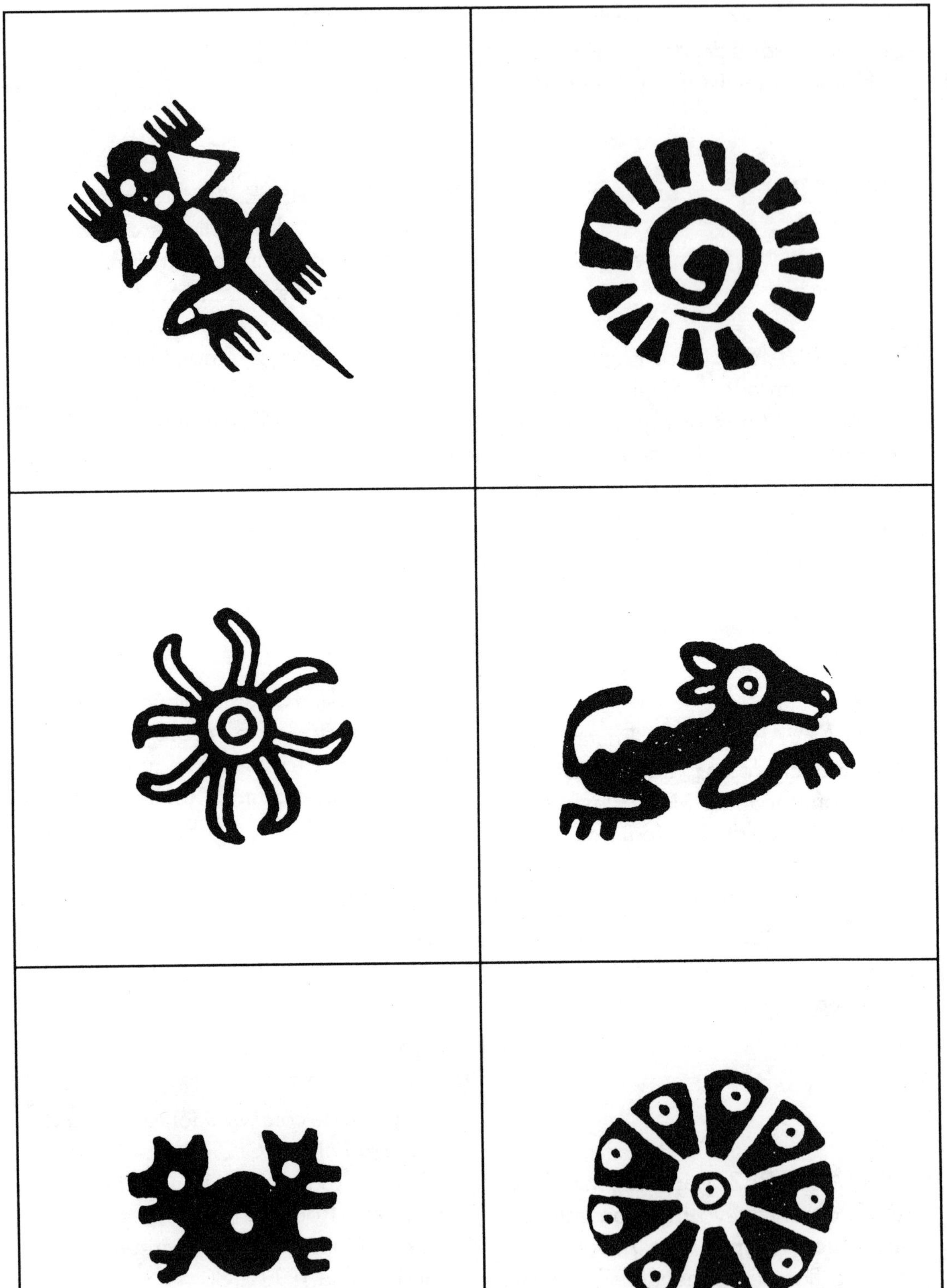

1507
QUEVEDO JIMÉNEZ, Fernando
Estudio químico de Otopappus pringlei, Tesis Licenciatura, Cuautitlán, Estado de México, FES Cuautitlán UNAM, 1984, 25 pp.

ooo

FESC/UNAM
105/24/10/84

1508
QUEZADA DOMÍNGUEZ, Ricardo Delfín
"Medicina maya tradicional: un enfoque etnohistórico", *Nematihuani. Revista de Psicología y Ciencias Sociales*, ENEP Zaragoza UNAM, Núm. 11, Mexico, DF, sept, 1991, pp. 20-23.

ooo

UAMI ENEPZ/UNAM
YUC
Maya

1509
QUEZADA RAMÍREZ, Noemí
Los matlatzincas: época prehispánica y época colonial hasta 1650, México, DF, INAH, 1972, pp. 60-67. (Serie Investigaciones, 22).

ooo

ENAH
F1221/M2Q84
MEX Valle de Toluca
Matlatzinca

1510
QUEZADA RAMÍREZ, Noemí
"Métodos anticonceptivos y abortivos tradicionales", *Anales de Antropología*, IIA UNAM, Vol. 7, México, DF, 1975, pp. 223-242.

ooo

IIA/UNAM	COLMEX
R0305.0	572.05/A532

Nahua

1511
QUEZADA RAMÍREZ, Noemí
"La herbolaria en el México colonial". En: Xavier LOZOYA (Ed.), *Estado actual del conocimiento en plantas medicinales mexicanas*, IMEPLAM AC, México, DF, 1976, pp. 51-70.

ooo

Q

COLMEX
633.88/L925e
IIA/UNAM
AF16B:L

DEAS
581.634/L262e

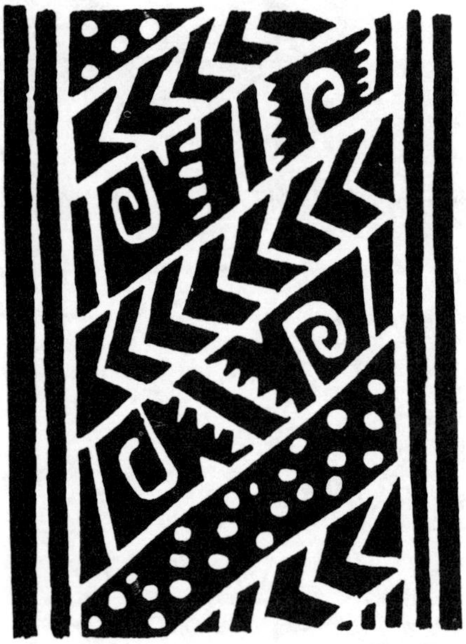

1512
QUEZADA RAMÍREZ, Noemí
"La danza del volador y algunas creencias de Tempoal en el siglo XVIII", *Tlalocan*, IIH UNAM/IIF UNAM, Vol. 7, México, DF, 1977, pp. 360-364.

ººº

IIA/UNAM
R0959.0
MNAH/INAH
F1220/T626
VER Alcaldía Mayor del Pánuco

COLMEX
972.01/T626

1513
QUEZADA RAMÍREZ, Noemí
"Creencias tradicionales sobre embarazo y parto", *Anales de Antropología*, IIA UNAM, Vol. 14, México, DF, 1977, pp. 307-326.

ººº

MNAH/INAH
GN2/M4/V5
COLMEX
913.72/M6 113a
Nahua

IIA/UNAM
R0368.0

1514
QUEZADA RAMÍREZ, Noemí
"Hernando Ruiz de Alarcón y su persecusión de idolatrías", *Tlalocan*, IIH UNAM/IIF UNAM, Vol. 8, México, DF, 1980, pp. 323-354.

ººº

IIA/UNAM
R0959.0
MNAH/INAH
F1220/T626
GRO Atenango
Nahua

COLMEX
972.01/T626

1515
QUEZADA RAMÍREZ, Noemí
Amor y magia amorosa entre los aztecas: supervivencia en el México colonial, México, DF, IIA UNAM, 2a. ed., 1989, 162 pp. (Etnología/Historia. Serie Antropológica, 17).

ººº

ENAH
F1219.3/S6/Q849
Altiplano Central
Nahua

BN/UNAM
301.4170972014

1516
QUEZADA RAMÍREZ, Noemí
Enfermedad y maleficio: el curande-

ro en el México colonial, México, DF, IIA UNAM, 1989, 168 pp. (Etnología/ Historia. Serie Antropológica, 93).

ººº

IIA/UNAM
AF16B:L
Nueva España

1517
QUIÑONES YAM, Martha y PÉREZ EMILIO, María Teresa
La medicina tradicional y las enfermedades derivadas de los procesos de trabajo agrícola: maicero y henequenero, Mérida, Yucatán, Centro de Investigaciones Científicas de Yucatán, 1990.

ººº

AFLORA
1973
YUC

1518
QUINTANA BENÍTEZ, G.
Estudio del uso y algunos aspectos ecológicos de los huertos familiares en la ranchería La Libertad, Huimanguillo, Tabasco, Tesis Licenciatura, Cárdenas, Tabasco, CSAT SARH, 1986, 153 pp.

ººº

AFLORA
1972
TAB Huimanguillo

1519
QUINTERO GARNICA, María de Lourdes
Nuevo sesquiterpeno de Verbesina virgata Cav., Tesis Licenciatura, México, DF, Facultad de Química UNAM, 1982, 54 pp.

ººº

BC/UNAM
001-00524-Q1-1982

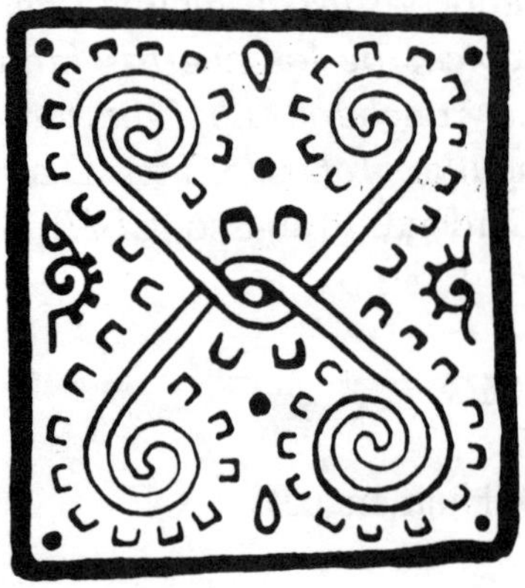
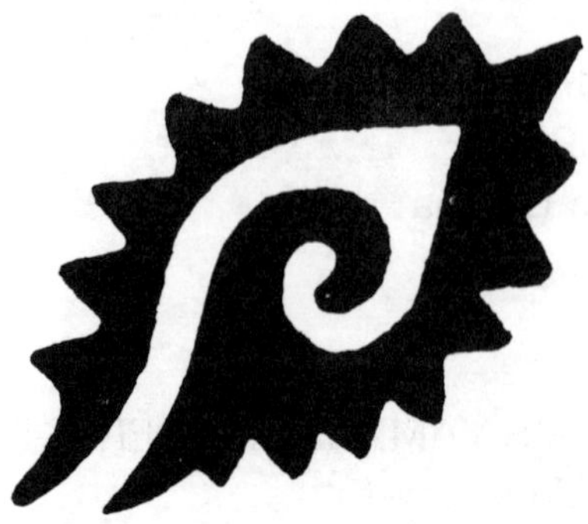
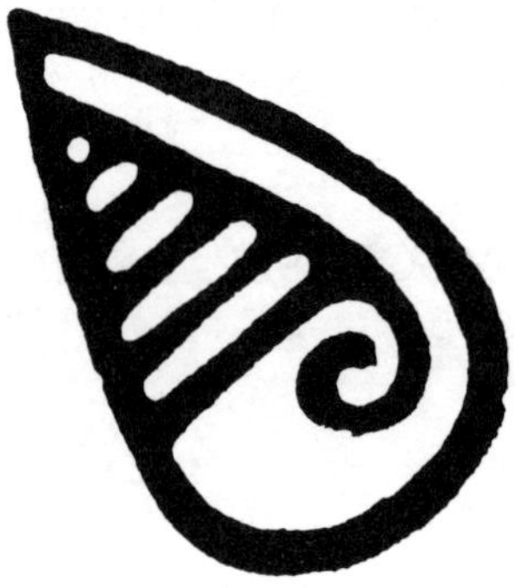
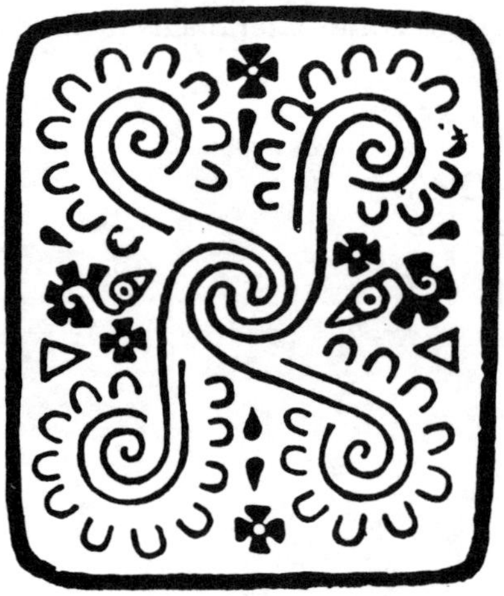
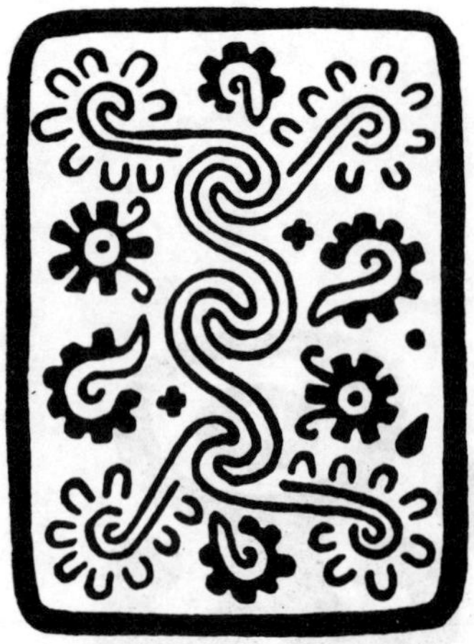
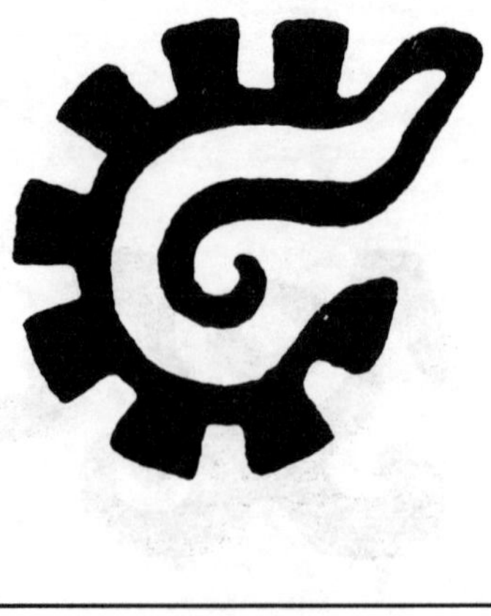

1520
RAMÍREZ APAM, María Teresa Obdulia
Efecto del extracto de Aloe vera *en la reacción inflamatoria aguda*, Tesis Licenciatura, México, DF, ENCB IPN, 1984, 61 pp.
ooo
DF/CINVESTAV/IPN
F QP 905 .5 R 34 1984 L

1521
RAMÍREZ CABRERA, Martha Graciela
Dinámica y conceptos sobre la salud/enfermedad en Ticul, Yucatán, Tesis Licenciatura, México, DF, ENAH, 1980.
ooo
ENAH
X1/1980/R25d
YUC Ticul, Pustunich
Maya

1522
RAMÍREZ CARREÑO, José Guadalupe Benito
Estudio químico y biológico de algunas plantas de selva alta perenifolia y acahual, Tesis Licenciatura, México, DF, Facultad de Química UNAM, 1981, 80 pp.
ooo
BC/UNAM
001-00524-R1-1981

1523
RAMÍREZ CASTAÑEDA, Isabel
"El folklore de Milpa Alta, DF, México", *International Congress of Americanists, London 1912*, International of Americanists Society, Vol. 1, Alemania, 1968, pp. 352-361.
ooo
IIA/UNAM IIH/UNAM
ANT2.21 E51/C577
DF Milpa Alta
Nahua

1524
RAMÍREZ CASTAÑEDA, Elisa
El fin de los montiocs: tradición oral de los huaves de San Mateo del Mar, Oaxaca, México, DF, INAH SEP, 1987, 220 pp.
ooo
COLMEX ENAH
497.6/R1731f X8/1982/R73
OAX San Mateo del Mar
Huave

R

1525
RAMÍREZ DE LA O, I. L.
Germinación del hinojo (Foeniculum vulgare Mill.) *y algunas observaciones sobre la germinación del romero* (Rosmarinus officinalis L.), Tesis Licenciatura, Chapingo, Estado de México, Universidad Autónoma de Chapingo, 1984.
ooo
UACH
1984 Tes. R.O.

1526
RAMÍREZ HERNÁNDEZ, Adrián
"Creencias ancestrales: un ensalmo en Mecayapan", *México Indígena*, INI, Núm. 16, México, DF, julio, 1978, pp. 7-9.
ooo
IIA/UNAM
R0764.0
VER Mecayapan
Nahua

1527
RAMÍREZ HERNÁNDEZ, Adrián y BAUTISTA CASTILLO, Tomás
La medicina tradicional en Mecayapan, DGCP, Acayucan, Veracruz, 1982, 14 pp.
ooo
CID/DGCP
No. de Ad. 12
VER Mecayapan
Nahua

1528
RAMÍREZ HERNÁNDEZ, Adrián
"Tapopoch-uillistli: ensalmo para el espanto. Rito nahua del sur de Veracruz", *Cuadernos de Trabajo*, *27*, Acayucan, Veracruz, UR-Acayucan, DGCP SEP, 1983, 27 pp.
ooo
DGCP
VER Mecayapan
Nahua

1529
RAMÍREZ LAGUNA, Antonio
"Nota acerca del aprovechamiento de algunas plantas de importancia económica en la región del Valle del Mezquital, Hidalgo", *Anales del Instituto de Biología*, UNAM, Vol. 8, Núm. 1-2, México, DF, 1937, pp. 83-115.
ooo
IBB/UNAM
1937(1)8
HGO Valle del Mezquital
Otomí

1530
RAMÍREZ MORENO, Adrián y ROBINSON, Scott S.
"Curanderismo y psiquiatría social". En: Carlos VIESCA TREVIÑO (Ed.), *Estudios sobre etnobotánica y antropología médica*, Tomo 2, IMEPLAM AC, México, DF, 1977, pp. 109-119.
ooo
ENAH IIA/UNAM
GN296/E88 R0594.0
INI UAMI
615.537/E77 F12193/M5/E86

1531
RAMÍREZ PORRAS, Juan
Estudio fitoquímico de la cactácea Mammillaria polyedra Martius, Tesis

Licenciatura, México, DF, ENCB IPN, 1978, 25 pp.

ooo

DF/ENCB/IPN
1978/17

1532
RAMÍREZ TORRES, Juan Luis
"Significado y funciones terapéuticas del símbolo espíritu", *Expresión Antropológica*, Dirección de Arqueología del Instituto Mexiquense de Cultura, Núm. 4, Toluca, Edomex, abr-jun, 1991, pp. 71-83.

ooo

MNAH/INAH
GN700/E9
MEX

1533
RAMÍREZ TORRES, Lucía
Aspectos químicos y farmacológicos de Castilleja canescens, Tesis Licenciatura, México, DF, ENCB IPN, 1986, 53 pp.

ooo

ENCB/IPN
T 4267 RAM .a

1534
RAMÍREZ VALDEZ, Felipe Arnoldo
Estudio químico de la bellota (Quercus emoryittor), Tesis Licenciatura, México, DF, ENCB IPN, 1952, 65 pp.

ooo

ENCB/IPN
T 0201 RAM .e

1535
RAMÍREZ, Axel
"La medicina tradicional como parte de la etnociencia", *Actas del XLI Congreso Internacional de Americanistas, México 2-7 sept 1974*, INAH, Vol. 2, México, DF, 1976.

ooo

IIA/UNAM IIH/UNAM
ANT2.2A E51/C577

1536
RAMÍREZ, Axel
Bibliografía comentada de la medicina tradicional mexicana, México, IMEPLAM AC, 1978, 147 pp.

ooo

MNAH/INAH
LBS, 2 6661, M4, R3

1537
RAMÍREZ, Axel
"Etnopsiquiatría: curanderos vs. psiquiatras". En: Carlos VIESCA TREVIÑO (Ed.), *Estudios sobre etnobotánica y antropología médica*, Tomo 3, IMEPLAM AC, México, DF, 1978, pp. 155-169.

ooo

ENAH	IIA/UNAM
GN296/E88	R0594.0
INI	UAMI
615.537/E77	F12193/M5/E86

1538
RAMÍREZ, Axel
La medicina tradicional en México: etnopsiquiatría, Morelia, Michoacán, UMSNH, 1982, 22 pp. (Xurhíjki, 3).

1539
RAMÍREZ, Ignacio Juan
"Los zapotecos serranos de Santiago

R

Zoochila, Oaxaca", *Estudios Indígenas*, CENAMI AC, Vol. 2, Núm. 4, México, DF, jun, 1973, pp. 506-507.

ooo

IIA/UNAM
R0592.0
OAX Santiago Zoochila
Zapoteco

1540
RAMÍREZ, Ignacio Pablo
"Creencias sobre los chaneques: rituales y creencias de los zoque-popolucas", *Cuadernos de Trabajo, 9*, Acayucan, Veracruz, UR-Acayucan, DGCP SEP, 1981, pp. 38-44.

ooo

DGCP
A074
VER Sur de Veracruz
Popoluca, zoque

1541
RAMÍREZ, José
La vegetación de México. Sinonimia vulgar y científica de las plantas mexicanas, México, Oficina Tipográfica de la Secretaría de Fomento, 1899.

ooo

HFM/UNAM
S-V-1,615.3, XIM

1542
RAMOS HIPÓLITO, Eugenia
El tonalli en la Sierra Norte de Puebla: Chignautla y Hueyapan, Tesis Licenciatura, México, DF, CIESAS SEP, 1988, 160 pp.

ooo

CIESAS
PUE Chignautla, Hueyapan
Nahua

1543
RAMOS M., María Eréndira y cols.
La herbolaria de las plantas medicinales de la Cañada de los Once Pueblos, DGCP, México, DF, 1986.

ooo

CID/DGCP
No. de Ad. 209
MICH Cañada de los Once Pueblos
Purépecha

1544
RAMOS VILLEGAS, Gildardo
Preparación y control de agua destilada de hojas de capulín. Los Mochis, Sinaloa. Prunus laurocerasus, P. capulli, Tesis Licenciatura, México, DF, ENCB IPN, 1948, 15 pp.

ooo

DF/ENCB/IPN
1948
SIN Los Mochis, Sinaloa

1545
RAMOS-ELORDUY DE CONCONI, Julieta y PINO MORENO, J. Manuel
"The utilization of insects in the empirical medicine of ancient mexicans", *Journal of Ethnobiology*, Society of Ethnobiology, University of Arizona, Vol. 8, Num. 2, Tucson, Arizona, 1988, pp. 195-202.

ooo

JB/UNAM CE/UNAM

1546
RANGEL CALDERÓN, Samuel
Etnobotánica de los agaves del Valle del Mezquital, Tesis Licenciatura, Estado de México, ENEP Iztacala UNAM, 1987, 155 pp.

ooo

ENEPI/UNAM
B 0392/87 R 35
HGO Valle del Mezquital
Otomí

1547
RANGEL R., Rosa
La plantas en la medicina tradicional, DGCP, Michoacán, 1982, 7 pp.

ooo

CID/DGCP
No. de Ad. 52
MICH Caltzontzin
Purépecha

1548
RANGEL R., Rosa
La medicina tradicional: enfermedades y recetas en San Salvador Combutsio, Caltzontzin, Michoacán, Uruapan, Michoacán, UR-Michoacán, DGCP SEP, 1982, 40 pp. (Cuadernos de Trabajo, 18).

ooo

DGCP
036
MICH San Salvador Combutsio, Caltzontzin
Purépecha

1549
RAVICZ, Robert y ROMNEY, A. Kimball
"The amuzgo". En: WAUCHOPE and VOGT (Eds.), *Handbook of Middle American Indians*, Ethnology Part I, Tomo 7, University of Texas Press, Austin, Texas, 1969, pp. 417-433.

ooo

MNAH/INAH
LBS/F1434/H35
IIH/UNAM
F1434/H3/v7
COLMEX
REF/970.428/H236/v7
GRO OAX Amuzgos e Ipalapa, Oax; Xochistlahuaca, Zacualpan y Cozoyoapan, Gro.
Amuzgo

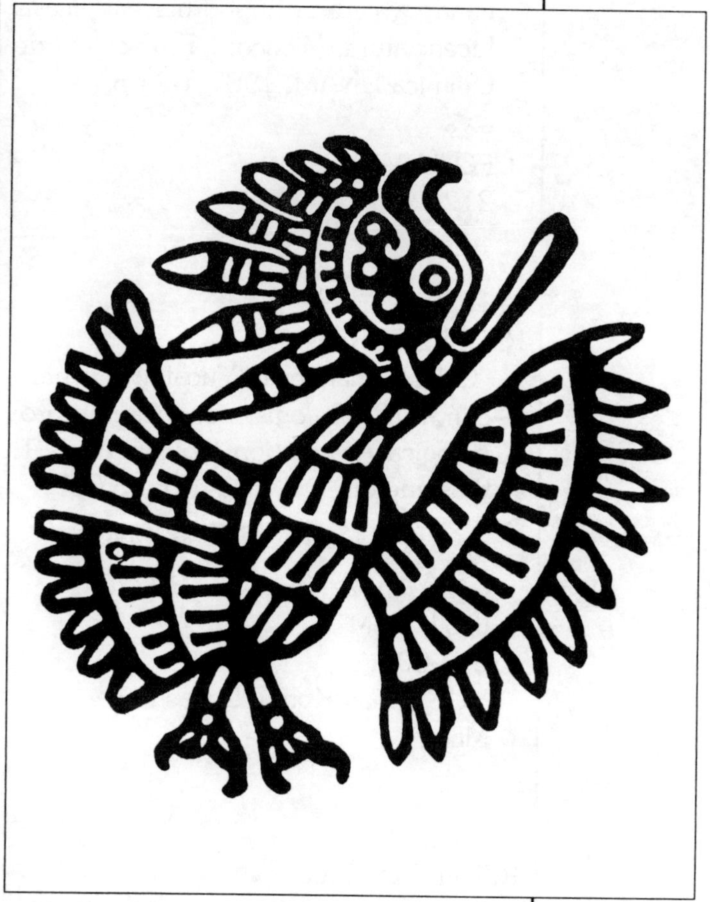

1550
RAVICZ, Robert y ROMNEY, A. Kimball
"The mixtec". En: WAUCHOPE and VOGT (Eds.), *Handbook of Middle American Indians*, Ethnology Part I, Tomo 7, University of Texas Press, Austin, Texas, 1969, pp. 367-399.

ooo

MNAH/INAH
LBS/F1434/H35
IIH/UNAM
F1434/H3/v

R

COLMEX
REF/970.428/H236/v7
OAX Mixteca oaxaqueña y guerrerense
Mixteco

1551
REBOLLEDO TORRES, Aurora
Estudio de la fracción tóxica de Sebastiana pavoniana Euphorbiaceae, Tesis Licenciatura, México, DF, Facultad de Química UNAM, 1987, 68 pp.
ooo
FQ/UNAM
212 1987

1552
REDFIELD, Robert
"Culture changes in Yucatan", *American Anthropologist*, American Anthropological Association, Vol. 36, Num. 1, Washington, DC, 1934, pp. 57-69.
ooo
MNAH/INAH
GNE/A512/NS
IIA/UNAM
R0288.0
IIH/UNAM
216-00
YUC Chan-Kom y Dzitas
Maya

1553
REDFIELD, Robert
Yucatán, una cultura en transición, México, DF, FCE, 1944, 405 pp.
ooo
CIESAS
13794
YUC Dzitas, Chankom
Maya

1554
REDFIELD, Robert
The folk culture of Yucatan, Chicago, Illinois, The University of Chicago Press, 1959, 337 pp.
ooo
BN/UNAM
917.264/RED.f.
YUC
Maya

1555
REDFIELD, Robert y VILLA ROJAS, Alfonso
"Sickness and its cure", *Chan Kom: a maya village*, Carnegie Institute of Washington, Washington, DC, 1934, pp. 160-180.
ooo
BN/UNAM
917.264/RED.c/1934
MNAH/INAH
Q-8-4
YUC Chan-Kom
Maya

1556
REDFIELD, Robert y REDFIELD, Margaret P.
"Disease and its treatments in Dzitas, Yucatan", *Contributions to American Anthropology and History*, Carnegie Institute of Washington, Vol. 6, Num. 32, Washington, DC, jun, 1940, pp. 51-81.
ooo
YUC Dzitas
Maya

1557
REKO, Blas Pablo
"De los nombres botánicos aztecas", *El México Antiguo*, Beyer HERMAN (Ed.), Sociedad Alemana Mexicanista, Vol. 3,

Núm. 5, México, DF, 1919, pp. 113-157.

ººº

IIA/UNAM MNAH/INAH
R0763.0 F1201/M6145
IIH/UNAM
216-00
Valle de México
Nahua

1558
REKO, Blas Pablo
Mitobotánica zapoteca, México, Academia Nacional de Ciencias "A. Alzate", Sociedad Botánica de México, 1945, 154 pp.

ººº

ENAH
LBS QK13 R38lm
OAX
Zapoteco

1559
Relaciones geográficas del siglo XVI: Antequera. Tomo 1, Volumen 2, México, DF, UNAM, 1984, 411 pp.

ººº

OAX

1560
Relaciones geográficas del siglo XVI: Antequera. Tomo 1, Volumen 3, México, DF, UNAM, 1984, 337 pp.

ººº

OAX

1561
Relaciones geográficas del siglo XVI: Tlaxcala. Tomo 2, Volumen 5, México, DF, UNAM, 1984, 484 pp.

ººº

TLAX

1562
Relaciones geográficas del siglo XVI: México. Tomo 1, Volumen 6, México, DF, UNAM, 1985, 400 pp.

ººº

MEX

1563
Relaciones geográficas del siglo XVI: México. Tomo 2, Volumen 7, México, DF, UNAM, 1985, 316 pp.

ººº

MEX

1564
Relaciones geográficas del siglo XVI: México. Tomo 3, Volumen 8, México, DF, UNAM, 1985, 226 pp.

ººº

MEX

1565
Relaciones geográficas del siglo XVI: Michoacán. Volumen 9, México, DF, UNAM, 1987, 517 pp.

ººº

MICH

1566
RENDÓN, Silvia
"Chicomoztoc", *IV Mesa Redonda: "El Occidente de México", 23-28 sept 1946*, Sociedad Mexicana de Antropología, México, DF, sept, 1948, pp. 175-178.

ººº

R

IIA/UNAM IIH/UNAM
ANT2.21A E51/C577
MEX Concepción de los Baños
Mazahua

1567
RENDÓN, Silvia
Notas sobre curanderismo en la meseta Tarasca, Uruapan, Michoacán, UR-Michoacán, DGCP SEP, 1981, 31 pp. (Cuadernos de Trabajo, 3).
ooo
MNAH/INAH CEMCA
FTS/6748 SEP4/A3
COLMEX IIA/UNAM
DEM/301.2/C968/no3 AF16B:L
MICH Ahuirán
Purépecha

1568
REYES ANTONIO, Agustín
Plantas y medicina nahua en Matlapa indígena, México, DF, SEP INI, 1982, 246 pp. (Etnolingüística, 21).
ooo
UAMX
QK/99/H8/R39
Nahua

1569
REYES G., Luis
"Una relación sobre los hongos alucinantes", *Tlalocan*, IIH UNAM/IIF UNAM, Vol. 6, Núm. 2, México, DF, 1970, pp. 140-145.
ooo
IIA/UNAM COLMEX
R0959.0 972.01/T626
IIH/UNAM
216-00
VER Amatlán de los Reyes
Nahua

1570
REYES GARCÍA, María Guadalupe
Contribución al conocimiento de las plantas medicinales del Valle de Tarimbaro, Mich., México, Tesis Licenciatura, Morelia, Michoacán, Escuela de Biología UMSNH, 1989, 136 pp.
ooo
AFLORA
1974
MICH Tarímbaro

1571
REYES GÓMEZ, Laureano
La medicina tradicional contemporánea en el grupo mixe del municipio de San Juan Guichicovi, Tesis Licenciatura, México, DF, ENAH, 1984, 118 pp.
ooo
ENAH
XI 1984 R49
OAX San Juan Guichicovi
Mixe

1572
REYES GÓMEZ, Laureano
"Introducción a la medicina zoque: una aproximación etnolingüística", *Estudios recientes en el área zoque*, Centro de Estudios Indígenas UACHIS, San Cristóbal las Casas, Chiapas, 1988, pp. 161-382.
ooo
DEAS IIA/UNAM
323.1197/V1960 AF16B:L
CHIS Tapalapa
Zoque, mixe

1573
REYES GÓMEZ, Laureano
"El espanto: un ejemplo integral de la

concepción zoque salud-enfermedad", *Memorias del Tercer Coloquio de Medicina Tradicional Mexicana: un saber en discusión*, ENEP Zaragoza UNAM, México, DF, 1989, pp. 11-20.

ooo

AFLORA
607
CHIS
Zoque

1574
REYES GÓMEZ, Laureano
"Breve clasificación de padecimientos según un curador tradicional zoque de Chiapas", *Boletín de Antropología Médica*, ENAH, Vol. 1, Núm. 1, México, DF, 1990, pp. 9-12.

ooo

IIH/UNAM
216-00
CHIS Tapalapa
Zoque

1575
REYES GÓMEZ, Laureano
"Curanderismo popular entre los mixes de San Juan Guichicovi". En: Paola SESIA (Ed.), *Medicina tradicional, herbolaria y salud comunitaria en Oaxaca*, Gobierno del Estado de Oaxaca/ CIESAS, Oaxaca, Oaxaca, 1992, pp. 55-75.

ooo

OAX San Juan Guichicovi
Mixe

1576
REYES MATA, Arnulfo y VALVERDE MOLINA, Víctor
Convalidación de la información etnobotánica de algunas plantas usadas popularmente en México para la disentería sobre cultivos axénicos de Entamoeba histolytica *cepa HM-1-IMSS*, Tesis Licenciatura, Estado de México, ENEP Iztacala UNAM, 1990, 93 pp.

ooo

ENEPI/UNAM
BO706/90

1577
REYES ROSAS, Emma María
Inventario florístico de plantas medicinales en dos comunidades de la zona noroeste del estado de Chiapas. Reporte de servicio social, México, DF, UAM Xochimilco, 1985, 191 pp.

ooo

UAMX
Tes. 1985 R.E.
CHIS

1578
RICO BERNAL, Manuel F.
"Algunas medidas para conservar la medicina tradicional", *Memorias del Primer Coloquio de Medicina Tradicional: un saber en extinción*, ENEP Zaragoza UNAM, México, DF, 1987, pp. 94-96.

ooo

AFLORA
583

1579
RIDONE, Ornella
Clasificación de plantas medicinales entre los tzotziles de Zinacantán, Tesis Licenciatura, México, DF, ENAH, 1984, 169 pp.

ooo

R

ENAH
X4 1984 R53C
CHIS Zinacantán
Tzotzil

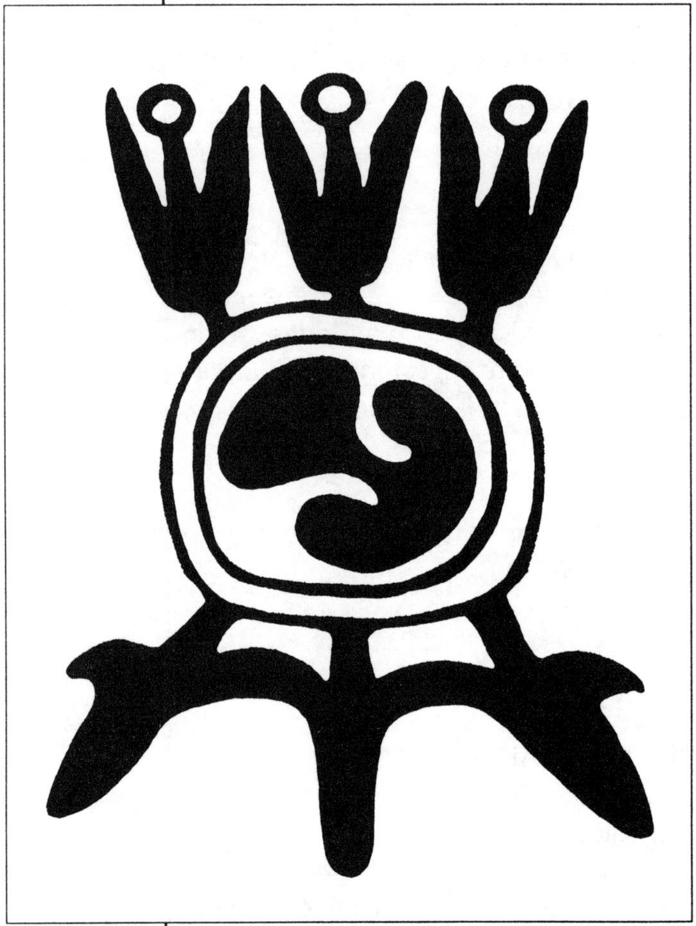

1580
RILEY, Caroll L.
"The southern tepehuan and tepecano". En: WAUCHOPE and VOGT (Eds.), *Handbook of Middle American Indians*, Ethnology Part II, University of Texas Press, Austin, Texas, 1967, pp. 819-820.

ooo

COLMEX
REF/970.428/H236/v8
MNAH/INAH
LBS/F1434/H35
DGO NAY Pueblo Nuevo, Dgo. y Haujicori, Nay.
Tepehuano

1581
RÍO DE LA LOZA, Leopoldo y cols.
Nueva farmacopea mexicana de la Sociedad Farmacéutica de México, México, Imprenta de Ignacio Escalante, 1874, 884 pp.

ooo

HFM/UNAM
5-V-1 615.11972

1582
RÍO SERRANO, Esther del y cols.
"Estudio integral de *Encelia farinosa*", *Memorias del Segundo Coloquio de Medicina Tradicional Mexicana: un saber en recuperación*, ENEP Zaragoza UNAM, México, DF, 1988, pp. 195-198.

ooo

AFLORA
925

1583
RIOJAS DÍAZ, María Luisa
Obtención de odoratina a partir de la Viola odorata, *fam.* Violaceae, Tesis Licenciatura, México, DF, ENCB IPN, 1966, 23 pp.

ooo

DF/ENCB/IPN
1966

1584
RÍOS CASTILLO, Tirso
"Zoapatle (*Montanoa tomentosa*): un

clásico de la herbolaria mexicana", *Memorias del Tercer Coloquio de Medicina Tradicional Mexicana: un saber en discusión*, ENEP Zaragoza UNAM, México, DF, 1989.
ooo
AFLORA
765

1585
RÍOS FERRER, Ma. Elena
Valoración de la actividad ATP-asa de los músculos de animales tratados con extracto de hojas de Tagetes lucida, Tesina, México, DF, UAM Xochimilco, 1986.
ooo
UAMX
1986/Tes UAM-X

1586
RÍOS GÓMEZ, María Yolanda
Aislamiento y determinación estructrural de los metabolitos secundarios presentes en Salvia longystyla (Labiatae) y Chrysactinia mexicana (Compositae), Tesis Licenciatura, México, DF, Facultad de Química UNAM, 1987, 91 pp.
ooo
BC/UNAM
001-00524-R5-1987

1587
RÍOS MERCADILLO, Víctor Manuel
Capsaicina en frutos del género Capsicum, Tesis Licenciatura, México, DF, ENCB IPN, 1969, 25 pp.
ooo
ENCB/IPN
T 0934 RIO .c

1588
RÍOS PINEDA, Lizeth y CAMACHO CORONA, Ma. del Rayo
Estudio fitoquímico de la Cigarrilla mexicana, Tesis Licenciatura, México, DF, Facultad de Química UNAM, 1987, 102 pp.
ooo
FQ/UNAM
40 1987

1589
RIVERA DORADO, Miguel
"Drogas y curaciones", *La religión maya*, Alianza Editorial Mexicana, México, DF, 1986, pp. 196-205.
ooo
UAMX IIA/UNAM
F1435.3/R3/R59 ARQBBCOB
Maya

1590
RIVERA MORALES, Irene
"Algunas plantas medicinales de Izúcar de Matamoros y pueblos anexos", *Anales del Instituto de Biología*, UNAM, Vol. 14, México, DF, 1943, pp. 37-67.
ooo
JB/UNAM
Área Etnobotánica
VER Izúcar de Matamoros

1591
RIVERA, Marie-Odile
Una comunidad maya en Yucatán, México, DF, SEP, 1976, 210 pp. (SEP Setentas, 261).
ooo
CIESAS ENAH
O86.1/R625u/261 AC70/54/v261

R

IIA/UNAM
ETN9BCOD[7955] L
YUC
Maya

1592
ROBINSON, Down Frederick
"Textos de medicina náhuatl", *América Indígena*, III, Vol. 21, Núm. 4, México, DF, 1961, pp. 345-353.
ooo
IIA/UNAM IIH/UNAM
R0286.0 216-00
MNAH/INAH
E65/A512i
PUE Xalacapan
Nahua

1593
ROBINSON, Scott S.
"*Banisteria* and *Lophophora* some intriguing implications". En: Carlos VIESCA TREVIÑO (Ed.), *Estudios sobre etnobotánica y antropología médica*, Tomo 2, IMEPLAM AC, México, DF, 1977, pp. 169-176.
ooo
IIA/UNAM ENAH
R0594.0 GN296/E88
INI UAMI
615.537/E77 F12193/M5/E86

1594
ROBLES GARNICA, Roberto
"Tres años en los Altos de Chiapas", *América Indígena*, III, Vol. 37, Núm. 2, México, DF, 1977.
ooo
IIA/UNAM
RO286.0
CHIS Altos de Chiapas
Tzeltal, tzotzil

1595
ROCHA LUNA, Óscar
Estudio químico de la planta Salpianthus arenarius, Tesis Licenciatura, México, DF, ENCB IPN, 1976, 42 pp.
ooo
ENCB/IPN
T 1585 ROC .e

1596
RODRÍGUEZ ACOSTA, Maricela y cols.
Flora útil de los estados de Puebla y Tlaxcala, Col. V Centenario, Puebla, Gobierno del Estado de Puebla, Universidad Autónoma de Puebla, 1991, 145 pp.
ooo
AFLORA
1965
Puebla-Tlaxcala

1597
RODRÍGUEZ DOMÍNGUEZ, J. y cols.
"Tratamientos no médicos de la enfermedad en el medio rural mexicano: estudio en los usuarios de un centro de salud en el estado de Morelos", *Salud Pública de México*, SSA, Vol. 21, Núm. 1, México, DF, ene-feb, 1979, pp. 13-30.
ooo
SDGO
SP/614.05/SPM
MOR

1598
RODRÍGUEZ HERNÁNDEZ, Ramón
Obtención de digitoxigenina a partir de la semilla de Thevetia, Tesis Licen-

ciatura, México, DF, ENEP Zaragoza UNAM, 1982, 49 pp.

ooo

ENEPZ/CII/UNAM
29 - 248215

1599
RODRÍGUEZ ISASSI, José Armando
Uso tradicional de las cactáceas por los otomíes y vecinos del municipio de Cardonal, Hidalgo, Tesis Licenciatura, México, DF, Facultad de Ciencias UNAM, 1983, 52 pp.

ooo

FC/UNAM
Betb 83 R 65
HGO Municipio de Cardonal
Otomí

1600
RODRÍGUEZ LAZCANO, Leticia Concepción
Lactonas sesquiterpénicas del género Parthenium; *actividad biológica*, Tesis Licenciatura, México, DF, Facultad de Química UNAM, 1985, 54 pp.

ooo

FQ/UNAM
251 1985

1601
RODRÍGUEZ ORTIZ, Imelda y cols.
"La medicina tradicional en el contexto de la filosofía de la cultura", *Memorias del Tercer Coloquio de Medicina Tradicional Mexicana: un saber en discusión*, ENEP Zaragoza UNAM, México, DF, 1989, pp. 59-64.

ooo

AFLORA
757

1602
RODRÍGUEZ RIQUELME, Martha Inés
Estudio fitoquímico de Rapanea quianensis, Tesis Licenciatura, México, DF, Facultad de Química UNAM, 1987, 65 pp.

ooo

BC/UNAM
001-00524-R7-1987

1603
RODRÍGUEZ RIVERA, Virginia
"Plantas mágico-curativas (el estafiate)", *Folklore Americano*, Instituto Panamericano de Geografía e Historia, Núm. 14, Lima, Perú, 1966, pp. 184-198.

ooo

IIA/UNAM
R0625.0
ZAC

1604
RODRÍGUEZ RODRÍGUEZ, Eusebio
Estudio del efecto inhibitorio del extracto de gobernadora (Larrea tridentata Cav.) *en el desarrollo del hongo de la pudrición texana* (Phymatotrichum omnivorum Shear Duggar), Tesis Maestría en Ciencias, Monterrey, Nuevo León, Instituto Técnológico de Estudios Superiores de Monterrey, 1980, 93 pp.

ooo

IBB/UNAM
1980 27
NL

R

1605
RODRÍGUEZ RODRÍGUEZ, Nicodemus Ciro
Control de diabetes con Cochlospermum vitifolium (Willd) Spreng. Cochlospermaceae, Tesis Licenciatura, México, DF, ENCB IPN, 1986, 35 pp.
ooo
DF/ENCB/IPN
1986/3

1606
RODRÍGUEZ VILLASEÑOR, Lamberto
"Las plantas medicinales más utilizadas en Guichicovi, Juchitán, Oaxaca", *Memorias del X Congreso Mexicano de Botánica*, Sociedad Botánica de México, México, DF, (Resumen 36), 1987, pp. 140.
ooo
LPV/FC/UNAM
Área Taxonomía
OAX Guichicovi, Juchitán
Mixe, zapoteco

1607
RODRÍGUEZ-HAHN, Lydia y ESQUIVEL RODRÍGUEZ, Baldomero
"Estudio fitoquímico del género *Salvia* (familia *Labiatae o Lamniaceae*)", *Memorias del Cuarto Coloquio de Medicina Tradicional Mexicana: un saber en integración*, ENEP Zaragoza UNAM, México, DF, 1990, pp. 30-32.
ooo
AFLORA
783

1608
RODRÍGUEZ-SHADOW, María J.
"Sexo y erotismo entre los antiguos nahuas", *Cuicuilco*, ENAH INAH, Núm. 23, México, DF, sept-dic, 1990, pp. 19-28.
ooo
IIA/UNAM IIH/UNAM
R0559.5 216-00
Valle de México
Nahua

1609
RODRÍGUEZ, M.
"Estudio fitoquímico preliminar de las plantas medicinales en una comunidad de la Costa Chica, Guerrero", *Serie Técnico Científica*, Universidad Autónoma de Guerrero, Vol. 1986, Núm. 13, Guerrero, 1986, pp. 19-28.
ooo
AFLORA
316
GRO Costa Chica

1610
RODRÍGUEZ, M. E
"El alma en las diferentes épocas de la medicina", *Revista de la Facultad de Medicina*, Facultad de Medicina, UNAM, Vol. 29, Núm. 9, México, DF, 1986, pp. 359-365.
ooo
SDGO
SP/610.5/REV

1611
RODRÍGUEZ, Mariángela
Entre el sol y la luna: etnohistoria de los mayos, México, DF, DGCP/Premiá Editora de Libros, 1986, 150 pp. (La Red de Jonás).

ooo
SIN Región del Río Fuerte
Mayo

1612
ROJAS ALBA, Mario
"Clasificación tradicional de los alimentos frío-caliente en un pueblo de origen náhuatl", Inédito, Cuernavaca, Morelos, 1982, 30 pp.
ooo
MOR Xoxocotla
Nahua

1613
ROJAS GONZÁLEZ, Francisco
"Estudio histórico-etnográfico del alcoholismo entre los indios de México", *Revista Mexicana de Sociología*, IIS UNAM, Vol. 4, Núm. 2, México, DF, may-jun, 1942, pp. 111-125.
ooo
IIA/UNAM
R0874.0

1614
ROJAS GONZÁLEZ, Francisco
"Los chatinos", *Etnografía de México: síntesis monográficas*, IIS UNAM, México, DF, 1957, pp. 423-431.
ooo
INI 972.00497/E75
ENAH F/1537/C4
IIA/UNAM
ETN9BC[14644]:L
OAX Mixteca oaxaqueña
Chatino

1615
ROJAS GONZÁLEZ, Francisco
"Los chontales de Tabasco", *Etnografía de México: síntesis monográficas*, IIS UNAM, México, DF, 1957, pp. 507-518.
ooo
INI 972.00497/E75
ENAH F1537/C4
IIA/UNAM
ETN9BC[14644]:L
TAB Nacajuca
Chontal

1616
ROJAS GONZÁLEZ, Francisco
"Los huastecos", *Etnografía de México: síntesis monográficas*, IIS UNAM, México, DF, 1957, pp. 581-591.
ooo

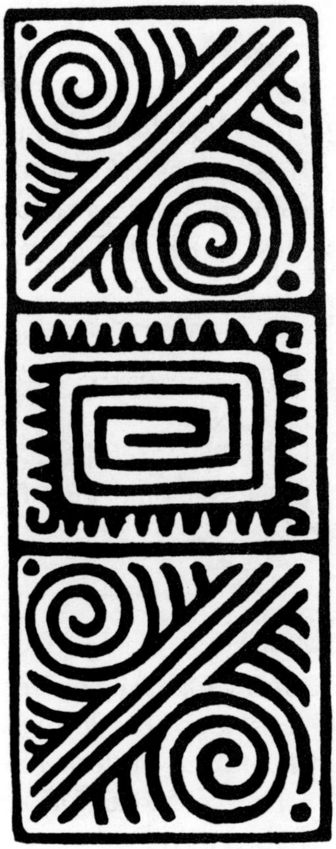

R

INI ENAH
972.00497/E75 F/1537/C4
IIA/UNAM
ETN9BC[14644]:L
SLP HGO VER Huasteca potosina hidalguense y veracruzana
Huasteco

1617
ROJAS GONZÁLEZ, Francisco
"Los mayas", *Etnografía de México: síntesis monográficas*, IIS UNAM, México, DF, 1957, pp. 459-478.

ooo

INI ENAH
972.00497/E75 F/1537/C4
IIA/UNAM
ETN9BC[14644]:L
Maya

1618
ROJAS GONZÁLEZ, Francisco
"Los mayos", *Etnografía de México: síntesis monográficas*, IIS UNAM, México, DF, 1957, pp. 133-147.

ooo

INI ENAH
972.00497/E75 F/1537/C4
IIA/UNAM
ETN9BC[14644]:L
SON Región del Río Fuerte
Mayo

1619
ROJAS GONZÁLEZ, Francisco
"Los popolocas de Puebla", *Etnografía de México: síntesis monográficas*, IIS UNAM, México, DF, 1957, pp. 307-316.

ooo

INI ENAH
972.00497/E75 F/1537/C4
IIA/UNAM
ETN9BC[14644]:L
PUE Sierra de Puebla
Popoloca

1620
ROJAS GONZÁLEZ, Francisco
"Los seris o kunkak", *Etnografía de México: síntesis monográficas*, IIS UNAM, México, DF, 1957, pp. 32-42.

ooo

INI ENAH
972.00497/E75 F/1537/C4
IIA/UNAM
ETN9BC[14644]:L
SON Bahía Kino, Isla Tiburón
Seri

1621
ROJAS GONZÁLEZ, Francisco
"Los tlapanecos", *Etnografía de México: síntesis monográficas*, IIS UNAM, México, DF, 1957, pp. 59-66.

ooo

INI ENAH
972.00497/E75 F/1537/C4
IIA/UNAM
ETN9BC[14644]:L
GRO Sierra Madre del Sur
Tlapaneco

1622
ROJAS GONZÁLEZ, Francisco
"Los totonacos", *Etnografía de México: síntesis monográficas*, IIS UNAM, México, DF, 1957, pp. 647-656.

ooo

INI ENAH
972.00497/E75 F/1537/C4
IIA/UNAM
ETN9BC[14644]:L
PUE VER Sierra Norte de Puebla y Veracruz
Totonaco

1623
ROJAS GONZÁLEZ, Francisco
"Los tzeltales", *Etnografía de México: síntesis monográficas*, IIS UNAM, México, DF, 1957, pp. 521-534.
ooo
INI ENAH
972.00497/E75 F/1537/C4
IIA/UNAM
ETN9BC [14644] :L
CHIS Huitepec y Ocosingo
Tzeltal

1624
ROJAS GONZÁLEZ, Francisco
"Los yaquis", *Etnografía de México: síntesis monográficas*, IIS UNAM, México, DF, 1957, pp. 149-165.
ooo
INI ENAH
972.00497/E75 F/1537/C4
IIA/UNAM
ETN9BC[14644]:L
SON Valle del Yaqui
Yaqui

1625
ROJAS GONZÁLEZ, Francisco
"Los mazahuas", *Etnografía de México: síntesis monográficas*, IIS UNAM, México, DF, 1957, pp. 283-292.
ooo
INI
972.00497/F75
MEX San Felipe del Progreso, Jocotitlán, Atlacomulco
Mazahua

1626
ROJAS VÁZQUEZ, María del Carmen
Uso de plantas silvestres y semicultivadas en la alimentación tradicional en dos comunidades campesinas del sur de Puebla, Tesis Licenciatura, México, DF, Facultad de Ciencias UNAM, 1986.
ooo
FC/UNAM
Betb 86 V 37
PUE

1627
ROJAS, Basilio
Miahuatlán, Tomo 2, México, Gráfica Cervantina, 1962, 421 pp.
ooo
INI
910.92 R 64
Miahuatlán

1628
ROMÁN MARÍN, Luisa Urania
Estereoquímica y configuración absoluta de algunos sesquiterpenos tricíclicos del género Perezia, Tesis Doctorado en Ciencias, México, DF, CINVESTAV IPN, 1978, 59 pp.
ooo
DQ/CINVESTAV/IPN
QD 40.5 R6

R

1629
ROMERO CASTILLO, Primitivo
Biosíntesis y farmacología de los alcaloides de Catharanthus roseus *derivados del indol*, Tesis Licenciatura, México, DF, Facultad de Química UNAM, 1984, 112 pp.

ooo

FQ/UNAM
227 1984

1630
ROMERO HERRERA, Dulce María
Estudio fitoquímico preliminar para la determinación de alcaloides en Guatteria gaumeri Greemman (Anonnaceae), Tesis Licenciatura, México, DF, ENCB IPN, 1980, 37 pp.

ooo

DF/ENCB/IPN
1980/5

1631
ROMERO, Luz María
"Zapote blanco (*Casimiroa edulis*)". En: IMSS, *Medicina tradicional y herbolaria: materiales para su estudio*, IMSS, México, DF, 1984, pp. 110.

ooo

B/Xochi
350.77/IMSS(600)

1632
ROMO DE VIVAR, Alfonso
"Lactonas sesquiterpénicas: clasificación, actividad y biogénesis". En: Xavier LOZOYA (Ed.), *Estado actual del conocimiento en plantas medicinales mexicanas*, IMEPLAM AC, México, DF, 1976, pp. 151-162.

ooo

COLMEX 633.88/L925e
IIA/UNAM AF16B:L
DEAS 581.643/L262e

1633
ROMO DE VIVAR, Alfonso
"Importancia de los estudios químicos en plantas medicinales", *Memorias del Tercer Coloquio de Medicina Tradicional Mexicana: un saber en discusión*, ENEP Zaragoza UNAM, México, DF, 1989, pp. 65-69.

ooo

AFLORA
752

1634
ROSADO, Desiderio Germán
Pequeño tratado sobre un árbol conocido en Tabasco con el nombre de "Macallo", Tabasco, Imprenta del Gobierno del Estado de Tabasco, 1868, 11 pp.

ooo

HFM/UNAM
D.V. 3 QK99 M4 R67
TAB

1635
ROSALDO, Renato
"Metaphors of hierarchy in a mayan ritual", *American Anthropologist*, American Anthropological Association, Vol. 70, Washington, DC, 1968, pp. 524-536.

ooo

IIA/UNAM R0288.0
MNAH/INAH GN1/A512

CHIS Zinacantán
Tzotzil

1636
ROSALES CARRANZA, José Félix
Lista de plantas medicinales por nombre común, INI, San Mateo del Mar, Oaxaca, Inédito, 17 pp.
ooo
SSBS/INI
Área Medicina Tradicional
OAX San Mateo del Mar
Huave

1637
ROSALES LEDEZMA, Carlos
Alcaloides presentes en raíz de Solandra nitida, Tesis Licenciatura, México, DF, Facultad de Química UNAM, 1981, 56 pp.
ooo
FQ/UNAM
241 1981

1638
ROSALES VALENZUELA, Ernesto y cols.
"El estudio de las plantas medicinales en la carrera de químico-fármaco-biólogo de la ENEP Zaragoza", *Memorias del Cuarto Coloquio de Medicina Tradicional Mexicana: un saber en integración*, ENEP Zaragoza UNAM, México, DF, 1990, pp. 70-76.
ooo
AFLORA
773

1639
ROSENGARTEN, F.
"A neglected mayan galactogogue Ixbut (*Euphorbia lancifolia*)", *Journal of Ethnopharmacology*, Vol. 5, Num. 1, 1982, pp. 91-112.
ooo
IIB/UNAM
He
Maya

1640
ROSS WHILTLEY, G.
"The medicinal and nutritional properties of *Dahlia spp.*", *Journal of Ethnopharmacology*, Vol. 14, Num. 1, 1985, pp. 75-82.
ooo
IIB/UNAM
He

1641
ROYS, Ralph Loveland
The ethnobotany of the maya, New Orleans, EU, The Department of Middle American Research, The Tulane University of Louisiana, 1931, 353 pp. (Publication, 2).
ooo
CIESAS 580.972/R664e
UAMI 972.91/ROY.e.
BN/UNAM
F1435.3/M4/R63/I976
YUC Sotuta, Mena, Nah y El Judío
Maya

1642
ROYS, Ralph Loveland
The ethnobotany of the maya, Tomo 3, Philadelphia, EU, Institute for the Study for Human Issues, 1965, 380 pp.
ooo

R

III
615.537/ROY.e.UAM-I
F1435.3/M4/R6.3
YUC
Maya

1643
ROZZA, Zs. y cols.
"Rutacridone-epoxide and gravacridonol from the roots of *Ruta graveolens*", *Fitoterapia*, Vol. 52, Num. 2, 1981, pp. 93.
ooo
DPA/UACH
Área Química

1644
RUBEL, Arthur J.
"Concepts of disease in mexican-american culture", *American Anthropologist*, American Anthropological Association, Vol. 62, Num. 3, Washington, DC, 1960, pp. 795-874.
ooo
IIA/UNAM R0288.0 — MNAH/INAH GNE/A512/NS
IIH/UNAM 216-00
Mecca y Río Grande

1645
RUBEL, Arthur J.
"El susto en Hispanoamérica", *América Indígena*, III, Vol. 28, Núm. 1, México, DF, 1967, pp. 69-90.
ooo
IIA/UNAM RO286.0[47] — IIH/UNAM 216-00
Chinanteco, popoluca, tzotzil

1646
RUBEL, Arthur J. y O'NELL, Carl W.
"Dificultades para expresar al médico trastornos que aquejan al paciente: la enfermedad del susto, como ejemplo". En: Boris VELIMIROVIC (Ed.), *La medicina moderna y la antropología médica en la población fronteriza mexicano-estadounidense*, PAHO/OPS/OMS, Washington, DC, 1978, pp. 166-174. (Publicación Científica, 359).
ooo
ENAH GN296/P35 — MNAH/INAH LBS/QK99/v.5
Condado de Hidalgo
Chinanteco, zapoteco

1647
RUBEL, Arthur J. y cols.
Susto: una enfermedad popular, México, DF, FCE, 1989, 186 pp. (Colección Popular, 5).
ooo
B/FCE 015405R — DEAS 323.1197/R667s
IIA/UNAM AF16B:L

1648
RUIZ CORTÍNEZ, Adolfo
Sinonimias populares mexicanas de las enfermedades, México, DF, UNAM, 1979, 16 pp.
ooo
CEMCA
UNAM 42/17

1649
RUIZ DE ALARCÓN, Hernando
Tratado de las supersticiones y costumbres gentilicias que hay y viven entre los indios naturales de esta

Nueva España, Tomo 6, México, Anales del Museo Nacional de México, 1943, 1900 pp.

ooo

MNAH/INAH
F1219,A5, Ia EP, V6

1650
RUIZ DE ALARCÓN, Hernando
Tratado de idolatrías, supersticiones, hechicerías y otras costumbres gentilicias de las razas aborígenes de México. Comentarios de Fco. del Paso, Tomo 2, México, DF, Fuente Cultural, 2a. ed., 1953, 477 pp.

ooo

CIESAS
291.38/R677T/V.20/Ej.2
IIA/UNAM
AF16B:L
Nahua

1651
RUIZ ESPARZA, Ligia Josefina
Estudio químico de Verbesina aff. coahuilensis, Tesis Licenciatura, México, DF, Facultad de Química UNAM, 1979, 43 pp.

ooo

FQ/UNAM
311 1979

1652
RUIZ MEJORADO, Alfonso
Comparación de los efectos cicatrizantes de los campos eléctricos de tepezcohuite (Mimosa tenuifolia) *y la* sábila (Aloe vera), Tesis Licenciatura, Estado de México, FES Cuautitlán UNAM, 1987.

ooo

BC/UNAM
001-01621-R15-1987

R

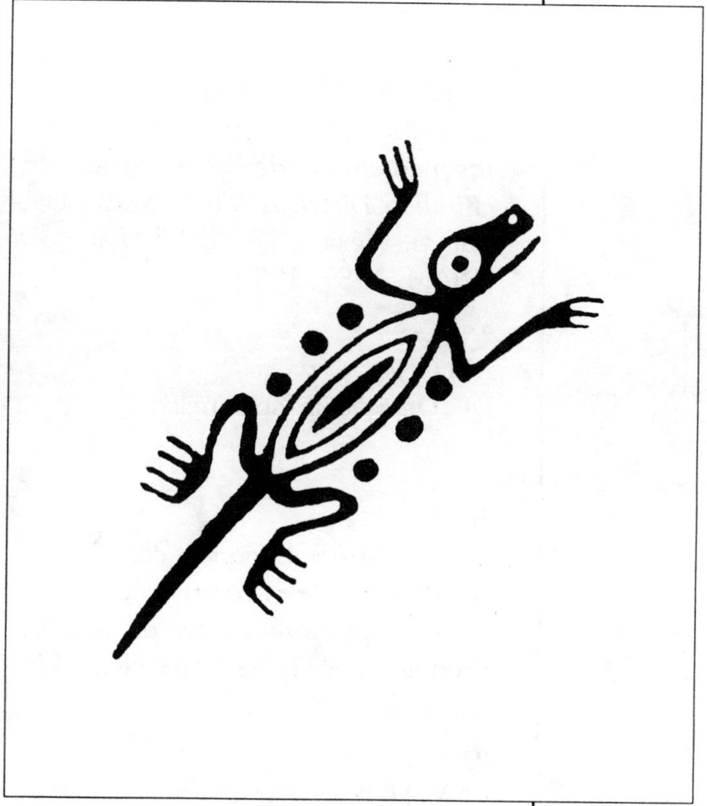

1653
RUIZ MÉNDEZ, Teresita de Jesús y cols.
El expendio de plantas medicinales en un mercado de la ciudad de Morelia, Mich., Michoacán, Escuela de Biología, UMSNH, 1984, 30 pp.

ooo

EB/UMSNH
MICH Morelia

1654
RUIZ MÉNDEZ, Teresita de Jesús
Contribución al conocimiento de las plantas medicinales de la región de Caleta de Campos, Mich. (México), Tesis Licenciatura, Michoacán, Escuela de Biología, UMSNH, 1989.

R

ººº
EB/UMSNH
MICH Caleta de Campos

1655
RUIZ SALAZAR, Candelaria Luz
Contribución al estudio de las plantas medicinales de la Delegación Xochimilco, Distrito Federal, Tesis Licenciatura, México, DF, ENEP Zaragoza UNAM, 1989, 193 pp.
ººº
AFLORA
DF Delegación Xochimilco

1656
RUIZ TAYABAS, Enrique y cols.
"*Arnica montana* como productor de *stress*", *La Homeopatía de México*, Propulsora de Homeopatía, Núm. 476, feb, 1985, pp. 10-15.
ººº
ENMyH/IPN
476

1657
RUIZ VÁZQUEZ, Araceli
"Plantas medicinales de la región tarahumara", INI, Guachochi, Chihuahua, 1987, 53 pp.
ººº
SSBS/INI
Área Medicina Tradicional
CHIH Guachochi
Tarahumara

1658
RUIZ, Felipe
"La salud y la enfermedad en un medio rural: una experiencia en la Tarahumara", *Cuadernos salud y enfermedad alternativas*, Christus, México, DF, s/f., pp. 35-45.
ººº
IIA/UNAM
AF16[9172]
CHIH Sierra Madre Occidental
Tarahumara

1659
RUIZ, L. E.
"Clasificación y reseña histórica de algunas plantas que el vulgo usa en la república para curar intermitentes", *Anales del Instituto Médico Nacional Mexicano*, Vol. 1905, Núm. 7, México, 1905.
ººº
HFM/UNAM
S-V-1/610-5/ELE-ANA

1660
RUZ, Mario Humberto
Los legítimos hombres: aproximación antropológica al grupo tojolabal, Tomo 1, México, DF, Centro de Estudios Mayas IIF UNAM, 1981, 178 pp.
ººº
III — DEAS
4350/4466 — 323.1197/L1551
UAMX
F1221/T54/L4/vI
CHIS Valles de Independencia y Comitán
Tojolabal

1661
RUZ, Mario Humberto
"Aproximación a la cosmología tojo-

R

labal". En: Lorenzo OCHOA y Thomas A. LEE Jr. (Eds.), *Antropología e historia de los mixes-zoques y mayas. Homenaje a Frans Blom*, Centro de Estudios Mayas IIF UNAM/Brigham Young University, México, DF, 1983, pp. 413-440.
ooo
INI
972.011/OC16a/EJ.2
BN/UNAM
972.0199106/SIM.a.
CHIS Valles de Independencia y Comitán
Tojolabal

1662
RYESKY, Diana
Uso de las plantas medicinales en Huixquilucan, Wisconsin, EU, Departamento de Antropología, Universidad de Wisconsin, 1966.
ooo
CEMCA
INAH 2221
MEX Huixquilucan

1663
RYESKY, Diana
"Conceptos populares de enfermedad y su relación al sistema calor y frío en un pueblo otomí-mestizo", *Actas del XLI Congreso Internacional de Americanistas, 2-7 sept 1974*, INAH SEP, Vol. 3, México, DF, sept, 1976, pp. 350-355.
ooo
MNAH/INAH — IIA/UNAM
ES1/C749ac/1974 — ANT2.21A
IIH/UNAM
ES1/C577
MEX Huixquilucan
Otomí

1664
RYESKY, Diana
Conceptos tradicionales de la medicina en un pueblo mexicano: un análisis antropológico, México, DF, SEP, 1976, 149 pp. (SEP Setentas, 309).
ooo
ENAH — CIESAS
AC70/S4/v309 — 086.1/R699c/309
MNAH/INAH
LBS/AC70/S8/v309
MEX Huixquilucan
Otomí

1665
RYESKY, Diana
"La medicina oficial y tradicional: algunas contradicciones". En: Carlos VIESCA TREVIÑO (Ed.), *Estudios sobre etnobotánica y antropología médica*, Tomo 3, IMEPLAM AC, México, DF, 1978, pp. 83-93.
ooo
ENAH — IIA/UNAM
GN296/E88 — R0594.0
UAMI — INI
F1219.3/M5/E86 — 615.537/E77

1666
RYESKY, Diana y PANIAGUA, Martha
El comercio de las plantas medicinales en el sureste del DF Cinco estudios de caso, México, DF, INAH, 1979, 50 pp.
ooo
CEMCA
INAH 22 23
DF Sureste del DF

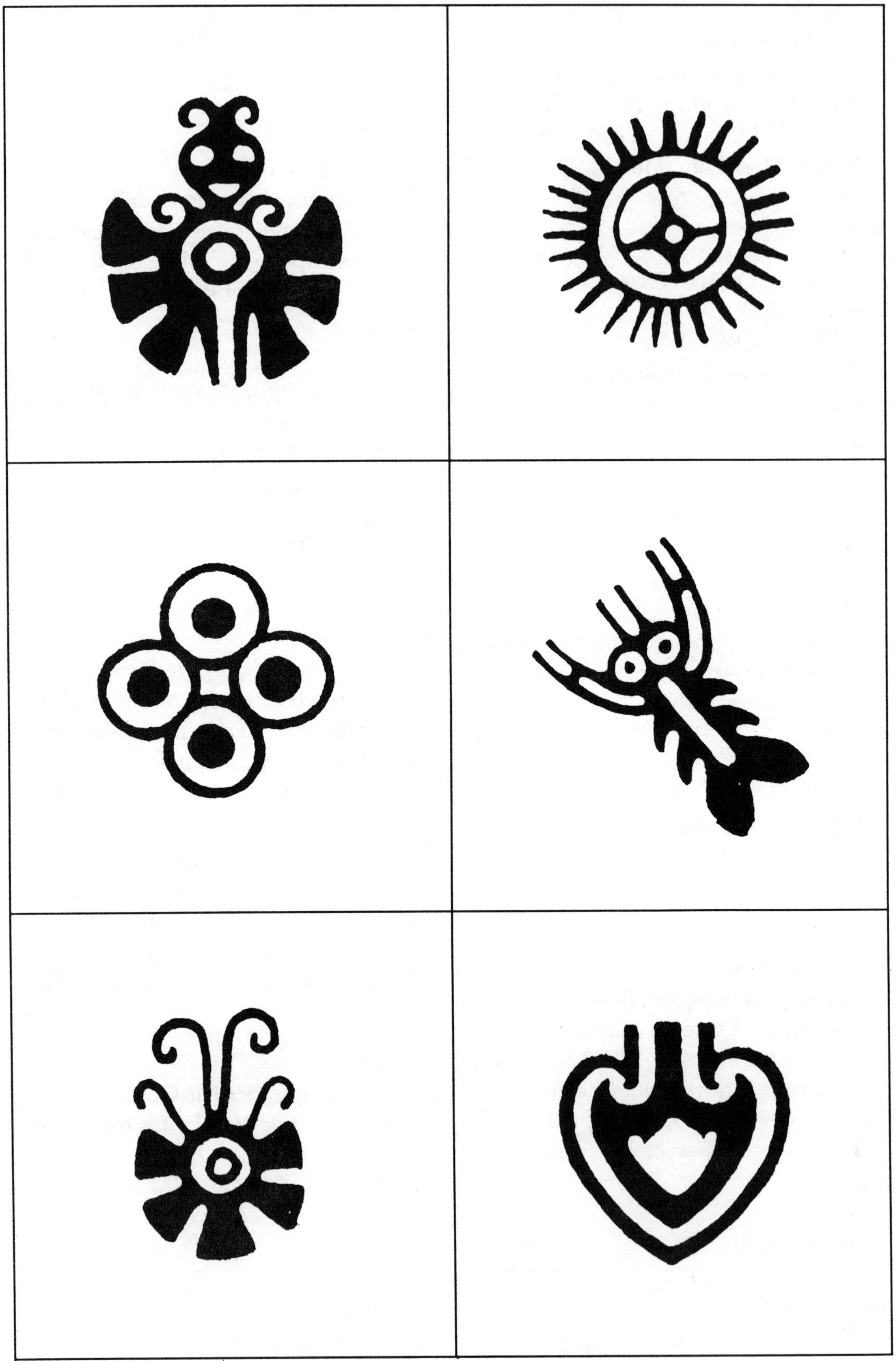

1667
SALAZAR IBÁÑEZ, Marcela
Enfoque farmacognóstico de Datura stramonium, Tesis Licenciatura, México, DF, Facultad de Química UNAM, 1980, 96 pp.
ooo
FQ/UNAM
316 1980

1668
SALAZAR REYES, Federico
La medicina tradicional; hacia las bases de la medicina homeopática, Tesis Licenciatura, México, DF, ENMyH IPN, 1948, 181 pp.
ooo
ENMyH/IPN
Tesis 181

1669
SALAZAR ZÚÑIGA, Juan
Nuevos terpenos del chicle chicozapote - Achras zapota Linn. Zapotaceae, Tesis Licenciatura, México, DF, ENCB IPN, 1960, 34 pp.
ooo
DF/ENCB/IPN
1960

1670
SALAZAR, Candelaria
Contribución al estudio de las plantas medicinales de la Delegación de Xochimilco, DF, Tesis Licenciatura, México, DF, ENEP Zaragoza UNAM, 1989, 193 pp.
ooo
AFLORA
2009
DF Xochimilco

1671
SALDOVA, Miguel de
Brujería y medicina en los Altos de Chiapas, México, México, DF, Letras SA, 1962, 63 pp.
ooo
MNAH/INAH
LBS/R467/C4/53
CHIS Altos de Chiapas
Tzeltal, tzotzil

1672
SALGADO HERRERA, Antonio
La brujería en México y el resto de

S

Hispanoamérica, México, DF, Costa Amic, 1985, 279 pp.

ooo

COLMEX
República Mexicana

1673
SALGADO MORCEO, Elvira
Estudio toxicológico y patológico de la "jarilla" (Senecio salignus), Tesis Licenciatura, Cuautitlán, Estado de México, FES Cuautitlán UNAM, 1988, 104 pp.

ooo

BC/UNAM
116/21/035/88

1674
SALGADO MUÑOZ, Sonia
Etnobotánica mexicana: plantas popularmente usadas en el estado de México para el tratamiento de enfermedades del aparato digestivo, Tesis Licenciatura, México, DF, Facultad de Ciencias UNAM, 1978, 81 pp.

ooo

FC/UNAM
Betb 78 S 35
MEX

1675
SALINAS CHAPA, Cora
Etnobiología e introducción a la bacteriología del pozol, Tesis Licenciatura, México, DF, Facultad de Ciencias UNAM, 1958, 63 pp.

ooo

FC/UNAM
Betb 58 C

1676
SALINAS PEDRAZA, Jesús
Rc Hnych nyu. The otomí, geography and fauna, New Mexico, EU, University of New Mexico Press, 1978, 130 pp.

ooo

COLMEX
972.016/S1655r
Otomí

1677
SALINAS PEDRAZA, Jesús
"Flora", *Etnografía del otomí*, INI, México, DF, 1984, pp. 308-310.

ooo

INI
I/572.749/S35
HGO Valle del Mezquital
Otomí

1678
SANABRIA, Olga Lucía
El uso y manejo forestal en la comunidad Xul, en el sur de Yucatán, Mérida, Yucatán , INIREB, 1986, 125 pp.

ooo

CICY
YUC Sur del estado de Yucatán
Maya

1679
SÁNCHEZ BARRERA, José
"*In mexicateteo ihuan in cocoliztli*

(Los dioses mexicanos y la enfermedad)", *Memorias del Primer Coloquio de Medicina Tradicional Mexicana: un saber en extinción*, ENEP Zaragoza UNAM, México, DF, 1987, pp. 141-145.

ooo

SDGO
S/R133/C63/1987
Nahua

1680
SÁNCHEZ BARRERA, José
"*Li Bats'i vinik sch' uk schamel* (El tzotzil y la enfermedad)", *Memorias del Primer Coloquio de Medicina Tradicional Mexicana: un saber en extinción*, ENEP Zaragoza UNAM, México, DF, 1987, pp. 74-76.

ooo

AFLORA
589
CHIS
Tzotzil

1681
SÁNCHEZ CAMERO, Everardo y GONZÁLEZ FERRARA, Mauricio
"La herbolaria medicinal: su mercadeo en Monterrey, Nuevo León. Un estudio etnobotánico", *Memorias del VIII Congreso Mexicano de Botánica*, Sociedad Botánica de Mexico, México, DF, 1981, pp. 105.

ooo

LPV/FC/UNAM
Área Taxonomía
NL Monterrey

1682
SÁNCHEZ CHAN, Feliciano
Medicina tradicional, 3, DGCP, Yucatán, 1984, 62 pp.

ooo

CID/DGCP
No. de Ad. 137
YUC

1683
SÁNCHEZ ESTRADA, Berta
Evaluación in vitro de la eficacia antihelmíntica de algunos compuestos químicos y naturales contra los estadios inmaduros y maduros de Fasciola hepática, Tesis Licenciatura, Estado de México, ENEP Iztacala UNAM, 1986, 57 pp.

ooo

ENEPI/UNAM
B 0415/86 S 26

1684
SÁNCHEZ GÓMEZ, Alejandra
Factores ecológicos y culturales en la distribución de las plantas medicinales del género Castela spp. *y* Argemone spp., Tesis Licenciatura, Estado de México, ENEP Iztacala UNAM, 1990, 184 pp.

ooo

ENEPI/UNAM
B 0661/98

1685
SÁNCHEZ JIMÉNEZ, Marcela Leticia
Distribución de diez plantas medicinales mexicanas. Su medio ecológico

S

y cultural, Tesis Licenciatura, México, DF, ENEP Zaragoza UNAM, 1989, 277 pp.

ooo

ENEPZ/CII/UNAM
228923

1686
SÁNCHEZ LEÓN, Víctor Manuel
"Apuntes para la flora medicinal de Chiapas", *Memorias del VIII Congreso Mexicano de Botánica*, Sociedad Botánica de México, México, DF, (Resumen 29), 1981, pp. 108.

ooo

LPV/FC/UNAM
Área Taxonomía
CHIS

1687
SÁNCHEZ MEJORADA, Hernando
Algunos usos prehispánicos de las cactáceas entre los indígenas de México, México, Secretaría de Desarrollo Agropecuario, 1982, 48 pp.

ooo

AFLORA
1007
MEX

1688
SÁNCHEZ MEZA, Adriana
Composición química de la semilla de huazontle (Chenopodium nuttaliae), Tesis Licenciatura, México, DF, ENEP Zaragoza UNAM, 1983.

ooo

ENEPZ/CII/UNAM
36 - 248305

1689
SÁNCHEZ OLMEDO, José Guadalupe
Etnografía de la Sierra Madre Oriental: tepehuas y mexicaneros, México, DF, INAH SEP, 1980. (Colección Científica. Etnología, 92).

ooo

MNAH/INAH
LBS/F1203/C6/No.92
DEAS
PS/301/I654i/n92
DGO Sierra Madre Oriental
Nahua, tepehua

1690
SÁNCHEZ PALACIOS, Julia Paula
Estudio de las plantas medicinales con efecto diurético, Tesis Licenciatura, México, DF, ENCB IPN, 1990, 36 pp.

ooo

ENCB/IPN
T 5100 SAN.e

1691
SÁNCHEZ PICHARDO, A. C.
"Calendario adivinatorio e ideología: la comprensión mítica del universo entre los antiguos nahuas y sus implicaciones sociales", *Históricas*, IIH UNAM, Vol. 15, México, DF, may-dic, 1984, pp. 10-14.

ooo

IIA/UNAM IIH/UNAM
R0644.3 216-00
Altiplano Central
Nahua

1692
SÁNCHEZ POSADA, Enrique y SÁNCHEZ SALOMA, Enrique Alfonso
"Nuevo tratamiento de la úlcera pépti-

ca", *La Homeopatía de México*, Propulsora de Homeopatía, Núm. 500, feb, 1987, pp. 7-11.

ooo

ENMyH/IPN
500

1693
SÁNCHEZ RESÉNDIZ, Josefina
"Cholesterol-lowering effect of *Guatteria gaumeri* (preliminary report)", *Journal of Ethnopharmacology*, Vol. 6, Num. 2, 1982, pp. 239-242.

ooo

IIB/UNAM
He

1694
SÁNCHEZ RESÉNDIZ, Josefina y ROSAS LANDA, Vicente
"Utilidad de la medicina tradicional en la prevención del riesgo coronario (efecto de la *Guatteria gaumeri* como hipocolesterolemiante)", *Memorias del Primer Coloquio de Medicina Tradicional Mexicana: un saber en extinción*, ENEP Zaragoza UNAM, México, DF, 1987, pp. 6-7.

ooo

AFLORA
600

1695
SÁNCHEZ RESÉNDIZ, Josefina y cols.
"Compendio de investigaciones sobre *Pulsatilla nigricans* en animales de laboratorio y en seres humanos", *La Homeopatía de México*, Propulsora de Homeopatía, Núm. 509, nov, 1987, pp. 2-6.

ooo

ENMyH/IPN
509

1696
SÁNCHEZ SALOMA, Enrique Alfonso
"El maguey y el xoconecutli. Estudio del poder antiulcerogénico del xoconecutli en su fase clínica", *Memorias del Primer Coloquio de Medicina Tradicional Mexicana: un saber en extinción*, ENEP Zaragoza UNAM, México, DF, 1987, pp. 21-22.

ooo

AFLORA
598

1697
SÁNCHEZ SALOMA, Enrique Alfonso
"Propiedades antiulcerogénicas del xoconecutli y su interpretación bioquímica", *Memorias del Segundo Coloquio de Medicina Tradicional Mexicana: un saber en recuperación*, ENEP Zaragoza UNAM, México, DF, 1988, pp. 210-212.

ooo

AFLORA
597

1698
SÁNCHEZ SAUCEDO, Guillermina
Estudio químico y acción diurética de la raíz de Smilax lanceolata, Tesis Licenciatura, México, DF, ENCB IPN, 1959, 21 pp.

ooo

ENCB/IPN
T 0498 SAN .e

S

1699
SÁNCHEZ TÉLLEZ, M.
La doctrina farmacéutica del Renacimiento en la obra de Francisco Hernández 1515-1587, Granada, España, Departamento de Historia de la Farmacia, Universidad de Granada, 1979, 140 pp.
ooo
COLMEX
610/S2117d
Nahua

1700
SÁNCHEZ VÉLEZ, María Cristina
Estudio fitoquímico de Mortonia diffusa, Tesis Licenciatura, México, DF, Facultad de Química UNAM, 1983, 52 pp.
ooo
BC/UNAM
001-00524-S2-1983

1701
SANDOVAL ARELLANO, Margarito
Etnobotánica mexicana: las plantas utilizadas en Tulancingo, Hidalgo, Tesis Licenciatura, México, DF, Facultad de Ciencias UNAM, 1977, 107 pp.
ooo
FC/UNAM
Betb 775
HGO Tulancingo

1702
SANDOVAL, Luis G.
Farmacopea homeopática mexicana, México, DF, Propulsora de Homeopatía, 3ª ed., 1961, 369 pp.
ooo
ENMyH/IPN
7

1703
SANDSTROM, Alan R.
The image of disease: medical practices of nahua indians of the Huasteca, Columbia, Missouri, Museum of Anthropology, University of Missouri, 1978, 60 pp.
ooo
MNAH/INAH
AUT/C541/S35
VER Puyecalco
Nahua

1704
SANDSTROM, Alan R.
Traditional curing and crop fertility rituals among otomi indians of the Sierra de Puebla, Mexico: the López manuscripts, Blooming, Indiana, Indiana University Museum, 1981, 104 pp. (Occasional Papers and Monographs, 3).
ooo
III
4080
PUE Sierra de Puebla
Otomí

1705
SANDSTROM, Alan R. y S. NORMAN, Daniela Effrein
Traditional paper making and paper cult figures of Mexico, Oklahoma, EU, University of Oklahoma Press, 1986, 327 pp.
ooo
COLMEX
972.01/S221t
PUE Sierra Norte de Puebla
Nahua, otomí, tepehua

1706
SANFILIPPO B., José
"La materia médica europea en el *Libellus:* agua, sal y sustancias orgánicas", *Estudios actuales sobre el* Libellus de Medicinalibus Indorum Herbis, Secretaría de Salud, México, DF, 1992, pp. 85-110.

○○○

AFLORA

1707
SANFILIPPO B., José
"La aculturación de las plantas medicinales mexicanas a la medicina europea", *La investigación científica de la herbolaria medicinal mexicana*, Secretaría de Salud, México, DF, 1993, pp. 35-54.

1708
SANFILIPPO, B. José
"Datos odontológicos del pueblo maya prehispánico", *Boletín Mexicano de Historia y Filosofía de la Medicina*, SMHFM, Vol. 8, Núm. 52, México, DF, 1985, pp. 79-83.

○○○

COLMEX
610.9005/S678b

SDGO
610.905/BOL

IIA/UNAM
RO476.0
YUC
Maya

1709
SANTIAGO, Leovigilda y cols.
Medicina tradicional en tres comunidades purépechas (*bilingües*), DGCP, Michoacán, 1983, 29 pp.

○○○

CID/DGCP
No. de Ad. 210
MICH
Purépecha

1710
SANTILLÁN BECA, Rosa
Química y espectroscopía de constituyentes de Perezia, Tesis Doctorado en Ciencias, México, DF, CINVESTAV IPN, 1986.

○○○

DQ/CINVESTAV/IPN
20 1986

1711
SANTOS CAYETANO, María de Jesús de los
Estudio fitoquímico y farmacológico de Gymnosperma glutinosum, Tesis Licenciatura, México, DF, ENCB IPN, 1990, 33 pp.

○○○

DF/ENCB/IPN
1990/9

1712
SANTOS GARCÍA, Aristeo de los y cols.
"Las plantas medicinales de los totonacos de la región del Papaloapan, Ver.", *Memorias del X Congreso Mexicano de Botánica*, Sociedad Botánica de México, México, DF, 1987, pp. 175-176.

○○○

LPV/FC/UNAM
Área Taxonomía
VER Papaloapan
Totonaco

S

1713
SANTOS GARCÍA, Aristeo de los y cols. "El uso de las plantas medicinales en la región totonaca", *Herbolaria y etnozoología en Papantla*, DGCP SEP, México, DF, 1988, pp. 9-76. (10º Aniversario).
ooo
DGCP
323
VER Papantla
Totonaco

1714
SANTOS RODRÍGUEZ, María Alicia y VÁSQUEZ TORRES, M. A.
"Plantas medicinales de los ejidos de San Fernando, Santa Martha, Ocotlán Chico y Ocotlán Grande, municipio de Soteapan, Ver.", *Memorias del X Congreso Mexicano de Botánica*, Sociedad Botánica de México, Catemaco, Veracruz, 1987, pp. 144-145.
ooo
LPV/FC/UNAM
Área Taxonomía
VER Mpio. Soteapan

1715
SARABIA MORÓN, María Guadalupe
Estudio fitoquímico y farmacológico de tubérculo de la planta Andedera scandens Mocq., Tesis Licenciatura, México, DF, ENCB IPN, 1989.
ooo
DF/ENCB/IPN
1989

1716
SASSOON LOMBARDO, Yolanda
Enfermedad y estados que pueden causar la enfermedad, UR-Michoacán, DGCP SEP, Inédito, Pátzcuaro, Michoacán, 1979, 15 pp.
ooo
DGCP
M006
MICH Las Canoas
Purépecha

1717
SASSOON LOMBARDO, Yolanda
La medicina en Las Canoas, Michoacán, Tesis Licenciatura, México, DF, ENAH, 1980, 120 pp.
ooo
CIESAS
378.2 S 729m
MICH Las Canoas
Purépecha

1718
SASSOON LOMBARDO, Yolanda
Etnografía de Capácuaro, UR-Michoacán, DGCP SEP, Inédito, Uruapan, Michoacán, 1982, 60 pp.
ooo
DGCP
M007
MICH Capácuaro
Purépecha

1719
SASSOON LOMBARDO, Yolanda
La trayectoria del enfermo en Capácuaro y San Lorenzo, UR-Michoacán, DGCP SEP, Inédito, Pátzcuaro, Michoacán, 1982, 78 pp.
ooo
DGCP
038

MICH Capácuaro y San Lorenzo
Purépecha

1720
SASSOON LOMBARDO, Yolanda y ARGUETA VILLAMAR, Arturo
Medicina tradicional, realidades y perspectivas, DGCP, Michoacán, 1983.
ooo
CID/DGCP
No. de Ad. 72
MICH

1721
SASSOON LOMBARDO, Yolanda
"Espanto y mal aire", *Memorias del Seminario de Antropología y Práctica Médica, 17 y 18 de abril de 1986*, Facultad de Medicina UNAM, México, DF, 1987, pp. 54-76.
ooo
IIA/UNAM

1722
SASSOON LOMBARDO, Yolanda
"Mito, magia, religión y medicina tradicional", *México Indígena*, INI, Núm. 20, México, DF, ene-feb, 1988, pp. 22-27.
ooo
IIA/UNAM
R0764.0

1723
SCHEFFLER, Lilian
Magia y brujería en México, México, DF, Panorama Editorial, 1983, 175 pp.
ooo
BN/UNAM
I33.4330972 SCH.M. 1985

1724
SCHEFFLER, Lilian
Cuentos y leyendas de México: tradición oral de grupos indígenas y mestizos, México, DF, Panorama Editorial, 5a. ed., 1986.
ooo
BN/UNAM
398.20972/SCH.C./1986

1725
SCHEFFLER, Lilian
Grupos indígenas de México: ubicación geográfica, organización social, política, económica, religión y costumbres, México, DF, Panorama Editorial, 1986, 250 pp. (Colección Panorama).
ooo
COLMEX
972.01/S317gr
BN/UNAM
972.00497/SCH:g/1986

1726
SCHENDEL, Gordon
La medicina en México: de la herbolaria azteca a la medicina nuclear, México, DF, IMSS, 1980, 401 pp. (Salud y Seguridad Social. Historia).
ooo
INI — MNAH/INAH
610.972/S299m — LBS/R165/S2
DEAS
610.071072/S747m
Huasteco, maya, mixteco, nahua, otomí, purépecha, tarahumara, totonaco, tzeltal, tzotzil, yaqui, zapoteco

1727
SCHONDUBE B., Otto
"La medicina en el Occidente de Méxi-

S

co". En: Alfredo LÓPEZ AUSTIN y Carlos VIESCA TREVIÑO (Coords.), *Historia general de la medicina en México. México antiguo*, Tomo 1, Academia Nacional de Medicina/Facultad de Medicina UNAM, México, DF, 1984, pp. 333-348.
ooo
MNAH/INAH
FOL/R465/H58
Occidente de México

1728
SCHULTES, Richard Evans
"The appeal of peyote (*Lophophora williamsii*) as a medicine", *American Anthropologist*, American Anthropological Association, Vol. 40, Num. 4, Washington, DC, oct-dec, 1938, pp. 698-715.
ooo
IIA/UNAM R0288.0
MNAH/INAH GNE/A512/NS

1729
SCHULTES, Richard Evans
"Teonanacatl: the narcotic mushroom of the aztecs", *American Anthropologist*, American Anthropological Association, New York, NY, Vol. 42, 1940, pp. 429-443.
ooo
MNAH/INAH
6N1 A 512 N5 V.42 N3
IIA/UNAM
ETN5BCOF

1730
SCHULTES, Richard Evans
"The place of ethnobotany in the ethnopharmacological search for psychotormimetic drugs", *Ethnopharmacological Search for Psychoactive Drugs*, Health Services Publications, Vol. 1967, Washington, EU, 1967.
ooo
ENAH
RC 483.5 H3E83

1731
SCHULTES, Richard Evans
The botany and chemistry of allucinogens, Illinois, EU, Charles C. Thomas Plubisher, 1973, 266 pp.
ooo
ENAH
RC 483.5 H3 E83

1732
SCHULTES, Richard Evans
Plantas alucinógenas, México, DF, Prensa Médica Mexicana, 1982, 161 pp.
ooo
UAMX
QK/99/A1/S218

1733
SECCIÓN DE BIENESTAR SOCIAL DE LOS CENTROS COORDINADORES INDIGENISTAS DE LA REGIÓN ISTMO
Plantas medicinales de la región Istmo, INI, Santiago Laollaga, Oaxaca, s/f, 44 pp.
ooo
SSBS/INI
Área Medicina Tradicional
OAX Santiago Laollaga
Zapoteco, mixe, zoque

1734
SECRETARÍA DE FOMENTO
Índice alfabético de la obra de Fran-

cisco Jiménez titulada Cuatro libros de la naturaleza y virtudes de las plantas y animales de uso medicinal, México, Oficina Tipográfica de la Secretaría de Fomento, 1900, 21 pp.

ooo

SF
QK99/M3

1735
SEGGIANO, Luis A.

Medicina indígena de América, Buenos Aires, Argentina, EUDEBA, 1969, 78 pp.

ooo

BN/UNAM 082.1/CUAD.182 III
BC/UNAM R150/S42
398.353/Seg.m./35.21
Nahua

1736
SEGRE, Enzo

"Susto: una enfermedad colonial", *La Jornada Semanal*, Núm. 17, México, DF, oct, 1989, pp. 36-39.

ooo

BN/UNAM BC/UNAM

1737
SÉJOURNÉ, Laurette

"El mundo de los mayas contemporáneos", *El mundo mágico de los mayas*, INAH SEP, México, DF, 1964, pp. 47-53.

ooo

MNAH/INAH
LBS/F1221/T8/M4
CHIS Altos de Chiapas
Tzeltal, tzotzil

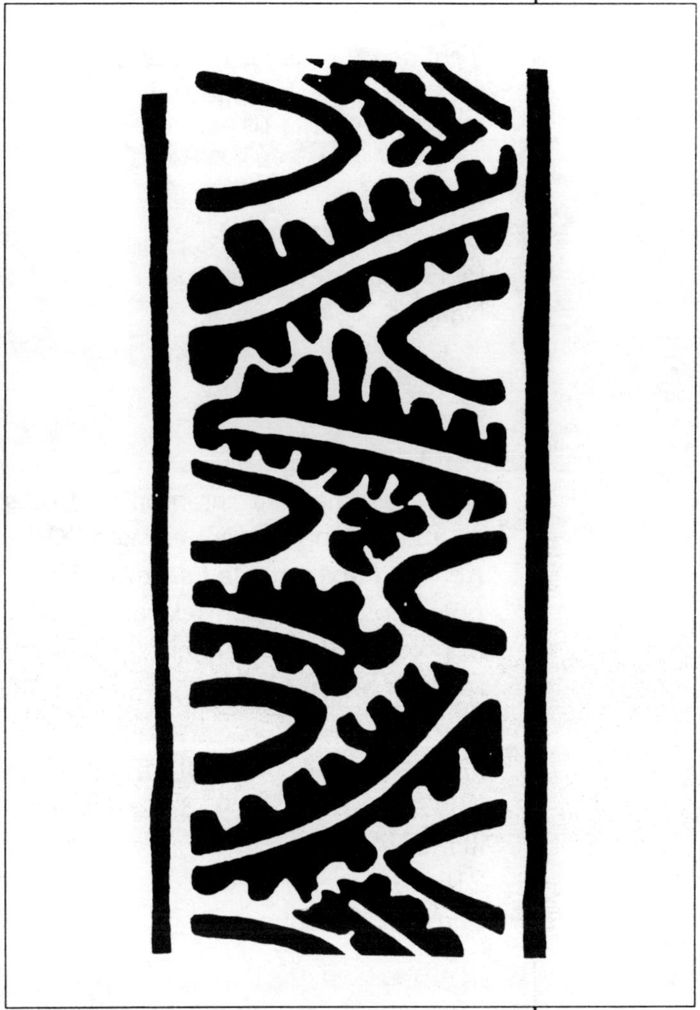

1738
SÉJOURNÉ, Laurette

Supervivencias de un mundo mágico: imágenes de cuatro pueblos mexicanos, México, DF, FCE, 1985, 116 pp. (Lecturas Mexicanas, 86).

ooo

COLMEX 972.01/S463s
IIF/UNAM F1219/3M54/S43
MNAH/INAH
LBS/F1219.3/M5/54
OAX Yaitepec
Chatino

S

1739
SENTÍES GURAIEB, Adriana
Plantas medicinales y sistemas tradicionales de curación del Valle de Tehuacán, Puebla, Tesis Licenciatura, México, DF, Facultad de Ciencias UNAM, 1984, 119 pp.
∘∘∘
FC/UNAM
Betb 84 S 43
PUE Valle de Tehuacán
Nahua

1740
SEPÚLVEDA, María Teresa
"Usos del maíz en ceremonias y ritos de magia popular en el siglo XVI", *Revista Mexicana de Estudios Antropológicos*, Sociedad Mexicana de Antropología, Vol. 24, Núm. 1, México, DF, 1978, pp. 46-51.
∘∘∘
IIA/UNAM R0873.0
COLMEX 913.72/R454
IIH/UNAM 216-00
Purépecha, nahua

1741
SEPÚLVEDA, María Teresa
"El comercio de las plantas medicinales en el área purépecha", *XVI Mesa Redonda: "Rutas de intercambio en Mesoamérica y norte de México", 9-14 de sept 1979*, Sociedad Mexicana de Antropología, Vol. 1, Saltillo, Coahuila, sept, 1980, pp. 133-140.
∘∘∘
IIA/UNAM ANT2.21A
IIH/UNAM E51/C577
MICH
Purépecha

1742
SEPÚLVEDA, María Teresa
"Prácticas médicas entre los purépechas prehispánicos", *Boletín Mexicano de Historia y Filosofía de la Medicina*, SMHFM, Vol. 5, Núm. 32, México, DF, sept-dic, 1980, pp. 67-81.
∘∘∘
COLMEX 610.9005/S678b
SDGO SP/574.05/REV
IIA/UNAM R0476.0
Purépecha

1743
SEPÚLVEDA, María Teresa
Magia, brujería y supersticiones en México, México, DF, Everest Mexicana, 1983, 190 pp. (Raíces Mexicanas).
∘∘∘
AFLORA
706

1744
SEPÚLVEDA, María Teresa
"La herbolaria entre los purépechas prehispánicos". En: Carlos VIESCA TREVIÑO, *Estudios de antropología médica*, Tomo 4, IMEPLAM AC, México, DF, 1986, pp. 269-314.
∘∘∘
AFLORA
719
MICH
Purépecha

1745
SEPÚLVEDA, María Teresa
La medicina entre los purépechas prehispánicos, México, DF, UNAM, 1988, 186 pp. (Etnología/Historia. Serie Antropológica, 94).

ººº
MNAH/INAH
LBS, 6N,477,548
MICH
Purépecha

1746
SERNA, Jacinto de la
Tratado de las idolatrías, ritos, hechicerías y otras costumbres gentilicias de las razas aborígenes de México, México, DF , Ediciones Fuente Cultural, 1953, 465 pp. (Biblioteca Navarro de Historia y Cultura Mexicana).
ººº
HFM/UNAM

1747
SERRANO LÓPEZ, Atanasio
"Almoloya del Río". En: Margarita LOERA (Coord.), *Mi pueblo: su historia y sus tradiciones*, INAH/Gobierno del Estado de México, México, DF, 1987, pp. 19-50. (Divulgación).
ººº
DEAS
572.9/M413m
MEX Almoloya del Río

1748
SESIA, Paola
"Salud y enfermedad en Oaxaca", *América Indígena*, III, Vol. 50, Núm. 2, México, DF, 1990, pp. 291-308.
ººº
IIA/UNAM MNAH/INAH
R0286.0 E65/A512i
IIH/UNAM
216-00
OAX
Chinanteco, mazateco, mixe, mixteco, zapoteco

1749
SESIA, Paola
"La obstetricia tradicional en el Istmo de Tehuantepec: marco conceptual y diferencias con el modelo biomédico". En: Paola SESIA (Ed.), *Medicina tradicional, herbolaria y salud comunitaria en Oaxaca*, Gobierno del Estado de Oaxaca/CIESAS, Oaxaca, Oaxaca, 1992, pp. 17-54.
ººº
OAX Istmo de Tehuantepec
Chontal, huave

1750
SESSE, Martín y MOCIÑO, José Mariano
Flora Mexicana Plantae Novae Hispaniae. 1790-1801, México, Oficina Tipográfica de la Secretaría de Fomento, 1790.
ººº
IBB/UNAM
Acervo Historico

1751
SHATTUCK, George y cols.
The peninsula of Yucatán: medical, biological, meteorological and sociological studies, Washington, DC, Carnegie Institute of Washington, 1933, 576 pp.
ººº
BN/UNAM
917.264/SHA.p
Maya

1752
SHEDLIN, Michele G. y HOLLERBACH, Paula E.
"Modern and traditional fertility regulation in a mexican community: fac-

S

tors in the process of decision making", *Working Papers*, Center for Policy Studies, The Population Council, New York, EU, september, 1978, pp. 43.

∘∘∘

COLMEX
F/301.426/S544m
MEX
Otomí

1753
SIERRA CARRILLO, Dora
"Los nahuas de Morelos: una ceremonia agrícola". En: Ma. Cristina SUÁREZ (Coord.), *Estudios nahuas*, INAH SEP, México, DF, 1988, pp. 145-164. (Divulgación).

∘∘∘

MNAH/INAH
LBS/F1203/D5/S8
MOR Norte de Morelos
Nahua

1754
SIERRA P., E.
"Recopilación de la transferencia oral de la utilidad de algunas plantas medicinales de Quintana Roo", *Difusión Cultural Kanab Yetel Luum*, Instituto Tecnológico de Quintana Roo, Núm. 5, Chetumal, Quintana Roo, 1989, pp. 3.

∘∘∘

AFLORA
2003
QR Chetumal

1755
SIGNORINI, Italo
"Classificazione delle mallattie presso I huave dell'Itsmo di Tehuantepec (Oaxaca, Messico)", *Simposio Internazionale sulla Medicina Indigena e Popolare dell'America Latina*, IILA/CISO, Roma, Italia, dic, 1977, pp. 141-150.

∘∘∘

IIA/UNAM
AF16B[13179]L
OAX San Mateo del Mar
Huave

1756
SIGNORINI, Italo
Los huaves de San Mateo del Mar, Oaxaca, México, DF, INI, 1979, 375pp.

∘∘∘

INI
I.306/A.57/A.59
OAX San Mateo del Mar
Huave

1757
SIGNORINI, Italo
"Patterns of fright: multiple concepts of susto in nahua ladino community of the Sierra de Puebla", *Ethnology*, University of Pittsburg Press, Vol. 21, Num. 4, Pittsburg, EU, 1982, pp. 313-323.

∘∘∘

COLMEX IIA/UNAM
572.05/E84 R0603.0
PUE Santiago Yancuictlalpan
Nahua

1758
SIGNORINI, Italo y TRANFO, Luigi
"Enfermedades: clasificación y terapias". En: Italo SIGNORINI (Coord.), *Los huaves de San Mateo del Mar,*

SEP INI, México, DF, 1979, pp. 215-261. (Serie Antropología Social, 59).

ooo

UAMI INI
I/306/A57/N59 970.4272/S578
COLMEX
F1221/H85/S538
OAX San Mateo del Mar
Huave

1759
SIGNORINI, Italo y LUPO, Alessandro
"Las fuerzas anímicas en el pensamiento nahua", *México Indígena*, INI, Núm. 20, México, DF, ene-feb, 1988, pp. 13-21.

ooo

IIA/UNAM
R0764.0
PUE Sierra Norte de Puebla
Nahua

1760
SIGNORINI, Italo y LUPO, Alessandro
Los tres ejes de la vida: alma, cuerpo, enfermedad entre los nahuas de la Sierra de Puebla, Xalapa, Veracruz, Universidad Veracruzana, 1989, 303 pp.

ooo

IIA/UNAM
AF16B:L
PUE Santiago Yancuictlalpan
Nahua

1761
SILVA MAGAÑA, Mario Alejandro
Evaluación de la actividad biológica de Amphypterigium adstringens Schiede ex Schlecht *en la úlcera peptica inducida experimentalmente en rata*, Tesis Licenciatura, México, DF, ENEP Zaragoza UNAM, 1990, 78 pp.

ooo

ENEPZ/CII/UNAM
229024

1762
SILVA PORTILLO, Ana Luisa
"Guaco (*Mikania micrantha*)". En: IMSS, *Medicina tradicional y herbolaria: materiales para su estudio*, IMSS, México, DF, 1984, pp. 102.

ooo

B/Xochi
350.77/IMSS(600)

1763
SILVA TORRES, Rafael
"Estudio fitoquímico y microbiológico de *Beschorneria bracteata Jacobi*", *Memorias del Primer Coloquio de Medicina Tradicional Mexicana: un saber en extinción*, ENEP Zaragoza UNAM, México, DF, 1987, pp. 100.

ooo

AFLORA
521
HGO

1764
SILVERIO PÉREZ, Victoriano y cols.
Medicina tradicional de la Cañada de los Once Pueblos: especialistas tradicionales, UR-Michoacán, DGCP SEP, Inédito, Pátzcuaro, Michoacán, 1984, 60 pp.

ooo

DGCP
M11
MICH Cañada de los Once Pueblos
Purépecha

S

1765
SILVER, Daniel B.
"Enfermedad y curación en Zinacantán: esquema provisional". En: Evon Z. VOGT (Ed.), *Los zinacantecos: un pueblo tzotzil de los Altos de Chiapas*, SEP INI, México, DF, 1980, pp. 455-473. (Serie Antropología Social, 7).

∘∘∘

INI I/306/A57/N/AS07
ENAH GN4/I58/V7
DEAS PS/30672/I654i/n07
CHIS Zinacantán
Tzotzil

1766
SMAILUS, Ortwin
"El concepto de los espíritus del monte (*aluxoob*) en la mitología de los mayas yucatecos modernos", *Actas del XLI Congreso Internacional de Americanistas, México 2-7 sept 1974*, INAH, Vol. 3, México, DF, 1976, pp. 217-223.

∘∘∘

IIA/UNAM ANT2.2A
IIH/UNAM E51/C577
YUC San Antonio, Dto. de Cayetano y San Víctor, Dto. de Corozal
Maya

1767
SOBERANES CÉSPEDES, N. E.
Distribución, abundancia, condiciones ecológicas y etnobotánica del cuachalalate (Amphipterygium adstringens Schiede ex Schlet.) *en el estado de Morelos*, Tesis de Licenciatura, Cuernavaca, Morelos, Facultad de Ciencias Biológicas Universidad Autónoma del Estado de Morelos, 1991, 72 pp.

∘∘∘

MOR

1768
SOCIEDAD FARMACÉUTICA DE MÉXICO
Farmacopea mexicana, México, Imprenta Francisco Díaz de León, 2a ed., 1874, 399 pp.

∘∘∘

MNAH/INAH
LBS RS141-24 S6

1769
SODI MORALES, Demetrio
"Las investigaciones con plantas alucinantes mexicanas", *Boletín del Centro de Investigaciones Antropológicas de México*, CIAM, Núm. 7, México, DF, mayo, 1960, pp. 14-18.

∘∘∘

IIA/UNAM
R0436.0
OAX Huautla de Jiménez
Mazateco

1770
SODI MORALES, Demetrio
Los mayas: vida, cultura y arte a través de un personaje de su tiempo, México, DF, Panorama Editorial, 1982, 162 pp.

∘∘∘

COLMEX
972.011/S6795a
Maya

1771
SODI MORALES, Demetrio
"Terminología médica de los diccionarios y vocabularios mayas yucatecos", *Boletín Mexicano de Historia y Filosofía de la Medicina*, SMHFM, Vol. 7, Núm. 49, México, DF, diciembre, 1984, pp. 405-416.
ooo
COLMEX SDGO
610.9005/S678b SP/574.05/REV
IIA/UNAM
R0476.0
YUC
Maya

1772
SOLÍS CERVANTES, Gonzalo
Prácticas médicas tradicionales de los Altos de Chiapas, INI Centro Tzeltzal-Tzotzil, San Cristóbal de las Casas, 1981, 30 pp.
ooo
SSBS/INI
Área Medicina Tradicional
CHIS San Cristóbal de las Casas
Tzeltal, tzotzil

1773
SOMOLINOS D'ARDOIS, Germán
El doctor Francisco Hernández y la primera expedición científica en América, México, DF, SEP, 1971, 156 pp. (SEP Setentas, 7).
ooo
ENAH INI
L/AC70/S4/v07 086/S46/N7
MNAH/INAH
LBS/AC70/S8/v07
Nahua

1774
SOMOLINOS D'ARDOIS, Germán
La medicina en las culturas mesoamericanas anteriores a la Conquista, México, Talleres de la Cía. Litográfica, 1978, 97 pp.
ooo
MNAH/INAH
LBS, R465,565

1775
SOMOLINOS D'ARDOIS, Germán
"El fenómeno de fusión cultural y su trascendencia médica", *Capítulos de Historia Médica de México*, SMHFM, Vol. 2, México, DF, 1979, pp. 173-199.
ooo
COLMEX SDGO
610.972/S6972f S/R465/S66
E/Raza
W7/56
Maya, nahua, totonaco

1776
SOMOLINOS PALENCIA, Juan
"Historical sources in prehispanic medicine in Mexico", *Boletín Mexicano de Historia y Filosofía de la Medicina*, SMHFM, Vol. 2, Núm. 6, México, DF, marzo, 1974, pp. 21-25.
ooo
SDGO IIA/UNAM
SP/574.05/REV R0476.0
COLMEX
610.9005/S678b
Nahua

1777
SOMOLINOS PALENCIA, Juan
"El tiempo médico de don Vasco de Quiroga", *Boletín Mexicano de Histo-*

ria y Filosofía de la Medicina, SMHFM, Vol. 5, Núm. 32, México, DF, sep-dic, 1980, pp. 123-135.

ooo

SDGO 610.905/BOL
COLMEX 610.9005/S678b
IIA/UNAM RO476.0

Nueva España
Purépecha

1778
SOMOLINOS PALENCIA, Juan
"Visión general de la medicina en la Nueva España durante el siglo XVI", *Boletín Mexicano de Historia y Filosofía de la Medicina*, SMHFM, Vol. 6, Núm. 40, México, DF, sept, 1982, pp. 61-70.

ooo

SDGO 610.905/BOL
COLMEX 610.9005/S678b
IIA/UNAM RO476.0

Virreinato de la Nueva España

1779
SOMOLINOS PALENCIA, Juan
"Generalidades de la medicina prehispánica entre los mayas". En: Alfredo LÓPEZ AUSTIN y Carlos VIESCA TREVIÑO (Coords.), *Historia general de la medicina en México. México antiguo*, Tomo 1, Academia Nacional de Medicina/Facultad de Medicina UNAM, México, DF, 1984, pp. 289-295.

ooo

MNAH/INAH FOL/R465/H58

Región maya
Maya

1780
SOMOLINOS PALENCIA, Juan
"El fármaco en la América prehispánica", *Boletín Mexicano de Historia y Filosofía de la Medicina*, SMHFM, Vol. 8, Núm. 54, México, DF, 1985, pp. 167-171.

ooo

SDGO 610.905/BOL
COLMEX 610.9005/S678b
IIA/UNAM RO476.0

Latinoamérica

1781
SOMOLINOS PALENCIA, Juan
"Historia del cacao como un recurso terapéutico", *Boletín Mexicano de Historia y Filosofía de la Medicina*, SMHFM, Vol. 9, Núm. 56, México, DF, 1986, pp. 49-57.

ooo

SDGO SP/574.05/REV
IIA/UNAM RO476.0
COLMEX 610.9005/S678b

Nahua

1782
SOMOLINOS PALENCIA, Juan
"Del temperamento y nostalgia de la vainilla", *Revista Médica del IMSS*, IMSS, Vol. 25, Núm. 3, México, DF, may-jun, 1987, pp. 223-225.

ooo

ENMyH/IPN 37

1783
SOSA, John R.
"Cosmological, symbolic and cultu-

ral complexity among the contemporary maya of Yucatan". En: Anthony F. AVENI (Ed.), *World Archaeoastronomy*, Cambridge University Press, Cambridge, Massachusetts, 1989, pp. 130-143.

ooo

IIF/UNAM
GN799/A8/094/1986/FE22783
YUC
Maya

1784
SOSA, V. y CARMONA, Tomás
"Liquidámbar", *INIREB Informa. Comunicado sobre recursos bióticos potenciales del país*, INIREB, Núm. 16, Jalapa, Veracruz, 1977.

ooo

JB/UNAM CIESAS

1785
SOTELO SANTOS, Laura Elena
Las ideas cosmológicas mayas en el siglo XVI, México, DF, Centro de Estudios Mayas IIF UNAM, 1988, 98 pp. (Serie Cuadernos, 19).

ooo

COLMEX
972.011/S7177id
Región maya
Maya

1786
SOTO MATA, Luis
Acción parasimpático-mimética de un compuesto aislado de Salpianthus arenarius, Tesis Licenciatura, Estado de México, ENEP Iztacala UNAM, 1980, 56 pp.

ooo

ENEPI/UNAM
B 060/80

1787
SOTO NÚÑEZ, José Carmen
Las plantas medicinales y su uso tradicional en la Cuenca del Río Balsas: estados de Michoacán y Guerrero, Tesis Licenciatura, México, DF, Facultad de Ciencias UNAM, 1987, 231 pp.

ooo

FC/UNAM
Betb 87 S 65
MICH GRO Cuenca del Río Balsas

1788
SOTO QUINTANAR, Sonia
Etnobotánica mexicana: plantas utilizadas en la ciudad de Toluca, México, para el tratamiento de las enfermedades de las vías urinarias, Tesis Licenciatura, México, DF, Facultad de Ciencias UNAM, 1978, 56 pp.

ooo

AFLORA
1975
MEX Toluca

1789
SOTO SORIA, Alfonso
"Los huicholes y su mundo mágico", *Artes de México*, Artes de México, Núm. 124, México, DF, 1969, pp. 52-63.

ooo

COLMEX MNAH/INAH
CE/709.72/A786 N6550/A7

S

JAL Sierra Madre Occidental
Huichol

1790
SOUTHAM, Lenore
Estudio toxicológico de la administración oral de un extracto acuoso de zoapatle (Montanoa tomentosa) *en rata y perra*, Tesis Licenciatura, México, DF, Facultad de Medicina Veterinaria y Zootecnia UNAM, 1977, 28 pp.

ooo

BC/UNAM
Tes 1977 SL

1791
SOUZA NOVELO, Narciso
Plantas medicinales, Mérida, Yucatán, 1943.

ooo

IBB/UNAM
Acervo histórico

1792
SOUZA NOVELO, Narciso
Plantas medicinales de Chaczikin, Yucatán (Méx.), Yucatán, Instituto Técnico Agrícola Henequenero, 1943, 318 pp.

ooo

IBB/UNAM
QK 99 S 68
YUC Chaczikin
Maya

1793
SOUZA NOVELO, Narciso
Plantas alimenticias y plantas de condimentos que viven en Yucatán, Mérida, Yucatán, Instituto Técnico Agrícola Henequenero, 1950.

ooo

CICY
YUC

1794
SOUZA NOVELO, Narciso
"Farmacopea maya", *Revista de la Universidad de Yucatán*, Universidad Autónoma de Yucatán, Vol. 22, Núm. 131, Mérida, Yucatán, sep-dic, 1980, pp. 65-85.

ooo

IIA/UNAM BN/UNAM
R0883.0 972.0108/MIS.1
YUC
Maya

1795
SPECIA CABRERA, Consuelo
Esteroides en semillas de Yucca filifera y Yucca periculosa, Tesis Licenciatura, México, DF, Instituto de Química UNAM/Universidad Autónoma de Puebla, 1978, 103 pp.

ooo

IQ/UNAM
324s

1796
SSA,
"Medicina prehispánica", *Revista de la Secretaría de Salubridad y Asistencia*, SSA, Núm. 20, México, DF, 1980, pp. 24-27.

ooo

IIA/UNAM
R0919.8

1797
STANDLEY, Paul C.
"Flora de Yucatán", *Enciclopedia yucatanense*, Gobierno del Estado de Yucatán, Mérida, Yucatán, 1930, pp. 273-523.
ooo
CICY
YUC

1798
STANDLEY, Paul C.
Trees and shrubs of Mexico (Oxalidaceae and turneraceae). *Contributions from the National Herbarium*, Smithsonian Institution, United States National Museum, Washington, DC, Vol. 23, Part 3, 1923, 854 pp.
ooo
CIESAS
581.972/5862t

1799
STEGGERDA, Morris
Maya indians of Yucatan, Washington, DC, Carnegie Institute of Washington, 1941, 56-73 pp. (Publication, 531).
ooo
COLMEX 972.011/S818m
BN/UNAM 972.011/STEG.m
MNAH/INAH
AS32/C280p/n531
YUC
Maya

1800
SUÁREZ, Consuelo
Manual de plantas medicinales del Lago de Pátzcuaro, Michoacán, CESE, 1990, 81 pp.
ooo
IEPAC
MICH Lago de Pátzcuaro

1801
SUKUMAR, D. E. y cols.
"Studies on the leaves of *Argemone mexicana*", *Fitoterapia*, Vol. 55, Num. 6, Milán, Italia, 1984, pp. 352-353.
ooo
DPA/UACH
Área Química

1802
SULLIVAN, Thelma D.
"Embarazo y parto: costumbres, supersticiones y técnicas prehispánicas de los aztecas y su supervivencia en México", *Anuario Indigenista*, III, Vol. 29, México, DF, diciembre, 1969, pp. 285-293.
ooo
IIA/UNAM R0351.0
IIH/UNAM 216-00
DF Dto. de Tecosca, Milpa Alta
Nahua

1803
SUMANO LÓPEZ, Héctor
"Medicina tradicional y 'empacho'", *Relaciones*, Colegio de Michoacán, Vol. 9, Núm. 25, Morelia, Michoacán, 1986, pp. 95-107.
ooo
COLMEX
972.005/R382/V9/No25
MICH Huáncito, Zopoco y Cherán
Purépecha

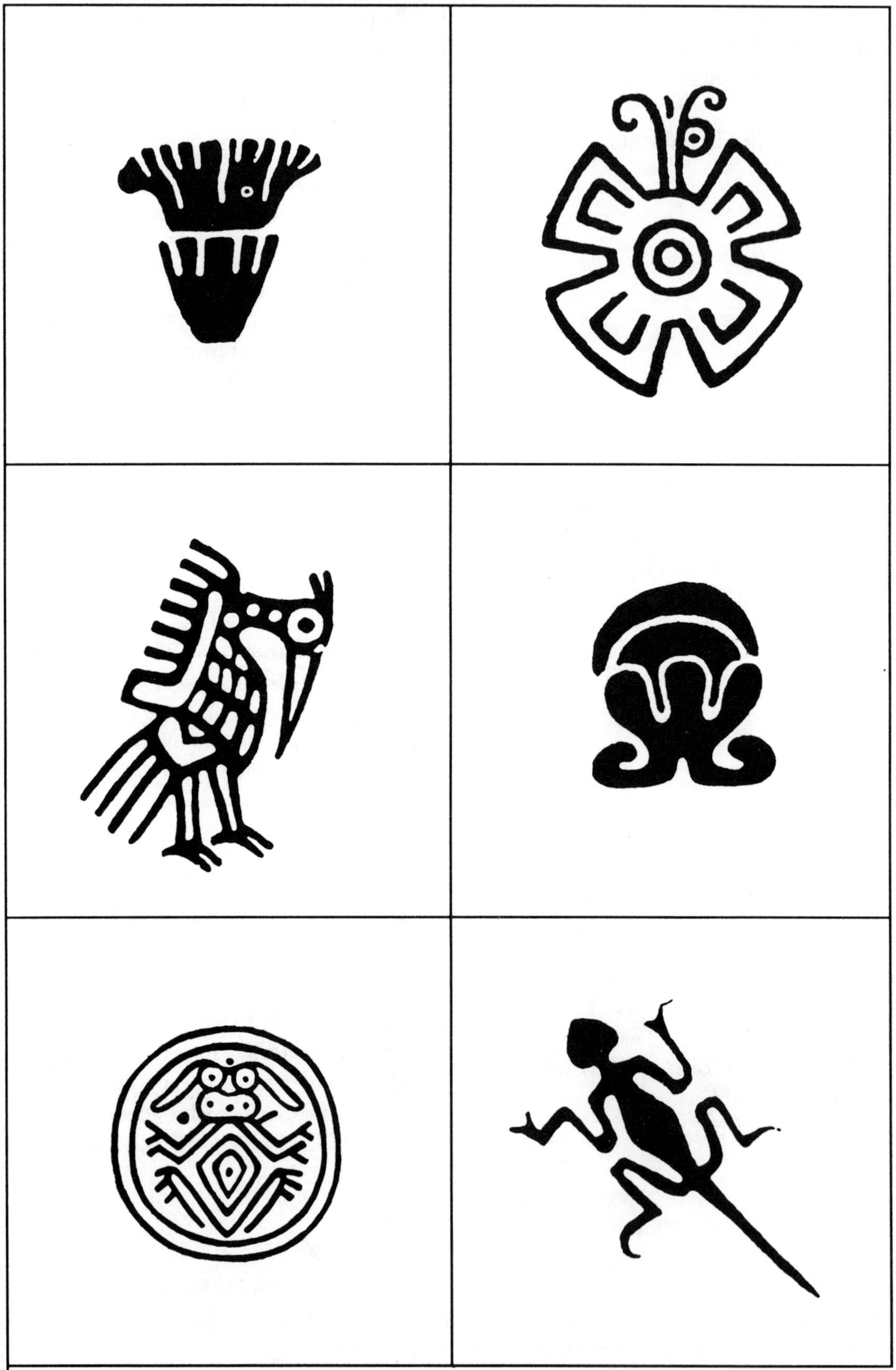

T

1804
TABOADA RAMÍREZ, Javier Antonio
Estudio de algunos componentes químicos del aroma de cacaos mexicanos, Tesis Licenciatura, México, DF, Facultad de Ciencias UNAM, 1966, 41 pp.

ooo

IBB/UNAM
1966 12

1805
TALLER DE TRADICIÓN ORAL y BEAU-CAGE, Pierre
Plantas medicinales indígenas, Puebla, DIF Puebla PINMUDE, 1988, 211 pp. (Etnociencia Nahua, 1).

ooo

SSBS/INI
Área Medicina Tradicional
PUE Cuetzalan
Nahua

1806
TANCK ESTRADA, Dorothy
"La profesión médica colonial: el desafío de la cirugía y la botánica", *Revista de la Facultad de Medicina*, Facultad de Medicina UNAM, Vol. 27, Núm. 2, México, DF, 1984, pp. 76-84.

ooo

SDGO
SP/610.5/REV
Virreinato de la Nueva España

1807
TAPIA BENAVIDES, Antonio
Polisacáridos (gomas y mucílagos) de plantas del género Opuntia: *estudio monográfico*, Tesis Licenciatura, Cuautitlán, Estado de México, FES Cuautitlán UNAM, 1987, 90 pp.

ooo

FESC/UNAM
105/23/002/87

1808
TAPIA CARRILLO, Aurelio
Estudio fitoquímico y actividad fungicida de Beschorneria yuccoides C. Koch, Tesis Licenciatura, México, DF, ENEP Zaragoza UNAM, 1990, 85 pp.

ooo

ENEPZ/CII/UNAM
249025

T

1809
TAPIA GARCÍA, Fermín
Etnobotánica de los amuzgos. Parte I: los árboles, Tomo 1, México, DF, CIESAS, 1978. (Cuadernos de la Casa Chata, 14).
ooo
CIESAS
07.572/C266t/14 y 28
OAX
Amuzgo

1810
TAPIA GARCÍA, Fermín
Etnobotánica de los amuzgos. Parte II: los bejucos, zacates, yerbas y otras plantas, Tomo 2, México, DF, CIESAS, 1980. (Cuadernos de la Casa Chata, 28).
ooo
CIESAS
F1203/C8.3/V.14.28
OAX
Amuzgo

1811
TAPIA GARCÍA, Fermín
Las plantas curativas y su conocimiento entre los amuzgos: árboles grandes y arbustos, México, DF, Ediciones de la Casa Chata, CIESAS SEP, 1985, 246 pp.
ooo
CIESAS DEAS
581.634/t727p 615.537/T727p
COLMEX
FOL/615.3/T1723p
OAX San Pedro Amuzgos
Amuzgo

1812
TAPIA GARCÍA, Fermín
"La curación tradicional entre los amuzgos", *Periódico* El Nacional. *Nuestra Palabra. Suplemento especial*, Núm. 8, México, DF, mayo, 1990, pp. 4.
ooo
DGCP BN/UNAM INI
OAX San Pedro Amuzgos
Amuzgo

1813
TAPIA GUTIÉRREZ, Irene
Estudio químico de la planta Mikania morum *fam.* Compositae-anticrotálica, Tesis Licenciatura, México, DF, ENCB IPN, 1954, 18 pp.
ooo
DF/ENCB/IPN
1954

1814
TAPPAN MERINO, Carlos Eduardo
Contribución al uso medicinal de algunas plantas en medicina veterinaria, Tesis Licenciatura, México, DF, Facultad de Medicina Veterinaria y Zootecnia UNAM, 1980, 159 pp.
ooo
UAMX
TES/M/48/T365UNAM 4114

1815
TÉLLEZ V., Osvaldo y cols.
Las plantas de Cozumel. Guía botánico-turística de la isla de Cozumel, Quintana Roo, México, DF, Instituto de Biología UNAM, 1989, 75 pp.
ooo
AFLORA
2005
QR Cozumel

T

1816
TELLO ALFONZO, Julieta Patricia
Estudio citotóxico "in vitro" de algunos derivados de plantas de la familia de las compuestas con probable actividad anticancerígena, Tesis Licenciatura, México, DF, Facultad de Química UNAM, 1986, 78 pp.

ooo

FQ/UNAM
256 1986

1817
TERREL, Edward E.
A checklist of names for 3,000 vascular plants of economic importance, Washington, EU, United States Department of Agriculture, Agricultural Research Services, 1977, 241 pp.

ooo

DF/CINVESTAV/IPN
QK 11 .T 4

1818
THOMAS D., Norman
Envidia, brujería y organización ceremonial de un pueblo zoque, México, DF, SEP, 1974, 175 pp. (SEP Setentas, 166).

ooo

ENAH
L/AC70/S4/V166
MNAH/INAH
LBS/AC70/S8/v166
CHIS
Zoque

1819
THOMPSON J., Eric S.
"Symbols, glyphs and divinatory almanacs for diseases in the maya Dresden and Madrid Codices", *American Antiquity*, Society for American Archeology, Vol. 23, Washington, DC, 1958, pp. 297-308.

ooo

IIA/UNAM
R0289.0
Maya

1820
THOMPSON J., Eric S.
Historia y religión de los mayas, México, DF, Siglo XXI, 1975, 485 pp. (Antropología).

ooo

COLMEX 972.015/T473h
UAMX F1435/T4618
ENAH
F1435/T464/1982
Región maya
Chol, mame, maya, tzeltal, tzotzil, zoque

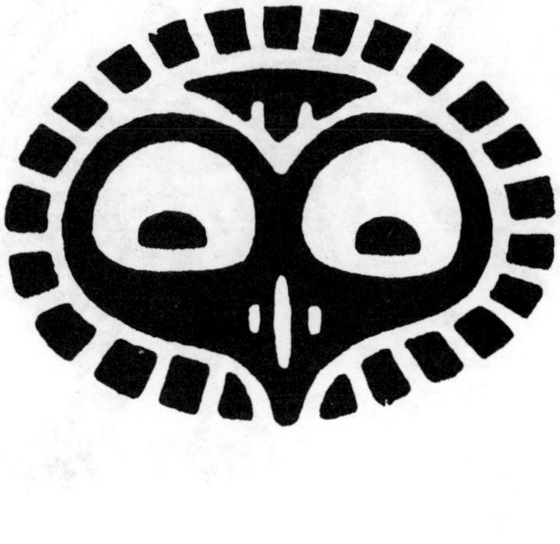

T

1821
THOMPSON J., Eric S.
"Hallucinatory drugs and hobgoblins in the maya lowlands", *Tlalocan*, IIH UNAM/IIF UNAM, Vol. 7, México, DF, 1977, pp. 295-308.

ººº

MNAH/INAH F1220/T626
IIA/UNAM R0959.0
COLMEX 972.01/T626
Maya, mazateco, mixteco, mixe, nahua

1822
THOMPSON, Donald E.
"Maya paganism and christianity", *Nativism and syncretism*, Middle American Research Institute, New Orleans, EU, 1960, pp. 29. (Publication, 19).

ººº

III
05(73)/M
Maya

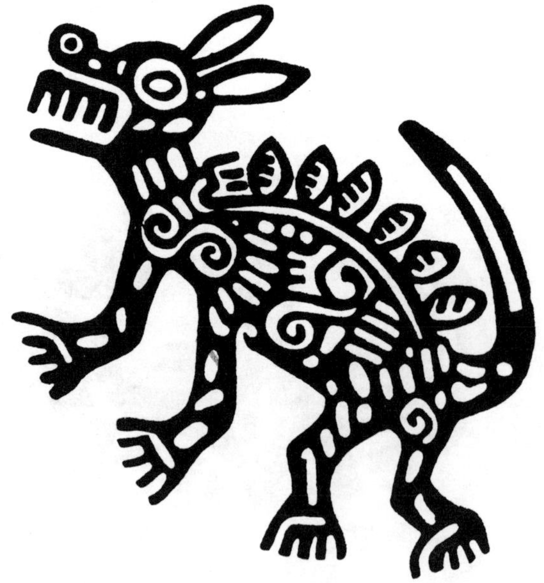

1823
TIBÓN, Gutierre
La tríada prenatal (*cordón, placenta, amnios*)*: supervivencia de la magia paleolítica*, México, DF, FCE, 1981, 277 pp. (Sección de Obras de Antropología).

ººº

B/FCE 006087R
COLMEX 290/T554t
BN/UNAM 398.353/TIB.t

1824
TIBÓN, Gutierre
La ciudad de los hongos alucinantes, Tomo 1, México, DF, Panorama Editorial, 1983, 174 pp.

ººº

MNAH/INAH
LBS F1219.1 011 T52

1825
TIBÓN, Gutierre
"El médico de Xochimilco", *El jade de México: el mundo esotérico de "chalchihuite"*, Panorama Editorial, México, DF, 1983, pp. 67-72. (Colección Panorama).

ººº

COLMEX 299.72/T554j
BN/UNAM 972.01/TIB.j.

Xochimilco
Nahua

1826
TIBÓN, Gutierre
"La brujería mazateca", *La ciudad de los hongos alucinantes*, Panorama Editorial, México, DF, 1983.
ooo
COLMEX
972.72/T554c
BN/UNAM
394.1097272155/TIB.c.
OAX Huautla de Jiménez
Mazateco

1827
TIBÓN, Gutierre
"Los médicos en Huautla", *La ciudad de los hongos alucinantes*, Panorama Editorial, México, DF, 1983.
ooo
COLMEX
972.72/T554c
BN/UNAM
394.1097272155/TIB.c.
OAX Huautla de Jiménez
Mazateco

1828
TLAHUILLI
"Medicina alternativa", *Boletín del Instituto Mexicano de Medicinas Tradicionales Tlahuilli, AC* Vol. 1, Cuernavaca, Morelos, jul, 1985, pp. 56.
ooo
MNAH/INAH
RV53/M4
MOR

1829
TOBÓN DELGADO, José Sergio
Investigación sobre plantas de interés farmacológico, Tesis Licenciatura, México, DF, ENCB IPN, 1986, 30 pp.
ooo
DF/ENCB/IPN
1986/4

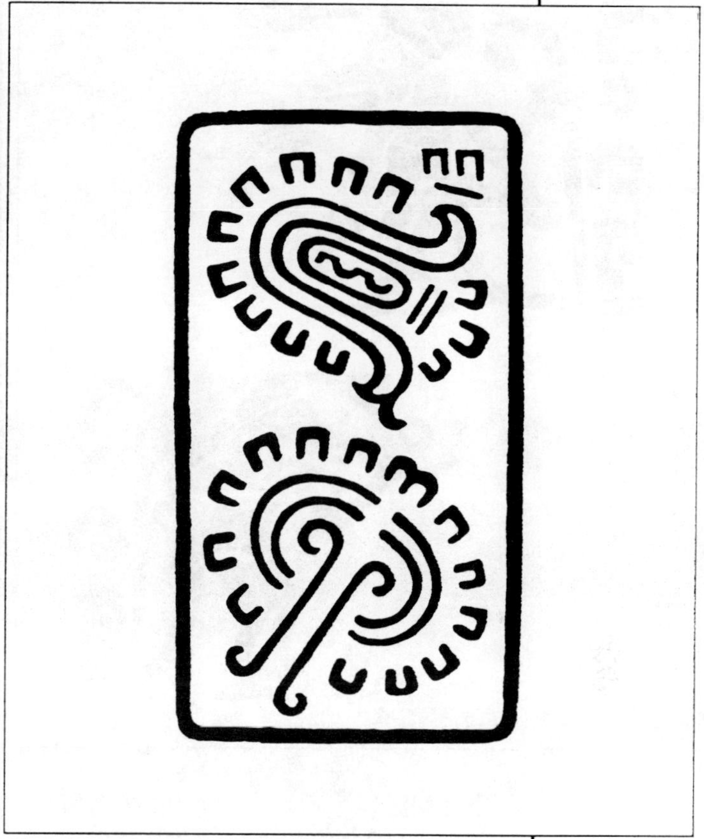

1830
TOLEDO, Víctor Manuel y cols.
"Los purépechas de Pátzcuaro: una aproximación ecológica", *América Indígena*, III, Vol. 40, Núm. 1, México, DF, 1980, pp. 17-55.
ooo
INI
(A.I.)XL(1)
MICH Pátzcuaro
Purépecha

T

1831
TOOR, Frances
"Cures and medicine women", *Mexican Folkways*, Frances TOOR (Ed.), Vol. 1, Num. 2, México, DF, ago-sep, 1925, pp. 19-21.

ººº

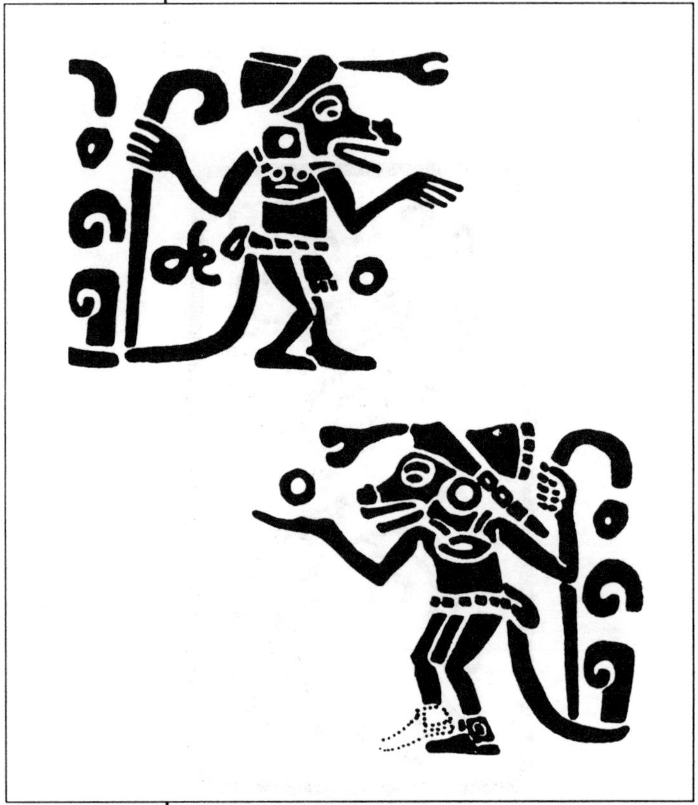

COLMEX 398.0972/M611
MNAH/INAH GR1/M611
IIA/UNAM R0762.0
IIH/UNAM 216-00
Valle del Yaqui
Yaqui

1832
TOOR, Frances
"Apuntes sobre las costumbres yaquis", *Mexican Folkways. Special Yaqui Number*, Frances TOOR (Ed.), México, DF, jul, 1937, pp. 52-63.

ººº

COLMEX 398.0972/M611
IIH/UNAM 216-00
IIA/UNAM R0762.0
MNAH/INAH GR1/M611
SON Valle del Yaqui
Yaqui

1833
TORIBIO MEDINA, José
Historia del Tribunal del Santo Oficio de la Inquisición en México, México, DF, Fuente Cultural, 2a. ed., 1951, 445 pp.

1834
TORO, Alfonso
"Las plantas sagradas de los aztecas y su influencia sobre el arte precortesiano", *Actas y Memorias del XXIII International Congress of Americanists, New York, sept 17-22 1928*, Sociedad Internacional de Americanistas, New York, EU, 1930, pp. 101-121.

ººº

IIA/UNAM ANT2.2A
IIH/UNAM E51/C577
Nahua

1835
TORRES GONZÁLEZ, Josefina
Etnobotánica mexicana: plantas tradicionalmente utilizadas para el tratamiento de enfermedades gastrointestinales en el estado de Michoacán, Tesis Licenciatura, México, DF, Facultad de Ciencias UNAM, 1984, 120 pp.

ººº

FC/UNAM
Betb 84 T 63
MICH

1836
TORRES LATORRE, Bárbara
Datos etnobotánicos de Coatlán del Río, Morelos, Tesis Licenciatura, México, DF, Facultad de Ciencias UNAM, 1978, 109 pp.

°°°

FC/UNAM
Betb 78 T 63
MOR

1837
TORRES SÁNCHEZ, Rafael
"Hacia la preservación de El Costumbre", *México Indígena*, INI/CICC Núm. 14, México, DF, abril, 1990, pp. 18-23.

°°°

IIA/UNAM
R0764.0
JAL Sierra de Jalisco
Huichol

1838
TORRES, Bárbara
"El papel del amate, historia y significado". En: Gobi STROMBER (Coord.), *El universo del amate*, García Valadez Editores/MNCP SEP, México, DF, 1987, pp. 13-30. (Ediciones del MNCP. Cultura SEP).

°°°

DEAS
398.356/U856u
PUE San Pablito Pahuatlán
Nahua, otomí

1839
TORRE, José Miguel
"La contribución de la Nueva España a la cardiología", *Archivos*, Instituto de Cardiología de México, Vol. 50, Núm. 5, México, DF, sep-oct, 1980, pp. 623-628.

°°°

Nueva España
Nahua

1840
TORRE, José Miguel
"Los balbuceos de la cardiología mexicana", *Boletín Mexicano de Historia y Filosofía de la Medicina*, SMHFM, Vol. 5, Núm. 32, México, DF, 1980, pp. 109-122.

°°°

COLMEX 610.9005/S678b
IIA/UNAM RO476.0
SDGO 610.905/BOL
Nahua

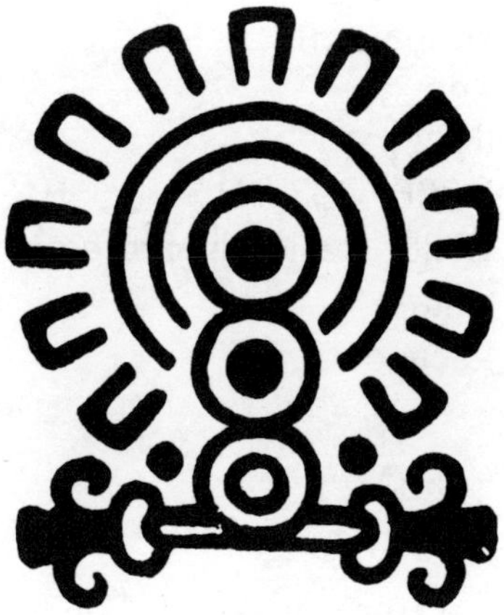

T

1841
TOUSIGNANT, M.
"La femme dans la medecine traditionnelle mexicaine", *Social Science and Medicine*, Pergamon Press, Vol. 12, Num. 3, New York, EU, 1978, pp. 215-228.
ooo
IIA/UNAM
R0927.0

1842
TOZZER, Alfred M.
"La imagen del cuerpo humano según los mayas de Yucatán", *Anales de Antropología*, Vol. 2, México, DF, 1982.
ooo
CHIS Región limítrofe del río Usumacinta
Lacandón

1843
TOZZER, Alfred M.
"La religión de los lacandones", *Mayas y lacandones: un estudio comparativo*, INI, México, DF, 1982, pp. 103-175. (Clásicos de la Antropología Mexicana, 13).
ooo
INI UAMI
I/306/C53/N13 F1376/T6/98
CHIS Región limítrofe del río Usumacinta
Lacandón

1844
TRANFO, Luigi
"El mundo mágico religioso". *Vida y magia en un pueblo otomí del Mezquital*, INI SEP, México, DF, 1974, pp. 187-337. (Serie Antropología Social, 34).
ooo
UAMX INI
F1220/C68/n34 I/306/A57/N34
DEAS
PS/306.72/I654i/n34
HGO Valle del Mezquital
Otomí

1845
TRANFO, Luigi
"Tono y nagual". En: Italo SIGNORINI (Coord.), *Los huaves de San Mateo del Mar*, SEP INI, México, DF, 1979, pp. 177-213. (Serie Antropología Social, 59).
ooo
COLMEX UAMI
9704.272/S578h F1221/H85/S538
DEAS
PS/30672/I654i/n59
OAX San Mateo del Mar
Huave

1846
TREJO GERARDO, Marcela Helen
Estudio fitoquímico del guarumbo (Cecropia obtusifolia) *como agente hipoglucemiante*, Tesis Licenciatura, México, DF, ENCB IPN, 1983, 59 pp.
ooo
ENCB/IPN
T 3131 TRE .e

1847
TREJO LICEA, María del Rosario
Determinación del efecto hipoglucemiante de la planta Cecropia obtusifolia, Tesis Licenciatura, México, DF, ENCB IPN, 1980, 57 pp.
ooo
ENCB/IPN
T 2592 TRE .d

1848
TRENS, Manuel B.
Arte curativo de las enfermedades, farmacia y hechicería; la brujería y el nahualismo en la Nueva España, Tuxtla Gutiérrez, Chiapas, Ediciones México-Austral, SA, 1954, 50 pp.
ooo
BN/UNAM
610.972/TRE.a
Maya, nahua

1849
TRUJILLO JÁUREGUI, Saturnino
La medicina tradicional en Pajapan, DGCP, Acayucan Veracruz, s/f, 8 pp.
ooo
CID/DGCP
No. de Ad. 24
VER Pajapan
Nahua

1850
TUÑÓN PABLOS, Enriqueta
"Ciclo de vida", *El álbum de la mujer: antología ilustrada de las mexicanas. Epoca prehispánica*, Tomo 1, INAH, México, DF, 1991, pp. 15-61. (Colección Divulgación).
ooo
DEAS
Archivo reservado
Altipano Central
Nahua

1851
TURNER, Paul R.
Los chontales de los Altos, México, DF, SEP, 1973, 150 pp. (SEP Setentas, 119).
ooo
COLMEX
972.019cho/T951h

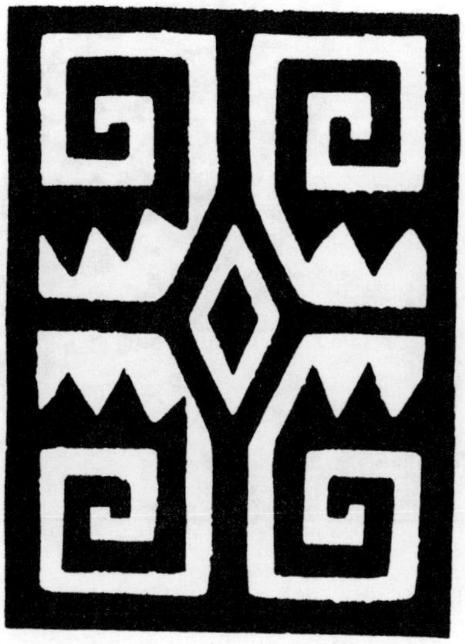

ENAH
L/AC70/S4/V119
UAMX
F1221/C58/T818
OAX San Matías Petacaltepec
Chichimeca-jonás

1852
TURNER, Paul R.
"Witchcraft as negative charisma". En: David LANDY (Ed.), *Culture, disease and healing: studies in medical anthropology*, Macmillan Publishing Co., Inc., New York, EU, 1977, pp. 226-230.
ooo
MNAH/INAH
LBS/GN296/L35
OAX Villa de Santiago
Chichimeca-jonás

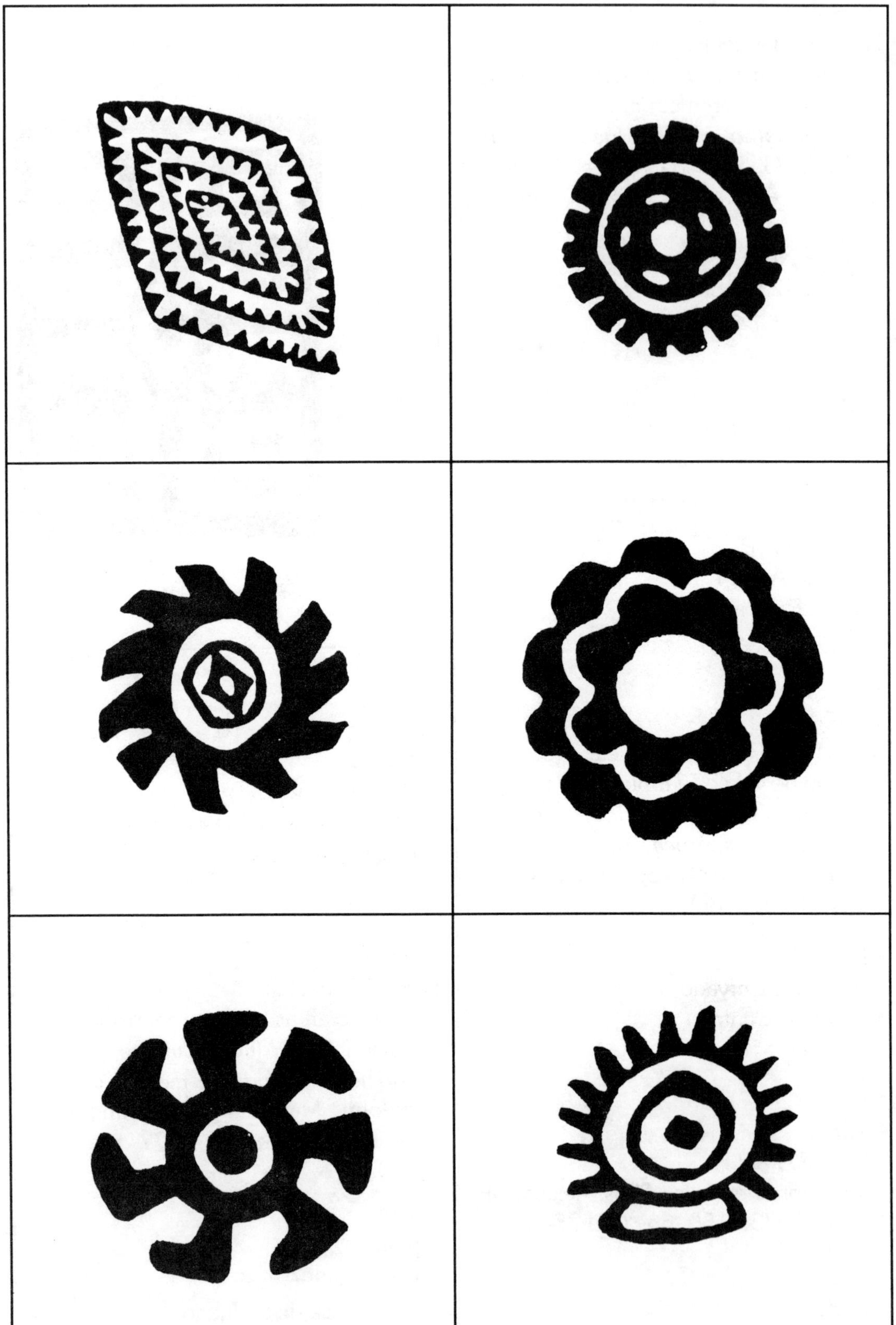

U

1853
ULACIA GUTIÉRREZ, Juan Carlos
Actualización de usos, farmacología, toxicología y epidemiología de intoxicaciones con warfarina en humanos y animales en el DF, Tesis Licenciatura, Estado de México, FES Cuautitlán UNAM, 1983.

ooo

FESC/UNAM
001-01621-U1-1983
DF

1854
ULATE J., Jeannette y KEIJZER, Benno de
"Sistemas de salud y participación popular: los casos de Nicaragua y México", *Nueva Antropología*, Vol. 7, Núm. 28, México, DF, oct, 1985, pp. 153-176.

1855
ULUAC PAT, Pastor
"Medicina tradicional en Sisbic, Yucatán: ceremonias curativas mayas". En: Jas REUTER (Comp.), *Indigenismo, pueblo y cultura*, Consejo Nacional Técnico de la Educación, México, DF, 1983, pp. 213-222. (Cuaderno, 5).

ooo

ENAH
GR67/I53
YUC Sisbic
Maya

1856
UNDERHILL, Ruth M.
"Peyote", *Actas y Memorias del XXX International Congress of Americanists, Held at Cambridge, 18-23 august 1952, Sociedad Internacional de Americanistas*, Londres, Inglaterra, 1952, pp. 143-148.

ooo

IIA/UNAM IIH/UNAM
ANT2.2A E51/C577
Norte de México y EU
Huichol

1857
UNDERHILL, Ruth M.
Red man's religion: beliefs and prac-

U

tices of the indians North of Mexico, Chicago, EU, The University of Chicago Press, 1965, 301 pp.

ooo

DEAS
299.7/V854r
SON Norte de México
Mazahua, pápago

1858
UNDERHILL, Ruth M.
Biografía de una mujer pápago, México, DF, SEP, 1975, 159 pp. (SEP Setentas, 201).

ooo

ENAH
AC70/S4/v201
MNAH/INAH
LBS/AC70/S8/v201
SON Norte de Sonora
Pápago

1859
URBINA, Manuel
Catálogo de plantas mexicanas (Fanerógamas), Tomo 1, México, Imprenta del Museo Nacional, 1897, 478 pp.

ooo

MNAH/INAH
LBS QK211 U73C

1860
URBINA, Manuel
Plantas comestibles de los antiguos mexicanos, Tomo 1, México, Anales del Museo Nacional de México, 2ª ed., 1903, 503-591 pp.

ooo

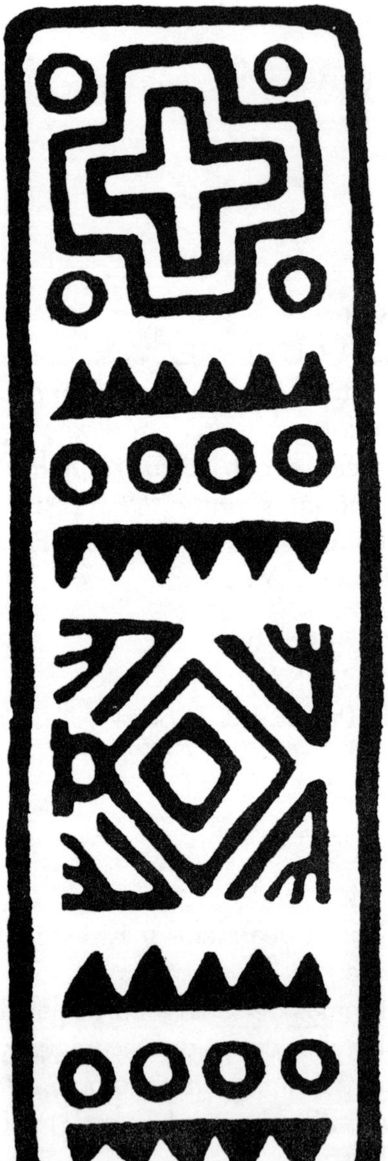

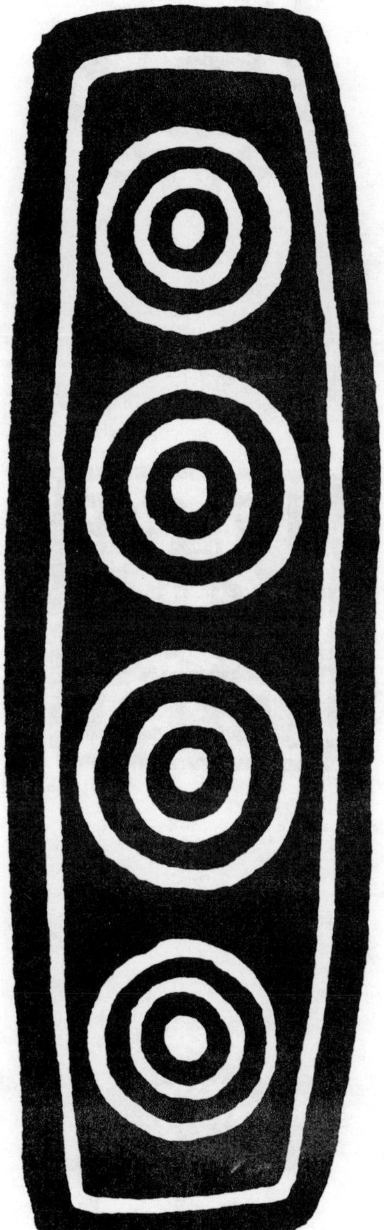

MNAH/INAH
F1219 A5 V.1

1861
URIBE ROMO, Emilio
"El medio aborigen nayarita", *Revista Mexicana de Sociología*, IIS UNAM, Vol. 11, Núm. 2, México, may-jun, 1950, pp. 300.

ooo

INI
RMS 12/2 1950
NAY

1862
URRUTIA CRUZ, Silvia Petra
Etnobotánica de los agaves de los Valles Centrales de Oaxaca, Tesis Licenciatura, Estado de México, ENEP Iztacala UNAM, 1986, 95 pp.

ooo

ENEPI/UNAM
B 0312/86 U 77
OAX Valles Centrales de Oaxaca

1863
UZZELL, Douglas
"Susto revisited: illness as strategic role". En: David LANDY (Ed.), *Culture, disease and healing: studies in medical anthropology*, Macmillan Publishing Co., Inc., New York, EU, 1977, pp. 402-408.

ooo

MNAH/INAH
LBS/GN296/L35
OAX Zautla
Zapoteco

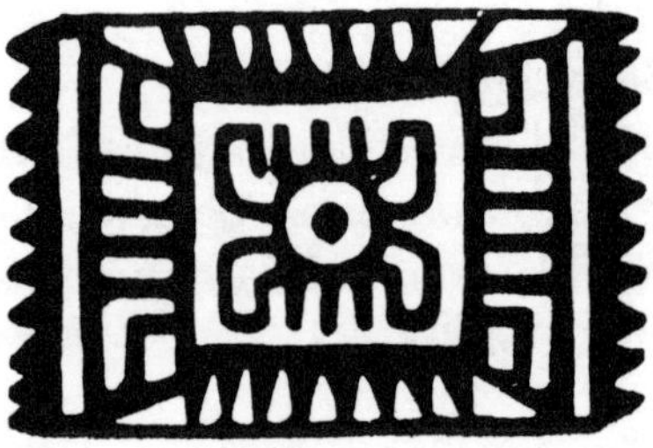

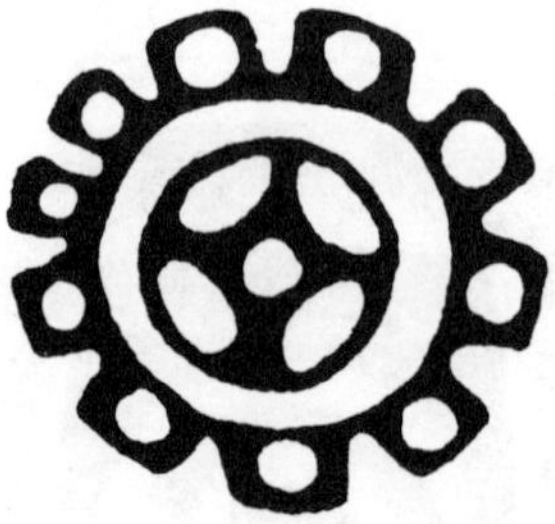

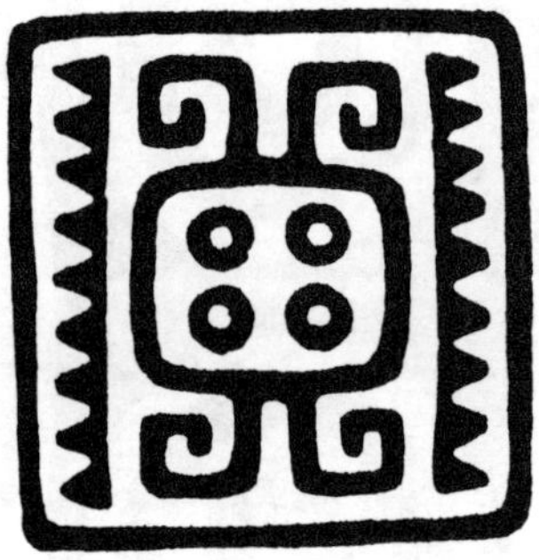

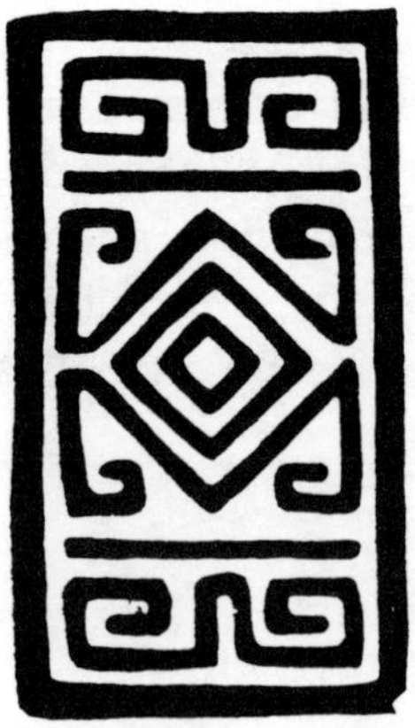

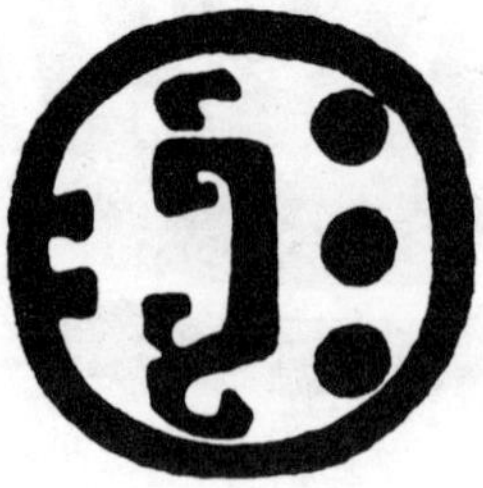

1864
VALDÉS GUTIÉRREZ, Javier y cols.
"La botánica en el *Códice de la Cruz*", *Estudios actuales sobre el* Libellus *de* Medicinalibus Indorum Herbis, Secretaría de Salud, México, DF, 1992, pp. 129-180.
ooo
AFLORA

1865
VALDÉS, Javier
"Los jardínes botánicos y las plantas medicinales del México antiguo", *Memorias del Simposio de Etnobotánica, DF 25-27 nov 1976*, DEAS INAH/ FCie UNAM, México, DF, 1982, pp. 64-68.
ooo
JB/UNAM QK1/S55/1976
UAMI GN407/15.5
Valle de México
Nahua

1866
VALDÉS, Javier y FLORES, Hilda
"Historia de las plantas de Nueva España". En: HERNÁNDEZ, Francisco, *Obras completas*, Tomo 7, UNAM, México, DF, 1984, pp. 9-222.
ooo
AFLORA
433

1867
VALDEZ MARTÍNEZ, Sara Esther
Obtención de aceite de palma china: "Yucca filifera", Tesis Licenciatura, México, DF, Facultad de Química UNAM, 1979, 111 pp.
ooo
BC/UNAM
001-00524-V2-1979

1868
VALDIVIA DOUNCE, Teresa
"La tuburada entre los guarijíos", *Boletín Indigenista*, INI, Núm. 5, México, DF, mar-abr, 1990, pp. 19-21.
ooo
INI
Guarijío

1869
VALDIVIESO MARTÍNEZ, Raúl
Extracción y caracterización de car-

V

maberioles y de alcaloides de coca y opio en cáscara de plátano, Tesis Licenciatura, Cuautitlán, Estado de México, FES Cuautitlán UNAM, 1985, 87 pp.

ººº

FESC/UNAM
105/23/005/85

1870
VALDS III, L.J. y cols.
"Studies of *Salvia divinorum* (*Lamniaceae*), an hallucinogenic mint from the Sierra Mazateca in Oaxaca, México", *Economic Botany*, Vol. 41, Num. 2, 1987, pp. 283-291.

ººº

AFLORA
2006
OAX Sierra Mazateca

1871
VALENCIA, A. y cols.
"Zoapatle XII. In vitro effect of kaurenoic acid isolated from *Montanoa frutescens* and two derivations upon human spermatozoa", *Journal of Ethnopharmacology*, Vol. 18, Num. 1, 1986, pp. 89-94.

ººº

IIA/UNAM
RO696.7[849]:BI

1872
VALERO SPADA, Esther y cols.
"Castella texana e ipecacuana en la giardiasis", *La Homeopatía de México*, Propulsora de Homeopatía, Núm. 500, México, DF, feb, 1987.

ººº

ENMyH/IPN
500

1873
VALLADARES BUSTOS, Roberto León
Estudios del naranjo agrio y sus usos farmacéuticos, Tesis Licenciatura, México, DF, ENCB IPN, 1956, 33 pp.

ººº

ENCB/IPN
T 0421 VAL .e

1874
VALVERDE MOLINA, Víctor
"*Aristolochia L.* (Guaco). Utilidad en medicina del género *Aristolochia*", *La Homeopatía de México*, Propulsora de Homeopatía, Núm. 511, ene, 1988, pp. 9-14.

ººº

ENMyH/IPN
511

1875
VALVERDE MOLINA, Víctor
"El uso en medicina popular de la cola de caballo (*Equisetum sp.*)", *La Homeopatía de México*, Propulsora de Homeopatía, Núm. 515, jun, 1988, pp. 7-11.

ººº

ENMyH/IPN
515

1876
VALVERDE MOLINA, Víctor y WAIZEL BUCAY, José
"Utilidad en medicina del género *Aris-*

tolochia L. (Guaco)", *Memorias del Segundo Coloquio de Medicina Tradicional: un saber en recuperación*, ENEP Zaragoza UNAM, México, DF, 1988, pp. 176-182.

ooo

AFLORA
602

1877
VAN BEUREN, Ingrid
"Salud social y medicina tradicional", *Presencia Nueva*, CEESTEM AC, Núm. 1, México, DF, 1980, pp. 129-132.

ooo

IIA/UNAM	IIH/UNAM
R016.7	216-00

1878
VARELA MORALES, Pedro
"Nextlalpan". En: Margarita LOERA (Coord.), *Mi pueblo: su historia y sus tradiciones*, INAH/Gobierno del Estado de México, México, DF, 1987, pp. 89-91. (Divulgación).

ooo

DEAS
572.9/M413m
MEX Nextlalpan
Otomí

1879
VARGAS CASTELAZO, Manuel
"La patología y la medicina entre los mexica", *Revista Mexicana de Estudios Antropológicos*, Sociedad Mexicana de Antropología, Vol. 14, México, DF, 1954, pp. 119-143.

ooo

IIA/UNAM	COLMEX
R0873.0	913.72/R454

MNAH/INAH
GN1/R454ma/v14/Pfe.1
Nahua

1880
VARGAS NICASIO, Ángel Antonio
Loganiaceae del Valle de México, Tesis Licenciatura, México, DF, ENCB IPN, 1972, 60 pp.

ooo

ENCB/IPN
T 1207 VAR .1
Valle de México

1881
VARGAS, Luis Alberto y MATOS MOCTEZUMA, Eduardo
"El embarazo y el parto en el México prehispánico", *Anales de Antropología*, IIA UNAM, Vol. 10, México, DF, 1973, pp. 297-310.

ooo

IIA/UNAM
R0305.0
Nahua

1882
VARGAS, Luis Alberto
"Definiciones y características de la relación médico-paciente". En: Carlos VIESCA TREVIÑO (Ed.), *Estudios sobre etnobotánica y antropología médica*, Tomo 3, IMEPLAM AC, México, DF, 1978, pp. 19-36.

ooo

IIA/UNAM	ENAH
R0594.0	GN296/E88
UAMI	DEAS
F1219.3/M5/E86	615.537/E582e

V

CHIS Zinacantán
Tzotzil

1883
VARGAS, Luis Alberto
¿Qué debo saber sobre medicina tradicional durante mi servicio social?, México, DF, Seminario de la Medicina del Hombre en su Totalidad, 1981, 29 pp. (Serie El Preguntador, 1).

ooo

COLMEX
F/610.7/V297q

1884
VARGAS, Luis Alberto y CASILLAS E., Leticia
"La herbolaria ante los organismos oficiales de salud", *La investigación científica de la herbolaria medicinal mexicana*, Secretaría de Salud, México, DF, 1993, pp. 247-254.

1885
VARGAS, Rea
Apuntes sobre la vida de los tarahumaras, México, DF, Vargas Rea, 1943, pp. 21-29. (Biblioteca Aportación Histórica).

ooo

BN/UNAM
972.008/BAH.8
CHIH Sierra Tarahumara
Tarahumara

1886
VASCONCELOS, Daniel
"La enfermedad sagrada: aspectos históricos y situación actual", *Gaceta Médica de México*, Academia Nacional de Medicina, Vol. 118, Núm. 1, México, DF, 1982, pp. 35-37.

ooo

IIH/UNAM 216-00
IIA/UNAM R0629.7

1887
VÁZQUEZ CASTELLANOS, José Luis
"Conceptualización de la enfermedad entre los huicholes de la Sierra Madre Occidental, México", *II Encuentro Regional de Epidemiología, 29 y 30 de mayo de 1987*, Guadalajara, Jalisco, may, 1987, pp. 20.

ooo

NAY Sierra Madre Occidental
Huichol

1888
VÁZQUEZ CASTELLANOS, José Luis
"Médicos huicholes: la técnica del éxtasis", *México Indígena*, INI/CICC, Núm. 2, México, DF, nov, 1989, pp. 13-19.

ooo

IIA/UNAM R0764.0
IIH/UNAM 216-00
JAL Sierra Madre Occidental
Huichol

1889
VÁZQUEZ RESENOS, Claudia
"Patrones tradicionales de diagnóstico y tratamiento de diarrea en preescolares de comunidades rurales", *Memorias del Primer Coloquio de Medicina Tradicional Mexicana: un saber en extinción*, ENEP Zaragoza UNAM, México, DF, 1987, pp. 8-11.

ooo

SDGO
S/R133/C63/1987

1890
VEGA PÉREZ, Elena
Aislamiento de una D-lactona flavonoide derivada de la 4'5'5' trihidroxi-3,7-dimetoxi-Isoflavona en Loeselia mexicana (*espinosilla*), Tesis Licenciatura, México, DF, ENCB IPN, 1975.

°°°

DF/ENCB/IPN
1975

1891
VEGA RODRÍGUEZ, Guillermo y VELÁZQUEZ MENESES, E.
Extracción y caracterización de los aceites esenciales de hierbabuena (Mentha spicata) *y hoja santa* (Piper sanctum) *y sus usos en formulaciones de alimentos*, Tesis Licenciatura, México, DF, Facultad de Química UNAM, 1986, 172 pp.

°°°

FQ/UNAM
271 1986

1892
VEGA-FRANCO, Leopoldo y cols.
"Las enfermedades de los niños en la medicina tradicional", *Boletín Médico*, Hospital Infantil de México, Vol. 36, Núm. 2, México, DF, 1979, pp. 69-87.

1893
VELASCO DOMINGO, Francisco y FRANCISCO FRANCISCO, Salvador
"*Nitat* (Muerte)", UR-Papantla, DGCP SEP, Inédito, Papantla, Veracruz, 1986, 54 pp.

°°°

DGCP
P47
VER Francisco Sarabia
Totonaco

1894
VELASCO, Ana María
"El huauhtli: un ensayo antológico e histórico de las plantas", *Revista Mexicana de Estudios Antropológicos*, Sociedad Mexicana de Antropología, Vol. 34, Núm. 1, México, DF, 1988, pp. 237-265.

°°°

IIA/UNAM
R0873.0
COLMEX
913.72/R454
Nahua

MNAH/INAH
GN1/R454

1895
VELÁZQUEZ CADENA, Alma Rosa y cols.
"Estudio integral de miel de abeja y jalea real", *Memorias del Tercer Coloquio de Medicina Tradicional Mexicana: un saber en discusión*, ENEP Zaragoza UNAM, México, DF, 1989, pp. 147-152.

°°°

AFLORA
606

1896
VELÁZQUEZ CADENA, Alma Rosa y cols.
"Medicina tradicional seri", *Memorias del Tercer Coloquio de Medicina Tradicional Mexicana: un saber en discu-*

V

sión, ENEP Zaragoza UNAM, México, DF, 1989, pp. 229-234.

ooo

AFLORA
606
SON
Seri

1897
VELÁZQUEZ DÍAZ, Georgina
"La medicina tradicional en el modelo de atención integral a la salud del programa IMSS/COPLAMAR. Bases conceptuales y metodológicas", *Memorias del Cuarto Coloquio de Medicina Tradicional Mexicana: un saber en integración*, ENEP Zaragoza UNAM, México, DF, 1990, pp. 162-171.

ooo

AFLORA
780

1898
VELÁZQUEZ GALLARDO, Pablo
"Dioses tarascos de Charapan", *Revista Mexicana de Estudios Antropológicos*, Sociedad Mexicana de Antropología, Vol. 9, Núm. 3, México, DF, 1947, pp. 79-106.

ooo

COLMEX 913.72/R454 — IIA/UNAM R0873.0
IIH/UNAM
216-00
MICH Charapan
Purépecha

1899
VELÁZQUEZ GALLARDO, Pablo
La hechicería en Charapan, Michoacán, Tesis Maestría en Antropología Social, México, DF, ENAH, 1949, 151 pp.

ooo

MNAH/INAH GN2/M6112/TESIS 30 — ENAH TESIS/457
MICH Charapan
Purépecha

1900
VELÁZQUEZ VERDUZCO, Octavio
Estudios de las vitaminas, glucósidos y alcaloides en el maguey pulquero (Agave atrovirens Karw.), Tesis Licenciatura, México, DF, ENCB IPN, 1958, 54 pp.

ooo

IBB/UNAM
1958 3

1901
VELIMIROVIC, Boris
La medicina moderna y la antropología médica en la población fronteriza mexicano-estadounidense, Washington, EU, OPS, 1978, 242 pp.

ooo

ENSP
1978

1902
VICENCIO, María Dolores y cols.
Nuestras plantas, México, Médicos Eclécticos, 9ª ed., 1988, 93 pp.

ooo

AFLORA
707

1903
VIDAL GUTIÉRREZ, Luis Eugenio
Estudio químico y farmacológico de

los esteres etílicos del aceite de ricino, Tesis Licenciatura, México, DF, CINVESTAV IPN, 1946, 39 pp.

ooo

CINVESTAV/IPN
QD 302.A2 V 5 QD40.5 V 5

1904
VIESCA G., F. C.
Rompimiento de latencia en damiana, Turnera diffusa Willd., Tesis Licenciatura, Chapingo, Estado de México, Universidad Autónoma de Chapingo, 1984.

ooo

UACH
Tes. 1984/V.G.

1905
VIESCA TREVIÑO, Carlos
Ollin: conceptos sobre la medicina prehispánica, Tesis Licenciatura, México, DF, Facultad de Medicina UNAM, 1966, 270 pp.

ooo

MNAH/INAH
LBS, 25055,M4UN,V5
Nahua

1906
VIESCA TREVIÑO, Carlos y PEÑA PÁEZ, Ignacio de la
"La magia en el *Códice Badiano*", *Estudios de Cultura Náhuatl*, IIH UNAM, Vol. 11, México, DF, 1974, pp. 267-301.

ooo

IIA/UNAM
R0589.0
Nahua

1907
VIESCA TREVIÑO, Carlos
"Los psicotrópicos y la medicina de los gobernantes entre los aztecas", *Coloquio: "Psicotrópicos de origen vegetal: sus implicaciones históricas y culturales"*, IMEPLAM AC, México, DF, 1976, pp. 61-78.

ooo

IIA/UNAM
AF16B[13177]
Nahua

1908
VIESCA TREVIÑO, Carlos
"La herbolaria en el México prehispánico". En: Xavier LOZOYA (Ed.), *Estado actual del conocimiento en plantas medicinales mexicanas*, IMEPLAM AC, México, DF, 1976, pp. 11-26.

ooo

DEAS
581.634/L262e
COLMEX
633.88/L925e
Nahua

IIA/UNAM
AF16B:L

1909
VIESCA TREVIÑO, Carlos
"Los psicotrópicos y la medicina de los gobernantes entre los aztecas". En: Carlos VIESCA TREVIÑO, *Estudios de etnobotánica y antropología médica*, Tomo 2, IMEPLAM AC, Vol. 2, 1976, pp. 121-136.

ooo

AFLORA
722

V

1910
VIESCA TREVIÑO, Carlos
"Alonso López y su *Summa y recopilación de cirugía (1535-1597)*". En: Carlos VIESCA TREVIÑO (Ed.), *Estudios sobre etnobotánica y antropología médica*, Tomo 1, IMEPLAM AC, México, DF, 1976, pp. 29-58.

ooo

ENAH	INI
GN296/E88	615.537/E77
IIA/UNAM	UAMI
R0594.0	F12193/M5/E86
Nahua	

1911
VIESCA TREVIÑO, Carlos y PEÑA PÁEZ, Ignacio de la
"Las enfermedades mentales en el *Códice Badiano*", *Estudios de Cultura Náhuatl*, Vol. 12, México, DF, 1976, pp. 79-84.

ooo

MNAH/INAH
F1219 EE82 V.12 1976

1912
VIESCA TREVIÑO, Carlos
"El papel de la historia y la antropología en el estudio de las medicinas tradicionales", *Medicina Tradicional*, IMEPLAM AC, Vol. 2, Núm. 5, México, DF, 1978, pp. 11-18.

ooo

IIA/UNAM
R0753.5

1913
VIESCA TREVIÑO, Carlos
"Modelos humanistas de transculturación médica". En: Carlos VIESCA TREVIÑO (Ed.), *Estudios sobre etnobotánica y antropología médica*, Tomo 3, IMEPLAM AC, México, DF, 1978, pp. 223-231.

ooo

IIA/UNAM	ENAH
R0594.0	GN296/E88
INI	UAMI
615.537/E77	F1219.3/M5/E86

1914
VIESCA TREVIÑO, Carlos
"Problemática y vigencia de la medicina tradicional", *Medicina tradicional: alternativa para la salud. Estudios del Tercer Mundo*, CEESTEM AC, Vol. 2, Núm. 4, México, DF, diciembre, 1979, pp. 635-644.

ooo

IIA/UNAM	IIH/UNAM
R0594.5	216-00
MNAH/INAH	
AP63/E8	

1915
VIESCA TREVIÑO, Carlos
"Las crisis convulsivas en la medicina náhuatl", *Anales de Antropología de México*, Vol. 16, 1979.

ooo

MNAH/INAH
6N2 M4 V5 V16 1979
Nahua

1916
VIESCA TREVIÑO, Carlos
"Datos de etnobotánica médica en las relaciones geográficas del siglo XVI", *Memorias del Simposio de Etnobo-*

tánica, DF 25-27 nov 1976, DEAS INAH/FCie/UNAM, México, DF, 1982, pp. 70-76.

ooo

JB/UNAM QK1/S55/1976 UAMI GN407/15.5
Nahua

1917
VIESCA TREVIÑO, Carlos
"El médico mexica". En: Alfredo LÓPEZ AUSTIN y Carlos VIESCA TREVIÑO (Coords.), *Historia general de la medicina en México. México antiguo*, Tomo 1, Academia Nacional de Medicina/ Facultad de Medicina UNAM, México, DF, 1984, pp. 217-230.

ooo

MNAH/INAH
FOL/R465/H58
Nahua

1918
VIESCA TREVIÑO, Carlos
"Epidemiología entre los mexicas". En: Alfredo LÓPEZ AUSTIN y Carlos VIESCA TREVIÑO (Coords.), *Historia general de la medicina en México. México antiguo*, Tomo 1, Academia Nacional de Medicina/Facultad de Medicina UNAM, México, DF, 1984, pp. 171-187.

ooo

MNAH/INAH
FOL/R465/H58
Nahua

1919
VIESCA TREVIÑO, Carlos
"Prevención y terapéuticas mexicas". En: Alfredo LÓPEZ AUSTIN y Carlos VIESCA TREVIÑO (Coords.), *Historia general de la medicina en México. México antiguo*, Tomo 1, Academia Nacional de Medicina/Facultad de Medicina UNAM, México, DF, 1984, pp. 201-216.

ooo

MNAH/INAH
FOL/R465/H58
Nahua

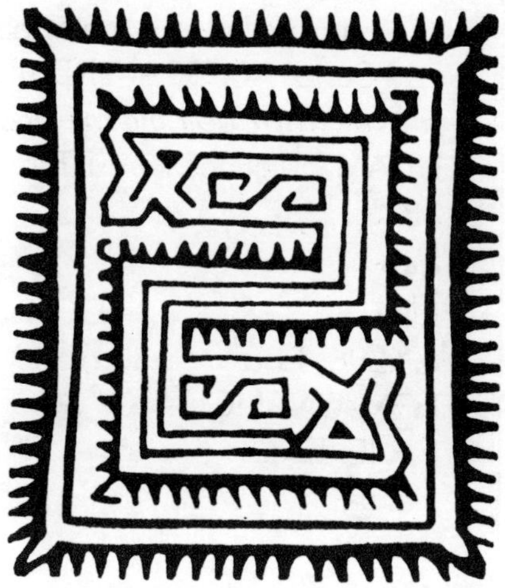

1920
VIESCA TREVIÑO, Carlos y RUGE, Tiahoga
"Aspectos psiquiátricos y psicológicos del susto", *Anales de Antropología*, IIA UNAM, Vol. 22, México, DF, 1985, pp. 475-490.

ooo

IIA/UNAM R0305.0 MNAH/INAH F1219/A5

V

1921
VIESCA TREVIÑO, Carlos
"Posibilidades para abordar el estudio de la medicina náhuatl", *Estudios de Cultura Náhuatl*, IIH UNAM, Vol. 18, México, DF, 1986, pp. 295-314.

ooo

IIA/UNAM
R0589.0
IIH/UNAM
216-00
MNAH/INAH
F1219/E82
Nahua

1922
VIESCA TREVIÑO, Carlos
"La enfermedad en la medicina náhuatl". En: Carlos VIESCA TREVIÑO, *Estudios de antropología médica*, Tomo 4, UNAM, México, DF, 1986, pp. 315-334.

ooo

ENAH
GN296/E88
HFM/UNAMG
F/VIE/ENF
SDGO
S/QK99/E77
Nahua

1923
VIESCA TREVIÑO, Carlos
"Etnomedicina e investigación interdiciplinaria". En: Carlos VIESCA TREVIÑO, *Estudios de antropología médica*, Tomo 4, UNAM, México, DF, 1986, pp. 13-20.

ooo

MNAH/INAH
GN2 EE8 V.4 1986

1924
VIESCA TREVIÑO, Carlos
Medicina prehispánica de México: conocimientos médicos de los nahuas, México, DF, Panorama Editorial, 1986, 246 pp. (Colección Panorama).

ooo

COLMEX
610.972/V665m
Altiplano Central
Nahua

1925
VIESCA TREVIÑO, Carlos
"La antropología médica y la medicina tradicional en los planes de estudio de la Facultad de Medicina de la UNAM", *Revista de la Facultad de Medicina*, Facultad de Medicina UNAM, Vol. 30, Núm. 5, México, DF, sept-oct, 1987, pp. 147-151.

ooo

SDGO
SP/610.5/REV

1926
VIESCA TREVIÑO, Carlos
"Las causas de la enfermedad desde el punto de vista de la medicina tradicional y la occidental", *Memorias del Seminario de Antropología y Práctica Médica, 17 y 18 de abril de 1986*, Facultad de Medicina UNAM, México, DF, 1987, pp. 14-32.

ooo

DEAS
615.882/5764s
B/Xochi
39
DGCP
037

1927
VIESCA TREVIÑO, Carlos
"20 años de investigación en medicina tradicional en México", *Medicina tradicional y atención primaria: ensayos*

en homenaje a Gonzalo Aguirre Beltrán, Ediciones de la Casa Chata, CIESAS SEP, México, DF, 1987, pp. 59-82. (Cuadernos de la Casa Chata, 159).

ooo

ENAH BC/UNAM
HM15/C83/V159 R133/M43
CIESAS
344.0446102/M352m/159

1928
VIESCA TREVIÑO, Carlos
"El pensamiento mágico: entre la razón y la poesía", *Médico Moderno*, Edicom, Vol. 28, Núm. 2, México, DF, oct, 1988, pp. 8-130.

ooo

SDGO
SP/610.5/MED.MOD

1929
VIESCA TREVIÑO, Carlos
"La medicina tradicional mexicana y la atención de la salud", *Memorias del Cuarto Coloquio de Medicina Tradicional Mexicana: un saber en integración*, ENEP Zaragoza UNAM, Mexico DF, 1990, pp. 96-112.

ooo

AFLORA
768

1930
VIESCA TREVIÑO, Carlos
"El *Libellus* y su contexto histórico", *Estudios actuales sobre el* Libellus *de* Medicinalibus Indorum Herbis, Secretaría de Salud, México, DF, 1992, pp. 49-84.

ooo

AFLORA

1931
VIESCA TREVIÑO, Carlos
"La herbolaria medicinal en el México prehispánico", *La investigación científica de la herbolaria medicinal mexicana*, Secretaría de Salud, México, DF, 1993, pp. 19-34.

ooo

AFLORA

1932
VILLA ROJAS, Alfonso
"Del nacimiento a la muerte: creencias y prácticas rituales", *Los mazatecos y el problema indígena de la Cuenca del Papaloapan*, INI, México, DF, 1955, pp. 111-120. (Memorias del INI, Vol. VII).

ooo

INI
I/306/M45/N7
OAX Cuenca del Papaloapan
Mazateco

1933
VILLA ROJAS, Alfonso
Los mayas de las tierras bajas, México, DF, INAH, 1961.

ooo

COLMEX
972.011/V7126m
Maya

1934
VILLA ROJAS, Alfonso
Grupos mayenses de las tierras altas, México, DF, INAH, 1962.

ooo

COLMEX
972.019M/V7126g
Maya

V

V

1935
VILLA ROJAS, Alfonso
"El nagualismo como recurso de control social entre los grupos mayenses de Chiapas", *Estudios de Cultura Maya*, Centro de Estudios Mayas IIF UNAM, Vol. 3, México, DF, 1963, pp. 243-260.

ooo

COLMEX 972.011/E82
IIA/UNAM R0588.0
CHIS Oxchuc
Tzeltal

1936
VILLA ROJAS, Alfonso
"Los chontales de Tabasco", *América Indígena*, III, Vol. 24, Núm. 1, México, DF, 1964, pp. 29-47.

ooo

IIA/UNAM
R0286.0
TAB
Chontal

1937
VILLA ROJAS, Alfonso
"Maya lowlands: the chontal, chol ekchí". En: WAUCHOPE and VOGT (Eds.), *Handbook of Middle American Indians*, Ethnology Part I, Tomo 7, University of Texas Press, Austin, Texas, 1967, pp. 233-234.

ooo

MNAH/INAH LBS/F1434/H35
IIH/UNAM F1434/H3/v7
COLMEX
REF/970.428/H236/v7
CHIS Región del Usumacinta y del Grijalva
Chol, chontal

1938
VILLA ROJAS, Alfonso
"The maya of Yucatan". En: WAUCHOPE and VOGT (Eds.), *Handbook of Middle American Indians*, Ethnology Part I, Tomo 7, University of Texas Press, Austin, Texas, 1969, pp. 244-275.

ooo

IIH/UNAM F1434/H3/v7
MNAH/INAH LBS/F1434/H35
COLMEX
REF/970.428/H236/v7
YUC
Maya

1939
VILLA ROJAS, Alfonso
"The tzeltales". En: WAUCHOPE and VOGT (Eds.), *Handbook of Middle American Indians*, Ethnology Part I, Tomo 7, University of Texas Press, Austin, Texas, 1969, pp. 195-225.

ooo

MNAH/INAH LBS/F1434/H35
IIH/UNAM F1434/H3/v7
COLMEX
REF/970.428/H236/v7
CHIS Amatenango del Valle, Pinola, Soyatitlán, Oxchuc, Tenejapa, Cancuc
Tzeltal

1940
VILLA ROJAS, Alfonso
"Los lacandones: sus dioses, ritos y creencias religiosas", *América Indígena*, III, Vol. 28, Núm. 1, México, DF, 1968, pp. 81-137.

ooo

IIA/UNAM
R0286.0
CHIS
Lacandón

1941
VILLA ROJAS, Alfonso
"Notas sobre los zoques de Chiapas", *América Indígena*, III, Vol. 33, Núm. 4, México, DF, 1973, pp. 1045-1070.

ooo

IIA/UNAM
R0286.0
CHIS Noroeste de Chiapas
Zoque

1942
VILLA ROJAS, Alfonso y cols.
Los zoques de Chiapas, México, SEP INI, 1975, 278 pp.

ooo

INI
1 306 A57 N39
CHIS
Zoque

1943
VILLA ROJAS, Alfonso
Los elegidos de Dios. Etnografía de los mayas de Quintana Roo, México, SEP INI, 1978, 574 pp. (Serie Antropología Social, 56).

ooo

INI	BN/UNAM
I/306/A57/N56	972.65/VILm
DEAS	
PS/306.72/I654i/n56	
QR	
Maya	

1944
VILLA ROJAS, Alfonso
"La imagen del cuerpo humano según los mayas de Yucatán", *Anales de Antropología*, IIA UNAM, Vol. 17, Núm. 2, México, DF, 1980, pp. 31-46.

ooo

IIA/UNAM
R0305.0
YUC Región maya
Maya

1945
VILLA ROJAS, Alfonso
"Terapéutica tradicional y medicina moderna entre los mayas de Yucatán", *Anales de Antropología*, IIA UNAM, Vol. 18, México, DF, 1981, pp. 13-28.

ooo

IIA/UNAM	COLMEX
R0305.0	572.05/A532
Maya	

1946
VILLA ROJAS, Alfonso
"Breves consideraciones sobre la creencia del 'mal de ojo'", *Anales de Antropología*, IIA UNAM, Vol. 19, México, DF, 1982, pp. 147-161.

ooo

IIA/UNAM
R0305.0
Maya, nahua, purépecha, tzeltal, tzotzil

1947
VILLA ROJAS, Alfonso
"Enfermedad, pecado y confesión entre los grupos mayenses", *Anales de Antropología*, IIA UNAM, Vol. 20, Núm. 2, México, DF, 1983, pp. 89-110.

ooo

IIA/UNAM
R0305.0
Región maya
Maya, nahua, tzeltal, tzotzil

V

1948
VILLA ROJAS, Alfonso
Estudios etnológicos: los mayas, México, DF, IIA UNAM, 1985, 636 pp.

ooo

COLMEX
572.04/V6896e
UAMI
F1435/V54
ENAH
F1435.3/S7/V55e
Maya

1949
VILLA ROJAS, Alfonso
Etnografía tzeltal de Chiapas: modalidades de una cosmovisión prehispánica, México, DF, Miguel Ángel Porrúa, 1990, 829 pp.

ooo

CHIS Oxchuc
Tzeltal

1950
VILLAFRANCO LÓPEZ, María Edith
Contribución etnobotánica en plantas medicinales utilizadas por dos grupos étnicos de Mecapalapa, municipio de Pantepec, Puebla, Tesis Licenciatura, ENEP Iztacala UNAM, 1988, 349 pp.

ooo

AFLORA
201
PUE Mecapalapa, Pantepec
Nahua, totonaco

1951
VILLAGÓMEZ IBARRA, José Roberto
Aislamiento y elucidación estructural y estereoquímica de sesquiterpenos del Senecio mexicanus, México, CINVESTAV IPN, 1988.

ooo

DQ/CINVESTAV/IPN
Área Fitoquímica
DF

1952
VILLALBAZO TIBURCIO, Juana
Estudio químico de Apeiba tibourbou *(peine de mico)*, México, DF, ENCB IPN, 1956, 41 pp.

ooo

ENCB/IPN
T 0417 VIL .e

1953
VILLALOBOS CONTRERAS, Genoveva
"Plantas medicinales usadas por los nahuas y totonacos de Xochitlán y Zapotitlán, en la Sierra Norte de Puebla", *Memorias del Tercer Coloquio de Medicina Tradicional Mexicana: un saber en discusión*, ENEP Zaragoza UNAM, México DF, 1989, pp. 139-146.

ooo

AFLORA
615
PUE Xochitlán y Zapotitlán
Nahua, totonaco

1954
VILLALOBOS LUEVANOS, María Teresa
Estudios de Caesalpinia crista, *leguminosa antilitiásica*, Tesis Licenciatura, México, DF, Facultad de Química UNAM, 1986, 58 pp.

ooo

FQ/UNAM
274 1986

1955
VILLAMIL, C. y AVEDAÑO, S.
Aspectos generales del uso de las plantas en Xico, Veracruz. Documento Interno, Xalapa, Veracruz, Instituto de Ecología AC, 1992.
ooo
IEAC
Herbario XAL
VER Xico

1956
VILLANUEVA PEREDO, Plácido
"Los nahuas de Durango: el xurawet". En: Ma. Cristina SUAREZ (Coord.), *Estudios nahuas*, INAH SEP, México, DF, 1988, pp. 165-181. (Divulgación).
ooo
MNAH/INAH
LBS/F1203/D5/S8
DGO San Pedro Xícora
Nahua

1957
VILLANUEVA PEREDO, Plácido
"Etnografía de los mexicaneros de la sierra de Durango". En: Dora SIERRA CARRILLO (Coord.), *Primer Encuentro Nahua: los nahuas de hoy*, Subdirección de Etnografía INAH, México, DF, 1989, pp. 161-169. (Cuaderno de Trabajo, 7).
ooo
DEAS
Archivo reservado
DGO San Pedro Xícora
Nahua

1958
VILLANUEVA, M.
"Curanderismo". En: Carlos VIESCA TREVIÑO (Ed.), *Estudios sobre etnobotánica y antropología médica*, Tomo 3, IMEPLAM AC, México, DF, 1978, pp. 171-184.
ooo
INI
615537/E77
ENAH
GN296/E88
UAMI
F12193/M5/E86
B/Xochi
30672/VIE585

1959
VILLARREAL, María Luisa
"Actualidad de la biotecnología vegetal con plantas medicinales mexicanas", *La investigación científica de la herbolaria medicinal mexicana*, Secretaría de Salud, México, DF, 1993, pp. 171-176.
ooo
AFLORA

1960
VILLASANA ESCOBAR, A.
"Un condimento para la investigación: el chile y sus recursos terapéuticos", *Boletín Mexicano de Historia y Filosofía de la Medicina*, SMHFM, Vol. 9, Núm. 57, México, DF, 1986, pp. 74-78.
ooo
COLMEX
610.9005/S678b
IIA/UNAM
RO476.0
SDGO
610.905/BOL
Nahua

1961
VILLAVICENCIO ÁLVAREZ, Hortencia
Estudio comparativo de dos métodos para medir gossipol e investigación del contenido de éste en diez malvá-

V

ceas, Tesis Licenciatura, México, DF, Facultad de Química UNAM, 1985, 78 pp.

ooo

BC/UNAM
001-00524-V6-1985

1962
VILLEGAS Y DE GANTE, Marina y cols.
"Cuitlaxóchitl, flor de nochebuena (*Euphorbia pulcherrima Willd.*), planta tóxica y medicinal", *Memorias del Segundo Coloquio de Medicina Tradicional: un saber en recuperación*, ENEP Zaragoza UNAM, México, DF, 1988, pp. 183-189.

ooo

AFLORA
603

1963
VILLEGAS, O.J.
Estudio preliminar de etnobotánica y algunas implicaciones ecológicas en los ejidos: Tequesquitengo, Tehuixtla, Río Seco y Chisco del Valle de Jojutla, Morelos, Tesis Licenciatura, Cuernavaca, Morelos, Escuela de Ciencias Biológicas Universidad Autónoma del Estado de Morelos, 1979.

ooo

UAEM
MOR

1964
VIQUEIRA, Carmen y PALERM, Ángel
"Alcoholismo, brujería y homicidio en dos comunidades rurales de México", *América Indígena*, III, Vol. 14, Núm. 1, México, DF, enero, 1954, pp. 7-36.

ooo

IIA/UNAM
R0286.0
VER PUE El Tajín, Ver., y San Marcos Eloxochitlán, Pue.
Totonaco

1965
VIVANCO, María Elena
"El uso del ámbar en la medicina tradicional", *Memorias del Tercer Coloquio de Medicina Tradicional Mexicana: un saber en discusión*, ENEP Zaragoza UNAM, México, DF, 1989, pp. 77-81.

ooo

AFLORA
612

1966
VOGT, Evon Z.
Los zinacantecos: un grupo maya en el siglo XX, México, DF, SEP, 1970, 175 pp. (SEP Setentas, 69).

ooo

UAMI IIH/UNAM
F1221/T9/V628 F1256/Z53/v69
DEAS
299.725429/V235z
CHIS Zinacantán
Tzotzil

1967
VOGT, Evon Z.
"Zinacanteco divination". *Homenaje a Gonzalo Aguirre Beltrán*, Tomos 2 y 3, México, DF, 1974, pp. 195-207.

ooo

MNAH/INAH
FTS/789
CHIS Zinacantán
Tzotzil

1968
VOGT, Evon Z.
Ofrendas para los dioses: análisis simbólico de rituales zinacantecos, México, DF, FCE, 1979, 328 pp. (Obras de Antropología, 129).

ooo

IIH/UNAM
291.38/V235o
DEAS
F1221/T9/v5.68
B/UIA
F1221/T9/v587/1983
CHIS Zinacantán
Tzotzil

1969
VOGT, Evon Z.
"Concepto de los antiguos mayas en la región zinacanteca". En: Evon Z. VOGT (Ed.), *Los zinacantecos: un pueblo tzotzil de los Altos de Chiapas*, SEP INI, México, DF, 1980, pp. 88-96. (Serie Antropología Social, 7).

ooo

INI
I/306/A57/N07
ENAH
GN4/I58/v.7
DEAS
PS/306.72/I654i/n07
CHIS Zinacantán
Tzotzil

1970
VOGT, Evon Z.
"Los h'iloletik: organización y funciones del chamanismo en Zinacantán". En: Evon Z. VOGT (Ed.), *Los zinacantecos: un pueblo tzotzil de los Altos de Chiapas*, SEP INI, México, DF, 1980, pp. 113-128. (Serie Antropología Social, 7).

ooo

IIH/UNAM
F1221/I5/v7
INI
I/306/A57/N07
ENAH
GN4/I58/v.7
CHIS Zinacantán
Tzotzil

1971
VOGT, Evon Z.
"Réplica estructural y réplica conceptual en la cultura zinacanteca". En: Evon Z. VOGT (Ed.), *Los zinacantecos: un pueblo tzotzil de los Altos de Chiapas*, SEP INI, México, DF, 1980, pp. 129-141. (Serie Antropología Social, 7).

ooo

INI
I/306/A57/N07
ENAH
GN4/I58/v.7
DEAS
PS/306.72/I654i/n07
CHIS Zinacantán
Tzotzil

1972
VOGT, Evon Z.
"Tendencias de cambio social y cultural en los Altos de Chiapas", *América Indígena*, III, Vol. 42, Núm. 1, México, DF, 1982, pp. 85-98.

ooo

IIA/UNAM
R0286.0
MNAH/INAH
E65/A512i
IIH/UNAM
216-00
CHIS Altos de Chiapas
Tzotzil

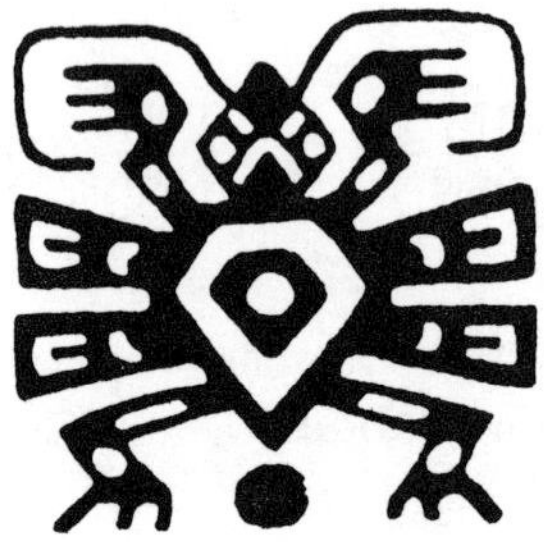
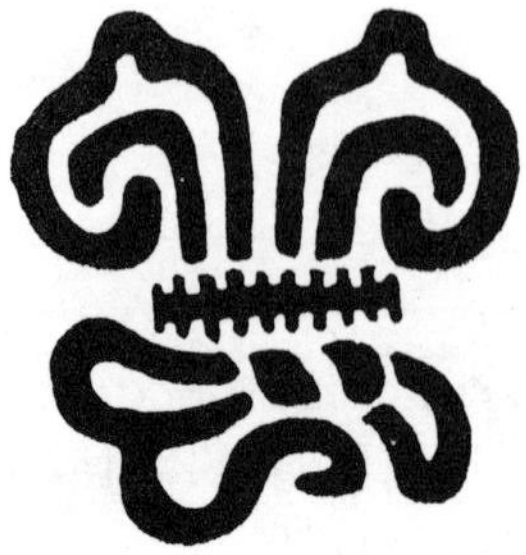
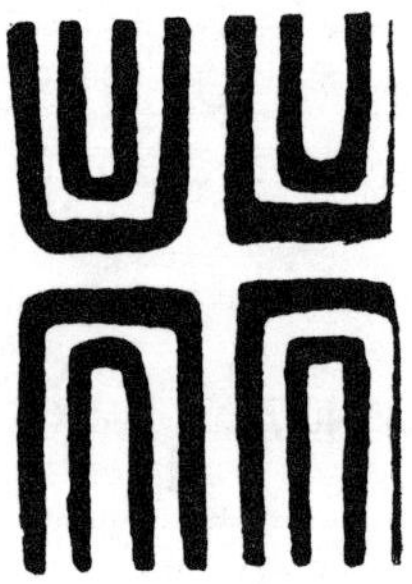
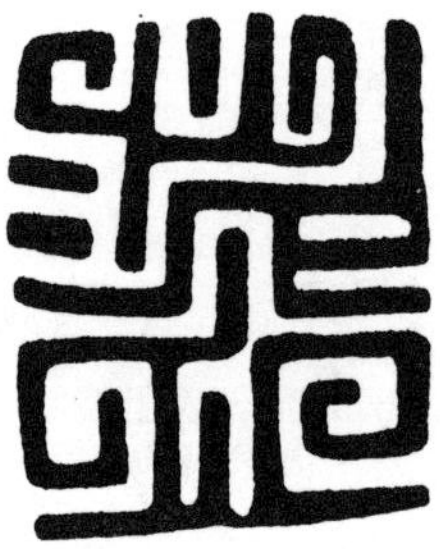
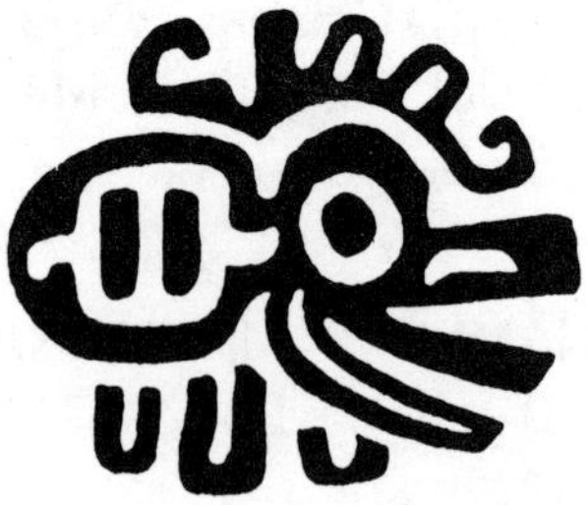
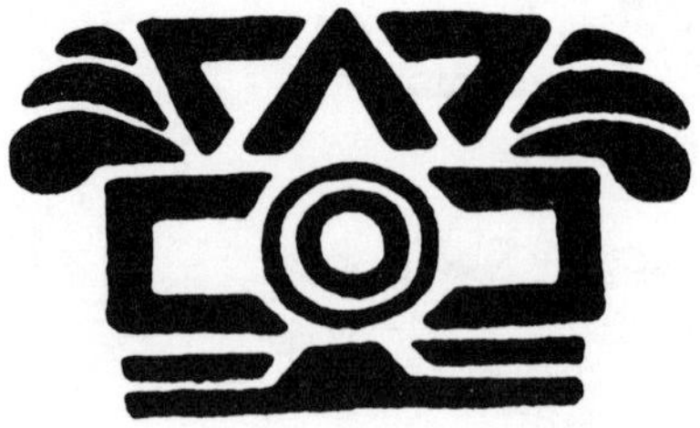

W

1973

WAIZEL BUCAY, José

Cultivo, aislamiento y variación de principios activos de tres especies de plantas con propiedades anticancerígenas, Tesis de Doctorado, México, DF, Facultad de Ciencias UNAM, 1979, 90 pp.

ooo

ENCB/IPN IB/UNAM

Catálogo tesis No. 153

1974

WAIZEL BUCAY, José

"Utilidad de la etnobotánica médica y su enseñanza en la Escuela Nacional de Medicina y Homeopatía", *La Homeopatía de México*, Propulsora de Homeopatía, Núm. 498, México, DF, dic, 1986, pp. 2-7.

ooo

ENMyH/IPN

498

1975

WAIZEL BUCAY, José

"Visión panorámica sobre el cafeto y cafeína", *La Homeopatía de México*, Propulsora de Homeopatía, Núm. 500, feb, 1987, pp. 2-6.

ooo

ENMyH/IPN

500

1976

WAIZEL BUCAY, José y cols.

"Estudio prospectivo de las plantas medicinales en una región del Valle del Mezquital, Hidalgo", *Memorias del Primer Coloquio de Medicina Tradicional Mexicana: un saber en extinción*, ENEP Zaragoza UNAM, México, DF, 1987, pp. 101-103.

ooo

AFLORA

923

HGO Valle del Mezquital

Otomí

1977

WAIZEL BUCAY, José y cols.

"Avances del herbario y museo de plantas medicinales de la Escuela Nacional de Medicina y Homeopatía del IPN", *Memorias del Tercer Coloquio de Medicina Tradicional Mexicana: un*

W

saber en discusión, ENEP Zaragoza UNAM, México, DF, 1989, pp. 119-122.
ooo
AFLORA
748

1978
WASSON, Robert Gordon
"Ololiuhqui and the other hallucinogens of Mexico", *Summa antropológica en homenaje a Robert Weitlaner*, INAH SEP, México, DF, 1966, pp. 329-348.
ooo
DEAS 306/S8825
IIA/UNAM AF16B:L
OAX
Chinanteco, mazateco

1979
WASSON, Robert Gordon
El hongo maravilloso: tonanácatl. Micolatría en Mesoamérica, México, DF, FCE, 1983.
ooo
MNAH/INAH
LBS 6N 470 W38

1980
WEAVER, Thomas
Tarahumara health, disease, and CHD risk factors, Chihuahua, CCI-Tarahumara, INI, 43 pp.
ooo
INI
DOC/170
CHIH Sierra Tarahumara
Tarahumara

1981
WEITLANER, Roberto J. y cols.
"Huitziltepec, Guerrero", *Revista Mexicana de Estudios Antropológicos*, Sociedad Mexicana de Antropología, Vol. 9, Núm. 3, México, DF, ene-dic, 1946, pp. 47-77.
ooo
COLMEX 913.72/R454
IIA/UNAM R0873.0
IIH/UNAM
216-00
GRO Huitziltepec
Nahua

1982
WEITLANER, Roberto J.
"Curaciones mazatecas", *Anales de Antropología*, INAH, Vol. 4, Núm. 32, México, DF, 1952, pp. 279-285.
ooo
IIA/UNAM R0308.0[86]
MNAH/INAH F1219/A5/v4
COLMEX
913.72/M6 113a
OAX Jalapa de Díaz y Ojitlán
Chinanteco, mazateco

1983
WEITLANER, Roberto J.
"La ceremonia llamada 'levantar la sombra'", *Revista Mexicana de Estudios Antropológicos*, Sobretiro, Sociedad Mexicana de Antropología, Vol. 17, México, DF, 1961, pp. 67-95.
ooo
IIA/UNAM R0873.0
COLMEX 913.72/R454
IIH/UNAM
216-00
GRO Mexcala, Cuenca del Río Balsas
Nahua

1984
WEITLANER, Roberto J.
Datos diagnósticos para la etnohis-

toria del norte de Oaxaca, México, DF, Dirección de Investigaciones Antropológicas INAH, 1961, 30 pp. (Publicaciones, 6).
ooo
DEAS
323.1197/W156d
OAX Norte de Oaxaca
Chinanteco, cuicateco, mazateco, mixe

1985
WEITLANER, Roberto J.
Los zapotecos de Oaxaca, México, DF, INAH SEP, 1962, 142 pp.
ooo
COLMEX
972.017/W434z
OAX
Zapoteco

1986
WEITLANER, Roberto J.
"The cuicatec". En: WAUCHOPE and VOGT (Eds.), *Handbook of Middle American Indians*, Ethnology Part I, Tomo 7, University of Texas Press, Austin, Texas, 1969, pp. 434-447.
ooo
IIH/UNAM MNAH/INAH
F1434/H3/v7 LBS/F1434/H35
COLMEX
REF/970.428/H236/v7
OAX Sta. Ma. Concepción
Cuicateco

1987
WEITLANER, Roberto J. y CLINE, Howard F.
"The chinantec". En: WAUCHOPE and VOGT (Eds.), *Handbook of Middle American Indians*, Ethnology Part I, Tomo 7, University of Texas Press, Austin, Texas, 1969, pp. 523-552.
ooo
IIH/UNAM MNAH/INAH
F1434/H3/v7 LBS/F1434/H35
COLMEX
REF/970.428/H236/v7
OAX Noroeste de Oaxaca
Chinanteco

1988
WEITLANER, Roberto J. y HOPPE, Walter A.
"The mazatec". En: WAUCHOPE and VOGT (Eds.), *Handbook of Middle American Indians*, Ethnology Part I, Tomo 7, University of Texas Press, Austin, Texas, 1967, pp. 516-522.
ooo
MNAH/INAH IIH/UNAM
LBS/F1434/H35 F1434/H3/v7
COLMEX
REF/970.428/H236/v7
OAX Norte de Oaxaca
Mazateco

1989
WEITLANER, Roberto J. y CASTRO, Carlo A.
Usila (morada de colibríes): papeles de la Chinantla VII, Tomo 7, México, DF, INAH, 1973, 121-176 pp. (Serie Científica, 11).
ooo
ENAH MNAH/INAH
L/F1219/W45 F1219/W45
DEAS
323.1197/W156u
OAX Usila
Chinanteco

1990
WEITLANER, Roberto J.
Relatos, mitos y leyendas de la Chinantla, México, DF, INI, 1981, 255 pp. (Serie Antropología Social, 53).

W

∘∘∘

INI
I/306/A57/N53
BN/UNAM
398.2097272
UAMI
F1221/Ch5.6/R4.4
OAX Chinantla
Chinanteco

1991
WHETTEN, Nathan L.
Rural Mexico, Chicago and London, The University of Chicago Press, 1948, 671 pp.

∘∘∘

YUC Dzitas
Maya

1992
WHITE COTTON, Josheph W.
Los zapotecos, príncipes, sacerdotes y campesinos, México, DF, FCE, 1985, 386 pp. (Sección de Obras de Antropología).

∘∘∘

III
5173
COLMEX
972.017/W5893a
DEAS
323.1197/W179
IIH/UNAM
F1221/23/W5418
OAX Valle de Oaxaca
Zapoteco

1993
WILLIAMS GARCÍA, Roberto
Otomíes de la Sierra de Puebla, México, DF, INAH/CAPFCE SEP, 1961, pp. 22-51.

∘∘∘

MNAH/INAH
LBS/GN37/M4/A68
PUE San Pablito.
Otomí

1994
WILLIAMS GARCÍA, Roberto
Los huastecos, México, DF, INAH/CAPFCE SEP, 1961, 47 pp.

∘∘∘

MNAH/INAH
CB5/GN37/MH/A57
ENAH
F/538/W55
COLMEX
972.019HU/W7233h
Huasteco

1995
WILLIAMS GARCÍA, Roberto
Los popolucas del sur de Veracruz, México, DF, INAH/CAPFCE SEP, 1961, 61 pp.

∘∘∘

COLMEX
972.019P/W7223p
ENAH
F555/W55
MNAH/INAH
LBS/GN37/M4/A69
VER Hueyapan de Ocampo, Oluta, Sayula, Soteapan y Texistepec
Popoluca

1996
WILLIAMS GARCÍA, Roberto
Los tepehuas, Xalapa, Veracruz, Universidad Veracruzana, 1963, 308 pp.

∘∘∘

COLMEX
972.1/W7233t
MNAH/INAH
LBS/F1221/T39/W5
DEAS
572.8972513/W196t
VER Pisaflores y Chintipán
Otomí, tepehua, totonaco

1997
WILLIAMS GARCÍA, Roberto
"Algunos rezos tepehuas", *Revista Mexicana de Estudios Antropológicos*, Sociedad Mexicana de Antropología,

Vol. 21, México, DF, 1967, pp. 287-315.
ooo
IIA/UNAM R0873.0
COLMEX 913.72/R454
IIH/UNAM 216-00
VER Pisaflores
Tepehua

1998
WILLIAMS GARCÍA, Roberto
Mitos tepehuas, México, DF, SEP, 1972, 154 pp. (SEP Setentas, 27).
ooo
INI 390.088/W55
COLMEX 082/S479/V.27
MNAH/INAH LBS/AC70/S4/V.27
VER Pisaflores
Tepehua

1999
WILLIAMS LINERA, María Guadalupe
Estudio etnobotánico de algunas plantas rituales utilizadas por un curandero de Santiago Tuxtla, Veracruz, Veracruz, SEP INAH, 1980, 33 pp. (Cuadernos Tuxtecos, 3).
ooo
AFLORA 2013
IIA/UNAM AF16B[13206]:L
VER Santiago Tuxtla

2000
WINKELMAN, Michel
"Frequently used medicinal plants in Baja California Norte", *Journal of Ethnopharmacology*, Num. 18, Lausanne, Switzerland, 1986, pp. 109-131.
ooo
IIA/UNAM
RO696.7(849):BI
BC

2001
WINKELMAN, Michel
"Ethnobotanical treatments of diabetes in Baja California Norte", *Medical Anthropology*, Vol. 11, Num. 3, jun, 1989, pp. 255-268.
ooo
IIA/UNAM
RO696.7(1989)M.A
BC

2002
WINTER, Evelyne
Mexico's ancient and native remedies: a handbook of testimonial and historic references for modern use, México, Fournier, 1968, 182 pp.
ooo
UAMX
RFF/R/466/W5

2003
WITHERING, William
"La hierba activa no podía ser otra más que la del dedalero", *Cardi*, Intersistemas, SA de CV, Vol. 1, Núm. 2, México, DF, sep, 1982, pp. 203-205.
ooo
ENMyH/IPN
1

2004
WOLLEY, Erich
"Las plantas medicinales y su uso en odontología", *Medicina Tradicional*, IMEPLAM AC, Vol. 1, Núm. 3, México, DF, 1978, pp. 49-59.
ooo
H/IMSS
Medicina Tradicional

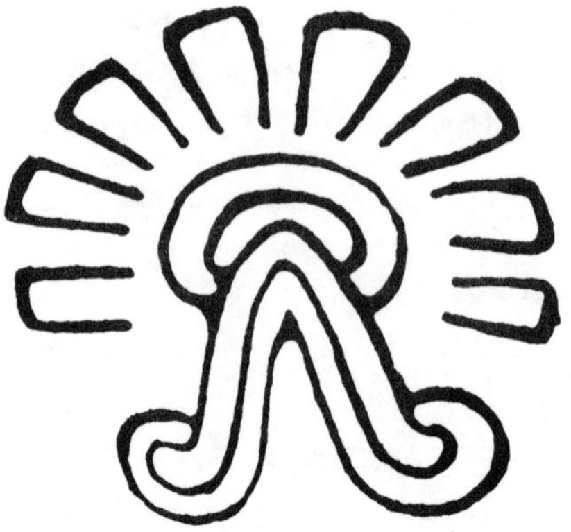

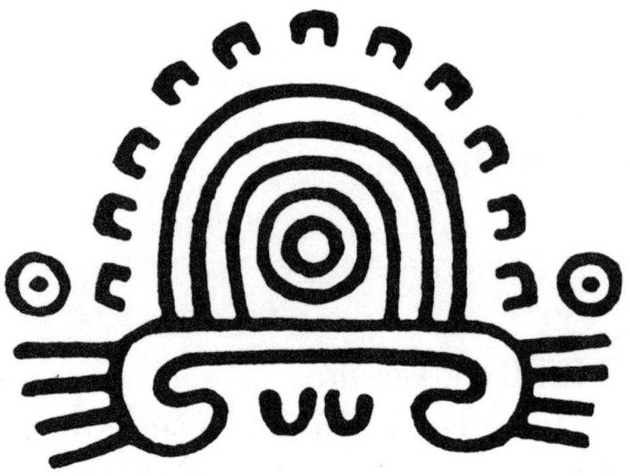

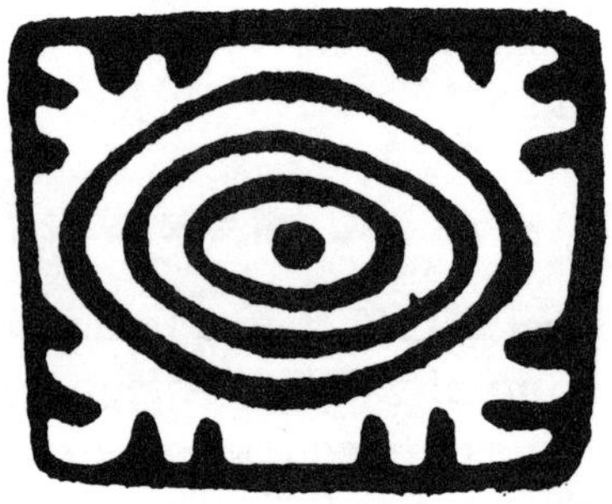

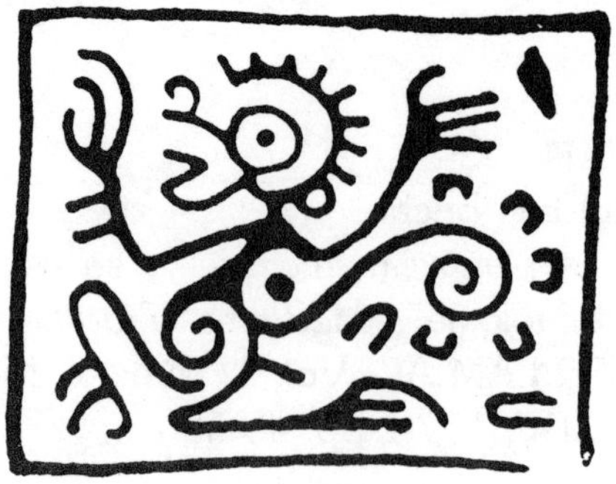

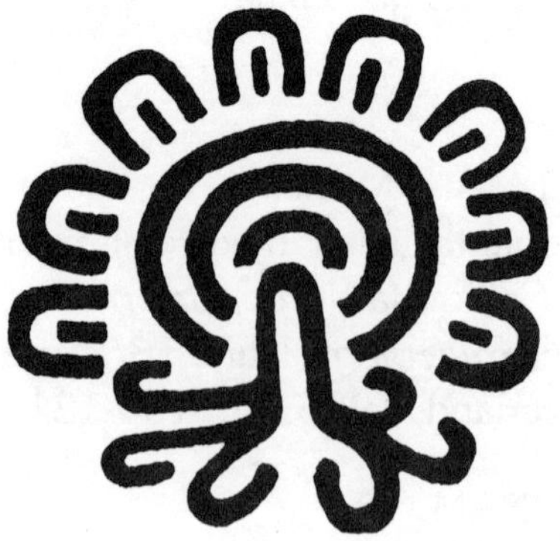

2005
XIMÉNEZ, Francisco

Cuatro libros de la Naturaleza y virtudes de las plantas y animales que están recevidos en el uso de medicina en la Nueva España y la método y corrección y preparación que para administrallas se requiere, con lo que el Dr. Francisco Hernández escribió en lengua latina, México, Oficina Tipográfica de la Secretaría de Fomento, 1888.

ooo

INAH
F.R./QK99F7

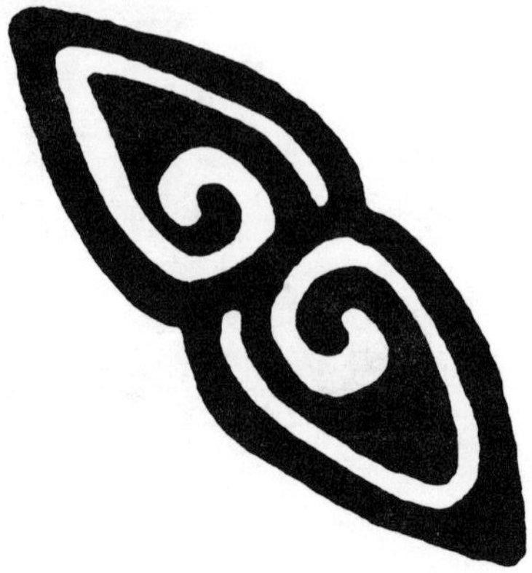
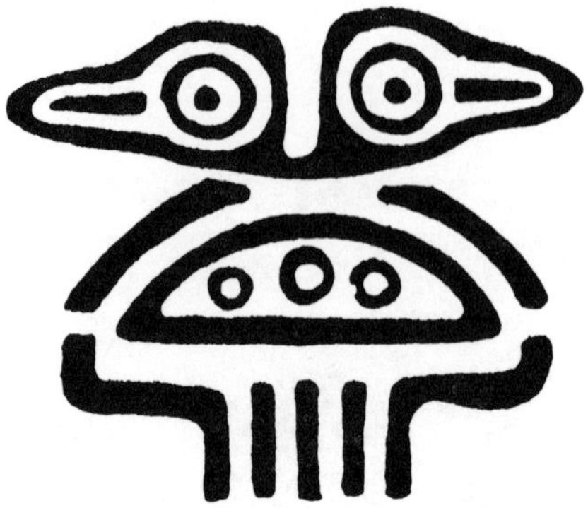
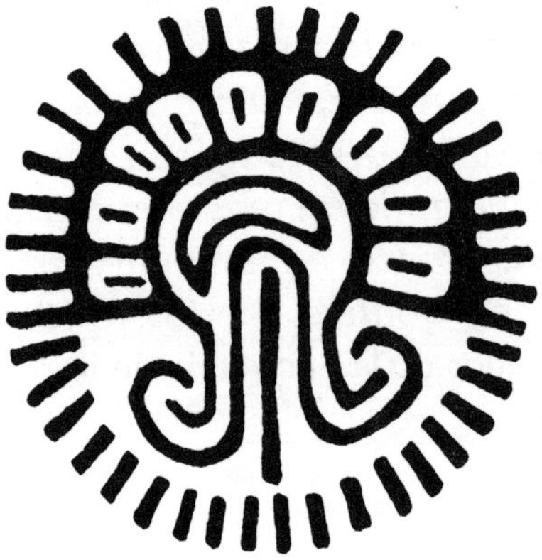
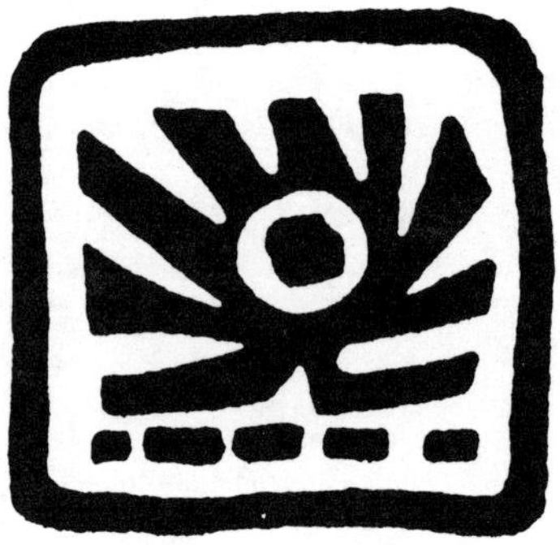
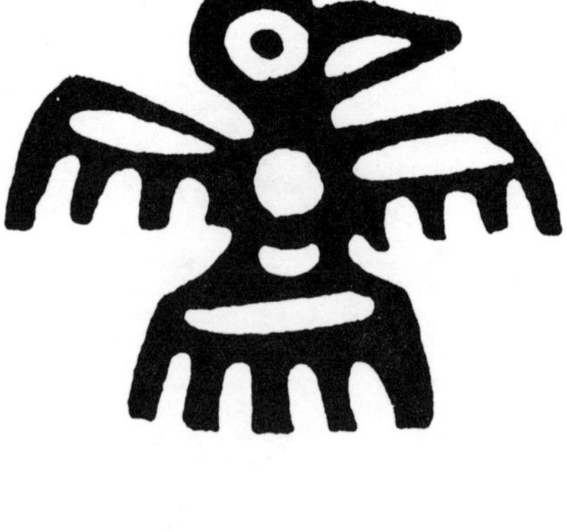
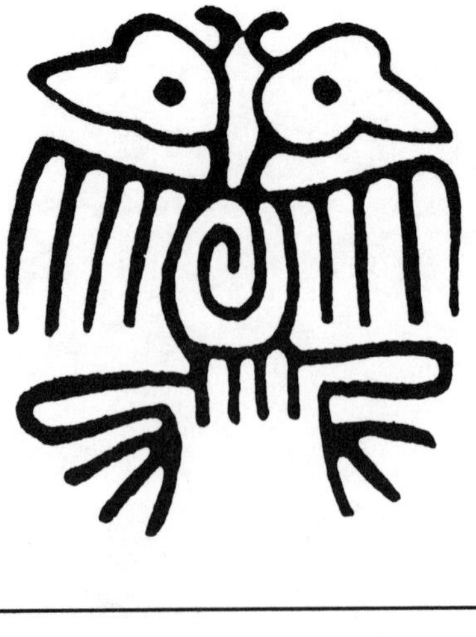

2006
YAM PECH, Pedro
Uso de algunas plantas en la comunidad de Chacmay, DGCP, Chacmay, Yucatán, 1982.

ooo

CID/DGCP
No. de Ad. 132
YUC Chacmay
Maya

2007
YESCAS LAGUNA, Germán
Aislamiento y elucidación de un compuesto con actividad diurética extraído de Equisetum fluviale L., Tesis Licenciatura, Estado de México, ENEP Iztacala UNAM, 1986, 83 pp.

ooo

ENEPI/UNAM
B 0322/86 Y 47

2008
YOUNG, Allan
"Some implications of medical beliefs and practices for social anthropology", *American Anthropologist*, American

Y

Anthropological Association, Vol. 78, Num. 1, Washington, DC, mar, 1976, pp. 5-24.

ooo

IIA/UNAM MNAH/INAH
R0288.0 GN1/A512
IIH/UNAM
216-00

2009
YOUNG, James Clay
Medical choice in a mexican village, New Brunswick, New Jersey, Rutgers University Press, 1981, 315 pp.

ooo

CIESAS COLMEX MNAH/INAH
362.1/Y392m 398.3/Y73m AUT/C527/468
MICH San Francisco Pichátaro
Purépecha

2010
YSLAS RIVERA, N. D.
Química y farmacología de las plantas medicinales del género Calea, Toluca, Estado de México, Coordinación de Investigación Científica Universidad Autónoma del Estado de México, 1987.

2011
YSUNZA OGAZÓN, Alberto
"Estudio bioantropológico del tratamiento del susto". En: Carlos VIESCA TREVIÑO (Ed.), *Estudios sobre etnobotánica y antropología médica*, Tomo 1, IMEPLAM AC, México, DF, 1976, pp. 59-73.

ooo

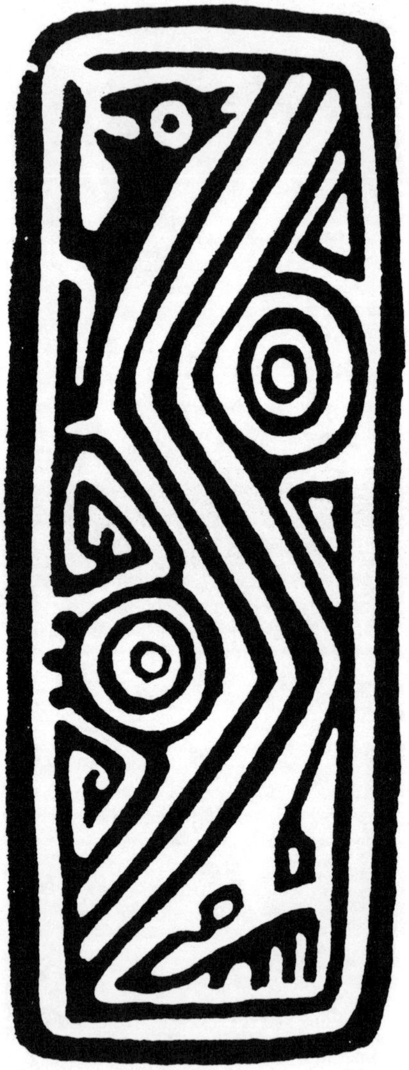

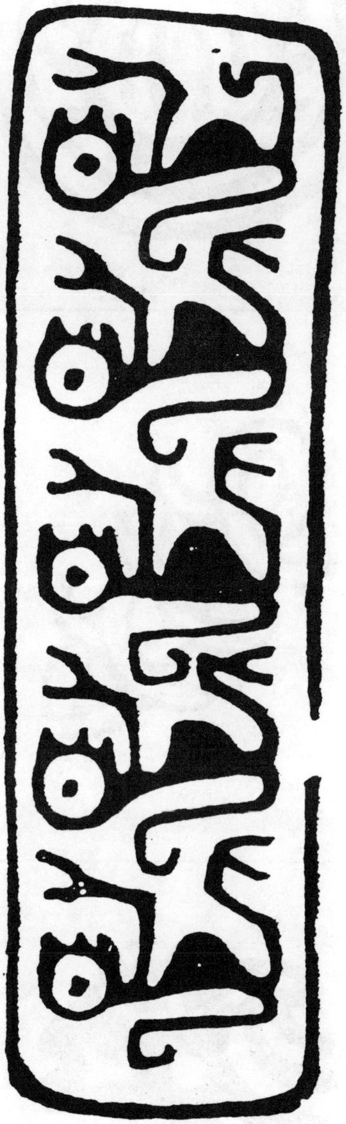

UAMI	ENAH
F12193/M5/E86	GN296/E88
DEAS	INI
615.537/E582	615537/E77

Y

2012
YSUNZA OGAZÓN, Alberto
"El susto: ¿enfermedad para quién?", *Civilización*, Centro Antropológico de Documentación de América Latina, CADAL, Núm. 2, México, DF, sept, 1984, pp. 435-481.

ooo

UAMI CIESAS

2013
YSUNZA OGAZÓN, Alberto y cols.
"Los programas de investigación-acción desarrollados por el Instituto Nacional de la Nutrición 'Salvador Zubirán' en la Sierra Norte de Oaxaca". En: Paola SESIA (Ed.), *Medicina tradicional, herbolaria y salud comunitaria en Oaxaca*, Gobierno del Estado de Oaxaca/CIESAS, Oaxaca, Oaxaca, 1992, pp. 297-313.

ooo

OAX Sierra Norte de Oaxaca
Mixe

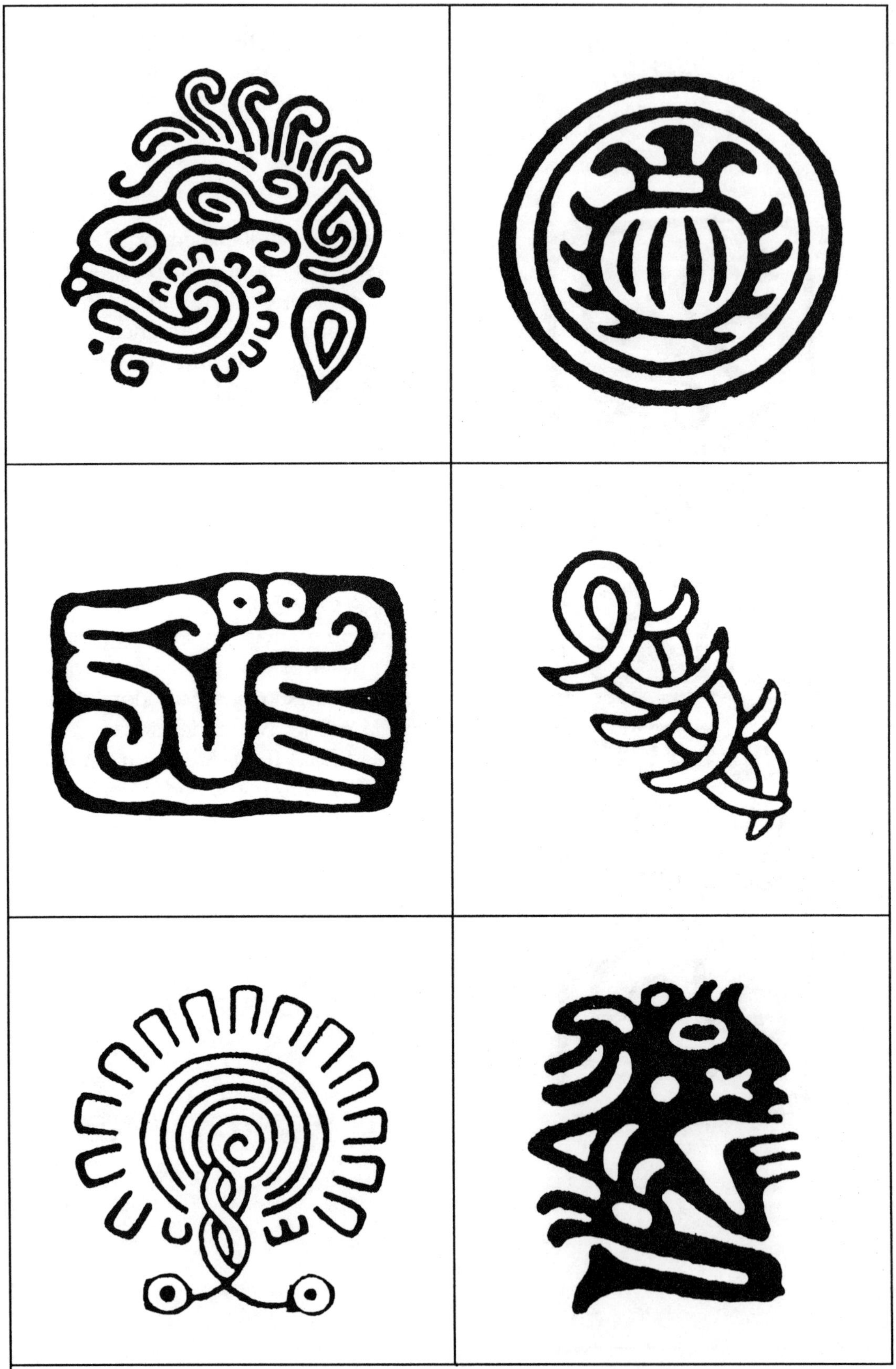

Z

2014
ZAMORA COSSÍO, Sonia Guadalupe
Derivados de la tecomina (alcaloide más abundante de Tecoma stans Juss) *con posible actividad hipoglucemiante*, Tesis Licenciatura, México, DF, Facultad de Química UNAM, 1979, 40 pp.

ººº

FQ/UNAM
265 1979

2015
ZAMORA L., Gustavo
"Del barbasco a la progesterona", *La investigación científica de la herbolaria medicinal mexicana*, Secretaría de Salud, México, DF, 1993, pp. 177-194.

2016
ZÁRATE A., M. A.
Germinación de dos especies medicinales: cuachalalate, Amphipteryngium adstringens *y chaparro amargoso,* Castela tortuosa, Tesis Licenciatura, Chapingo, Estado de México, Universidad Autónoma de Chapingo, 1984.

ººº

UACH
Tes. 1984 Z.A.

2017
ZAVALA MARTÍNEZ, Eunice
Alcaloides de la Casimiroa edulis *(zapote blanco)*, Tesis Licenciatura, México, DF, ENCB IPN, 1970.

ººº

DF/ENCB/IPN
1970

2018
ZAVALA RAMOS, Francisco
Manual de plantas medicinales: plantas medicinales de la región de los chenes, Campeche, Campeche, Gobierno del Estado de Campeche/INI, 1990, 89 pp.

ººº

INI
CAMP Hopelchén
Maya

2019
ZEPEDA BASTIEN, Alejandra
Estudio químico de las semillas de dos especies de ceiba del norte del

Z

estado de Yucatán: Ceiba pentandra (L.) Gaertn. y C. aesculifolia (H.B.K.) Britt y Baker, Tesis Licenciatura, Estado de México, ENEP Iztacala UNAM, 1985, 57 pp.

°°°

ENEPI/UNAM
B 0191/85 Z 46
YUC Norte de Yucatán
Maya

2020
ZIMBRÓN LEVY, Antonio y FEINGOLD, Mirella
Algunas prácticas odontológicas en la época prehispánica, México, DF, CRIM UNAM, 1988, 39 pp. (Aportes de Investigación, 28).

°°°

IIA/UNAM
AF16B:L
Nahua

2021
ZIMBRÓN LEVY, Antonio y FEINGOLD, Mirella
Vigencia de la medicina tradicional prehispánica en la terapéutica dental de comunidades actuales (*Estudio de caso en Morelos*), México, DF, CRIM UNAM, 1988, 25 pp. (Aportes de Investigación, 7).

°°°

IIA/UNAM
AF16B:L
MOR
Nahua

2022
ZIMBRÓN LEVY, Antonio y FEINGOLD, Mirella
Vigencia de la medicina tradicional prehispánica en la terapéutica dental de comunidades actuales (*Estudio de caso en Yucatán*), México, DF, CRIM UNAM, 1989, 29 pp. (Aportes de Investigación, 37).

°°°

IIA/UNAM
AF16B:L
YUC
Maya

2023
ZINGG, Robert M.
Los huicholes: una tribu de artistas, Tomos 1 y 2, México, DF, INI, 1982, 610+604 pp. (Clásicos de la Antropología Mexicana, 12).

°°°

UAMI INI
F1221/H9/Z5.38 I/306/C53/N12
JAL Tuxpan de Bolaños
Huichol

2024
ZIZUMBO VILLARREAL, Daniel y COLUNGA GARCÍA-MARÍN, Silvia Patricia
La utilización de los recursos naturales entre los huaves de San Mateo del Mar, Oaxaca, Tesis Licenciatura, México, DF, Facultad de Ciencias UNAM, 1980, 375 pp.

°°°

FC/UNAM IB/UNAM
Betb 80 L.
OAX San Mateo del Mar
Huave

2025
ZIZUMBO VILLARREAL, Daniel y COLUNGA GARCÍA-MARÍN, Silvia Patricia
"Aspectos etnobotánicos entre los hua-

ves de San Mateo del Mar, Oaxaca, México", *Biótica*, INIREB, Vol. 7, Núm. 2, Xalapa, Veracruz, 1982, pp. 223-270.

ooo

IEAC
Herbario XAL
OAX
Huave

2026
ZOLLA, Carlos
"La etnobotánica en el estudio de la medicina tradicional mexicana", *Medicina tradicional: alternativa para la salud. Estudios del Tercer Mundo*, CEESTEM AC, Vol. 2, Núm. 4, México, DF, diciembre, 1979, pp. 669-675.

ooo

IIA/UNAM R0594.5 · MNAH/INAH AP63/E8
IIH/UNAM 216-00

2027
ZOLLA, Carlos
"Traditional medicine in Latin America, with particular reference to Mexico", *Journal of Ethnopharmacology*, Elsevier Sequoia, Num. 2, Lausanne, Switzerland, 1980, pp. 37-42.

ooo

IIA/UNAM
R0696.0

2028
ZOLLA, Carlos
La investigación etnobotánica en plantas medicinales, México, UMSNH, 1982, 34 pp. (Xurhíjki, 1).

2029
ZOLLA, Carlos
"Clasificación y funciones de los terapeutas tradicionales". En: IMSS, *Medicina tradicional y herbolaria: materiales para su estudio*, IMSS, México, DF, 1984, pp. 75-87.

ooo

B/Xochi
350.77/IMSS(600)

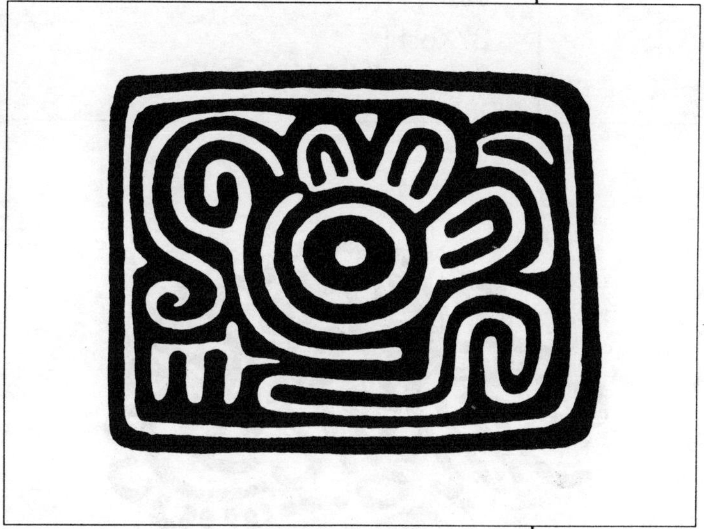

2030
ZOLLA, Carlos
"El temazcal o baño de vapor". En: IMSS, *Medicina tradicional y herbolaria: materiales para su estudio*, IMSS, México, DF, 1984, pp. 118-120.

ooo

B/Xochi
350.77/IMSS(600)

2031
ZOLLA, Carlos
"Frío-calor". En: IMSS, *Medicina tradicional y herbolaria: materiales para su estudio*, IMSS, México, DF, 1984, pp. 19-22.

Z

ooo

B/Xochi
350.77/IMSS(600)

2032
ZOLLA, Carlos
"Las limpias". En: IMSS, *Medicina tradicional y herbolaria: materiales para su estudio*, IMSS, México, DF, 1984, pp. 27-28.

ooo

B/Xochi
350.77/IMSS(600)

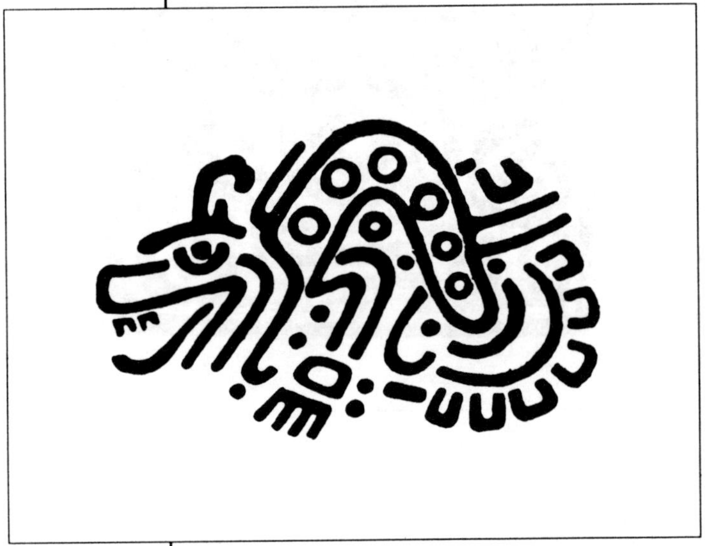

2033
ZOLLA, Carlos
"Los aires". En: IMSS, *Medicina tradicional y herbolaria: materiales para su estudio*, IMSS, México, DF, 1984, pp. 23-26.

ooo

B/Xochi
350.77/IMSS(600)

2034
ZOLLA, Carlos
"Los síndromes de filiación cultural". En: IMSS, *Medicina tradicional y herbolaria: materiales para su estudio*, IMSS, México, DF, 1984, pp. 41-42.

ooo

B/Xochi
350.77/IMSS(600)

2035
ZOLLA, Carlos
"Sosa (*Solanum hispidum, Solanum torvum, Solanum verbascifolium*)". En: IMSS, *Medicina tradicional y herbolaria: materiales para su estudio*, IMSS, México, DF, 1984, pp. 112.

ooo

B/Xochi
350.77/IMSS(600)

2036
ZOLLA, Carlos
"La medicina tradicional mexicana y la noción de recurso para la salud". En: Xavier LOZOYA y Carlos ZOLLA (Eds.), *La medicina invisible: introducción al estudio de la medicina tradicional de México*, Folios Ediciones, México, DF, 1986, pp. 14-37. (El Hombre y su Salud).

ooo

B/Xochi 306.72/LOZ(594)
ENAH GN477/M6/L69m
E/Raza WZ309/L9/1983

2037
ZOLLA, Carlos
"Medicina tradicional y sistemas de aten-

ción a la salud". En: CIESS, *El futuro de la medicina tradicional en la atención a la salud de los países latinoamericanos*, CIESS/IMSS, México, DF, 1987, pp. 63-74.

ooo

BC/UNAM
RA395/L5/F87

2038
ZOLLA, Carlos
"Partera tradicional e intervención institucional", *México Indígena*, INI, Núm. 21, México, DF, marz-abr, 1988, pp. 24-28.

ooo

IIA/UNAM
R0764.0

2039
ZOLLA, Carlos y cols.
Medicina tradicional y enfermedad, México, DF, CIESS/IMSS, 1988, 146 pp.

ooo

DEAS
615.889/M352m
CIESAS
615.880972/M352m
BC/UNAM
RC82/M45

2040
ZOLLA, Carlos
"Medicina tradicional y sistemas de salud (obstáculos y posibilidades para la integración del saber médico tradicional)", *Memorias del Cuarto Coloquio de Medicina Tradicional Mexicana: un saber en integración*, ENEP Zaragoza UNAM, México, DF, 1990, pp. 192-200.

ooo

AFLORA
776

2041
ZOLLA, Carlos
"La obra de Gregorio López en el Hospital de Guastepec". En: IMSS, *Tesoro de las medicinas: dispuesto por el venerable varón Gregorio López*, IMSS, México, DF, 1990, pp. 15-28.

ooo

DEAS
Archivo reservado
MOR Oaxtepec
Nahua

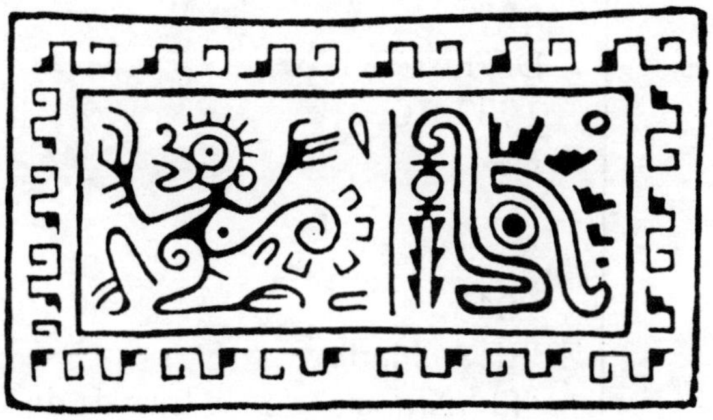

2042
ZOLLA, Carlos y MELLADO CAMPOS, Virginia
Mujer y salud: función de la medicina doméstica en el medio rural mexicano, PIEM/COLMEX, Inédito, México, DF, 1990, 33 pp.

ooo

PIEM/COLMEX
618/Z86

MOR Medio rural del estado de Morelos
Nahua

2043
ZOLLA, Carlos y MEDELLÍN CONSTANTINO, Enna
"Las organizaciones de médicos indígenas tradicionales y las plantas medicinales", *La investigación científica de la herbolaria medicinal mexicana*, Secretaría de Salud, México, DF, 1993, pp. 119-128.

2044
ZÚÑIGA ZAMORA, Joel Adrián
Estudio fitoquímico de Pyracantha koidzumii *en la ciudad de México*, Tesis Licenciatura, México, DF, ENCB IPN, 1989, 45 pp.
ººº
DF/ENCB/IPN
1989/10
DF

2045
ZURITA, Maritza
"El 'narangic' de los huaves de Oaxaca". En: IMSS, *Medicina tradicional y herbolaria: materiales para su estudio*, IMSS, México, DF, 1984, pp. 43-45.
ººº
B/Xochi
350.77/IMSS(600)
OAX San Mateo del Mar
Huave

2046
ZURITA, Maritza
"El mal de ojo". En: IMSS, *Medicina tradicional y herbolaria: materiales para su estudio*, IMSS, México, DF, 1984, pp. 46-50.
ººº
B/Xochi
350.77/IMSS(600)

2047
ZURITA, Maritza
"Espanto-susto". En: IMSS, *Medicina tradicional y herbolaria: materiales para su estudio*, IMSS, México, DF, 1984, pp. 51-55.
ººº
B/Xochi
350.77/IMSS(600)

2048
ZURITA, Maritza
"La mazamorra". En: IMSS, *Medicina tradicional y herbolaria: materiales para su estudio*, IMSS, México, DF, 1984, pp. 56-57.
ººº
B/Xochi
350.77/IMSS(600)

2049
ZURROZA CEBALLOS, Omar
Salud y enfermedad en el grupo étnico yaqui de Sonora, Tesis Licenciatura, México, DF, ENAH, 1985, 144 pp.
ººº
ENAH X1/1985/Z87s
COLMEX 972.019/2961s
DEAS T/323.1197/Z432s
SON Valle del Yaqui
Yaqui

Índices

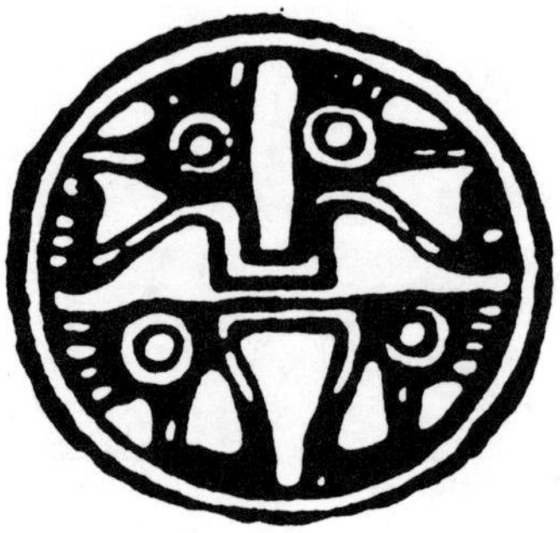
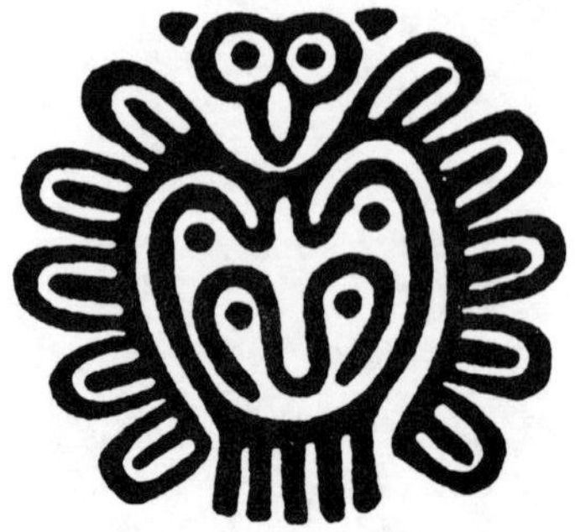
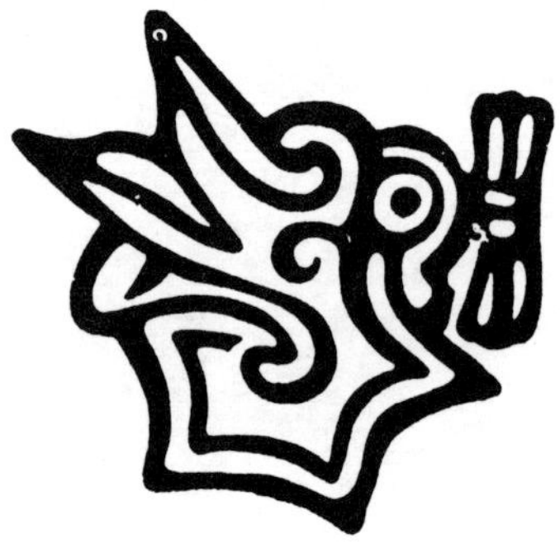
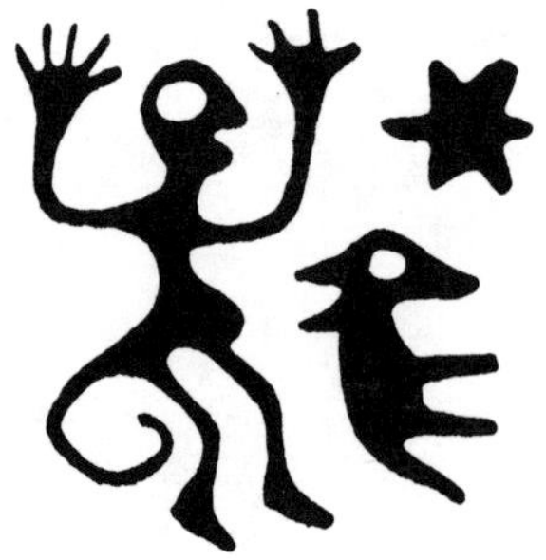
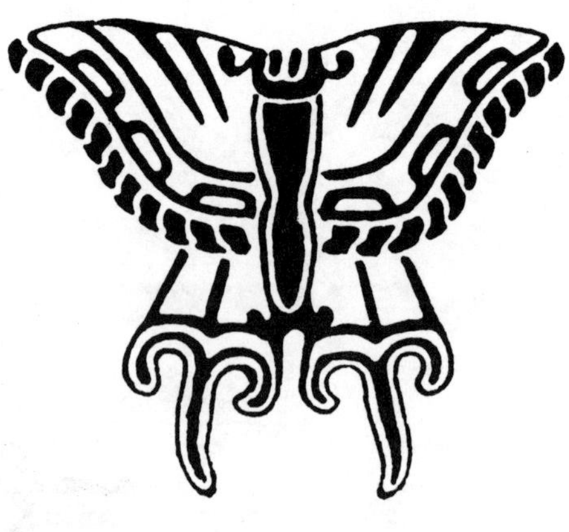
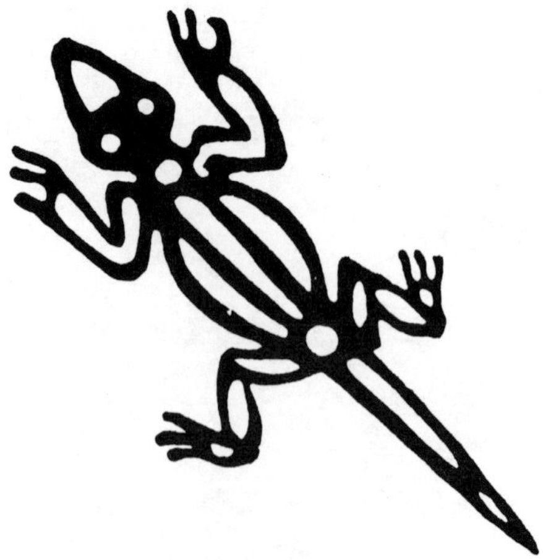

Índices

1. Índice de abreviaturas de bibliotecas consultadas

AFLORA/INI: Acervo Atlas de Plantas Medicinales de Uso Actual en México INI.
Dirección: Av. Revolución No. 1227 3º piso Col. Tlacopac, Del. Alvaro Obregón
Tel: 651-31-99, ext. 146

BC/UNAM: Biblioteca Central UNAM.
Dirección: Explanada Ciudad Universitaria, Del. Coyoacán. C.P. 04510, México, D.F.
Tels: 622-16-13, 622-16-08

B/IBERO: Biblioteca Universidad Iberoamericana.
Dirección: La Otra Banda 40-A, Col. Lomas de Santa Fe, Del. Miguel Hidalgo
Tel: 550-40-73

BN/UNAM: Biblioteca Nacional UNAM.
Dirección: Lado Nte. Sala Netzahualcoyotl, Centro Cultural Universitario, Del. Coyoacán, D.F.
Tels: 622-68-13, 622-68-00, 622-68-20

CE/UNAM: Biblioteca Centro de Ecología UNAM.
Dirección: Circuito Exterior UNAM, Ciudad Universitaria Del. Coyoacán, México D.F.
Tel: 6-22-90-10

CEMCA: Centro de Estudios de Mesoamérica y Centro América.
Dirección: Sierra Leona No. 330, Lomas de Chapultepec, Del. Miguel Hidalgo, C.P. 11000, México D.F.
Tel: 5-40-59-21

CSAT-SARH: Centro de Estudios Superiores en Agricultura Tropical- SARH.
Dirección: Cárdenas No.160 esq. Av. Prolongación México, Fraccionamiento Paraíso II, Villa Hermosa, Tabasco.

CIA/UAQ: Centro de Investigaciones Antropológicas Universidad Autónoma de Querétaro.
Dirección: Calle del Deporte No. 6-21 Col. Hercules, Querétaro, Qro.
Tels: (42) 16-32-42, 16-75-26

CIB/UV: Centro de Investigaciones Biológicas Universidad Veracruzana.
Dirección: Unidad Docente Interdiciplinaria de Ciencias Biológicas y Agropecuarias. Apartado Postal 222. C.P. 91000, Xalapa, Ver.
Tel: 7-92-02

CICH/UNAM: Biblioteca Centro de Información Científica y Humanistica UNAM.
Dirección: Circuito Exterior UNAM, Ciudad
Tels: 548-02-08, 548-08-58

CICY: Biblioteca Centro de Investigaciones Científicas de Yucatán.
Dirección: Ex-Hacienda Xcumpich. Km. 6 Carretaera antigua a Progreso. Apartado Postal 73, Mérida Yucatán.
Tels: 26-03-01 Fax (99) 26-05-45, 26-03-99

CID/DGCP: Centro de Información Documental. DGCP
Dirección: Av. Revolución 1877, 3er. piso, Sn. Angel. Del. Alvaro Obregón D.F.
Tels: 616-28-56, 550-47-67, 550-41-55

CID/XOCHI: Centro de Información y Documentación, Unidad de Xochimilco.
Dirección: Calzada del Hueso No. 1100, Col. Villa Quietud, Del. Coyoacán, México D.F.
Tels: 724-53-65

CIESAS: Biblioteca Centro de Investigaciones y Estudios en Antropología Social.
Dirección: General Guadalupe Victoria No. 75, Col. La Joya Del. Tlalpan D.F.
Tels: 655-14-02, 573-90-66 ext. 8

CIIDIR: Centro Interdiciplinario de Investigación Para el Desarrollo Integral Regional-IPN, Unidad Oaxaca.
Dirección: Eucaliptos No. 104. Sn. Felipe del Agua, Apartado Postal 96-B. 68020. Oaxaca, Oax.

CIIDIR: Centro Interdiciplinario de Investigación Para el Desarrollo Integral Regional-IPN, Unidad Durango.
Dirección: Fco. Zarco No. 113, C.P. 34890, Vicente Guerrero, Durango.
Tel: (91-181) 5-02-65

CIQRO: Biblioteca Centro de Investigaciones de Quintana Roo.
Dirección: Puerto Morelos Apartado Postal 886.C.P. 77500, Cancún Quintana Roo.
Tels: (922)-3-75-90, 3-75-78

COLMEX: Biblioteca Colegio de México.
Dirección: Camino al Ajusco No. 20
Col. Pedregal de Santa Teresa
Tels: 545-59-55 ext. 2121 y 2122

CONACYT: Consejo Nacional de Ciencia y Tecnología.
Dirección: Altadena No. 8 Col. Napoles Del. Benito Juarez, D.F.
Tels: 575-15-93, 327-74-00

DB/ENCB: Biblioteca Departamento de Botánica. Escuela Nacional de Ciencias Biológicas. IPN.
Dirección: Av. Plan de Ayala y Prolongación Carpio Col. Santo Tomás Del. Miguel Hidalgo, C.P. 11340 México, D.F.
Tel: 5-47-84-25

DEAS: Biblioteca Dirección de Etnología y Antropología Social.
Dirección: Av. Revolución Nos. 4 y 6 Col. San Angel, Del. Alvaro Obregón. (Antigüo Convento del Cármen).
Tel: 5-50-05-32

DF/ENCB: Biblioteca Departamento de Farmacia. Escuela Nacional de Ciencias Biológicas. IPN.
Dirección: Av. Plan de Ayala y Prolongación Carpio Col. Santo Tomás Del. Miguel Hidalgo, C.P. 11340 México, D.F.
Tel: 5-47-84-25

DGCP: Dirección General de Culturas Populares Unidad Regional Michoacán.
Dirección: Pino Suárez No. 8, Zona Centro, Uruapan, Michoacán.
Tel: (91-452)-4-10-72

DQ/CINVESTAV: Biblioteca Departamento de Química Centro de Investigaciones y Estudios Avanzados. IPN.
Dirección: Av. Instituto Politecnico Nacional, No. 2508 Esquina Calzada Ticomán, Apartado Postal 14-740. Col. Zacatenco, México D.F.
Tels: 752-06-77

EB/UAA: Biblioteca Escuela de Biología Universidad Autónoma de Aguascalientes.
Dirección: Av. Universidad s/n, Aguascalientes,Ags. C.P. 20000
Tel: 5-05-05

EB/UMSNH: Escuela de Biología Universidad Michoacana de Sn. Nicolás de Hidalgo.
Dirección: Domicilio conocido, Ciudad Universitaria, Morelia, Michoacán
Tel: 3-21-81

ENCB: Biblioteca Escuela Nacional de Ciencias Biológicas IPN.
Dirección: Av. Plan de Ayala y Prolongación Carpio, Col. Santo Tomás Del. Miguel Hidalgo, C.P. 11340 México, D.F.
Tel: 5-47-84-25

ENEP-I/UNAM: Biblioteca Escuela Nacional de Estudios Profesionales Iztacala UNAM.
Dirección: Av. de los Barrios s/n Los Reyes Iztacala, C.P. 05490, Tlalnepantla, Edo. de México.
Tels: 623-13-19, 623-13-21

ENEP-Z/UNAM: Biblioteca Escuela Nacional de Estudios Profesionales Zaragoza UNAM.
Dirección: Batalla 5 de Mayo Esq. Prolongación Plutarco E. Calles s/n, Col. Ejercito de Oriente. C.P. 09230, Del. Iztapalapa.
Tels: 623-07-87, 623-05-78

ENAH: Escuela Nacional de Antropología e Historia.
Dirección: Periferico Sur y Zapote Col. Isidro Fabela, Del. Tlalpan.
Tels: 655-24-79, 606-05-80 ext. 140, 606-01-97

ENSP: Biblioteca Escuela Nacional de Salud Pública.
Dirección: Av. Universidad No. 655, Col. Santa María Ahuacatitlán, Cuernavaca, Morelos.
Tels: (73) 11-01-11, 11-03-45

ENMYH/IPN: Biblioteca Escuela Nacional de Medicina y Homeopatía. IPN.
Dirección: Guillermo Massieu Helguera No. 239. Fraccionamiento La Escalera. Del. Gustavo A. Madero.
Tel: 586-55-24

FC/UNAM: Biblioteca Facultad de Ciencias UNAM.
Circuito Exterior, Ciudad Universitaria.
Del. Coyoacán, México D.F.
Tel: 6-22-48-15

FQ/UNAM: Biblioteca Facultad de Química UNAM.
Circuito Interior, Ciudad Universitaria.
Del. Coyoacán, México D.F.
Tels: 622-37-27, 622-36-99

FM/UNAM: Biblioteca "Dr. Valentín Gómez Farias" Facultad de Medicina UNAM.
Circuito Exterior, Ciudad Universitaria. Del Coyoacán, México D.F.
Tel: 548-04-19, 548-99-44, 548-99-48

FCPS/UNAM: Biblioteca "Isidro Fabela" Facultad de Ciencias Políticas y Sociales UNAM.
Dirección: Zona Cultural, Ciudad Universitaria, C.P. 04510, México D.F.
Telefonos: 622-94-34, 622-94-00, 622-94-01

FMVZ/UNAM: Biblioteca Facultad de Medicina Veterinaria Zootecnia UNAM.
Dirección: Circuito Exterior, Ciudad Universitaria, Del. Coyoacán.
Tels: 548-15-41, 548-41-55, 548-48-09

FCA/UNAM: Biblioteca Facultad de Contaduría y Adminstración UNAM.
Dirección: Circuito Exterior, Ciudad Universitaria, Del. Coyoacán, México, D.F.
Tel: 548-22-19, 548-32-01, 548-44-72

FCE: Fondo de Cultura Económica.
Dirección: Av. Universidad No. 975, Del. Coyoacán, México, D.F.
Telefonos: 660-14-61, 660-12-38

FESC/UNAM: Biblioteca Facultad de Estudios Superiores Cuautitlán UNAM. Departamento de Ciencias Biológicas
Dirección: Km. 3 Carretera Cuautitlán-Toloyucan. Cuautitlán, Izcalli Edo. de México.
Tel: 8-72-09-84

FCB/UAC: Biblioteca Facultad de Ciencias Biológicas Universidad Autónoma de Coahuila.

FC/UG: Biblioteca Facultad de Ciencias Universidad de Guadalajara.
Dirección: Las Agujas, Nextipac. Apartado Postal 139, Zapopan, Jalisco.
Tel: 21-74-08

FQ/UADY: Biblioteca Facultad de Química Universidad Autónoma de Yucatán.

HFM/UNAM: Biblioteca Dpto. de Historia y Filosofía de la Medicina UNAM. Palacio de la Medicina
Dirección: Plaza de Santo Domingo, Col. Centro, Del. Cuahutemoc, México D.F.
Tel: 5-26-22-97, 5-29-64-16

H/IMSS: Biblioteca Herbario del Instituto Mexicano del Seguro Social.
Dirección: Dr. Velasco No. 132 Col. Doctores.
Tels: 578-20-99

IIA/UNAM: Biblioteca Instituto de Investigaciones Antropológicas. UNAM.
Circuito Exterior de Ciudad Universitaria. Frente a la tienda No. 3 de Autoservicio de UNAM.
Tel: 622-96-53

IBB/UNAM: Biblioteca Instituto de Biología Departamento de Botánica UNAM.
Dirección: Circuito Exterior, Ciudad Universitaria, Del. Coyoacán, México D.F.
Tel: 548-82-78

IEAC: Biblioteca Instituto de Ecología A.C.
Dirección: Km. 2.5 Carretera antigua Xalapa-Coatepec, Apartado Postal 63, Xalapa Veracruz.
Tels: 8-60-00, 8-60-09, 8-61-10

IEPM: Instituto de Ecología de Patzcuaro Michoacán.
Apartado Postal 386, 61600 Pátzcuaro, Michoacán

IIH/UNAM: Biblioteca Instituto de Investigaciones Históricas UNAM.
Circuito Maestro Mario de la Cueva, Ciudad Universitaria. Del. Coyoacán D.F.
Tel: 622-75-19

IIF/UNAM: Biblioteca Instituto de Investigaciones Filológicas UNAM.
Dirección: Circuito Maestro Mario de la Cueva, Ciudad Universitaria. Del. Coyoacán D.F.
Tel: 622-74-86

III: Biblioteca Instituto Indigenista Interamericano.
Dirección: Calle Nubes No. 232 Pedregal de San Angel, Del. Albaro Obregón.
Telefonos: 652-12-74, 568-08-19

IIS/UNAM: Biblioteca Instituto de Investigaciones Sociales UNAM.
Torre II de Humanidades 7º piso piso, Ciudad Universitaria, Del. Coyoacán, D.F.
Tels:623-02-00, 623-02-23, 623-02-02, 623-02-24

INI: Biblioteca "Juan Rulfo" Instituto Nacional Indigenista.
Dirección: Av. Revolución No. 1227 Planta Baja Col. Tlacopac, Del. Alvaro Obregón.
Tel: 6-51-31-99 ext. 147 y 593-19-80

IQ/UNAM: Biblioteca Instituto de Química UNAM.
Circuito Interior de Ciudad Universitaria, Del. Coyoacán, México D.F.
Tel: 548-10-17

JB/UNAM: Biblioteca Jardín Botánico Exterior UNAM.
Circuito Exterior Ciudad Universitaria, Del. Coyoacán, México, D.F.
Tel: 6-22-90-45

LPV/UNAM: Acervo bibliográfico Laboratorio de Plantas Vasculares.
Dirección: Facultad de Ciencias UNAM. Circuito Exterior Ciudad Universitaria, Del. Coyocán, México D.F.
Tel: 6-22-49-21

MNAH/INAH: Biblioteca Museo Nacional de Antropología e Historia, INAH.
Dirección: Gandhi y Paseo de la Reforma Col. Polanco C.P:11580, Del. Miguel Hidalgo.
Tel: 553-19-02

PA/UACH: Biblioteca Preparatoria Agrícola Universidad Autónoma de Chapingo.
Apartado Postal: 56230 Chapingo, Edo. de México.
Tels: 585-45-55

PROCOMITH: Programa Comunitario de Medicina Indígena Tradicional y Herbolaria.
Apdo: 267, Sn. Cristobal de las Casas, Chis., C.P. 292
Tel: (967) 8-30-83

SSBS/INI: Acervo bilbiográfico Subdirección de Salud y Bienestar Social INI.
Dirección: Av. Revolución No. 1227 Planta Baja Col. Tlacopac, Del. Alvaro Obregón.
Tel: 651-31-99 ext. 152, 593-38-70

UAAN: Biblioteca División Agronómica Universidad Agrícola Antonio Narro de Coahuila.
Dirección: Domicilio conocido 25315, Buenavista, Saltillo Coahuila.
Tel: 4-31-00

UABC: Biblioteca Universidad Autónoma de Baja California.
Dirección: Carretera Tijuana-Ensenada, Ensenada, Baja California.
Tel: 8-19-70

UACH: Bilbioteca Universidad Autónoma de Chapingo.
Dirección: 33.5, Carretera México-Texco, 56230 Chapingo, México.
Tel: 5-85-45-55

UAEM: Biblioteca Universidad Autónoma del Estado de Morelos.
Dirección: Av. Universidad No. 1001 Col. Chamilpa, Apartado Postal. 46561180, Cuernavaca Morelos.
Tel: 91 (73) 11-22-88

UAG: Biblioteca Universidad Autónoma de Guadalajara.
Av. Patria No. 1201. Apartado Postal 1-440, C.P. 44100 Guadalajara, Jalisco.
Tel: 41-50-51

UAG: Biblioteca Universidad Autónoma de Guerrero.
Dirección: Periferico Poniente, Iguala Guerrero.

UJAT: Biblioteca Universidad Juárez Autonoma de Tabasco.
Dirección: Apartado Postal 298, Zona Cultural, 86000, Villa Hermosa Tabasco.

UAM-I: Universidad Autónoma Metropolitana Iztapalapa.
Dirección: Av. Michoacán y Purisima, Col. Vicentina, Del. Iztapalapa.
Telefonos: 724-48-70, 686-03-22 ext. 564

UAM-X: Universidad Autónoma Metropolitana Xochimilco. "Biblioteca Dr. Ramón Villareal".
Dirección: Calzada del Huso No. 1100 Col. Villa Quietud, Del. Coyoacán. C.P. 04960 , México D.F.
Telefonos: 724-53-67, 724-53-70, 594-78-33 ext. 326

UAP: Biblioteca Universidad Autónoma de Puebla.
Domicilio conocido, Puebla, Puebla.

UAT: Biblioteca Universidad Autónoma de Tlaxcala
Domicilio conocido, Tlaxcala, Tlaxcala.
Tel: (246) 2-13-23

2. Índice de abreviaturas de editoriales e instituciones

CIA/UAQ: Centro de Investigaciones Antropológicas, UAQ.

CCI: Centro Coordinador Indigenista.

CEESTEM: Centro de Estudios Económicos y Sociales del Tercer Mundo.

CENAMI: Centro Nacional de Misiones Indígenas.

CEMEF: Centro Mexicano de Estudios en Farmaco-dependencia.

CESE: Centro de Estudios del Sureste.

CIESAS: Centro de Investigaciones y Estudios en Antropología Social.

CIESS: Centro Interamericáno de Estudios en Seguridad Social.

CINVESTAV: Centro de Investigaciones y Estudios Avanzados, IPN.

CNCA: Consejo Nacional Para la Cultura ý las Artes.

CODAGEM: Comisión Coordinadora de Desarrollo Agricola y Ganadero del Gobierno del Estado de México.

CCH: Colegio de Ciencias y Humanidades, UNAM.

CID-DGCP: Centro de Información Documental, DGCP.

COLMEX: Colegio de México.

COLMICH: Colegio de Michoacán.

CONACYT: Consejo Nacional de Ciencia y Tecnología.

CIIDIR: Centro Interdiciplinario de Investigación Para el Desarrollo Integral Regional-IPN.

CIQRO: Centro de Investigaciones de Quintana Roo.

CSAT: Centro de Estudios Superiores en Agricultura Tropical.

DEAS: Dirección de Etnología y Antropología Social.

DGCP: Dirección General de Culturas Populares.

DIF: Desarrollo Integral de la Familia.

EB/UMSNH: Escuela de Biología, UMSNH.

EB/UAA: Escuela de Biología, UAA.

ENAH: Escuela Nacional de Antropología e Historia.

ENCB: Escuela Nacional de Ciencias Biológicas, IPN.

ENEPI: Escuela Nacional de Estudios Profesionales Iztacala, UNAM.

ENEPZ: Escuela Nacional de Estudios Profesionales Zaragoza, UNAM.

ENMyH: Escuela Nacional de Medicina y Homeopatía, IPN.

ENSP: Escuela Nacional de Salud Pública.

FC/UAC: Facultad de Ciencias, UAC.

FC/UNAM: Facultad de Ciencias, UNAM.

FC/UV Facultad de Ciencias, UV.

FCE: Fondo de Cultura Económica.

FCPS/UNAM: Facultad de Ciencias Políticas y Sociales, UNAM.

FCA/UNAM: Facultad de Contaduría y Administración, UNAM.

FM/UNAM: Facultad de Medicina, UNAM.

FMVZ/UNAM: Facultad de Medicina Veterinaria y Zootecnia, UNAM.

FQ/UNAM: Facultad de Química, UNAM.

FES/UNAM: Facultad de Estudios Superiores Cuautitlán, UNAM.

FFL/UNAM: Facultad de Filosofía y Letras, UNAM.

FONAPAS: Fondo Nacional Para Actividades Sociales.

IB/UNAM: Instituto de Biología, UNAM.

IIA/UNAM: Instituto de Investigaciones Antropológicas, UNAM.

IEAC: Instituto de Ecología A.C.

IMP: Instituto de Ecología en Patzcuaro Michoacán.

IIF/UNAM: Instituto de Investigaciones Filológicas, UNAM.

IIH/UNAM: Instituto de Investigaciones Históricas, UNAM.

IIS/UNAM: Instituto de Investigaciones Sociales, UNAM.

IQ/UNAM: Instituto de Química, UNAM.

III: Instituto Indigenista Interamericáno.

IIS/UNAM: Instituto de Investigaciones Sociales, UNAM.

IMEPLAM: Instituto Mexicano Para el Estudios de las Plantas Medicinales.

IMSS: Instituto Mexicano del Seguro Social.

INAH: Instituto Nacional de Antropología e Historia.

INI: Instituto Nacional Indigenista.

INIREB: Instituto Nacional de Investigaciones sobre Recursos Bióticos.

IPN: Instituto Politécnico Nacional.

OPS: Organización Panamericana de Salud.

OEA: Organización de Estados Americanos.

OMIECH: Organización de Médicos Indígenas del Estado de Chiapas.

PROCOMIT: Programa Comunitario de Medicina Indígena Tradicional.

SARH: Secretaría de Agricultura y Recursos Hidráulicos.

SEDUE: Secretaría de Desarrollo Urbano y Ecología.

SEP: Secretaría de Educación Pública.

SMA: Sociedad Mexicana de Antropología.

SMHF: Sociedad Mexicana de História y Filosofía.

SSA: Secretaria de Salud.

SSBS/INI: Subdirección de Salud y Bienestar Social, INI.

UAA: Universidad Autónoma de Aguascalientes.

UAC: Universidad Autónoma de Coahuila.

UACH: Universidad Autónoma de Chapinco.

UAEM: Universidad Autónoma del Estado de Morelos.

UAG: Universidad Autónoma de Guadalajara.

UAG: Universidad Autónoma de Guerrero.

UAM-Iztapalapa: Universidad Autónoma Metropolitana, Iztapalapa.

UAM-Xochimilco: Universidad Autónoma Metropolitana, Xochimilco.

UAP: Universidad Autónoma de Puebla.

UAQ: Universidad Autónoma de Querétaro.

UMSNH: Universidad Michoacana de San Nicolás de Hidalgo.

UNAM: Universidad Nacional Autónoma de México.

UV: Universidad Veracruzana.

3. Índice de autores

4. Índice etnográfico-geográfico

5. Índice de épocas y temas

5.2 Publicaciónes del periodo 1900 - 1970

5.3 Publicaciones del periodo 1970-1993

5.4 Trabajos específicos sobre antropología médica y medicina tradicional

5.5 Estudios sobre etnobotánica y plantas medicinales

5.6 Trabajos experimentales sobre plantas medicinales

5.7 Estudios etnográficos que incluyen información sobre medicina tradicional

6. Índice de especies

La Nueva Bibliografia de la medicina tradicional mexicana
se terminó en el mes de octubre de 1994 en Imprenta de Juan
Pablos, sa, Mexicali 39, México, df. El cuidado de la
edición estuvo a cargo de los integrantes del
proyecto. El tiraje fue de 1000 ejemplares
con encuadernación especial y
4000 en cartoné